SV

UFFA JENSEN

WIE DIE COUCH
NACH
KALKUTTA KAM

Eine Globalgeschichte der
frühen Psychoanalyse

Suhrkamp

Bibliographische Information der Deutschen Nationalbibliothek
Die Deutsche Nationalbibliothek verzeichnet diese Publikation
in der Deutschen Nationalbiographie;
detaillierte bibliographische Informationen im Internet über
http://dnb.de-nb.de abrufbar.

Erste Auflage 2019
Originalausgabe
© Suhrkamp Verlag Berlin 2019
Alle Rechte vorbehalten,
insbesondere das der Übersetzung,
des öffentlichen Vortrags sowie der Übertragung
durch Rundfunk und Fernsehen, auch einzelner Teile.
Kein Teil des Werkes darf in irgendeiner Form
(durch Fotografie, Mikrofilm oder andere Verfahren)
ohne schriftliche Genehmigung des Verlages reproduziert
oder unter Verwendung elektronischer Systeme
verarbeitet, vervielfältigt oder verbreitet werden.
Satz: Satz-Offizin Hümmer GmbH, Waldbüttelbrunn
Druck: GGP Media GmbH, Pößneck
Printed in Germany
ISBN 978-3-518-42865-8

Inhalt

Für Auda Linn

Nightfall stars then rise again
Birdsong before the day begins
For some it's like tight-rope walkin'

Bill Fay, »Never ending happening«

Small wonder Freud is instinctively hated. Love is the most spontaneous emotion of which we are capable; it is more natural and comes quicker than hate, being the primary instinct upon which all life depends. Of this instantaneous emotion Freud has made a slow-motion picture designed to show the victim the mechanics of something more native to him than his own breath, more integral to his nature than the motions of his blood. More than this, Freud has evolved a technique whereby this emotion can be artificially produced and brought into play, a technique, moreover, that is an essential part of what, by a gross misuse of terms, has been called the science of psychoanalysis. The artificial stimulation of affection in the patient for the analyst is technically, I believe, called »transference«. Transference is love, and there is a lot of artificially created transference now in the world, adhering to singularly unsuitable recipients of it, which both analyst and patient would fain be rid of: but they cannot. Small wonder Freud is not universally acclaimed.

Max Plowman, »Beauty and ... Freud« (1930)

EINLEITUNG

Im Frühjahr 1921 ging bei Sigmund Freud in Wien überraschende Post aus der immer weitläufigeren Welt der Psychoanalyse ein. Freud, der täglich Zuschriften bekam und viele Stunden in der Woche mit Briefeschreiben verbrachte, hielt ein Paket aus Kalkutta in Händen, verschickt von einem gewissen Girindrasekhar Bose. Darin fand er das Buch *Concept of Repression*, für das Bose von der Universität Kalkutta den Doktortitel in Psychologie verliehen bekommen hatte.[1] Der beiliegende Brief enthielt nicht weniger bemerkenswerte Zeilen: »Zusammen mit meinen Freunden und Verwandten bin ich ein leidenschaftlicher Bewunderer Ihrer Theorien und Wissenschaft. Es wird Sie interessieren zu erfahren, dass Ihr Name in unserer Familie im letzten Jahrzehnt ein geläufiger Begriff gewesen ist.«[2] »Freud«: ein alltägliches Wort in einer bengalischen Familie? In Kalkutta: ein Kreis von Bewunderern der Psychoanalyse? Verblüfft schrieb Freud zurück: »Meine Überraschung war groß, dass die Psychoanalyse auf so viel Interesse und Anerkennung in Ihrem fernen Land treffen sollte.«[3]

In den folgenden Wochen und Monaten entspann sich ein reger Briefverkehr zwischen den beiden. Bose schlug vor, in Kalkutta eine psychoanalytische Vereinigung zu eröffnen, womit er bei Freud auf sofortige Zustimmung stieß. Bereits in seinem zweiten Brief bat Bose um eine Fotografie von Freud: »Ich, meine Verwandten und Freunde und ein großer Kreis von Bewunderern sind seit Langem darauf erpicht.«[4] Zunächst reagierte der Wiener nicht auf das Ansinnen; dafür erhielt nun er ein Bild aus Kalkutta, wohlgemerkt ein Bild von ihm, Freud! Der bengalische Künstler und Freund Boses Jatindrakumar Sen hatte eine Zeichnung von Freud angefertigt: »eine Bleistiftzeichnung, wie er denkt, dass ›Sie eigentlich auszusehen hätten‹ [...]. Unnötig zu erwähnen, dass er nicht die geringsten Hinweise auf Ihr Aussehen hat.«[5] Sen hatte bei regelmäßigen Zusammenkünften im Hause Bose erstmals von Freud und seiner Psychoanalyse gehört. Bei den Boses traf sich eine akademische Elite von Bengalisch sprechenden Hindus – typische Vertreter der *bhadralok*, der lokalen Variante einer bürgerlichen Mittelschicht[6] – zum zwanglosen Gespräch, einer *adda*, wie man das in Kalkutta nannte und noch immer nennt.[7] Bei diesen Treffen war Sen zum Bewunderer Freuds geworden, der ihm – wie den anderen Intellektuellen und Gelehrten – persönlich gänzlich unbekannt war.

Ob seine Zeichnung »ins Blaue hinein« das Original gut getroffen hat, ist unklar. Ich habe das Bild nie zu Gesicht bekommen – trotz einer Suche auf drei Kontinenten. Der porträtierte Freud schrieb jedenfalls zurück: »Das imaginierte Porträt, das Sie mir geschickt haben, ist wirklich sehr nett, viel zu nett für den Gegenstand.« Der Künstler habe allerdings »bestimmte rassische Eigenschaften« nicht in Betracht gezogen.[8] Der Psychoanalytikerin Lou Andreas-Salomé berichtete Freud von seinem Kontakt nach Kalkutta und fügte hinzu: »Von derselben Seite erhielt ich auch ein ›Imaginative Portrait‹, d. h. ein Bild, wie sich jemand, angeblich ein berühmter indischer Maler, meine Person, von der er nie ein Konterfei gesehen hat, vorstellt. Natürlich sehe ich nach ihm urenglisch aus.«[9]

Um die Fantasie mit der Wirklichkeit zu konfrontieren, schickte Freud schnell ein Foto von sich nach Kalkutta (Abb. 1). Dort wiederum ließ es sich Sen nicht nehmen, noch einmal zum

Stift zu greifen und Freud ein weiteres Mal zu zeichnen, diesmal anhand des Originals (Abb. 2).

Auf den ersten Blick ist die Geschichte der Freud-Zeichnungen nur eine amüsante Anekdote. Allerdings kam es in der Psychoanalyse zu erstaunlich vielen solcher Kuriositäten – eine Tatsache, welche die Historiografie berücksichtigen sollte. Was sagt es über einen historischen Gegenstand aus, wenn man diesen in kleinen Begebenheiten zu erkennen glaubt? Ich habe solche Geschichtchen immer wieder in meine Geschichte der Psychoanalyse eingeflochten und mir dafür eine eigene Textsorte einfallen lassen: Schlüssellochtexte, die zwischen den Hauptkapiteln dieser Arbeit stehen. Das hat nicht zuletzt den Vorteil, die für eine Globalgeschichte nötige Makro- öfters mit einer Mikroperspektive unterbrechen zu können. Das Heranzoomen auf die lokale, kleinteilige Ebene besitzt für eine solche Geschichtsschreibung mehr als nur eine belebende Funktion.[10]

Freuds bengalische Bewunderer waren keineswegs die Einzigen, die im wahrsten Sinne des Wortes versuchten, sich ein Bild von Freud zu machen. Besucher aus aller Welt wollten ein signiertes Foto des Wiener Gelehrten, so etwa der japanische Psychoanalytiker Yaekichi Yabe.[11] Der Freud-Patient Rudolf Kriser wollte ihn unbedingt zeichnen.[12] Seine wichtigen Schüler Karl Abraham und Ernest Jones hatten Freud-Fotos auf ihre Schreibtische gestellt, Hanns Sachs sogar eine Büste neben seine Analysecouch.[13] In bengalischsprachigen Büchern erschienen später ebenfalls Freud-Zeichnungen.[14] Woher stammte dieses Verlangen nach der Präsenz Freuds? Natürlich gab es ein solches auch bei anderen Persönlichkeiten, Gelehrten oder Intellektuellen, deren Konterfeis Zeitschriftenausgaben und Bücher schmückten. Offenkundig ging es hier-

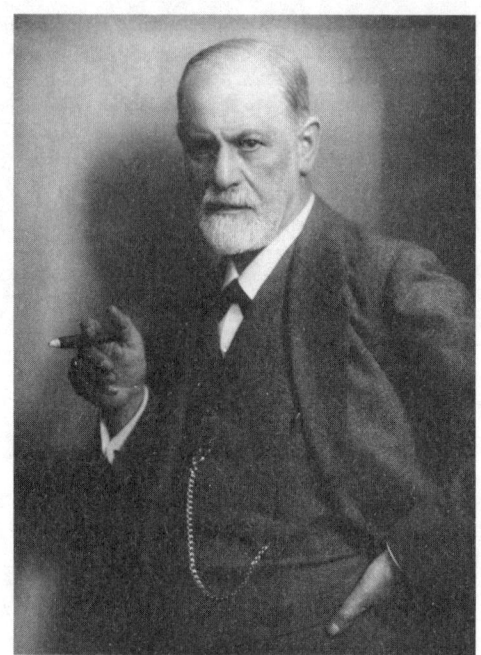

Abb. 1 Fotografie von Sigmund Freud.[15]

bei darum, die Aura der Persönlichkeit zu spüren, weshalb das Foto noch wertvoller wurde, wenn es handschriftlich signiert war.

Dennoch ist es nicht abwegig, in solchen Begebenheiten mehr zu sehen. Die Psychoanalyse war als intellektuelles Gebäude eng mit der Person Freuds verbunden. Nachdem der Züricher Psychiater und zeitweilige Psychoanalytiker C. G. Jung Freud das erste Mal in Wien besucht hatte, schrieb er ihm:

[E]s ist mir, als könne man Ihre Wissenschaft niemals ganz verstehen, wenn man Ihre Person nicht kennt. Wo uns Fernerstehenden noch so vieles dunkel ist, kann einem nur der Glaube helfen;

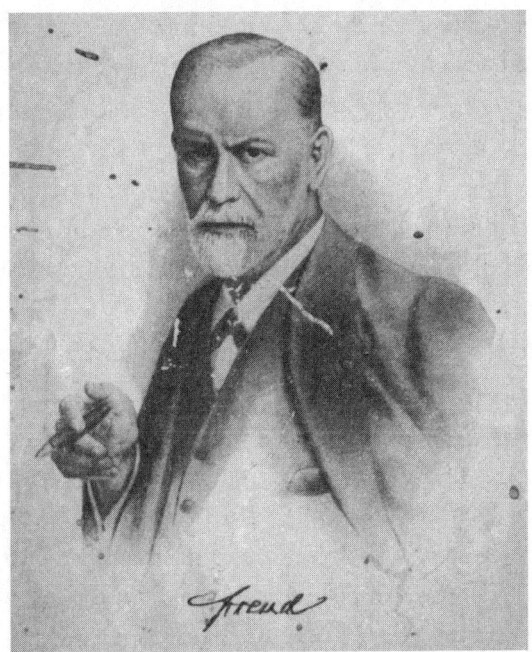

Abb. 2 Freud-Porträt von Jatindrakumar Sen, ca. 1922.

der beste und wirksamste Glaube erscheint mir aber das Wissen um Ihre Persönlichkeit. Mein Besuch in Wien war mir darum eine eigentliche Konfirmation.[16]

Wie bei einem religiösen Initiationsritus garantierte für Jung erst die Nähe zum Heiligen die volle Mitgliedschaft in der Bewegung. Mancher mag dies dem frommen Temperament Jungs zuschreiben. Es bleibt aber ein Fakt, dass zwischen der Psychoanalyse und ihrem Begründer ein ungewöhnlich enger, emotionaler Bezug existierte – und dies oft bis heute. Dieses besondere Verhältnis vervielfältigte sich zudem in der psychoanalytischen Bewegung, da die Ausbildung einer Nachwuchsanalytikerin eine ähnliche Bindung an den Lehranalytiker entstehen lässt. Freud verkörperte die Psychoanalyse: Durch seine Präsenz, und sei es als Foto auf dem Schreibtisch, werden seine Schüler und deren Schüler – sowie die zunächst seltenen Schülerinnen – in eine Reihe von Analytikergenerationen eingefügt.

Obwohl unklar bleiben muss, wie das erste imaginierte Porträt in Kalkutta aussah, unterschieden sich die beiden Zeichnungen von Freud sicherlich. Dass sich die bengalischen *bhadralok* einfach vorstellten, »wie Freud eigentlich auszusehen habe«, zeugt von einem bemerkenswerten Selbstbewusstsein. Nicht zuletzt deshalb dürfte Freud das »zu nette« Abbild irritiert haben. Dass er sein Alter Ego »urenglisch« fand, enthielt eine Spitze, deren Gemeinheit ihm wahrscheinlich gar nicht bewusst war. Schließlich unterstellte er damit den bengalischen Kollegen, so durch den Kolonialismus geprägt zu sein, dass in ihrer Vorstellungswelt alle Europäer englisch aussahen. Im übertragenen Sinne geht es in diesem Buch um den Unterschied zwischen den beiden Bildern. Die erste Zeichnung Sens bewies, dass Freud, ohne es auch nur zu ahnen, bereits Anhänger in Kalkutta besaß. Eine meiner Leitfragen lautet: Wie sah das Bild aus, das man sich in Kalkutta von der Psychoanalyse machte, als man dort noch wenig über sie und ihren Begründer wusste? Wie im Falle der ersten Zeichnung ist es nicht einfach, an diese Anfänge heranzukommen und sie zu erforschen; dennoch bleibt einiges zu sagen, was ich auf den folgenden Seiten zusammentragen werde.

Den bengalischen Intellektuellen war die Zeichnung mit dem imaginierten Freud keineswegs peinlich, nachdem sie das »richtige« Foto erhalten hatten. Im Gegenteil: Sie hing in Boses Behandlungszimmer, wie der Sexualwissenschaftler Magnus Hirschfeld berichtete, der Bose 1931 in Kalkutta besuchte.[17]

Als die Indische Psychoanalytische Gesellschaft am 6. Mai 1931 Freuds 75. Geburtstag feierlich beging, projizierte Bose die erste Zeichnung Sens an die Wand, zusammen mit Freuds brieflicher Reaktion darauf.[18] Damit wurde symbolisch deutlich, dass die Zeichnung die eigene lokale Version der Psychoanalyse verkörperte. Zugleich hatte es Sen aber nötig gefunden, Freud ein zweites Mal, und diesmal »richtig«, zu zeichnen. Bose wählte diese zweite Zeichnung als Frontispiz für sein erstes bengalischsprachiges Buch über die Psychoanalyse aus. In Kalkutta zielte man also nicht nur darauf, mit bemerkenswertem Selbstbewusstsein eine lokale Variante eines aus dem Westen stammenden Wissens zu gestalten, die anders als das »Original« aussah. Zugleich ging es stets um einen Abgleich mit der »realen« Psychoanalyse.

Mein Ansinnen ist es nicht, die beiden Bilder wie Original und Fälschung zu behandeln – was wäre hier das Original, was die Fälschung? Ich betone vielmehr die Gleichzeitigkeit und historische Gleichrangigkeit der beiden Aspekte: einer lokalen »Kalkutta-Version« und einer globalen »Freud-Version« der Psychoanalyse. Trügerisch wäre es zu glauben, dass nur die eine Zeichnung ein Abbild der »Realität« darstellte und die andere nicht. Beides waren Zeichnungen und somit Repräsentationen – und selbst das »originale« Freud-Foto war eine bewusste Inszenierung für den Fotografen: Man beachte, wie Freud dasteht, mit seiner obligatorischen Zigarre, den bürgerlichen Insignien (Taschenuhr, Anzug, Weste, Binder) und seinem durchdringenden Blick. Mit dem Spannungsverhältnis zwischen lokalen und globalen Verwendungen der Psychoanalyse beschäftigt sich dieses Buch.

1. Über diese Geschichte der Psychoanalyse

Dieses Buch ist eine Globalgeschichte der Psychoanalyse. Ich zeichne die Entwicklungen in Berlin, London und Kalkutta zwischen 1910 und 1940 nach. In allen drei Städten musste sich das psychoanalytische Wissen in dieser frühen Phase erst durchsetzen. Die Kombination dieser Städte verdeutlicht zugleich, dass es dabei beachtliche Kultur- und Sprachgrenzen überschreiten musste und konnte. In der Tat war die Psychoanalyse von Beginn an ein grenzüberschreitendes Phänomen; sie war zu keinem Zeitpunkt auf eine bestimmte Region beschränkt.[19] Weder blieb sie an einen Staat wie die österreichisch-ungarische Monarchie noch an einen Sprachraum wie das deutschsprachige Zentraleuropa gebunden. Vielmehr entwickelte sich die Psychoanalyse zu einem globalen System, das schon im frühen 20. Jahrhundert viele Kontinente und Regionen umfasste. Psychoanalytisches Wissen konnte sich in ganz verschiedenen Sprachen verbreiten: Deutsch, Englisch und – mit Einschränkungen auch – Bengalisch; hinzu kamen Spanisch, Französisch und selbst Arabisch, Chinesisch oder Japanisch. Auch inhaltlich formulierte die Psychoanalyse den Anspruch, Wissen über und für alle Menschen bereitzuhalten und ihre therapeutischen Mittel an jedem Ort der Welt einsetzen zu können. Kurzum, die Psychoanalyse lässt sich als eine Art Reisekultur, als *traveling culture*, begreifen.[20]

Im Wesentlichen werde ich in diesem Buch vier Fragenkomplexe behandeln, denen jeweils ein Kapitel gewidmet ist. Der erste Teil, *Institutionen*, beschreibt die Grundstrukturen und -entwicklungen in der Welt der Psychoanalyse: Wie sah die globale Psychoanalyse aus? Wie kam die Psychoanalyse nach

Berlin, London und Kalkutta? Wer und was trieb die transnationale Verbreitung voran? Das Ziel ist dabei, die lokalen Veränderungen ebenso in den Blick zu bekommen wie die globale Ebene. Angetrieben werden diese Überlegungen davon, die Eigenlogik der Psychoanalyse zu betonen. Zwar verstehe ich die globale Psychoanalyse nicht essentialistisch, wie die folgenden Ausführungen beweisen werden. Dennoch schlage ich vor, diese Reisekultur wie ein transnationales »Ding« zu behandeln, das über Kontinente und Ozeane wanderte und an ihren Zielorten Effekte verursachte. Dabei gilt es aber immer auch und mit gleicher Sorgfalt, die Einpassungen der Psychoanalyse in die lokale Kultur zu untersuchen.

Das zweite Kapitel, *Behandlungen*, beschreibt die Praxis der psychoanalytischen Therapie. Es fragt danach, wie das psychoanalytische Wissen vor Ort angewendet wurde. Welche Patienten wurden in den drei Städten behandelt? Welche Diagnosen wurden gestellt? Wie lief eine Therapie konkret ab? Der entsprechende Abschnitt räumt älteren Therapieformen wie Mesmerismus, Hypnose oder Suggestion, die es bereits vor der Entwicklung der Psychoanalyse gegeben und die ebenfalls eine globale Verbreitung erlebt hatten, einen besonderen Platz ein. Dass ich auf diese Weise der psychotherapeutischen Praxis eine größere Bedeutung zuschreibe, erlaubt es mir, die Etablierung des neuen psychoanalytischen Wissens in den drei Städten genauer zu erforschen. Dabei wirft dies die – zunächst absurd erscheinende – Frage auf, welche Rolle Freud bei der Erfindung »seiner« Psychoanalyse spielte.

Im dritten Kapitel, *Emotionen*, beschäftige ich mich mit den Wirkungen der Psychoanalyse. Welche Konsequenzen hatte die globale Psychoanalyse? Was lernten Analytiker und Patienten in der Therapie? Wieso lässt sich die Psychoanalyse als Heilung aus Liebe verstehen? Welche Rolle spielten Emotionen jeweils in der Theorie, in der Geschichte der Bewegung und in der öffentlichen Wahrnehmung der Psychoanalyse? Dieser Abschnitt präsentiert das Argument, dass Emotionen das einigende Band der psychotherapeutischen Praxis bildeten, die im Kapitel zuvor herausgearbeitet wurde. Die Psychoanalyse stellte insofern eine Neuerung dar, als sie als erste Therapieform Emotionen bewusst und kontrolliert einzusetzen versuchte. Sie lässt sich deshalb als Emotionstechnik beschreiben, mit der zugleich eine neue Art von Emotionen in die Welt kam: therapeutische Emotionen. In diesem Teil wird zudem der Blick auf die Bewegungsgeschichte, die Kritik an der Psychoanalyse und die Rezeption in den drei Stadtkulturen erweitert. Bei allen diesen Entwicklungen stelle ich eine erhebliche Emotionalisierung fest, so dass sich die Welt der Psychoanalyse am besten als ein emotionsgeschichtliches Phänomen verstehen lässt.

Das vierte Kapitel, *Politik*, interessiert sich für die gesellschaftliche Rolle der globalen Psychoanalyse. War die Psychoanalyse politisch, und wenn ja, in welchem Sinne? Wie passte sie in die jeweilige politische Kultur der drei Städte? Welche politischen Projekte verbanden sich mit ihr und welche Art von politischer Kritik entzündet sich an ihr? In diesem letzten Teil des Buches behandele ich eine Vielzahl von politischen Aspekten der globalen Psychoanalyse und arbeite insbesondere ihre politischen Logiken heraus. Die konkrete Politisierung, die sich gerade für die Zwischenkriegszeit beschreiben lässt, ist dabei eher von kurzfristiger Bedeutung. Bis in die Gegenwart erweist sich die Psychoanalyse hingegen als eine wirkungsmächtige Selbsttechnologie, durch die das eigene Selbst zunehmend mit Optimierungsansprüchen konfrontiert wurde und wird. Diese Entwicklung beginnt bereits in der Gründungsphase und ist Teil des globalen Phänomens der Psychoanalyse.

Angesichts ihrer weltweiten Verbreitung ergibt es Sinn, eine Globalgeschichte der Psychoanalyse zu schreiben.[21] Doch inwiefern lege ich überhaupt eine Globalgeschichte vor, insbesondere wenn ich die Darstellung auf drei Städte beschränke? Dieses Buch beabsichtigt in der Tat nicht, eine »Totalgeschichte« der Psychoanalyse zu erzählen, das heißt, ich berichte nicht chronologisch und enzyklopädisch von allen Ereignissen aus der Welt der Psychoanalyse. Ein solches Unterfangen wäre angesichts der weltweiten Verbreitung der Psychoanalyse, der Fülle der berichtenswerten Details und der dafür nötigen Sprachkenntnisse zumindest ambitioniert, wenn nicht gar unmöglich. Eine Notlösung wäre es, sich hauptsächlich den vermeintlich wichtigeren Entwicklungen in Europa und in Nordamerika zu widmen – ein Ausweg, den die bisherigen Versuche solcher Gesamtgeschichten auch wählten.[22] Demgegenüber verstehe ich diese Arbeit als eine Globalgeschichte, die anhand einer detaillierten Analyse der Prozesse in drei verschiedenen Städten, in denen psychoanalytisches Wissen heimisch wurde, grundlegende Strukturen und Entwicklungen offenlegt, welche die Welt der Psychoanalyse auch andernorts prägten. Welchem Grundverständnis sich eine solche Globalgeschichte verschreiben sollte, ist damit aber noch nicht festgelegt. Eine bestimmte Sichtweise scheint sich fast automatisch aufzudrängen, doch gerade gegen diese wende ich mich mit diesem Buch. Im Kern formuliert hat sie der Psychoanalysehistoriker George Makari:

Wer war Freud? Wer sind die Freudianer, die freudianischen Psychoanalytiker und die Psychoanalytiker anderer Schulen? Und wer sind wir, diejenigen von uns in der westlichen Welt, die erkannt haben, dass die Begriffe und Konzepte der Psychoanalyse unsere Alltagssprache durchziehen, auf den intimsten Ebenen die Art und Weise verändern, in der wir über uns nachdenken [...]?[23]

Die Psychoanalyse eng an ein westliches Selbstverständnis zu binden, leuchtet zunächst unmittelbar ein, weil sie in vielen Ländern der westlichen Welt eine beachtliche Dynamik entwickelte.[24] Allerdings ist in den letzten Jahren immer deutlicher geworden, wie wichtig die Psychoanalyse auch in nichtwestlichen Regionen und Ländern war und teilweise noch immer ist.[25] Es liegen auch bereits erste Vergleichsversuche vor.[26]

Dieses »westliche Verständnis« der Psychoanalyse ließe sich leichter ad acta legen, wäre es nicht mit einem grundlegenden Modell verbunden, wie diese Geschichte abgelaufen ist. Die Geschichtsschreibung zur Psychoanalyse basiert im Wesentlichen auf einem Zentrumsnarrativ mit entsprechenden Vorstellungen von Rezeption, Diffusion und Popularisierung. Diese Erzählung klingt ebenso einfach wie einleuchtend: Freud entwickelte bahnbrechende Ideen über die Psyche und beeinflusste damit andere Wissenschaftlerinnen und Intellektuelle. Seine Theorien erlangten durch ihren revolutionären Charakter und durch geschickte Vermittlung große Popularität in einer breiteren Öffentlichkeit und begannen allmählich, nationale und kulturelle Grenzen zu überwinden, indem sie in andere Sprachen übersetzt und in andere Kulturen eingepasst wurden. Genuiner Bestandteil dieser Erzählung ist die Klage über die Verflachung, welche die psychoanalytischen Ideen im Prozess der populären und kulturellen Verbreitung erleiden müssen. Obwohl er stets auf die Verbreitung seiner Ideen achtete, war für

Freud von Beginn an klar gewesen: »Durch Populärwerden büßt jede Lehre soviel Wertvolles ein.«[27]

Das Zentrumsnarrativ legt der Geschichtsschreibung zur Psychoanalyse verschiedene Grundargumente nahe:

– Die Forschung muss sich auf Freud konzentrieren, da seine Ideen ja die Geschichte der Psychoanalyse maßgeblich geprägt haben.[28]
– Die Psychoanalyse verfügt über einen identifizierbaren Kern an Ideen, der im Zweifelsfall auf Freuds Werk zurückgeführt werden kann. Was Freud sagte, schrieb und dachte, wird so zum Maßstab für die spätere historische Entwicklung.
– Daraus folgt geradezu zwangsläufig eine Diskussion über Abweichungen, wenn nachfolgende Psychoanalytikerinnen neue Ideen entwickelten, deren Legitimität nicht nur von der psychoanalytischen Bewegung, sondern auch von der Geschichtswissenschaft beurteilt werden muss.[29]
– Die Forschung kann sich schließlich auf Europa und den Westen konzentrieren, weil dort die entscheidenden Ideen entwickelt wurden. Alle Prozesse in anderen Gesellschaften erscheinen wie kuriose Fußnoten zum europäischen Original.

Interessanterweise blieben auch die meisten Kritiker Freuds und der Psychoanalyse, von denen es vor allem seit den US-amerikanischen »Freud-Kriegen« viele gab und gibt, dieser Sichtweise verhaftet.[30] Gerade die bemerkenswerte Konzentration auf die Person Freud, die manche Kritikerin glauben ließ, mit einem vermeintlich pikanten Detail aus dessen Leben die gesamte Psychoanalyse in Misskredit bringen zu können, ist nur so zu begreifen.[31] Zweifelsohne erklärt dieses Modell einiges, so etwa die rigide Institutionalisierungs- und Bewegungspolitik, mit der führende Psychoanalytiker bemüht waren, einen Kern der Psychoanalyse zu schützen und Abweichungen zu brandmarken.[32] Weniger hilfreich, so meine ich, ist dieses Vorgehen hingegen bei der Untersuchung der weltweiten Verbreitung der Psychoanalyse.

Mein Buch zielt darauf ab, die Psychoanalyse als ein System von multiplen, wechselseitigen und translokalen Verflechtungen zu beschreiben. Damit möchte ich auch einige etablierte Vorstellungen über die Psychoanalyse hinterfragen, darunter die skizzierten Grundannahmen des Zentrumsmodells. Aber wer wollte diese Sichtweise anzweifeln? Schließlich ist es doch eine kaum zu bestreitende Tatsache, dass die Psychoanalyse von Freud in Wien entwickelt wurde und von dort aus an andere Orte wanderte, womit die Unterscheidung eines intellektuellen Zentrums von einer zunächst weniger wichtigen Peripherie – von Europa und dem Rest der Welt – automatisch in der Welt zu sein scheint. Es mag zunächst einmal absurd anmuten, aber genau diese vermeintliche Tatsache ist ein Untersuchungsgegenstand des vorliegenden Buches. Ich frage danach, was in der globalen Verbreitung der Psychoanalyse als Zentrum und was als Peripherie gelten kann.

Natürlich darf man die Ungleichgewichte in der Welt der Psychoanalyse nicht unterschlagen. Sie war ohne Zweifel ein Raum, der von Asymmetrien und einer ungleichen Verteilung von Ressourcen und Macht geprägt war. Eine historische Betrachtung kann nicht ignorieren, dass die Psychoanalyse nicht für jeden gedacht war und dass sie eine klare Ausrichtung auf bürgerliche Mittelschichten auszeichnete. Zwar war sie vergleichsweise populär und erreichte gelegentlich auch andere soziale Gruppen, aber sie blieb, egal wo, grundlegend von solchen gesellschaftlichen Ungleichheiten geprägt. Ebenso unzweifelhaft existierten wichtige bewegungspolitische Unterschiede, weil die Machtpolitik der psychoanalytischen Bewegung ein Zentrum – um Freud und seine wichtigsten Schüler herum – und diverse Peripherien kannte. Trotzdem plädiere ich dafür, dass die historische Forschung diese Unterschiede nicht einfach als natürliche Eigenschaft der Psychoanalyse akzeptiert, sondern ihr Funktionieren untersucht.

In den letzten Jahrzehnten hat sich bereits eine Wende im Verständnis der Psychoanalyse angebahnt, an die ich mit meinem Buch anknüpfen möchte. Neben den erwähnten Forschungen zur Psychoanalysegeschichte in nichtwestlichen Ländern und Regionen bemühten sich verschiedene Autoren und Autorinnen, die Geschichte der Psychoanalyse zu dezentrieren, das heißt, ihren Fokus auf die Person Freuds zu relativieren. Schon 1970 legte Henri F. Ellenberger die bahnbrechende Studie *Die Entdeckung des Unbewußten* vor, in der er Freud in eine viel ältere Geschichte der Tiefenpsychologie einordnete und dabei fast zum Verschwinden brachte.[33] Der Erfolg der Psychoanalyse basierte in dieser Sichtweise eher auf einer rhetorischen Suggestion, die sich parasitär an den vielen Vorarbeiten nährte. Mit einem ähnlichen Impetus der Dezentrierung griffen die Historikerin Lydia Marinelli und der Wissenschaftshistoriker Andreas Mayer in die Diskussionen über die Psychoanalyse ein.[34] Sie zeichneten von Freud das Bild eines Mannes, der weniger den selbstbewussten und glorreichen Entdecker einer Theorie verkörperte als vielmehr einen tastenden, sogar scheiternden Forscher, der den Bedingungen unterschiedlicher therapeutischer Kulturen, sozioökonomischen Notwendigkeiten und praktischen Logiken gerecht werden musste und sich erst allmählich von den gängigen Hypnosetechniken lösen konnte.[35] Vor allem Marinelli erweiterte unser Verständnis über Freuds Ideenproduktion und über die Geschichte der Psychoanalyse in der Frühphase erheblich.[36] Durch diese Forschungen gelang in der Tat eine erhebliche Dezentrierung der Psychoanalyse, gemessen an der unkritischen, verherrlichenden oder verteufelnden Kanonisierung Freuds als übermächtiger Autor.[37] Zugleich blieb Freud auch in diesen Arbeiten der Dreh- und Angelpunkt, von dem aus auf die Geschichte der Psychoanalyse geschaut wurde. Seine erklärte antibiografische Entmachtung bestätigte unter der Hand seine herausragende Stellung im Wissenssystem der Psychoanalyse. Ein freier Blick auf ihre Geschichte blieb weitgehend verbaut durch die übergroße Figur Freud. In meinem Buch werde ich daher die Rolle Freuds in der Psychoanalyse erneut thematisieren, diesmal indem ich ihm die Geschichte der globalen Psychoanalyse in Berlin, London und Kalkutta entgegenstelle und auf neuartige Weise nach ihren Anfängen frage.

2. Das Wesen der Psychoanalyse: Emotionen

Ein ganz anderes Problem betrifft weniger die Geschichte, wie sich die Psychoanalyse über den Globus ausbreitete, als die Frage, wie sich das Wesen derselben beschreiben lässt. Nachdem der Pädagoge und Psychoanalytiker Siegfried Bernfeld 1934 Berlin aufgrund der nationalsozialistischen Machtübernahme hatte verlassen und ins französische Exil hatte gehen müssen, begann er, sich verstärkt für die erkenntnistheoretischen und wissenschaftsgeschichtlichen Grundlagen der Psychoanalyse zu interessieren.[38] Für ein geplantes Lehrbuch verfasste er den Text »Die Glaubwürdigkeit der Psychoanalyse«, um darin den Wahrheitsgehalt dieses Wissens und dessen Methodik zu prüfen.[39] Dabei beschrieb er Emotionen als ihren oft verborgenen Kern.

Das Textfragment hebt an mit dem Verhältnis der Psychoanalyse zur Wissenschaft sowie zum Publikum. Bernfeld betont sogleich die alltägliche Macht des Affektiven: »[D]ieses entscheidet über unsere Erfahrungen, dieses bestimmt die Glaubwürdigkeit der Autoritäten und das Maß unserer Gefolgschaft.« Auch Wissen und Erkenntnisfähigkeit seien davon abhängig. Allerdings besäßen auch die »Gefühle« eine Logik, die man studieren könne, wenn auch mit besonderen Schwierigkeiten: »Dieses emotionale, naive, schlichte Wissen, für das es einen eingeführten bequemen Terminus nicht gibt, ist lebensnah, es bleibt mit den Lebensbedürfnissen der Menschen eng verbunden, aber es ist auch subjektiv, widerspruchsvoll, unklar, unsicher.«

Diesem Gefühls- und Praxiswissen stehe das wissenschaftliche Wissen gegenüber: intersubjektiv, unabhängig und gültig. Beide Wissensformen stünden jedoch in einer speziellen Beziehung:

Dem lebensnahen, sozusagen naturwüchsigen, Wissen hingegen bleibt die Rolle drängend die Probleme zu stellen, den Rohstoff zu liefern; und es hat gelegentlich heftiger Anstürme bedurft bevor die Wissenschaft bereit war den Stoff, der den Menschen außerhalb der Studierstube und Laboratorien so interessant und bedrängend erschien, aufzunehmen und nach ihren Kriterien methodisch zu behandeln.

Bernfeld ordnete die Psychoanalyse genau auf der Nahtstelle zwischen den beiden Wissensformen an: Sie objektiviere den affektiv beladenen Bereich des alltäglichen Lebens und mache ihn damit wissenschaftsfähig:

> Die Psychoanalyse handelt von den affektvollsten, aufregendsten, interessantesten Stoffe [sic!], sie behandelt sie aber in den strengen und engen Grenzen eines Forschungsverfahrens, das zwar dem täglichen Leben und dem unmittelbaren Verständnis nicht so fremd und fern ist, wie die Veranstaltungen in den Experimental-Laboratorien, das aber doch künstlich, eben eine Methode ist.[40]

Die Psychoanalyse verstand Bernfeld also als ein praxisnahes, aber doch methodisches Verfahren, mit dem sich alltägliches und affektives »Wissen« in wissenschaftliches Wissen überführen ließe. Der Text fährt fort, die spezielle Stellung der Psychoanalyse zwischen den Sphären zu beschreiben. Er geht auf die besondere Sprache Freuds ein, die sich durch eine große Alltagsnähe auszeichne. Er behandelt die Frage, warum psychoanalytisches Wissen beim Publikum auf großes Interesse stoße, von vielen Wissenschaftlern aber abgelehnt werde. Auch so lässt sich der psychoanalytische Praktiker und Wissenschaftstheoretiker Bernfeld verstehen: Die Schwierigkeiten der Psychoanalyse, als Wissenschaft gelten zu können, hatten viel mit ihrem Anspruch zu tun, Emotionen zu objektivieren und zu rationalisieren.[41]

Bernfeld hatte recht, wie ich mit dieser Arbeit zu zeigen versuche: Emotionen spielten eine verborgene, aber entscheidende Rolle in der gesamten Frühgeschichte der Psychoanalyse. Vielleicht hätte sich diese Erkenntnis eher durchgesetzt, wenn Bernfelds Lehrbuch veröffentlicht worden wäre. Emotionen waren nicht nur ein zentraler Beobachtungsgegenstand, sondern bildeten das eigentliche Objekt der psychoanalytischen Therapie: Bernfeld charakterisierte sie deshalb als »Erlöserin aus affektiven Beschwerden«.[42] Im Laufe dieser Studie füge ich dem einen weiteren Aspekt hinzu: dass man die psychoanalytische Behandlungsweise als eine Emotionstechnik verstehen muss, die therapeutische Emotionen entstehen lässt und mit diesen die Patienten »aus affektiven Beschwerden« erlösen will. Ich definiere somit die Psychoanalyse nicht im herkömmlichen Sinne als eine Ansammlung bestimmter Vorstellungen über das Unbewusste, die Sexualität, die Verdrängung etc., obwohl es diese gab und sie auch wesenhaft zu ihr gehören. Vielmehr sehe ich ihre (verborgene) Einheit in einer spezifischen Emotionspraxis.

Mit dieser Perspektive auf Emotionen begibt sich dieses Buch auf ein anspruchsvolles Gelände mit vielen schwierigen Fragen: Wie ist emotionales Lernen denkbar, das durch die Therapie ja ermöglicht werden soll? Was sind Emotionen eigentlich und kann es neue Emotionen – wie die erwähnten therapeutischen – geben? Wie muss man sich die Psyche, ja einen menschlichen Körper vorstellen, der Emotionen neu erlernen kann?[43] Es kann einerseits nur begrenzt meine Aufgabe als Historiker sein, auf derart weitgehende und komplexe Fragen eine Antwort zu liefern. Andererseits erscheint es mir notwendig, gleich zu Beginn transparent zu machen, welches Verständnis von Psyche und Körper meinen Überlegungen zugrunde liegt und auf welche natur- sowie geisteswissenschaftlichen Erkenntnisse ich mich dabei stütze.

Die Psyche lässt sich als ein komplexes System verstehen, bei dem soziale und kulturelle Einflüsse mit biologischen Gehirn- und körperlichen Strukturen zusammenwirken. Der Versuch, die Gehirntätigkeit nach biologischen oder kulturellen Prozessen unterscheiden zu wollen, muss daher ins Leere laufen. So ist es zwar populär, aber wenig hilfreich, die Psyche mit den biologisch verstandenen Strukturen des Gehirns gleichzusetzen, wie man auch psychische Krankheiten nicht ausschließlich als neurologische Fehlfunktionen auffassen sollte.[44] Die sozialen und kulturellen Aspekte der Psyche sind in letzter Zeit vor allem von einer kritischen Neurowissenschaft betont worden, die die ausschließliche Konzentration auf physiologische, biologische und neurologische Modelle ablehnt.[45] In der jüngeren neurowissenschaftlichen Forschung rückt außerdem die Veränderlichkeit des Gehirns, auch des erwachsenen Menschen, verstärkt in den Fokus. Damit sind nicht einfach Prozesse des Lernens oder der Erinnerung gemeint, also Fähigkeiten, die man schon länger auch beim Erwachsenen beschreiben konnte. Vielmehr beobachtet man nun die beständige Entwicklung und Veränderung von Gehirnstrukturen (etwa durch die Entstehung neuer Neuronen auch im Erwachsenenalter, was noch in jüngster Vergangenheit als ausgeschlossen galt) sowie die fast grenzenlose »Neuverdrahtung« verschiedener Hirnareale, also die Entstehung neuer Synapsenverbindungen zwischen den Neuronen, was man bis vor Kurzem nur lokal stark eingegrenzt für möglich gehalten hat. Mit dem Konzept der Neuroplastizität entsteht das Bild eines dynamischen Gehirns, das durch in- wie externe Einflüsse grundlegend und über die ganze Lebensspanne hinweg formbar ist.[46]

Ein wichtiges Gebiet für derartige Neuansätze stellt die Forschung zu psychischen Krankheiten dar.[47] In den letzten Jahren haben viele Studien in der Humangenetik, der Neurobiologie und der Psychopathologie die biologischen und oft auch erblichen Ursachen für psychische Krankheiten betont, regelmäßig aber zugleich viele Nachweise geliefert, dass familiäre, soziale und kulturelle Umweltfaktoren dabei eine wichtige Rolle spielen.[48] Zu dieser Sicht hat die transkulturelle Psychiatrie ebenfalls wichtige Hinweise beigetragen, indem sie vergleichende Untersuchungen in verschiedenen kulturellen Kontexten anstellte, bei denen signifikante Unterschiede zwischen kulturellen Gruppen sichtbar wurden.[49] Selbst bei schweren psychotischen Erkrankungen wie der Schizophrenie ist man so zur älteren Einsicht zurückgekehrt, dass auch in solchen Fällen soziale und kulturelle Faktoren (mit)wirken.[50]

Unter anderem anhand der Geschichte der Diagnostik von Schizophrenie erläutert der Wissenschaftshistoriker Ian Hacking sein Verständnis von psychischen Rückkoppelungen: Da auch die Psyche schizophrener Patienten zur Wahrnehmung fähig sei, könnten die ihnen zuteilwerdenden Diagnosen wiederum ihre Psyche verändern. Hacking hält in diesem Zusammenhang sogar biologische Rückkoppelungen für denkbar, also körperliche Veränderungen durch äußere, soziale Einflüsse auf die Psyche.[51] In eine ähnliche Richtung argumentieren jüngste neurowissenschaftliche Metaanalysen, wenn sie darlegen, dass psychotherapeutische Interventionen positive Veränderungen auf der neurobiologischen Ebene der Gehirnstrukturen zur Folge haben können und dass ihre Wirksamkeit – je nach Erkrankung – möglicherweise sogar einer pharmakologischen Behandlung nicht nachsteht.[52]

Insgesamt wird damit ein Modell psychischer Prozesse erkennbar, bei dem biologische wie kulturelle Faktoren auf komplexe Weise zusammenwirken, was aber eben auch heißt, dass kulturelle Einflüsse auf die körperliche Struktur des Gehirns denkbar sind. Zu vergleichbaren Ergebnissen kommt auch die boomende Emotionsforschung der letzten Jahre. Während unter anderem von neurowissenschaftlicher Seite die Trennung von Kognition und Emotion zunehmend infrage gestellt wird, hat sich die Kritik in der Emotionspsychologie auf die Gegenüberstellung von eindeutig identifizierbaren Basisemotionen und kulturell variablen Komplexemotionen erweitert.[53] Hierbei ist vor allem an die grundsätzliche Annahme gedacht, dass Emotionen überhaupt keine eindeutig identifizierbaren Zustände darstellen, die man deshalb auch nicht so einfach messen könne, wie oft behauptet wurde.[54] Sinnvoller erscheint deshalb die Annahme eines emotionalen Grundrauschens (»core affect«), dessen Veränderungen Menschen mittels ihres verkörperlichten Vorwissens als distinkte Emotionen interpretieren.[55] Aus dieser Perspektive unterliegt bereits das Fühlen einer Emotion kulturellen Einflüssen. Emotionales Erleben ist folglich als ein komplexes Zusammenspiel eines biologisch-materiellen Geschehens mit sozialen und kulturellen Interpretationsformen zu deuten. Auch auf der neurologischen Ebene erscheint es durch die Einsichten in die Neuroplastizität und die hohe funktionale Integration des Gehirns zumindest wahrscheinlich, dass Emotionen durch solche komplexen Prozesse gebildet werden.

Diese unterschiedlichen Forschungsstränge, zu denen noch Erkenntnisse aus der jüngsten epigenetischen Forschung hinzuzurechnen wären, ermöglichen eine gemeinsame Sicht auf die Psyche, den Körper und die Emotionen, indem sie deren jeweilige Veränderlichkeit und Dynamik betonen. Dies ebnet den Weg für eine neue Art von historischer Forschung, die den materiellen Wandel von Psyche, Körper und Emotionen zum Ausgangspunkt wählt.[56] Dabei bildete sich in den letzten Jahren ein Konsens darüber heraus, dass Emotionen selbst eine Geschichte haben.[57] Konzeptionell lassen sich Emotionen dabei als Praxis auffassen, mithin als etwas, das Menschen tun und nicht nur haben.[58] Dabei stellt sich heraus, dass schon die scheinbar grundlegenden Unterscheidungen zwischen Kognition und Emotion sowie zwischen einem Innen und einem Außen des Körpers ein erhebliches Maß an kulturellem Vorwissen beinhalten, so dass diese Trennungen, wie sie in vielen westlichen Gesellschaften gezogen werden, in anderen Kulturen nicht in der gleichen Weise funktionieren.[59] Dementsprechend wird eine Emotions- als Körpergeschichte möglich.[60]

Mit diesem Verständnis von Emotionen scheint allerdings eine Globalgeschichte der Psychoanalyse problematisch, wenn nicht gar unmöglich zu werden. Wenn Emotionen – wie die Psyche und der menschliche Körper insgesamt – (auch) kulturell geformt und sie dadurch in verschiedenen Kulturen und zu verschiedenen Zeitpunkten (teilweise) unterschiedlich aufgebaut sind, wie ist es dann einer globalen Emotionstechnik wie der Psychoanalyse möglich, an verschiedenen Orten auf ähnliche Weise zu funktionieren? Die Historisierung der Emotionen scheint die Globalgeschichte zu bedrohen, in der sie eine wichtige Rolle spielen sollen. Müsste ich für sie nicht eher auf das universalistische Modell eines biologistisch verstandenen Humankörpers zurückgreifen? Dann wäre es mir erlaubt, die transkulturellen Gemeinsamkeiten, welche die globale Psychoanalyse (auch) charakterisieren, mit *der* Natur des Menschen zu erklären.

Ich glaube nicht, dass das nötig ist. Weiterführend sind hingegen Vorstellungen von verflochtenen Kulturen, Übersetzung und Mimesis.[61] Kulturen stellen keine abgeschlossenen Systeme dar, die an einem bestimmten Punkt durch die Prozesse der Globalisierung miteinander in Kontakt treten konnten. Vielmehr stehen und standen Kulturen untereinander schon lange in komplexen Austauschbeziehungen. Deshalb konnten auch Emotionen zwischen Kulturen »wandern«, weil sie als kulturelles Wissen übersetzbar waren. Selbst ihr Erleben, ihre Praxis konnte imitiert und durch mimetische Verfahren angeeignet werden.[62] Insofern können und konnten Emotionen als Wissen und Praxis zwischen verschiedenen Orten reisen. Wie ich in dieser Arbeit zeigen möchte, baute die globale Psychoanalyse als Emotionstechnik auf Wissen und Praktiken auf, die bereits vor ihrem Erscheinen zwischen Kulturen ausgetauscht worden waren.

Anschließend wurde die Psychoanalyse selbst zu einem neuen Medium der Verflechtung, mit dem sich die Geschichte der Emotionen ein weiteres Mal wandelte. Als globales Wissenssystem zirkulierte in ihr neues Wissen über Emotionen, das man sich an verschiedenen Orten aneignen konnte. Da sich mit ihr eine Emotionstechnik global verbreitete, ermöglichte sie darüber hinaus, dass man mit ihr Emotionen praktisch einüben und sich sogar neue, therapeutische Emotionen einverleiben konnte. Die Übertragungsbeziehung zwischen Analytiker und Patient erlaubte im therapeutischen Prozess – im besten Fall – das mimetische Erlernen von Emotionen.

3. Meine Vorgehensweise

Das Buch präsentiert eine Globalgeschichte der Psychoanalyse, konzentriert sich aber auf Berlin, London und Kalkutta. Das hat zunächst forschungspraktische Gründe, weil eine Gesamtschau der weltweiten Entwicklung, die gleichzeitig über die nötige Tiefe und über einen noch lesbaren Umfang verfügen wollte, kaum durchführbar sein dürfte, zumal nicht von einem einzelnen Autor. Außerdem ist es möglich, die grundlegenden Entwicklungen, Probleme und Argumente, die eine solche Globalgeschichte zu erörtern hat, auch in diesem Rahmen zu behandeln. Schließlich habe ich die drei Metropolen mit Bedacht gewählt: Sie alle sollten Orte darstellen, an denen die Psychoanalyse unter unterschiedlichen Bedingungen erst heimisch werden musste. Wien schied so von Anfang an aus, auch wenn ich es im Folgenden nicht ganz vermeiden kann, auf Freud und gelegentlich auch auf die Wiener Verhältnisse einzugehen. Darüber hinaus sollten die gewählten Städte ein möglichst breites kulturelles, sprachliches und regionales Spektrum abdecken, um so die besondere Vielfalt der globalen Psychoanalyse, aber auch die spezifischen Herausforderungen der Austauschprozesse zwischen verschiedenartigen Orten untersuchen zu können.

Im Einzelnen boten die gewählten urbanen Zentren weitere Vorteile: Berlin stand zunächst im Schatten Zürichs, des ersten psychoanalytischen Ortes außerhalb Wiens.[63] Die Spreemetropole stieg aber spätestens nach dem Bruch zwischen Freud und Jung, der kurz vor dem Ersten Weltkrieg endgültig vollzogen wurde, zur wichtigsten Stadt der psychoanalytischen Bewegung auf – ein Status, den sie nur gewaltsam durch die Machtübernahme der Nationalsozialisten 1933 verlor. Zuvor entstanden in Berlin die maßgeblichen Institutionen, die später in anderen Städten kopiert wurden, und dort arbeiteten einige der wichtigsten Nachwuchskräfte, die im Exil die psychoanalytische Bewegung weitgehend prägen sollten.

London kam neben New York als erste nichtdeutschsprachige Stadt hinzu, in der die Psychoanalyse früh – und in seinem letzten Lebensjahr auch Freud persönlich – Aufnahme fand.[64] Hier fanden wichtige Übersetzungs- und Popularisierungsleistungen statt, die vor allem für die Verbreitung der Psychoanalyse in die USA, aber auch in die Kolonien des britischen Empire von großer Bedeutung waren. Zugleich ist London als einzige der drei Städte bis heute eine für die psychoanalytische Bewegung wichtige Metropole geblieben. Kalkutta schließlich beheimatete die erste psychoanalytische Vereinigung außerhalb der westlichen Welt.[65] Kalkutta gehörte sicher nicht zu den einflussreichsten Städten der Bewegung, gleichzeitig lassen sich an diesem Fall einige Besonderheiten der globalen Psychoanalyse studieren, die an anderen, prominenteren Orten oft verborgen bleiben.

Der Psychoanalyse gelang die weltweite Verbreitung erstaunlich schnell. Hatte sie bereits vor dem Ersten Weltkrieg in vielen Ländern Europas und in den USA erste Anhänger finden und institutionelle Strukturen aufbauen können, so dehnte sie sich seit den zwanziger Jahren zunehmend auf dem ganzen Globus aus. Obwohl ich gelegentlich auf frühere Entwicklungen eingehen werde, beginnt meine Darstellung sinnvollerweise mit der Gründung der Internationalen Psychoanalytischen Vereinigung (IPV) 1910. Die IPV stellte das Signal für den Aufbruch zu globalen Ufern dar. Danach konzentriert sich das Buch auf die Frühphase, also die ersten zwei, drei Jahrzehnte, in denen psychoanalytisches Wissen und entsprechende Praktiken in den drei Orten Fuß fassen konnten. Dadurch ergeben sich leichte zeitliche Verschiebungen, verursacht durch die unterschiedlichen Anfangspunkte in den drei Metropolen. Die Darstellung für Berlin umfasst die Periode von 1908 bis 1936, als das NS-Regime die eigenständige Existenz der Deutschen Psychoanalytischen Vereinigung auslöschte. Für London konzentriere ich mich auf die Phase von 1913 bis 1940 und für Kalkutta von 1921 bis 1940 bzw. 1948, um einige Veränderungen unmittelbar vor der Unabhängigkeit Indiens noch berücksichtigen zu können.

Das Ende meiner Untersuchung wird allerdings vor allem durch den Tod Freuds 1939 bestimmt, der nicht nur symbolisch und bewegungspolitisch einen Einschnitt darstellte, sondern auch für die Theoriegeschichte der Psychoanalyse von großem Belang war. Schließlich fand in der nachfreudianischen Phase eine stärkere Ausdifferenzierung des psychoanalytischen Ideengebäudes statt, vor allem bedingt durch neue Angebote (Objekttheorie, Ich-Psychologie, Lacan, Klein etc.), deren Anfänge zwar teilweise bereits in die Zwischenkriegszeit zurückreichen, die jedoch insbesondere die Psychoanalyse der Nachkriegszeit bestimmen sollten.

Angebracht sind schließlich noch ein paar Worte zu den verwendeten Quellen. Eine Globalgeschichte wie diese kann sich wohl kaum auf nur eine Quellengattung konzentrieren, sondern muss verschiedene Überlieferungen zusammenstellen und daraus ihre Schlüsse ziehen. Dabei kombiniere ich ein breites Arsenal an Quellen: Fachtexte (Bücher, Artikel, Rezensionen etc.), Ego-Dokumente (Briefe, Tagebücher, Erinnerungen, Interviews etc.), institutionelle Quellen (Berichte, Mitgliederlisten, Statistiken etc.), Bildquellen (Abbildungen von Therapieräumen, Fotosammlungen), Zeitungs- und Zeitschriftenquellen (gerade im populären Bereich). Diese Materialien stammen aus vier verschiedenen Ländern: den USA, Großbritannien, Indien und Deutschland. Während der Großteil der Quellen auf Deutsch oder Englisch verfasst wurde, habe ich bengalische Texte mit einbezogen; dafür habe ich Bengalisch gelernt.

Ich möchte noch ein Wort zu meinem Umgang mit dem Geschlechteraspekt in meiner Darstellung verlieren. Ausschließlich von Psychoanalytikern und Patienten zu sprechen, verbietet sich in dieser Arbeit, weil sich die Psychoanalyse – im Vergleich zu anderen Disziplinen und Wissensformationen – sehr früh für Frauen öffnete: als Patientinnen sowieso, aber auch als Psychoanalytikerinnen. Zudem sehe ich die Verwendung des generischen Maskulinums generell kritisch. Ich habe mich daher entschieden, dort, wo Frauen und Männer – inter- oder transsexuelle Personen spielen im Untersuchungszeitraum meines Wissens keine Rolle – gemeinsam gemeint sind, beide Geschlechtsbezeichnungen im ständigen Wechsel zu verwenden.

Der folgende Hauptteil der Arbeit gliedert sich nach zwei unterschiedlichen Prinzipien. Erstens umfasst er vier Kapitel, welche jeweils einen der vier beschriebenen Fragenkomplexe behandeln: Institutionen, Behandlungen, Emotionen, Politik. Dieser Hauptteil der Arbeit wird unterbrochen durch kürzere Vignetten, die ich »Schlüssellochtexte« getauft habe. Sie bereiten eine Episode, einige wenige schlaglichtartige Ereignisse, eine bemerkenswerte Quelle oder Ähnliches auf, wobei sie in einigen Fällen den geografischen Rahmen dieser Studie hinter sich lassen. Ihr Name soll darauf verweisen, dass hier oft Situationen thematisiert werden, die mit einer gewissen Heimlichtuerei verbunden waren, so zum Beispiel Therapiesitzungen oder Liebesaffären. Außerdem können wir häufig durch die damit verbundene unsichere Quellenlage nur Umrisse des Geschehens erahnen: als schauten wir durch ein Schlüsselloch. Wie bei Voyeurinnen – ein durchaus psychoanalysierbares Thema – müssen wir unsere Imagination bemühen, um etwas zu sehen. Hoffentlich bereitet das Lesen dieser Passagen in einem ansonsten eher argumentativen Text ein wenig Lust … – natürlich Leselust.

Anna G. und das Ende ihrer Verlobung

Im 1. April 1921 erklomm Anna G. die Treppe in dem unscheinbaren Haus Berggasse 19 in einem gutbürgerlichen Viertel Wiens.[1] Sie war nervös, unsicher, vielleicht sogar etwas ängstlich. Eigentlich glaubte sie sich für diesen Gang (und die vielen, die ihm folgen sollten) gut gewappnet. Die 27-Jährige war extra aus Zürich angereist. Auf diesen Tag hatte sie lange warten müssen. In gewisser Hinsicht waren sogar die letzten Jahre Vorbereitung für diesen Schritt gewesen. Erst hatte sie Medizin und Psychiatrie studiert und dann als Doktorandin und Assistentin am Züricher Burghölzli unter dem berühmten Psychiater Eugen Bleuler gearbeitet. Sie hatte alles gelernt und gelesen, was sie an diesem Tag glaubte wissen zu müssen.

Trotzdem stieg Anna G. die Treppe in Anspannung hoch. Man hatte ihr gesagt, sie solle, oben angekommen, an der rechten Tür klopfen. Nicht an der linken, da waren die Privaträume, wie sie später begreifen sollte. Nun öffnete ihr eine Haushälterin. An einer kleinen Garderobe im Vorzimmer legte sie ihren Mantel ab und wurde dann in ein Wartezimmer geleitet. Was sie erst allmählich bemerken sollte: Der Besucher vor ihr trat in diesen Minuten aus einer anderen Tür auf den Flur, nahm seinen Mantel und entschwand in das Treppenhaus. So bekam keiner die anderen Patientinnen zu Gesicht. Diskret!

Plötzlich öffnete sich die hintere Flügeltür zum Wartezimmer, und ein älterer, freundlich blickender Herr machte eine einladende Bewegung. Er sprach eine zuvorkommende Begrü-

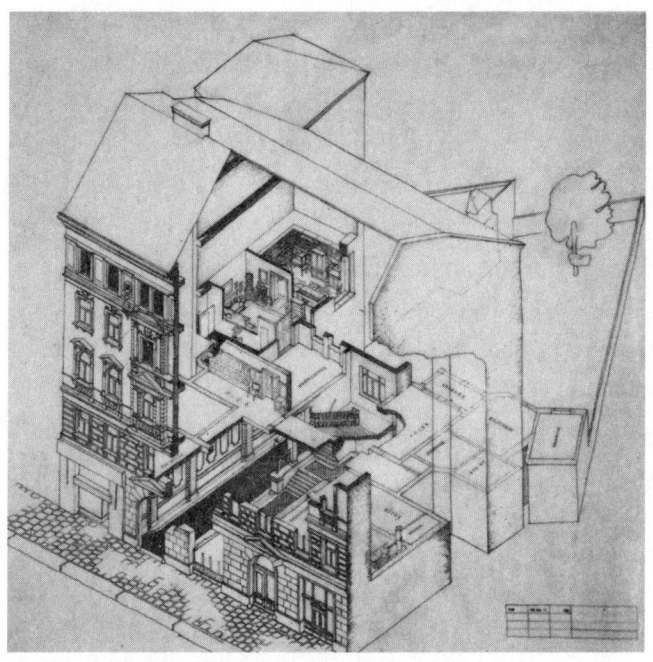

Abb. 3 Gezeichneter Grundriss des Wohnhauses von
Sigmund Freud in der Berggasse 19.

ßung, während Anna G. seine Hand schüttelte. Sie wusste natürlich sofort, dass sie Sigmund Freud gegenüberstand. Was sie
kaum wissen konnte: So verhielt sich Freud immer – ein Meister der ersten Begegnung. Was er ihr sagte, wird eine persönliche Note gehabt haben, etwas ansprechend, was er über sie
wusste, weil er zuvor mit ihr in Briefkontakt gestanden hatte
und ihre Verhältnisse in Zürich gut einschätzen konnte. Freud
wusste von der Aufregung seiner Patienten. Er musste sie ihnen nehmen, damit sie wiederkamen. Auch deshalb war er
meistens sehr charmant. Er schmeichelte seinen Besucherin-
nen und war gut darin, ihr Vertrauen zu gewinnen, ja ihre Zuneigung.

Patienten brauchen Vertrauen in ihren Arzt. Medizinerinnen wissen, dass eine positive Einstellung bei der Heilung erheblich helfen kann. Aber bei einer Psychoanalyse ist die Beziehung zum Therapeuten noch wichtiger – und dies gar nicht so sehr, weil sie intime Details aus dem Leben der Patientinnen zum Gegenstand hat. Psychoanalytische Patienten müssen ihr Gefühlsleben auf die Analytikerin ausrichten. Sie sollten möglichst sofort beginnen, ihren Analytiker zu lieben oder, je nach Neigung, zu hassen. Anna G. entschied sich für die Liebe.

Sie trat in das Behandlungszimmer. Es war dunkel, die Wände mit vielen Gemälden, Drucken und Reliefs behängt. In den Vitrinen und auf den Regalen standen unzählige kleine antike Statuen und winzige Götterfiguren. Eine Schatzkammer, eine Art archäologisches Kabinett, jedenfalls kein Arztzimmer. Direkt am anderen Ende des Raums, sie steuerte schon darauf zu, stand die Couch. Da musste sie sich hinlegen; vielleicht war sie deswegen nervös. Aber sie starrte nicht so ehrfürchtig auf das Möbelstück, wie wir es heute tun würden. 1921 war Freuds Couch noch kein Fetisch, sondern eine etwas aus der Mode gekommene Chaiselongue mit Orientteppichen, Decken und Kissen. Anna G. hatte sie noch nie gesehen; zu diesem Zeitpunkt musste man noch auf ihr gelegen haben, um zu wissen, wie sie aussah. Erst später gab es davon Fotos.

Sie legte sich hin; Freud nahm, das kleine Fußstühlchen beiseiteschiebend, auf dem Armsessel hinter ihrem Kopf Platz. Sie konnte jetzt den alten gusseisernen Ofen in der Ecke, die Vitrine mit den Statuen und das Bild der Sphinx darüber oder einfach die Decke anstarren. Während er in der Lage war, sie zu beobachten, wenn er den Blick nach links wandte, musste sie größere Verrenkungen anstellen, um ihn zu erblicken. Freud war nur noch Atem, manchmal Stimme und, auch das kam vor, sonores Schnarchen.

Es ist eher unwahrscheinlich, dass Freud mit seiner neuen Patientin ein Vorgespräch führte, was er bei manchen Patientinnen tat, um herauszufinden, ob sie sich für eine Analyse eigneten. Er musste immer vor Menschen auf der Hut sein, deren Erkrankungen (etwa im Fall einer Schizophrenie, die damals meist noch Dementia praecox genannt wurde) so schwerwiegend waren, dass sie anders behandelt werden mussten. Wenn es kein Vorgespräch gab, dann meistens, weil Freud davon ausging, dass es sich in diesem Fall nicht um die Behandlung einer Kranken, sondern um eine Lehranalyse handelte. Bei Personen, die wie Anna G. vom Fach waren und später möglicherweise selbst Analytikerin werden wollten, analysierte man ihren Charakter, um sie in die Technik der Psychoanalyse einzuführen und ihnen das notwendige Maß an Selbsterkenntnis für diese Tätigkeit zu vermitteln. Freud glaubte wohl in der Tat, dass dies eine Lehranalyse werden sollte, und er hoffte auf eine zukünftige Psychoanalytikerin in der Schweiz. Aber Anna G. war auch mit einem schwerwiegenden Problem im Gepäck angereist: Sie wusste nicht, ob sie genug liebte.

Es gab (und gibt) viele Gründe, warum Menschen eine Analyse begannen. Viele kamen – bei Freud gerade in den ersten Jahren –, weil sie von schweren psychischen Leiden geplagt wurden: hysterischen Anfällen, zwanghaften Tics, dauerhafter Trübseligkeit, unerträglichen Ängsten und Ähnlichem. Andere wollten von einem erfahrenen Analytiker – am besten natürlich vom Meister selbst – in die Lehre und Technik der Psychoanalyse eingeführt werden. Personen dieser Gruppe behandelte Freud über die Jahre immer häufiger. Es gab allerdings auch eine weniger bekannte Gruppe von Patientinnen, die nicht eben klein war: Menschen mit scheinbar banalen Problemen, die sie sehr bedrückten, aber nur selten einen geregelten Alltag unmöglich machten, wie dies bei der erstgenannten Gruppe der Fall war. Diese Menschen hatten Beziehungsprobleme, würden wir heute sagen – und Anna G. war eine von ihnen. Schon vor sieben Jahren hatte sie sich mit Richard verlobt, doch sie wusste nicht mehr sicher, ob sie ihn ausreichend liebte, um mit ihm den Rest ihres Lebens zu verbringen.

Anna G. war klar, wie eine Analyse ablief und worauf es ankam. Sie erinnerte sich an Kindertage, an ihre Cousine, ihren Bruder und an ihre Eifersucht. Sie assoziierte frei, indem sie stets direkt sagte, was ihr zu einem Thema einfiel. Sie mischte Erinnerungen und Träume, die jeweils wieder Assoziationen hervorbrachten. Nach Freuds Vorstellungen ergaben diese scheinbar willkürlichen Berichte Sinn, wenn man verstand, dass sie verdrängtes Material aus dem Unbewussten darstellten. Unter normalen Bedingungen war dies den Patienten nicht zugänglich, da ihnen eine Art innere Zensur den Einlass verweigerte. Mit dem Prinzip der freien Assoziation sollten sie die Zensur austricksen, indem die Dinge, die sie normalerweise unterdrücken und bewusst nicht ansprechen wollten, anhand der schnell ausgeplauderten Hinweise für die geschulte Psychoanalytikerin doch erkennbar wurden. Sofort mischten sich in Annas Kindheitserinnerungen auch sexuelle Motive, etwa wenn sie Freud erzählte, dass sie früher oft masturbiert hatte. Auch dies lässt darauf schließen, dass sie genau wusste, was in einer psychoanalytischen Therapie von ihr erwartet wurde, da Freud ja die kindliche Sexualität ins Zentrum seiner Theorien stellte.

Der Theorie entsprechend, hatte sich die Analytikerin eigentlich zurückzuhalten, um dem Patienten den Raum für die

Assoziationen zu bieten. Freud erklärte Anna G. aber bereits in einer der ersten Stunden, was ihr eigentliches Problem war:

> Man sieht deutlich 3 Stufen in Ihrem
> Leben: Das oberste Stock, das ist der jetzige
> Konflikt mit Richard etc.
> der mittlere, das betrifft das Verhält-
> nis zum Bruder
> der tiefste, der mit den Eltern
> [...]
> Sie streifen so nah am Geheimnis
> des untersten Stockes, daß ich es
> Ihnen
> verraten kann:
> Sie lieben Ihren Vater u. haben ihm
> den
> Treubruch mit der Mutter nie verziehen.
> Sie wollten die Mutter des Kindes sein
> Sie
> wünschten daher Ihrer Mutter, die
> ~~sich~~ Ihnen den Geliebten nahm den Tod.[2]

Aus Annas Zweifel, ob sie ihren Verlobten liebte, wurde unversehens ein Konflikt mit ihren Eltern, ein ödipales Problem. Wenn Freud das Geheimnis aber gleich zu Beginn lüftete, wozu dienten dann noch die weiteren Therapiestunden? Wenn er wirklich davon ausging, dass die junge Schweizerin eine zukünftige Analytikerin werden könnte, wollte er ihr vielleicht noch mehr von der Deutungskunst zeigen, die sie bald anwenden sollte. Aber warum blieb sie dann noch bis Juli in der Behandlung: ganze dreieinhalb Monate jeden Tag, außer sonntags, für eine Stunde? Natürlich hatten es die beiden vorher brieflich so verabredet – und Freud wich von solchen Abmachungen nur ungern ab.

Aber die eigentliche Frage lautet eher, wozu die Therapie eigentlich diente? Ging es darum, eine möglichst genaue Diagnose des eigenen Leidens zu erhalten? Was nutzte dieses Wissen? Wir verstehen Annas Aufzeichnungen besser, wenn wir sie als das Ergründen, Einüben und Annehmen dessen ansehen, was die Diagnose für sie bedeutete. Mit immer neuen Assoziationen und Träumen spielten Anna und Freud ihre Vaterliebe wie ihren Mutterhass durch. Ende April schlugen sich Annas Gefühle auch in ihrem Tagebuch nieder:

Goethe wollte als er auch schon ziemlich alt war
ein Mädchen heiraten. Früher dachte ich, natürlich
hat sie nicht gewollt, jetzt begreife ich aber ganz
gut, wie man jemand ältern heiraten kann
D. h. also ich möchte Sie ev. heiraten, ich habe
Sie schon sehr gern.

Auf dieses Liebesgeständnis antwortet Freud:
Das ist nun die Übertragung der alten
Liebe u. Verliebtheit die Sie zum Vater hatten
auf mich. Auch alle die schmerzl. Enttäuschung
Eifersucht etc. wird dann
kommen.[3]

Er sollte recht behalten, schließlich heißt es in einem Mai-Eintrag lakonisch: »Ich ziehe mich von F. zurück.«[4] Das Spiel der Emotionen, Übertragung genannt, funktionierte. Ihre Vaterliebe, die sich in dem väterlichen Freud ein neues Objekt suchte, wurde durch die Wiederaufführung zugänglich. Wie bei einem Theaterstück konnte man seine Emotionen so aufführen, als wären sie Realität. Auch inszenierte, übertragene Emotionen wurden gefühlt. Anna lernte mimetisch ihre eigene Gefühlswelt besser kennen und sollte sie so in den Griff bekommen.

Im Juni brach Anna G. die Tagebuchaufzeichnungen über ihre Analysestunden ab. Vieles über ihre Therapie und deren Folgen muss offenbleiben.

Nur dass sie am Ende Richard nicht geheiratet hat, das wissen wir.

I. INSTITUTIONEN

Wie die Welt der Psychoanalyse entstand

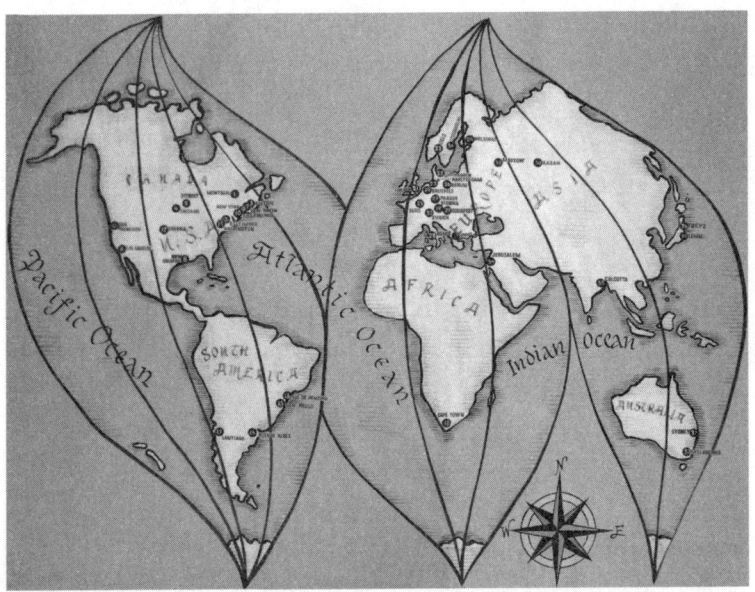

Abb. 4 Weltkarte »The growth of the psycho-analytic movement«,
vermutlich 1956; hier in Graustufen reproduziert.

Erst in der Rückschau wurde die Welt der Psychoanalyse sichtbar: Ihre Kontinente sind gelb, eingerahmt von blauen Linien, die Ozeane grau. Das Freud-Archiv stellte diese Weltkarte mutmaßlich 1956 für die Feierlichkeiten zu Sigmund Freuds 100. Geburtstag her. Die mit »The growth of the psycho-analytic movement« betitelte Karte (Abb. 4) verzeichnet als schwarze Punkte die psychoanalytischen Vereinigungen, die es bis

51

1956 gegeben hatte. An den Rändern führte die riesige Karte Tabellen an, welche die Vereinigungen, ihr jeweiliges Gründungsjahr und ihre Mitgliederentwicklung auflisteten. Längst nicht alle der verzeichneten Organisationen existierten 1956 noch. Wie jede Karte, so gibt auch diese nicht einfach die Welt wieder, wie sie ist. Sie verdichtet Zeit in einer Wachstumsvorstellung: »Alles, was mal gewesen ist, ist jetzt – und wird sich weiter ausbreiten.« Zwischen den schwarzen Punkten enthält sie große, leere, gelbe Räume: fast ganz Afrika, halb Asien und viele Teile Südamerikas.[1] Warum also eine Weltkarte, wenn die Welt der Psychoanalyse so viele »weiße« Flecken aufweist? 1956 wollte man sich offenkundig der globalen Wirkung Freuds vergewissern. Nach nur wenigen Jahrzehnten auf allen Kontinenten präsent zu sein stellte in der Tat eine beachtliche Leistung dar, auf die das psychoanalytische Establishment zu Recht stolz sein konnte.

In diesem Kapitel werde ich die Welt der Psychoanalyse, wie sie sich in der frühen Phase, also etwa zwischen 1910 und 1940, in Berlin, London und Kalkutta ausprägte, eingehender beschreiben. Wie sah die globale Psychoanalyse aus? Wie kam es zur Internationalisierung der psychoanalytischen Bewegung? Welche Mechanismen und Strukturen unterstützten diesen Prozess? Sind die drei Orte und ihre jeweiligen Psychoanalysevarianten vergleichbar, und wenn ja, in welchen Aspekten? Es stehen also die strukturellen Entwicklungen im Zentrum, welche die Welt der Psychoanalyse im frühen 20. Jahrhundert kennzeichneten. Mit dieser Darstellung verbinde ich das Argument, dass sich neben den verschiedenen Aspekten der Psychoanalyse auf lokaler Ebene eine globale Psychoanalyse herausbildete, die meiner Ansicht nach als eigenständiges Phänomen gewürdigt werden muss.

1. Der Beginn der Internationalisierung

Am 30. Januar 1907 besuchte der erste auswärtige Gast die Wiener »Mittwochsgesellschaft«, also jenen Kreis von – noch ausschließlich männlichen – Schülern, der sich seit 1902 um Freud gebildet hatte. Von der Züricher psychiatrischen Klinik Burghölzli reiste Max Eitingon an, um Kontakte zu Freud und den Wienern zu knüpfen.[2] Das Burghölzli war für Freud und seine Mitstreiter von höchstem Interesse, hatten sie doch von dort seit einiger Zeit Hinweise auf ein verstärktes Interesse an der noch jungen, kaum bekannten Psychoanalyse erhalten. Freud stand seit einigen Monaten mit einem jungen Assistenzarzt vom Burghölzli, Carl Gustav Jung, in Briefkontakt. Weil das Burghölzli von dem angesehenen Psychiater Eugen Bleuler geleitet wurde, könne dessen offizielle Anerkennung der Psychoanalyse – so das Kalkül der Wiener – vor allem die skeptischen Psychiater überzeugen helfen.

Mit dem Besuch Eitingons, der seine Zeit in Wien auch nutzte, um von Freud auf Spaziergängen (lehr)analysiert zu werden, begannen die internationalen Beziehungen in der Geschichte der psychoanalytischen Bewegung. In der Tat wurde die Züricher Klinik zum ersten Schwerpunkt außerhalb Wiens. Dort bildete sich ein erster »Freud-Verein«, »wo Freuds Werk und sein Fallmaterial und Träume angesichts der psychoanalytischen Entdeckungen erörtert wurden«.[3] Jung und andere begannen mit der neuen Technik zu arbeiten. Gleichwohl erwies sich schnell, dass die therapeutische Kultur in Zürich anders funktionierte als die in Wien. Eine psychiatrische Klinik bot kaum vergleichbare Bedingungen zu den dort üblichen Privatpraxen: In der Klinik hatte man rund um die Uhr Zugriff auf die Patientinnen, die in der Regel aus weniger wohlhabenden sozialen Schichten stammten als die Privatpatienten Freuds. Häufig sah man sich außerdem mit anderen Krankheiten konfrontiert: Psychosen waren in Kliniken zahlreicher als Neurosen, mit denen sich die Wiener vor allem beschäftigten. Wie sich schnell herausstellen sollte, nutzten die Züricher auch neue, den Wienern fremde Therapieelemente wie beispielsweise das Assoziationsexperiment, für das besonders Jung warb.[4] Trotz der Unterschiede zwischen Wien und Zürich entfaltete sich in den ersten Jahren eine fruchtbare, wenn auch nie spannungsfreie Zusammenarbeit. Aus dem Burghölzli stammten nicht zuletzt einige der wichtigsten Protagonisten der psychoanalytischen Bewegung: Karl Abraham und Max Eitingon in Berlin, Abraham A. Brill in New York.

Die Entwicklung nahm nach Eitingons Besuch in Wien an Fahrt auf. Keine 15 Monate später – am 27. April 1908 – fand der »Erste Kongress für Freudsche Psychologie« in Salzburg statt, zu dem sich 26 Österreicher, sechs Schweizer, fünf Deutsche, zwei Engländer, zwei Ungarn und ein US-Amerikaner einfanden. Damit wurde bereits die beginnende internationale Ausrichtung deutlich. Als man sich zwei Jahre später in Nürnberg erneut zu einem Kongress traf, war nicht nur die Bewegung weiter angewachsen, auch die Funktion des Kongresses hatte sich verändert: In Salzburg hatte man sich wissenschaftlich ausgetauscht, in Nürnberg legte man nun den Schwerpunkt auf Organisatorisches: »mehr Aufmerksamkeit für praktische Fragen, die Gegenwart und nächste Zukunft betreffen«.[5] In seiner Eröffnungsrede bekräftigte Freud diese Stoßrichtung, womit zwangsläufig die Frage im Raum stand, wie man die zunehmende internationale Ausbreitung der Psychoanalyse in den Griff bekommen wollte.

In Nürnberg ließ Freud einen Vertrauten, den ungarischen Psychoanalytiker Sándor Ferenczi, die Pläne verkünden: »Über die Notwendigkeit eines engeren Zusammenschliessens der Anhänger der Freud'schen Lehre und Vorschläge zu einer ständigen, internationalen Organisation«.[6] Die Psychoanalyse werde vom Publikum, so behauptete Ferenczi, überwiegend negativ aufgenommen; man befinde sich in einem Kampf um ihre Durchsetzung. Auf die »heroische Phase«, in der Freud seinen Gegnern allein entgegengetreten sei, sei ein »Guerillakrieg« gefolgt, den verschiedene Mitarbeiter unkoordiniert und mit eigenen Abwehrstrategien geführt hätten. Diese Phase müsse nun durch eine neue Organisation abgelöst werden – eine internationale Vereinigung. An Ferenczis Vortrag waren zwei Aspekte bemerkenswert: Zum einen beschrieb er die neue Vereinigung gleich zu Beginn als zerstrittene Familie:

> Der Präsident ist der Vater, dessen Ansprüche unwiderlegbar, dessen Autorität unverletzbar sind; die anderen Funktionäre sind die älteren Geschwister, die die jüngeren hochmütig behandeln und dem Vater zwar schmeicheln, aber ihn im ersten geeigneten Moment von seinem Thron stürzen wollen, um sich an seine Stelle zu setzen.[7]

Abgesehen davon, dass psychoanalytische Kategorien hier auf typische Weise die Selbstbeschreibung der Psychoanalytiker stützten, sollte die Geschichte der psychoanalytischen Bewegung Ferenczis Worte immer wieder bestätigen. Seine Hoffnung, Psychoanalytikerinnen seien aufgrund ihrer Theorien gerade gegen solche zerstörerischen Mechanismen gefeit, weil sie diese verstünden, sollte sich allzu oft als trügerisch erweisen.

Zum anderen enthielt Ferenczis Vortrag einige Angriffe gegen die Wiener Schüler um Freud, insbesondere gegen Wilhelm Stekel und Alfred Adler. Wie um seine Warnung vor dem Bruderzwist gleich zu bestätigen, erregten sich die Wiener über die Vorwürfe ihres Budapester Kollegen. Ein Streit um die Führung der Bewegung brach aus, als Ferenczi im Namen Freuds vorschlug, Jung auf Lebenszeit zum Präsidenten der neuen Vereinigung zu ernennen. Die Wiener wehrten sich so heftig gegen den zunehmenden Einfluss der Züricher, dass die Sitzung abgebrochen werden musste. In der Sitzungspause bedrängte Freud seine Kollegen, dem Vorhaben zuzustimmen:

> Ihr seid zum größten Teile Juden und deshalb nicht geeignet, der neuen Lehre Freunde zu erwerben. Juden müssen sich bescheiden, Kulturdünger zu sein. Ich muß den Anschluß an die Wissenschaft finden; bin alt, will nicht immer nur angefeindet werden. Wir alle sind in Gefahr [...]. Nicht einmal diesen Rock wird man mir lassen. Die Schweizer werden uns retten. Mich und Sie alle.[8]

Freud betrachtete die Internationalisierung der Bewegung als Ausweg aus einem spezifischen kulturellen Umfeld, in dem die Psychoanalyse zwar entstanden war, das ihm jedoch zunehmend hinderlich erschien. Dass er und seine ersten Gefährten Juden waren, verstand Freud als Gefahr für den wissenschaftlichen Anspruch der Psychoanalyse, schien dies doch die Verächter seiner Lehre zu bestärken. Es ist zugleich bemerkenswert, dass Freud den jüdischen Hintergrund nicht für irrelevant erklärte. Die Juden hätten als »Kulturdünger« letztlich die Psychoanalyse ermöglicht. Nachdem die Wiener halbwegs besänftigt waren, indem Jungs Führungsanspruch etwas beschnitten wurde – die Präsidentschaft erhielt er nicht auf Lebenszeit –, konnte die Internationale Psychoanalytische Vereinigung ins

Leben gerufen werden. Freud fasste das Resultat in einem bezeichnenden Satz zusammen: »Ich habe eine Internat. Ψα Vereinigg. gründen lassen, die sich aus Ortsgruppen zusammensetzt.«[9]

Mit ihrer Internationalisierung, der in Nürnberg mit der Vereinigung ein organisatorischer Rahmen geschaffen wurde, verband sich eine zweite Strategie der frühen Psychoanalyse: Sie sollte möglichst viele Menschen erreichen. Schon Freuds Buch *Zur Psychopathologie des Alltagslebens* (1901) zielte auf ein breites Publikum, das lernen sollte, gewöhnliche Vorgänge auf ihre tieferen Beweggründe zu befragen.[10] Der gleiche Antrieb lässt sich in vielen anderen Aktivitäten erkennen. So rief Stekel in Nürnberg zu einer Sammelaktion auf: In Träumen, Mythen, Folklore etc. sollten charakteristische Motive gesucht werden.[11] Damit erhoffte man, psychologische Grundmuster zu finden, die in allen Kulturen weltweit gleich seien. Gerade solche literarischen und mythologischen Vergleiche erwiesen sich in den nächsten Jahren als hilfreich, um psychoanalytische Vorstellungen zu verbreiten.

Der englische Psychoanalytiker Ernest Jones hatte kurz vor Nürnberg die Grundidee hinter diesen Strategien formuliert: »Es ist mir oft aufgefallen, dass wir in verschiedenen Ländern den gleichen Symbolismus antreffen und dass dafür sofort Assoziationen geprägt werden, obwohl die Wörter in den verschiedenen Sprachen unterschiedlich sind.«[12] Internationalisierung und Popularisierung verbanden sich in diesem Aspekt, den man als Universalisierung beschreiben könnte: Die Psychoanalyse sollte für alle Menschen überall auf der Welt gelten.[13] Diese Strategien besaßen in der Geschichte der psychoanalytischen Bewegung eine wichtige Ersatzfunktion. Schließlich hatte diese mit einem Scheitern begonnen: Es war den Psychoanalytikern nicht gelungen, ihre Lehre an den Universitäten zu verankern. Freud erhielt keinen Lehrstuhl an der Wiener Universität, und seinen Titel als außerordentlicher Professor bekam er erst 1902. Noch 1919 scheiterte Abraham mit seinem Versuch, die Lehrbefugnis an der Berliner Universität zu bekommen und eine Professur für Psychoanalyse einzurichten. Internationalisierung und Popularisierung lassen sich als Auswege aus der stockenden akademischen Institutionalisierung verstehen. Allerdings barg dieser Weg auch Gefahren: Beide Vorhaben drohten die neue Bewegung zu überdehnen. Je mehr Personen an verschiedenen Orten Interesse für die Psychoanalyse entwickelten, desto komplexer und unkontrollierbarer wurde die Bewegung. Es ist daher kein Zufall, dass die Institutionalisierung der Psychoanalyse beständig von internen Querelen begleitet wurde. Die Krönung Jungs zum Alleinherrscher, die Ferenczi und Freud in Nürnberg beabsichtigt hatten, sollte eigentlich die Fliehkräfte in der wachsenden Bewegung begrenzen. Weil das fehlschlug, brachen immer wieder unkoordinierte Kämpfe gegen echte oder vermeintliche Abweichler wie Adler, Stekel, Jung, Rank oder Reich aus.[14] Damit wurde eine Bewegungspolitik notwendig, die Freud noch lange Zeit selbst organisierte. Ohne Rückhalt in funktionierenden Einrichtungen wie Universitäten musste dafür ein enormer persönlicher Aufwand getrieben werden, der sich in unzähligen Briefwechseln, in formellen wie informellen Treffen, in Kongressen, Berichten etc. niederschlug. Als im Sommer 1912 die Auseinandersetzung mit Jung ihrem Höhepunkt entgegenstrebte, gründeten die Getreuen um Freud das »Geheime Komitee«, um sich wirksam gegen solche Abweichungen zur Wehr setzen zu können. Damit besaß die psychoanalytische Bewegung ein politisches

Zentrum, das die Welt der Psychoanalyse von einer Schaltzentrale aus zu betrachten pflegte.

Nicht zuletzt die Arbeit des Komitees verstärkt den Eindruck, dass sich Freud stets bemühte, die psychoanalytische Bewegung möglichst genau zu kontrollieren und hart gegen Andersdenkende vorzugehen.[15] Gleichwohl erweist sich diese Sichtweise als zu einseitig, wenn man die gesamte psychoanalytische Bewegung und nicht nur den engeren Kreis um Freud in den Blick nimmt. Es leuchtet kaum ein, dass man ausgerechnet auf ein System aus Kontrolle und Gängelung eine beliebte und international erfolgreiche Bewegung hatte gründen können, in der immer mehr Menschen mitarbeiten sollten. Die restriktiven Aspekte wurden vielmehr stets durch eine Einladungspolitik abgemildert. Freud empfing ständig Besucher (eine ihn oft ermüdende Praxis), wenn er einmal den Eindruck gewonnen hatte, dass es sich um mögliche Mitstreiterinnen handeln könnte. So bestand die psychoanalytische Bewegungspolitik aus einem Zusammenspiel von Einladung und Werbung einerseits und Kontrolle und Ausgrenzung andererseits.

Um die Welt der frühen Psychoanalyse verstehen zu können, ist noch ein weiterer Aspekt der Bewegungspolitik zu betonen. Während Freud bereit war, randständigen Mitgliedern der Bewegung einen gewissen Spielraum einzuräumen, belegte er ihm Nahestehende schneller mit einem Bannstrahl, wenn sie von seinem Vorgehen abwichen. Die Kontrolle der Bewegung funktionierte somit in konzentrischen Kreisen um ihn herum. Damit wurden »Zentrum« und »Peripherie« automatisch zu wichtigen Vorstellungen, mit denen die Zeitgenossen die psychoanalytische Bewegungspolitik begriffen und organisierten. Das heißt allerdings nicht, dass die Geschichtsschreibung diese Kategorien einfach übernehmen sollte, wenn sie diese Prozesse zu erfassen versucht. Die Psychoanalyse ist allzu oft von ihrem Zentrum aus analysiert und nicht in ihrer komplexen Ganzheit in den Blick genommen worden. Es gilt also, den Blick auf die ganze Weltkarte frei zu räumen, mit all ihren schwarzen Punkten und gelben Flächen dazwischen. Die internationale Ausbreitung der psychoanalytischen Bewegung ließ verschiedene Kristallisationspunkte entstehen. Ihnen war gemeinsam, dass es sich jeweils um Großstädte mit einer metropolitanen Kultur handelte. An diesen Orten entstand eine enge Bindung an eine akademisch gebildete, bürgerliche Mittelschicht, deren Angehörige die psychoanalytische Bewegung als Patientinnen für ihre Behandlung und als Publikum für ihre Popularisierungsbemühungen brauchte. Um die »offiziellen« Einrichtungen und Mitglieder lagerten sich lokale Kulturen mit interessierten »Laien« ab, die psychoanalytisch geprägte Alltagsformen und -verständnisse entwickelten. Auch dieses Phänomen droht man allerdings misszuverstehen, wenn man sich ihm mit Vorstellungen wie Zentrum/Expertinnen und Peripherie/Laien nähert.

2. Die Anfänge der Berliner Psychoanalyse

Im Oktober 1907 kündigte Karl Abraham Freud an, er werde das Züricher Burghölzli verlassen und nach Berlin übersiedeln.[16] Mit seinem Plan, dort eine Privatpraxis zu eröffnen, sollte die Psychoanalyse in Berlin sesshaft werden. Illusionen machte Abraham sich keine: »Ich weiß, wie schwer es im medizinischen Berlin ist, gegen eine Schulmeinung aufzukommen.«[17]

Freud teilte seine Skepsis, redete seinem jüngeren Kollegen aber gut zu, unter anderem mit einer kleinen Anekdote:

> Zur Zeit, da der Kampf gegen die Hypnose in Berlin am heftigsten geführt wurde, hat ein sehr unsympathischer Hypnotiseur Großmann sich auf Grund dieser Therapie rasch eine große Praxis geschaffen. Man sollte doch erwarten, das müsste Ihnen mit Hilfe der Psychoanalyse doch eher besser gelingen.[18]

Freud bezog sich auf Jonas Großmann, einen Berliner Nervenarzt und Redakteur der *Zeitschrift für Hypnotismus*. Sein Hinweis unterstreicht jedenfalls, dass Abraham in Berlin bereits existierende Behandlungsformen vorfinden sollte, mithin eine therapeutische Kultur, die bestehende psychiatrische Kliniken, Privatsanatorien und niedergelassene Nervenärzte umfasste und durch eine populäre Gemengelage aus Hypnotismus und okkulten Praktiken geprägt war.[19]

Im November 1907 eröffnete Abraham seine Praxis als »Spezialist für nervöse und psychische Krankheiten« am Schöneberger Ufer 22. Einen Monat später reiste er zu Freud nach Wien und wurde offiziell sein Vertreter in der deutschen Hauptstadt.[20] Danach tauschten sich die beiden Männer brieflich regelmäßig über die Ablehnungsfront aus, der sie in der medizinischen Elite, den psychiatrischen Anstalten, den Privatsanatorien etc. in Berlin und anderswo begegneten.[21] Tatsächlich herrschte in diesen Kreisen erhebliche Skepsis, ja beginnende Feindschaft gegen die neuen Ideen vor. Auf der Versammlung der Hamburger Ärztegesellschaft im März 1910 oder auf der Jahrestagung der Deutschen Nervenärzte in Breslau im Oktober desselben Jahres wurde massive Kritik laut, in die sich sogar Boykottaufrufe mischten, sollten psychoanalytisch arbeitende Anstalten und Sanatorien eröffnet werden. Abraham gewann selbst dieser Abwehrhaltung unter seinen Standesgenossen etwas ab: »Man sieht aber daraus, daß die Psychoanalyse in der Luft liegt.«[22] In dem Briefwechsel finden sich allerdings auch Anmerkungen, welche die rasche Ausbreitung der Psychoanalyse dokumentieren. Bei Abendgesellschaften konnte die neue Therapieform schnell das Gespräch beherrschen.[23] Zudem entwickelte sich Abrahams Praxis so positiv, dass 1909 schon mehrere Psychotherapeuten in seiner unmittelbaren Nachbarschaft Praxen eröffneten, um seinen Patientenzustrom abzuschöpfen.[24] Die Front der Medizinerinnen und Psychiater gestaltete sich überdies keineswegs so einheitlich, wie die beiden Psychoanalytiker es oft wahrnahmen. Abraham arbeitete teilweise psychoanalytisch in der Privatklinik von Herrmann Oppenheim und bekam von diesem auch Patientinnen überwiesen, obwohl Oppenheim sich zunehmend von der Psychoanalyse distanzierte.[25] Über die Jahre verzeichnete man immer wieder Interesse unter Anstaltspsychiatern und Medizinerinnen, vor allem unter jungen Nachwuchskräften.[26]

Unabhängig von Abraham entwickelten sich in der Stadt weitere Gruppen, die sich für die Psychoanalyse interessierten. So entstand 1910 ein Kreis um den ehemaligen Freud-Patienten Rudolf Förster, zu dem unter anderem Karen Horney und Carl Müller-Braunschweig gehörten, die später in der Bewegung wichtig werden sollten.[27] In Charlottenburg bildete sich schon 1908 ein »merkwürdig endemischer Herd von Freudianern«: Einer von Abrahams ersten Patienten, ein Lehrer an einer neuen Schule, hatte seinen Direktor über die Psychoanalyse informiert.

Der sitzt nun seit vier Wochen darüber, verlangt vom Schularzt, daß er sich schleunigst die ganze Sexualtheorie zu eigen macht und – prüft ihn darin! Und die Lehrer müssen auch mitmachen. Mein Gewährsmann sagt: Wer die Arbeiten nicht kennt, gilt jetzt beim Direktor als rückständig. Und welcher Lehrer möchte das sein?[28]

Derartige Anzeichen für Popularität wurden von Freud und seinen Mitstreitern allerdings oft geringgeschätzt:»Durch Populärwerden büßt jede Lehre soviel Wertvolles ein.«[29] Hier zeigte sich ein Muster, das letztlich auf Freuds Erfahrungen in seiner Anfangsphase der *splendid isolation* zurückging und das viele seiner Schülerinnen übernahmen: Man fühlte sich von einer akademischen und (natur)wissenschaftlichen Elite ignoriert und vom breiten Publikum hofiert.[30] Während man letzteren Umstand misstrauisch beäugte, empfand man ersteren als Kränkung. Dabei scheute man auch nicht davor zurück, die Gegner zu pathologisieren. So führte Abraham die zunehmende Ablehnung bei Oppenheim auf eine »schwere Neurose mit Angstzuständen« zurück.[31]

Am 27. August 1908 fand das erste Treffen der Berliner Psychoanalytiker statt, zu dem Abraham ausschließlich Mediziner versammelte: die Sexualwissenschaftler Magnus Hirschfeld und Iwan Bloch sowie die Ärzte Heinrich Körber und Otto Juliusburger. Zunächst traf man sich alle zwei bis drei Wochen zu informellen Gesprächen, die meist sexualwissenschaftliche Inhalte betrafen, weil diese Bloch und Hirschfeld besonders interessierten. Die beiden verließen den Kreis allerdings bald wieder, während Abraham, Körber und Juliusburger blieben. Die Konzentration auf Mediziner hob diese Gruppe von der Wiener Mittwochsgesellschaft ab, der gerade in der Frühzeit auch Vertreter der kulturellen Avantgarde angehört hatten, die über keine medizinische Ausbildung verfügten.[32] Zudem besaß der kleine Kreis durch Abraham, der ja unter anderem an der Klinik Oppenheims tätig war, sowie Körber und Juliusburger, die am Krankenhaus Lankwitz arbeiteten, einen deutlichen Schwerpunkt in der Psychiatrie, weshalb er in dieser Hinsicht eher den Zürichern ähnelte als den Wienern.

Bereits innerhalb dieser kleinen Gruppe waren die Interessen, welche die Mitglieder zur Psychoanalyse geführt hatten, sehr unterschiedlich. Damals gehörten Sexologen nicht nur in Berlin zu den Ersten, die sich der Psychoanalyse wissenschaftlich annahmen. So standen zunächst sexualwissenschaftliche Themen im Mittelpunkt, die aber nicht alle gleich stark fesselten. Körber, der eine gut besuchte Privatpraxis unterhielt, brachte zudem als Mitbegründer und zeitweiliger Vorsitzender des Deutschen Monistenbundes spezielle Vorlieben mit.[33] Juliusburger entwickelte als Oberarzt am Krankenhaus Lankwitz gerade in der frühen Phase unorthodoxe Therapieformen.[34] Daneben suchte er nach Verbindungen zwischen Freud und Arthur Schopenhauers Philosophie.[35] Selbst Abraham entwickelte eigenwillige Schwerpunkte in seiner psychoanalytischen Arbeit: Er legte früh ein ungewöhnliches Interesse an der Mutterrolle an den Tag, wie bereits an seiner Studie über den Tiroler Maler Giovanni Segantini aus dem Jahr 1911 ablesbar ist.[36] Dass die sogenannte präödipale Mutter in der psychischen Entwicklung eines Kindes von besonderer Bedeutung sei, wurde in der späteren psychoanalytischen Theoriebildung eine wichtige Einsicht, stellte aber zu diesem Zeitpunkt eine irritierende Alternative zu Freuds Vaterzentrierung dar. Gleichwohl kann es keinen Zweifel an der Loyalität Abrahams zu Freud geben.[37]

Wichtig festzuhalten ist: Mit Juliusburger, Körber und Abraham arbeiteten einige der ersten Vertreter der psychoanalytischen Bewegung in Berlin bereits psychiatrisch-therapeutisch, bevor sie begannen, sich mit der Psychoanalyse zu beschäftigen und sie – in unterschiedlichem Ausmaß – in ihre Tätigkeit zu übernehmen. Auf die daraus entstehende Vielschichtigkeit des Wissens und der Praxis werde ich zurückkommen.[38] Auf jeden Fall etablierte sich im März 1910 die Berliner Psychoanalytische Vereinigung – noch vor Wien – als erste Ortsgruppe der Internationalen Psychoanalytischen Vereinigung. Zu diesem Zeitpunkt wies die Berliner Gruppe unter dem Vorsitz Abrahams neun Mitglieder auf; bereits 1911 stieg diese Zahl auf zwölf an.

3. Die Anfänge der Londoner Psychoanalyse

Ähnlich wie in Berlin mit Abraham verband sich auch die Londoner Entwicklung eng mit einer Person: Der Waliser Ernest Jones hatte sich nach dem Abschluss seines Medizinstudiums in London niedergelassen, wo er ab ca. 1903 begann, sich für psychische Krankheiten und Psychopathologie zu interessieren. Zwei Jahre später eröffnete er mit seinem Freund und Kollegen Wilfred Trotter eine Privatpraxis in der Harley Street.[39] Die beiden abonnierten die gängigen wissenschaftlichen Fachblätter ihrer Arbeitsgebiete, für die sie immer regelmäßiger Beiträge verfassten. Trotter war schon vor einiger Zeit dem Namen Freud begegnet und erzählte Jones von dessen Arbeiten. Beide begannen, mit einem Tutor Deutsch zu lernen, und Jones versuchte bereits 1905, Freuds »Dora-Studie« in der *Monatsschrift für Psychiatrie und Neurologie* im Original zu lesen, was ihm allerdings nicht recht gelang.[40] Es ist wahrscheinlich, dass Jones bei seiner Zeitschriftenlektüre überdies auf die ersten Artikel über den neuen therapeutischen Ansatz Freuds stieß, so etwa auf den Aufsatz von James J. Putnam in dem eben erst gegründeten *Journal of Abnormal Psychology*.[41]

Obwohl aus diesen Veröffentlichungen kaum Anleitungen für die Therapiepraxis zu gewinnen waren, unternahm Jones bereits 1906 erste Versuche, die Psychoanalyse praktisch anzuwenden. Jedenfalls behauptete Jones dies Freud gegenüber: »Ich erhielt Ihr Buch 1906 und praktizierte Ψα (sicherlich unvollkommen) für ein Jahr.«[42] Zunächst hatte Jones – wie viele andere – in seiner Praxis mit einer Hypnose- und Suggestionstherapie gearbeitet, wie sie damals im Anschluss an die französischen Neurologen und Psychopathologen Jean-Martin Charcot, Hippolyte Bernheim, Pierre Janet und andere üblich war. So berichtete er noch 1907 von der Behandlung eines 18-jährigen Soldaten, den er nach einem hysterischen Anfall in einen hypnotischen Zustand versetzt hatte, um suggestiv auf sein Erinnerungsvermögen einzuwirken.[43] In diesem Bericht erfuhr Freuds Name nur eine kurze Erwähnung, wobei Jones ihm auch noch das Werk »Traum*be*deutung« unterjubelte. Als Jones jedoch im selben Jahr zum ersten Mal auf Psychoanalytiker traf – genauer auf Jung, anlässlich des ersten Internationalen Kongresses für Psychiatrie und Neurologie in Amsterdam –, stellte er sich sogleich als praktizierender Kollege vor.[44]

Bei diesen nachträglichen Berichten über Jones' therapeutische Anfänge ist zu beachten, dass jenes Konkurrenzverhältnis sie möglicherweise gefärbt hat, das sich später zu Montague David Eder, dem anderen Pionier der Psychoanalyse in London, entwickeln sollte.[45] Eder führte seit 1906 eine allgemeinärztliche Praxis in der Charlotte Street, in der ebenfalls ein allmählicher Prozess hin zu einer immer stärker psychoanalytischen Therapie stattfand. Auch Eder hatte früh begonnen, Hypnose und Suggestion zu nutzen; eine intensivere Auseinandersetzung mit Freud und der Psychoanalyse unternahm er aber wohl erst ab 1909.[46] Bereits zwei Jahre später lieferte er der Leserschaft des *British Medical Journal* Lektürehinweise.[47] Ebenfalls 1911 sprach Eder vor der Neurologischen Sektion der British Medical Association und berichtete von einer psychoanalytischen Behandlung. In der Praxis, die er 1912 in der Londoner Welbeck Street eröffnete, nutzte er dann ausschließlich psychoanalytische Methoden. Ein weiteres Jahr später bemühte sich Eder um eine (Lehr-)Analyse bei Freud, die allerdings nicht zustande kam; es folgte eine kurze Behandlung durch Victor Tausk in Wien. In dieser Zeit begann Eder jedoch, sich stärker an Jung zu orientieren; später kehrte er zur freudschen Psychoanalyse zurück und erhielt 1923 eine weitere Lehranalyse bei Ferenczi. Ungeachtet aller Rivalität erwies sich Eder für Jones als wichtige Verbindungsperson in die kulturelle Elite Londons, verfügte er doch über exzellente Kontakte, etwa zu den Schriftstellern D. H. Lawrence, George Bernard Shaw und H. G. Wells.

Gleichwohl kann man die Ansiedlung der Psychoanalyse in Großbritannien auch anders, weniger förmlich erzählen, so dass ihre eklektischen und außerwissenschaftlichen Wurzeln hervortreten. Bereits vor Jones' offiziellem Eifer gab es in London Interesse an Freud. Erwähnt sei nur die Society of Psychical Research (SPR), die – mit großem Rückhalt in der intellektuellen Elite der Stadt – spiritistische und parapsychologische Phänomene wissenschaftlich zu erforschen versuchte. Einer ihrer Gründungsväter, Frederic W. H. Myers, begann früh, sich mit Freuds Theorien zu beschäftigen, weil ihn die Ähnlichkeiten zwischen hysterischen Zuständen und der Trance okkultistischer Medien faszinierte.[48] 1912 wurde Freud sogar Mitglied der SPR und veröffentlichte einen Aufsatz in deren Zeitschrift.[49] Entscheidender für die weitere Entwicklung dürfte aber gewesen sein, dass später wichtige Britinnen dort an die Psychoanalyse herangeführt wurden, darunter John Carl Flügel, Joan Riviere und James Strachey.

Wie in Berlin führten auch in London sexualwissenschaftliche und -reformerische Interessen einige entsprechende Experten wie Havelock Ellis früh zur Psychoanalyse. London wies jedoch eine Besonderheit auf, die in der offiziellen Geschichtsschreibung lange zu wenig Berücksichtigung fand: die Medico-Psychological Clinic. Aus der Frauenbewegung der Stadt und unabhängig von Jones, der gegen dieses Vorhaben erbittert Widerstand leistete, entstand ab 1913 eine Klinik, die eine eklektische Mischung aus psychotherapeutischen Angeboten – neben der Psychoanalyse auch Suggestion, Hypnose, Umerziehung und Ähnliches – anbot und damit einige Jahre sehr erfolgreich war. Mit Jessie Murray und Julia Turner standen ihre maßgeblichen Kräfte der offiziellen psychoanalytischen Bewegung fern, waren aber von Freuds Schriften beeinflusst.[50] Auch aus der Medico-Psychological Clinic sollten viele wichtige englische Psychoanalytikerinnen hervorgehen: James und Edward Glover, Marjorie Brierley, Mary Chadwick, Susan Isaacs, Sylvia Payne und Ella Sharpe.

Obwohl die therapeutische Praxis von Jones durch seine medizinische Ausbildung geadelt war und er sich von solchen angeblich laienhaften Therapieformen fernhielt, entstammten seine psychoanalytischen Kenntnisse – bei näherer Betrachtung – ebenfalls einem unorthodoxen Ursprung. Im Herbst 1907 hatte er sich für einige Zeit in München aufgehalten, um sich bei der Psychiatriekoryphäe Emil Kraepelin vor allem in Diagnostik weiterzubilden. Dabei lernte er den Psychoanalytiker Otto Gross kennen, der in München in den Kreisen der anarchistischen Boheme verkehrte und im Café »Stephanie« Patienten mit einer eigenwilligen Psychoanalyse »therapierte«. Gross wollte mit seinem unorthodoxen Vorgehen politische Ideale wie sexuelle Befreiung und freie Liebe verwirklichen.[51] Jones zeigte sich davon begeistert: »In jenem Herbst war ich in München und habe dort mehr von Gross gelernt, als ich je von Jung gelernt habe.«[52] Erst im Sommer 1913 unterzog sich Jones einer Analyse bei Ferenczi, die allerdings weniger durch ein professionelles Interesse an Weiterbildung als durch seine Eheprobleme veranlasst war.

1908 verließ Jones London, nachdem gegen ihn Vorwürfe sexueller Belästigung laut geworden waren, und siedelte nach Kanada über. Nach einigen Jahren wurden allerdings auch in Toronto Anschuldigungen gegen ihn erhoben, unter anderem, dass er eine sexuelle Beziehung zu einer Patientin unterhalten habe.[53] Jones fasste den Plan, nach London zurückzukehren, zumal seine Anwesenheit in Europa wichtiger wurde, seitdem der Konflikt zwischen Freud und Jung eskaliert war. Freud begrüßte seine Rückkehr im August 1913: »Sie können sich einfach nicht vorstellen, wie erfreut ich über die Genugtuung bin, dass Sie eine einflussreiche und hochrespektiere Position in London übernehmen und nirgendwo anders!« Allerdings sah sich Freud genötigt hinzuzufügen: »Aber Sie müssen in aller Form versprechen, es sich niemals mit dieser zu verderben, wenn Sie sie endlich haben, *aus keinem persönlichen Grund*.«[54] In der Portland Road eröffnete Jones seine neue Privatpraxis, in der er nun ausschließlich psychoanalytische Therapien anbot. Die Praxis lief von Beginn an so gut, dass die tägliche Arbeit Jones vor und während des Ersten Weltkriegs vollkommen auslastete und er sogar zu einigem Wohlstand kam.

Am 30. Oktober 1913 – also dreieinhalb Jahre nach der Berliner – wurde die London Psycho-Analytical Society auf Jones' Initiative hin gegründet. Die neun Gründungsmitglieder bestimmten ihn umgehend zum Präsidenten, Douglas Bryan, einen Arzt aus Leicester, zu seinem Stellvertreter und Eder zum Sekretär. Unter den einfachen Mitgliedern befanden sich Constance Long, die wie Jones und Bryan über therapeutische Erfahrung mit Hypnosetechniken verfügte und Texte von Jung ins Englische übersetzt hatte, Eders Frau Edith, die von Jung analysiert worden war, sowie deren Schwester Barbara Low. Hinzu kamen noch Bernard Hart, Arzt in der ambulanten Abteilung für psychische Krankheiten des University College Hospital London, W. H. B. Stoddart, ebenfalls praktizierender Arzt, und David Forsyth, der in seiner Privatpraxis bereits als Psychoanalytiker tätig war. Dagegen verweigerten sich der Sexualwissenschaftler Havelock Ellis und der Psychologe William McDougall.[55] Sie sollten auch in Zukunft dem psychoanalytischen Unterfangen eher distanziert gegenüberstehen.

Die Gruppe entwickelte sich zunächst sehr erfreulich. Im März 1914 berichtete Jones von intelligenten und leidenschaftlichen Diskussionen.[56] Dies änderte sich aber, als am 20. April 1914 Jung als Präsident der Internationalen Psychoanalytischen Vereinigung zurück- und im Sommer die gesamte Züricher Gruppe austrat. Dies geschah aus Protest gegen Freuds gerade erschienene »Geschichte der psychoanalytischen Bewegung«, die einen direkten Angriff gegen Jung enthielt.[57] Die Stimmung in der Londoner Gruppe verschlechterte sich rapide. Im November hielt Constance Long einen jungianischen Vortrag und erhielt dabei von Eder und seiner Frau Unterstützung.

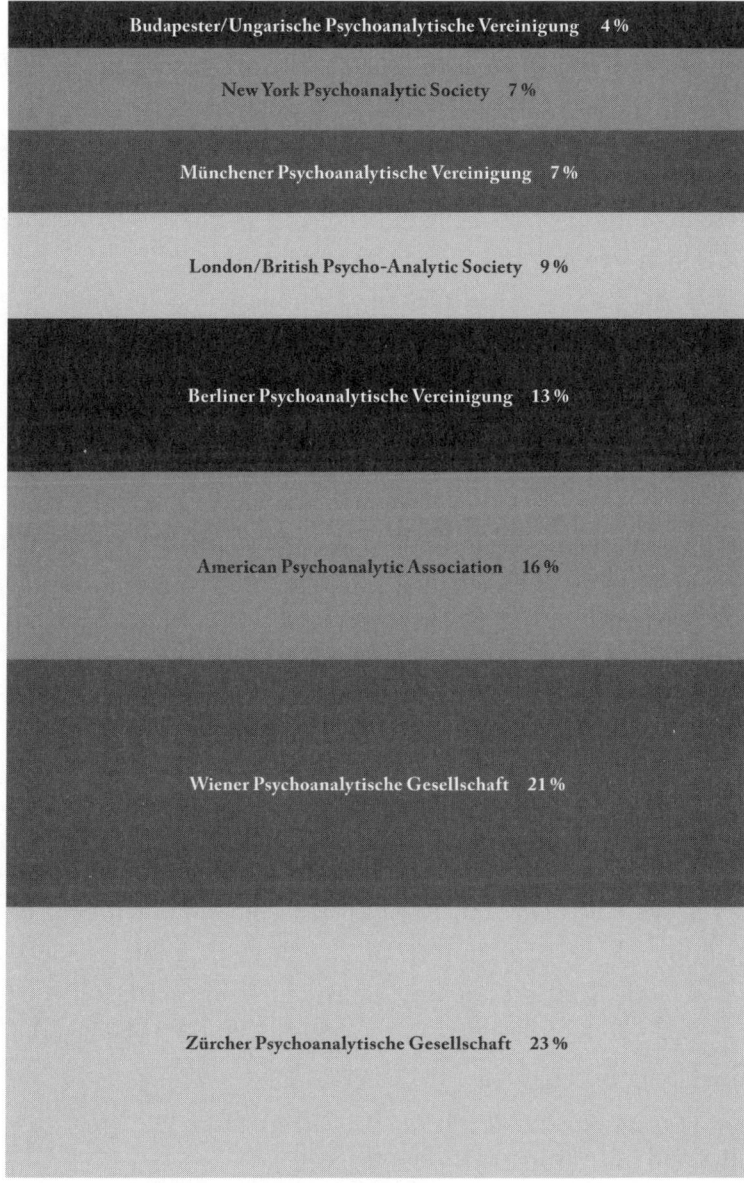

Abb. 5 Verteilung der Mitglieder der psychoanalytischen Bewegung 1913/14.

In den folgenden Wochen kam die Arbeit der London Psycho-Analytical Society wegen dieser Meinungsverschiedenheiten, aber auch wegen des inzwischen ausgebrochenen Ersten Weltkriegs zum Erliegen.

Vor Kriegsbeginn wies die Internationale Psychoanalytische Vereinigung 162 offizielle Mitglieder auf; wie diese sich auf die einzelnen Vereinigungen verteilten, zeigt Abb. 5.[58] Wie die Zahlen verdeutlichen, dominierten noch immer die Wiener und Züricher. Außerdem gab es zu diesem Zeitpunkt lediglich Vereinigungen in der westlichen Welt. Dennoch hatte die psychoanalytische Bewegung in nur wenigen Jahren ein beachtliches Wachstum erlebt.

Ein psychoanalytischer Kongress, den sie für den September 1914 in Dresden geplant hatten, musste wegen des Kriegsausbruchs abgesagt werden. Die internationale Kommunikation innerhalb der psychoanalytischen Bewegung brach zusammen, so dass schon 1915 in den veröffentlichten Berichten nur die (zudem sehr wenigen) Tätigkeiten der Wiener vermeldet werden konnten.[59] Die einzelnen Vereinigungen wurden daher angehalten, ihr Werk weiter zu verrichten, soweit es die Situation zuließ. Das gelang aber nur selten: In Berlin konnte kein geregeltes Vereinsleben mehr ablaufen, weil wichtige Vertreter und vor allem Abraham zum Kriegsdienst einberufen wurden. In London sah die Lage ähnlich aus. Zugleich bedrohte der noch schwelende Konflikt um Jung die Arbeit weiter, so dass Freuds Pessimismus berechtigt erschien: »Was Jung und Adler von der Bewegung übriggelassen haben, geht jetzt in den Zerwürfnissen der Nationen zugrunde. Der Verein ist so unhaltbar wie alles andere, was international heißt.«[60]

Allerdings verzeichneten die Psychoanalytikerinnen dort, wo sie noch Patientinnen behandeln konnten, weiterhin Zulauf.

Jones' Praxis blieb auch während des Krieges ausgelastet. Zusätzlich entstand eine neue Dynamik, weil die Psychoanalyse Erfolge bei der Behandlung von Kriegsneurotikern verbuchen konnte, also von Soldaten, die mit schweren psychischen Erkrankungen aus dem Feld zurückkehrten.[61] Bei diesen Therapien waren Mitglieder wie David M. Eder bereit, von den Vorschriften abzuweichen und andere psychotherapeutische Methoden wie Hypnose und Suggestion anzuwenden.[62] Die in der breiten Öffentlichkeit wahrgenommenen Behandlungsfortschritte verhalfen der Psychoanalyse zu einem beachtlichen Popularitätsschub. Als im September 1918 wieder ein psychoanalytischer Kongress in Budapest stattfinden konnte, wurden diese Erfolge auch offiziell anerkannt: Hohe Würdenträger wie der Budapester Bürgermeister und mehrere hochrangige Militärärzte der Mittelmächte besuchten die Veranstaltung. Aufgrund der militärischen Lage in den letzten Kriegswochen konnten an diesem Kongress nur Psychoanalytikerinnen aus den Mittelmächten oder aus neutralen Ländern teilnehmen. Dennoch zeigte man sich stolz, eine wissenschaftliche Konferenz mit internationalen Gästen auf die Beine gestellt zu haben. Das erste normale Zusammentreffen fand dann 1920 in Den Haag statt.

Anfang 1919 begann Jones mit den Planungen für eine neue psychoanalytische Vereinigung in London. »Hier ist das ψα-Ferment sehr bemerkenswert, und das Verlangen nach mehr Wissen, Vorträgen, Literatur etc. sehr verbreitet und dringend.«[63] Eine Neugründung erschien ihm notwendig, um die Anhänger Jungs und dabei vor allem Eder und Long loszuwerden. Am 20. Februar 1919 wurde die British Psycho-Analytical Society in London ins Leben gerufen, die auf dem Haager Kongress im September als offizielle Zweigvereinigung der

IPV aufgenommen wurde. Unter den Gründungsmitgliedern befanden sich neben Jones Bryan, Forsyth, Low und Stoddart, die bereits 1913 dabei gewesen waren; hinzu kamen nun J.C. Flügel, Eric Hiller, Stanford Read und ein Dr. Devine.[64] Schon Ende 1920 verzeichnete die BPS 29 Mitglieder, davon 13 assoziierte.

4. Die Anfänge der Kalkuttaer Psychoanalyse

Nach dem Ende des Weltkrieges nahm die Institutionalisierung und Ausbreitung der psychoanalytischen Bewegung wieder Fahrt auf. Zum ersten Mal erreichte sie dabei auch nichtwestliche Teile des Globus. So erhielt Freud am 27. Juli 1919 aus Lima einen Brief von dem Psychiater Honorio Delgado, der seine Schriften zur Psychoanalyse mitschickte. Freud antwortete ihm mit einer typischen einladenden Geste:»Über Länder und Meere hinweg drücke ich Ihre Hand und möchte mehr von Ihnen hören.«[65] Vereinzelt hatte die psychoanalytische Bewegung bereits vor dem Krieg Anzeichen erhalten, dass sich die Psychoanalyse auch auf dem indischen Subkontinent verbreitete. In Erscheinung traten dabei jedoch nur dort tätige Angehörige der britischen Armee. Schon früh gab es zwei Mitglieder der psychoanalytischen Bewegung in Indien: einen Colonel Sutherland, der Freud 1911 in Wien aufsuchte und den dieser kurzzeitig als englischen Übersetzer seiner Werke in Betracht zog, und Owen Berkeley-Hill, der bereits 1913 Mitglied in den USA und 1914 in London wurde.[66] Besonders Berkeley-Hill stellte sich als eine psychiatrisch geschulte, vielversprechende Anwerbung heraus. Er war von Jones analysiert worden und seither mit diesem befreundet.[67] 1907 war er in die Dienste des Indian Medical Service in Indien getreten, seit 1919 leitete er das European Mental Hospital in Ranchi (Bihar), etwa 420 Kilometer von Kalkutta entfernt.[68] In Indien wurde er ein wichtiger (englischsprachiger) Vermittler von psychiatrischem und psychoanalytischem Wissen, der in verschiedenen Zeitschriften wie der *Marriage Hygiene* oder der *Indian Medical Gazette* Aufklärungsarbeit in Ehe- und Gesundheitsfragen leistete. Offenkundig hatte sich unter den Briten in Indien erstaunlich früh eine Faszination für die Psychoanalyse entwickelt. 1914 meldete Jones, dass er zwei neue Patienten aus Indien erwartete.[69] 1917 schickte sogar das India Office einen Kolonialoffizier, der zwar als wertvoll, aber auch als unheilbar krank galt, zu Jones in die psychoanalytische Behandlung.[70]

Neben Berkeley-Hill – Sutherland verstarb im Sommer 1920 in Kalkutta – hatte der Kolonialoffizier C. D. Daly in der Folgezeit einen gewissen Einfluss auf die Entwicklung der Psychoanalyse auf dem Subkontinent. Allerdings darf man diesen auch nicht überschätzen: Weder Berkeley-Hill noch Daly engagierten sich vor Ort besonders intensiv, was auch daran lag, dass sie nicht – oder lange Zeit nicht – in Kalkutta tätig waren.[71] Vielmehr breitete sich die Psychoanalyse unter bengalischen Intellektuellen in Kalkutta aus – und dies zunächst und weitgehend unabhängig von den genannten Briten. Dies ist schwieriger zu erklären, da die Inder – anders als Berkeley-Hill und Daly – über keinen direkten Draht nach Europa und zu den dortigen Psychoanalytikerinnen verfügten. Der Hauptaktivist war Girindrasekhar Bose, der während seines Medizinstudiums in Kalkutta ab 1909 mit der Psychoanalyse in Kontakt gekommen war, als er begonnen hatte, sich für Psychopathologie und Psychotherapie zu interessieren.[72] Um ihn herum formte sich 1917 ein erster Kreis von Psychologen, die psychoanalytische Texte und klinische Erfahrungen bei der Behandlung von Patientinnen diskutierten. Darunter waren Manmathanath Banerji, Suhritchandra Mitra, Haripada Maiti, Gopeswar Pal und Narendranath Sen-Gupta. Sie stellten 1922 die Gründungsmitglieder der Indischen Psychoanalytischen Gesellschaft (IPG).

Aber auch in diesem Fall wäre es verkürzend, die historische Entwicklung als eine rein wissenschaftsgeschichtliche wiederzugeben. Wie bei Jones, der sich von der anarchistischen Boheme um Otto Gross beeindrucken ließ, oder bei anderen informellen Zirkeln der Frühzeit, etwa dem »Freud-Verein« am Züricher Burghölzli, so war auch die Gruppe in Kalkutta in eine viel breitere intellektuelle Kultur eingebunden. In Boses Haus traf sich regelmäßig ein »Club der Exzentriker« (bengalisch: *Utkendra Samiti*). Illustre Persönlichkeiten der Stadt kamen zu Tee und Schachspiel zusammen, darunter Künstler wie der Zeichner Jatindrakumar Sen, Literaten wie Boses Bruder Rajsekhar Bose (Künstlername: Parashuram), Journalisten wie der Herausgeber der einflussreichen bengalischen Kulturzeitschrift *Prabāsī*, Kedarnath Chattopadhyay, Philologen wie Jogeshchandra Ray sowie Historiker, Mediziner, Psychologen und andere Wissenschaftler. Überliefert ist auch die Teilnahme des Automechanikers Monindra. Der Kreis diskutierte alle möglichen Themen, welche die Anwesenden interessierten: So trug zum Beispiel Parashuram seine satirischen Kurzgeschichten vor.[73] Derartige Zusammenkünfte von Männern haben in Kalkutta eine eigene Tradition; sie werden als *adda* bezeichnet, als informelle, aber regelmäßige Treffen unter (männlichen) Freunden, die normalerweise der Mittelschicht und oft einer höheren Kaste entstammen.[74] Der Club der Exzentriker war ein typisches Beispiel einer solchen *adda*.

Dieser Club war mit der »elektrischen Strömung der Psychologie« aufgeladen, wie sich ein Teilnehmer erinnerte.[75] Girindrasekhar Bose unterhielt seine Gäste gelegentlich mit Vorführungen seiner hypnotischen Fähigkeiten. Einmal hypnotisierte er den Künstler Jatindrakumar Sen und suggerierte ihm, er sei ein Muslim. Sen erwachte, als er gerade das islamische Glaubensbekenntnis sprach, und verbat Bose daraufhin jede weitere Hypnose.[76] In diesem Kreis entwickelte sich ein besonders starkes Interesse an Freud und seiner Wissenschaft; wahrscheinlich entstand auch in dieser Runde der Plan, sich stärker und professioneller mit der neuartigen Therapieform zu beschäftigen. Einige der Gäste wurden später Mitglieder der Indischen Psychoanalytischen Gesellschaft.

Nachdem Bose 1921 mit Freud direkt in Kontakt getreten war, verwies der ihn weiter an Jones, um die Einzelheiten der Vereinsgründung zu klären. Jones berichtete Bose, dass es mit Berkeley-Hill nicht weit von Kalkutta entfernt einen psychoanalytisch geschulten Kollegen gab, den Bose bis dato nur aus Erzählungen eines Patienten kannte. Bose versicherte Jones, dass er die verschiedenen Fachleute zusammenführen wolle, die sich in Indien bereits mit der Psychoanalyse befassten. Er stellte aber auch heraus: »Neben praktischen Ärzten gibt es hier ziemlich viele Männer in anderen Gebieten und Berufen, die sich für die Psychoanalyse interessieren.«[77] Jones hingegen versuchte sicherzustellen, dass auch in Kalkutta »ernsthafte Arbeit in psychoanalytische Richtung« im Zentrum stehen würde. Bose solle nur seriöse Mitstreiter als Vollmitglieder zu der

Vereinigung zulassen.[78] Gleich zu Beginn dokumentierte sich somit die Sorge der Europäer, die so fernen Kollegen in Kalkutta nicht kontrollieren zu können.

Am 22. Januar 1922 wurde die Indische Psychoanalytische Gesellschaft (IPG) in Kalkutta gegründet. Auf dem Psychoanalytischen Kongress in Berlin im September desselben Jahres wurde sie offiziell als Ortsgruppe der IPV aufgenommen.[79] Damit stellte Kalkutta die erste nichtwestliche psychoanalytische Vereinigung. Bei ihrer Gründung hatte die IPG neun Mitglieder, später waren es sechzehn und erst in den dreißiger Jahren wuchs die Zahl auf über zwanzig. Fast alle Mitglieder entstammten wie Bose einer der höheren Kasten und waren typische Vertreter der *Bhadralok*-Schicht Kalkuttas. Bose wurde zum Präsidenten und Manmathanath Banerji zum Sekretär bestimmt.

Da es einen bedeutsamen Schritt darstellte, an einer bekannten internationalen Organisation mitarbeiten zu können, legte Bose ein detailliertes Programm für die Arbeit vor. Eine psychoanalytische Vereinigung in Indien sei sinnvoll, heißt es darin, weil es beste Voraussetzungen für die wissenschaftliche und therapeutische Arbeit gäbe, zugleich aber ein Mangel an Einrichtungen herrsche, um Inder mit psychischen Erkrankungen zu behandeln. In der Tat entstanden psychiatrische Anstalten für nichtbritische Inder erst allmählich, während es diese für Briten (etwa in Ranchi) schon länger gab.[80] Zudem sei Indien »mit seiner unerschöpflichen Mannigfaltigkeit an sozialen und religiösen Sitten und Gebräuchen des verschiedensten Alters und der verschiedensten Herkunft und mit seinem Nebeneinander von Völkern auf allen Stufen der Kultur und Zivilisation« ein besonderes Forschungsgebiet. Widerstände gegen die Psychoanalyse seien, so zeigte sich Bose überzeugt, nicht zu erwarten, da der Hinduismus keine Prüderie und keine Ablehnung der Sexualität kenne. Als Ziele der Vereinigung proklamierte Bose die Förderung der Psychoanalyse in der freudschen Form durch entsprechende Forschung, wissenschaftliche Debatten, Vorträge und die Übersetzung der psychoanalytischen Literatur ins Englische und in die Volkssprache, also ins Bengalische.[81]

Dass sich die Psychoanalyse global verbreiten und in Berlin, London und Kalkutta offizielle psychoanalytische Vereinigungen entstehen konnten, wirft die Frage auf, warum man sich an den verschiedenen Orten für sie interessierte. Das wissenschaftliche Prestige dieses Wissens war früh hoch. Freud besaß als ausgebildeter Mediziner und therapeutischer Praktiker wichtige Eigenschaften, um sein Werk entsprechend lancieren zu können. Eine (scheinbar) exakte, naturwissenschaftliche Behandlung eines so komplexen Themas wie der menschlichen Psyche musste bei einem Fachpublikum von Medizinerinnen, Neurologen, Psychiatern, Psychotherapeutinnen usw. auf großes Interesse stoßen. Dass sich junge, hoffnungsfrohe und durchaus ambitionierte Fachkräfte wie etwa Karl Abraham, Ernest Jones oder Girindrasekhar Bose schnell für diese Neuerung begeisterten, überrascht grundsätzlich nicht.

Dass dies an ganz unterschiedlichen Orten in ganz verschiedenen kulturellen Kontexten passierte, lässt sich mit dem Wunsch der Beteiligten erklären, an der internationalen Wissenschaftsentwicklung zu partizipieren und in einer globalen Bewegung mitzuarbeiten. Wie in Berlin und London besaß Wissenschaftlichkeit auch unter Angehörigen der intellektuellen Elite der bengalischen *bhadralok* und der breiteren Mittelschicht in Kalkutta einen hohen Stellenwert. Die indische Nationalbewegung legte großen Wert auf wissenschaftliches und technisches Fachwissen, um dies für die Unabhängigkeitsbestrebungen zu nutzen.[82] Es half in diesem Kontext zweifellos, dass die Psychoanalyse aus dem deutschsprachigen Raum stammte, suchte man in Bengalen wie in Indien insgesamt im frühen 20. Jahrhundert doch verstärkt nach Alternativen zu den wissenschaftlichen und intellektuellen Angeboten aus dem britischen Zentrum.[83] Wenn sich auch leichte Unterschiede zwischen den drei Städten ergaben, so bleibt dennoch die Erkenntnis, dass die beschleunigte Globalisierung seit dem Ende des 19. Jahrhunderts die Voraussetzungen dafür geschaffen hatte, dass sich ehrgeizige Männer (und zunehmend auch Frauen) an unterschiedlichen Orten für eine neue wissenschaftliche Theorie begeistern und – mit der Zeit – sogar miteinander in Verbindung treten konnten. Mit anderen Worten: Wir sollten weniger darüber staunen, dass die Psychoanalyse in Kalkutta auf Interesse stieß, als darüber, dass uns das knapp hundert Jahre später so verwundert.

5. Die internationale Verbreitung der Psychoanalyse

Ein Blick auf die Entwicklung der Mitgliederzahlen offenbart, wie rasant sich die psychoanalytische Bewegung internationalisierte. Bei der Gründung der Internationalen Vereinigung 1910/11 hatte – neben den bereits erörterten – die Wiener Vereinigung 24 Mitglieder, Zürich 19, New York 21 und München 6. Nach dem Ersten Weltkrieg entstanden neue Vereinigungen, und die Gesamtzahl der Mitglieder stieg von 114 (1911) und 299 (1922) auf 590 (1937). Diese Mitglieder verteilten sich auf eine

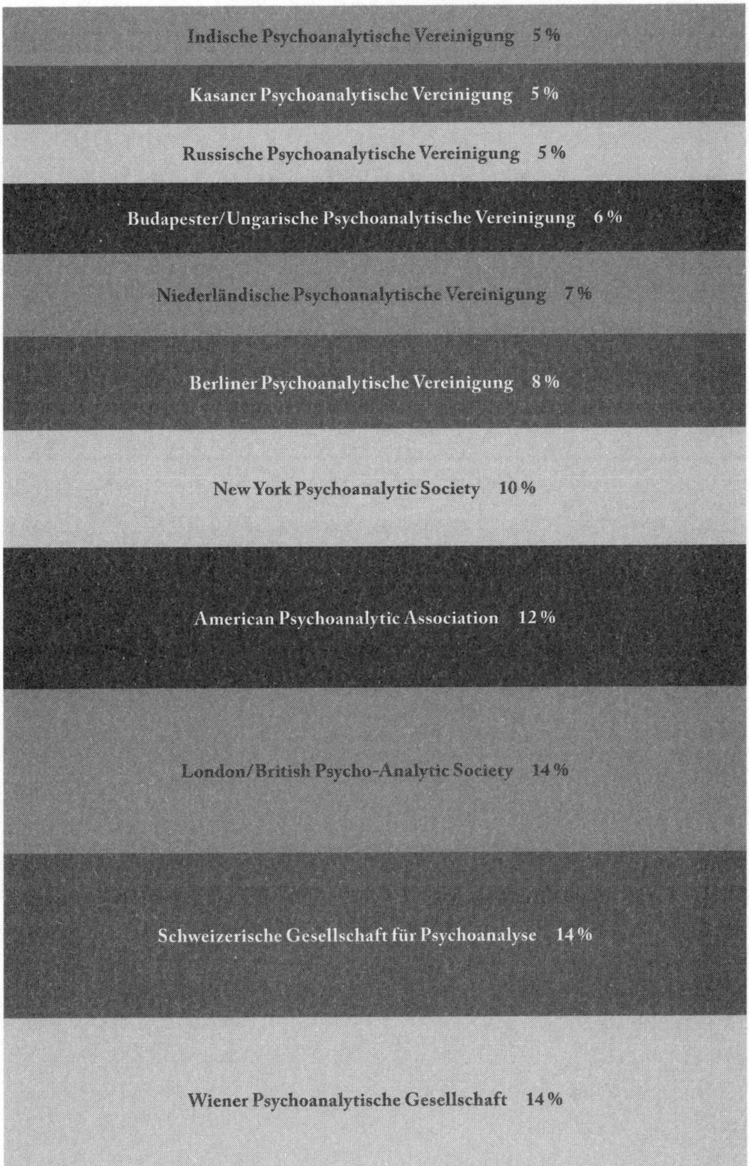

Indische Psychoanalytische Vereinigung   5 %

Kasaner Psychoanalytische Vereinigung   5 %

Russische Psychoanalytische Vereinigung   5 %

Budapester/Ungarische Psychoanalytische Vereinigung   6 %

Niederländische Psychoanalytische Vereinigung   7 %

Berliner Psychoanalytische Vereinigung   8 %

New York Psychoanalytic Society   10 %

American Psychoanalytic Association   12 %

London/British Psycho-Analytic Society   14 %

Schweizerische Gesellschaft für Psychoanalyse   14 %

Wiener Psychoanalytische Gesellschaft   14 %

Abb. 6 Verteilung der Mitglieder der psychoanalytischen Bewegung
1922.

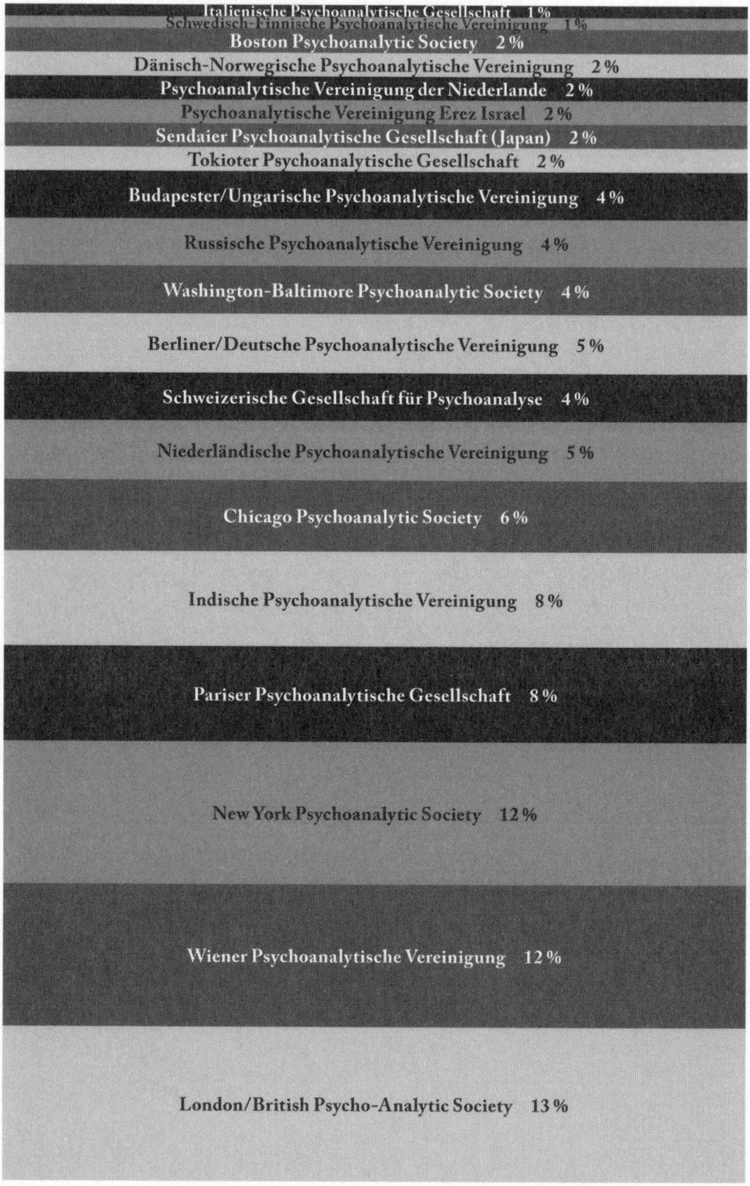

Italienische Psychoanalytische Gesellschaft   1 %
Schwedisch-Finnische Psychoanalytische Vereinigung   1 %
Boston Psychoanalytic Society   2 %
Dänisch-Norwegische Psychoanalytische Vereinigung   2 %
Psychoanalytische Vereinigung der Niederlande   2 %
Psychoanalytische Vereinigung Erez Israel   2 %
Sendaier Psychoanalytische Gesellschaft (Japan)   2 %
Tokioter Psychoanalytische Gesellschaft   2 %

Budapester/Ungarische Psychoanalytische Vereinigung   4 %

Russische Psychoanalytische Vereinigung   4 %

Washington-Baltimore Psychoanalytic Society   4 %

Berliner/Deutsche Psychoanalytische Vereinigung   5 %

Schweizerische Gesellschaft für Psychoanalyse   4 %

Niederländische Psychoanalytische Vereinigung   5 %

Chicago Psychoanalytic Society   6 %

Indische Psychoanalytische Vereinigung   8 %

Pariser Psychoanalytische Gesellschaft   8 %

New York Psychoanalytic Society   12 %

Wiener Psychoanalytische Vereinigung   12 %

London/British Psycho-Analytic Society   13 %

Abb. 7 Verteilung der Mitglieder der psychoanalytischen Bewegung
1937.

immer größer werdende Anzahl von Vereinigungen, wie ein Vergleich der Anteile von 1922 und 1937 zeigt (Abb. 6 und 7). Auch unabhängig von den Statistiken strichen die Zeitgenossen immer wieder heraus, wie wichtig ihnen die internationale Ausbreitung war. So berichtete Jones mit einigem Stolz auf dem Berliner Kongress 1922 über die Entwicklung in Kalkutta. Um die Weltläufigkeit auch nach außen hin sichtbar zu machen, wurde sofort beschlossen, Girindrasekhar Bose als Vorsitzenden der Indischen Vereinigung in den Herausgeberkreis der *Internationalen Zeitschrift für Psychoanalyse* und des *International Journal of Psycho-Analysis* aufzunehmen.[84]

Allerdings verteilte sich die psychoanalytische Bewegung nicht gleichmäßig über den Erdball; erinnert sei an die gelben Gebiete auf der Weltkarte zwischen den schwarzen Punkten, die die Vereinigungen repräsentierten. Diese erklärten sich teilweise dadurch, dass die Psychoanalyse ein metropolitanes Phänomen darstellte, es sie daher in der Fläche gar nicht gab. Zugleich fallen große Regionen auf, in denen die Psychoanalyse (zumindest offiziell) weniger präsent war: China, der arabische Raum, Afrika.

Wie ist das zu erklären? Eine Rolle spielte das koloniale Weltsystem im frühen 20. Jahrhundert. Die globale Psychoanalyse der ersten Hälfte des Jahrhunderts konzentrierte sich weniger auf das französische als auf das britische Kolonialreich. Im französischen Kulturraum verlief die Freud-Rezeption anders und im Vergleich zum restlichen Europa verzögert, zumindest bis zu den ersten Arbeiten Jacques Lacans ab den dreißiger Jahren.[85] Zugleich prägte sich früh eine Neigung der psychoanalytischen Bewegung zur englischen Sprache aus; es erwies sich als viel schwieriger, französische Übersetzer für Freuds Werke zu finden.[86] Wie wichtig die sprachliche Dimension war, zeigt auch der spanische Fall: Zwischen 1922 und 1934 erschien eine spanische Werkausgabe von Freuds Schriften in der Übersetzung von Luis López-Ballesteros y de Torres. Sie ermöglichte die spanischsprachige und vor allem die frühe südamerikanische Rezeption.

Gleichwohl sollte man solche strukturellen Bedingungen nicht überschätzen; es kam immer auch auf einzelne Personen oder kleinere Gruppen an, die ein Interesse an der Psychoanalyse entwickelten. Warum psychoanalytische Vereinigungen in Japan und nicht in China entstanden, obwohl Freud-Texte sogar ins Chinesische übersetzt wurden, lässt sich jedenfalls nicht mit Unterschieden zwischen dem britischen und dem französischen Kolonialreich erklären.[87] Abb. 8 stellt die Mitgliederentwicklung in den drei Metropolen Berlin, London und Kalkutta nebeneinander.

Der professionelle Hintergrund dieser Mitglieder wies einige Gemeinsamkeiten auf. So war der Anteil an akademisch Gebildeten erwartungsgemäß hoch. In Berlin hatten 1922 alle 22 ordentlichen Mitglieder einen Doktortitel, davon 20 von der medizinischen, einer von der juristischen und einer von der philosophischen Fakultät. Bei den beiden außerordentlichen Mitgliedern war Helene Stöcker von der philosophischen Fakultät promoviert worden, Melanie Klein besaß als Einzige keinen Titel.[88] In London waren 1922 unter den 13 Vollmitgliedern sieben promoviert, unter den 27 außerordentlichen Mitgliedern weitere zwanzig. Alle 15 Mitglieder in Kalkutta hatten ein Studium abgeschlossen, die meisten das der Medizin.[89] Viele gingen einer akademischen Beschäftigung nach (8), und nur einer übte einen fachfremden Beruf in der Juteindustrie aus. Viele arbeiteten als Psychologen, sieben waren Mediziner, darunter Bose und Berkeley-Hill.

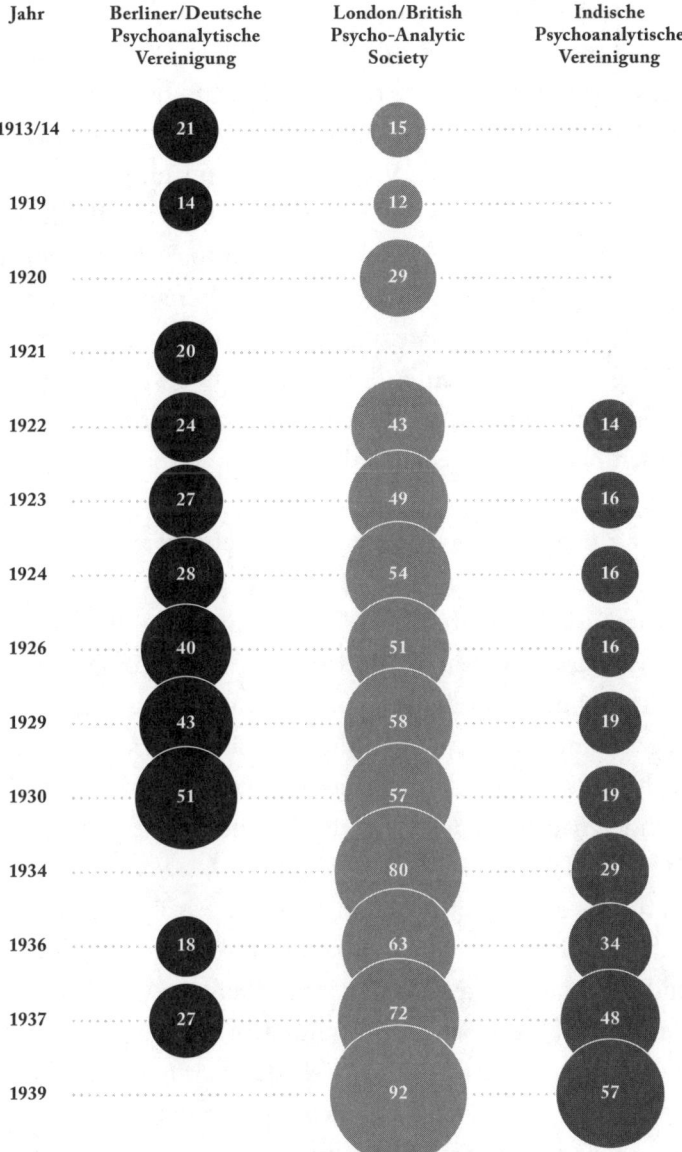

Jahr	Berliner/Deutsche Psychoanalytische Vereinigung	London/British Psycho-Analytic Society	Indische Psychoanalytische Vereinigung
1913/14	21	15	
1919	14	12	
1920		29	
1921	20		
1922	24	43	14
1923	27	49	16
1924	28	54	16
1926	40	51	16
1929	43	58	19
1930	51	57	19
1934		80	29
1936	18	63	34
1937	27	72	48
1939		92	57

Abb. 8 Vergleich der Mitgliederentwicklung in Berlin, London und Kalkutta.

Die geschlechtliche Zusammensetzung der Mitglieder hingegen unterschied sich in den drei Städten: Der Anteil von Frauen war in London und Berlin bedeutend höher als in Kalkutta. Insgesamt lag der Frauenanteil zwischen 1902 und 1930 in den psychoanalytischen Vereinigungen in Europa und Nordamerika bei 20 Prozent. Verglichen damit hatten Berlin und London über-, Kalkutta unterdurchschnittlich viele weibliche Mitglieder.[90] Zu Beginn der jeweiligen Vereinigungen wies London wenige Psychoanalytikerinnen, Berlin und Kalkutta gar keine auf. 1923 machten Frauen in London fast 25 Prozent der Mitglieder aus, wobei allerdings die Hälfte nur zu den außerordentlichen Mitgliedern zählte; dieser Anteil stieg bis 1932 auf 35 Prozent. In Berlin waren 1923 33 Prozent Frauen und 1932 28 Prozent, wobei darunter weniger außerordentliche Mitglieder waren als in London. In Kalkutta engagierten sich 1923 wie 1932 nur Männer in der Vereinigung; erst ab 1939 und dann verstärkt nach dem Zweiten Weltkrieg fanden Frauen dort Aufnahme, allerdings in der Regel nur als assoziierte Mitglieder. Somit gab es in allen drei Vereinigungen eine (unterschiedlich starke) Tendenz, Frauen aufzunehmen. Im Vergleich mit anderen Professionen war die Psychoanalyse fast von Beginn an für Frauen zugänglicher.

Dafür lassen sich drei Gründe finden. Als neue Profession bot die psychoanalytische Bewegung erstens für akademisch gebildete Frauen, deren Zahl in den jeweiligen Gesellschaften in der ersten Hälfte des 20. Jahrhunderts langsam anstieg, bessere Chancen als traditionelle Akademikerberufe mit ihren überkommenen Rekrutierungswegen. Zweitens interessierten sich vergleichsweise viele Frauenrechtlerinnen für die Psychoanalyse; in London bestand beispielsweise eine enge Verbindung der Frauenbewegung zu Einrichtungen wie der Medico-

Psychological Clinic. Die aufkommende psychoanalytische Arbeit mit Kindern erwies sich drittens als ein Bereich, in dem Frauen sich hervortun konnten. Nicht selten geschah dies sogar, indem Mütter ihre eigenen Kinder analysierten.[91]

6. Die lokalen Strukturen der Psychoanalyse

Bisher beschränkte sich diese Geschichte der globalen Psychoanalyse auf ihre zentrale Einrichtungsform: die Vereinigungen. Aus der Perspektive von Psychoanalytikerinnen erscheint dies mehr als gerechtfertigt, konnte doch »legitime« Psychoanalyse nur in einer offiziell anerkannten Vertretung betrieben werden. Als (Wissenschafts-)Historiker sollte man sich allerdings fragen, ob diese bewegungszentrierte Sichtweise sinnvoll ist, schließlich drang die Psychoanalyse in die allgemeine Kultur ein. Konnte sich die Psychoanalyse an einem Ort ohne psychoanalytische Vereinigung längerfristig etablieren? In einigen südamerikanischen Städten wie Buenos Aires lässt sich dies zumindest für eine gewisse Zeit bejahen. Als 1942 die Asociación Psicoanalítica Argentina ins Leben gerufen wurde, war die Psychoanalyse in der Stadt am Rio de la Plata schon seit fast dreißig Jahren – in medizinisch-psychiatrischen Fachkreisen wie in der breiten Öffentlichkeit – bekannt und etabliert.[92]

Trotzdem war es wichtig, dass sich die Psychoanalyse als Wissen und als therapeutische Praxis in langlebigeren Einrichtungen verstetigte. Dies verdeutlicht auch der argentinische Fall, wo der frühe Einfluss der Psychoanalyse auf medizinische und psychiatrische Institutionen ihren Fortbestand auch ohne eigene Vertretung sicherte. Wo sich staatliche und akademische Einrichtungen verweigerten, wie es nicht zuletzt in den meisten europäischen Gesellschaften der Fall war, blieb eine »privat« organisierte Institutionalisierung unabdingbar. Nur eine organisatorisch abgesicherte Psychoanalyse versprach mittelfristig Erfolg und konnte ihre selbst gesteckten Ziele der intellektuellen und therapeutischen Weiterentwicklung erfüllen.

Es kann aus diesem Blickwinkel wenig überraschen, dass sich die erfolgreichen psychoanalytischen Vereinigungen nicht mit dem bloßen Vereinsleben zufriedengaben. Vielmehr entstand um die Vereinigungen herum jeweils ein ganzes Netz von Einrichtungen. Diese boten bestimmte zusätzliche Funktionen an und sicherten so den Erhalt der psychoanalytischen Bewegung vor Ort zusätzlich ab. Diese lokalen Einrichtungen werde ich vergleichend darauf befragen, welche Gemeinsamkeiten sie in den drei Städten aufwiesen. Weitere Institutionen etablierten sich zu einem anderen Zweck: Sie dienten der Etablierung und der Förderung der globalen Psychoanalyse, das heißt, sie ermöglichten die Internationalisierung. Doch dazu komme ich im nachfolgenden Abschnitt.

Privatpraxen

Klassischerweise war die psychoanalytische Behandlungsform an eine Privatpraxis gebunden; dort hatte Freud sie entwickelt. Die psychoanalytische Technik kann als ein Produkt dieses spezifischen Raumes gelten, der von einem bestimmten Publikum besucht wurde: Freud hatte zu beachten, dass zu ihm in der Regel finanziell bessergestellte Bürger und Bürgerinnen kamen. Solche Patienten erhoben Ansprüche auf eine komfortablere

Behandlungsform, als dies etwa in vielen psychiatrischen Kliniken üblich war, wo häufig auch Kranke aus unterbürgerlichen Schichten untergebracht waren. Zugleich musste die Technik darauf abgestimmt werden, dass sie regelmäßig von männlichen Ärzten bei Patientinnen angewandt wurde und dabei Intimität zwar thematisiert, aber nicht ausgelebt werden sollte. In einem Feld mit vielen medizinischen, psychiatrischen und therapeutischen Alternativen entwickelte die Psychoanalyse aus der Privatpraxis der Allgemeinärzte ein neuartiges psychotherapeutisches Angebot. Prinzipiell konnte die psychoanalytische Behandlungstechnik jedoch an anderen Orten eingesetzt werden; dies funktionierte in der Regel aber nicht ohne Modifikationen und nur selten ohne Konflikte. Schon am Züricher Burghölzli hatte die Psychoanalyse eine Reihe von Veränderungen erlebt, da sie in den Alltag einer psychiatrischen Klinik eingepasst werden musste.

Wie bereits beschrieben, eröffnete Karl Abraham 1907 seine Privatpraxis in Berlin mit dem ausdrücklichen Ziel, dort psychoanalytische Therapie zu betreiben und diese in der Stadt zu etablieren. Allerdings scheint er dabei auch gerade in der Anfangsphase zu Kompromissen bereit gewesen zu sein. So gab er zu, Patienten, die an ihn überwiesen wurden, nicht immer psychoanalytisch zu behandeln.[93] Zugleich arbeitete Abraham zeitweise an Oppenheims Klinik, wo ihm eine psychoanalytische Therapie einerseits nur in Ausnahmefälle erlaubt gewesen sein dürfte, er andererseits aber in Kontakt mit Patientinnen kam, die er in seiner Privatpraxis weiterversorgen konnte. Dieser Zustand hielt allerdings nicht lange an, weil sich bereits 1909 abzeichnete, dass er von den Einkünften aus seiner Praxis leben konnte.[94] Das bedeutete aber zugleich, dass er am Tag zeitweise zehn Patienten zu betreuen hatte. Selbst als

Abraham nach dem Ersten Weltkrieg seine Praxis an den Stadtrand nach Grunewald verlegte, ebbte der Patientenzustrom nicht ab.[95]

In Berlin existierten bald andere psychoanalytische Privatpraxen: Das Gründungsmitglied der psychoanalytischen Vereinigung, Heinrich Körber, unterhielt eine sehr erfolgreiche Praxis, zunächst in Lichterfelde-Ost und dann ab 1919 in der Nähe des Kurfürstendamms. Beide wurden von Personen aus den Avantgardekreisen der Stadt genutzt, etwa von den Schriftstellern Hans Blüher und Adrien Turel.[96] In dieser beliebten Praxis zahlten Patientinnen bis zu zwanzig Reichsmark für die Analysestunde, wobei Körber weniger solvente Patienten auch billiger behandelte. In der deutschen Hauptstadt eröffneten später weitere Mitglieder der Berliner Vereinigung – zusätzlich zu ihrer Arbeit in der Poliklinik, auf die ich gleich eingehen werde – ihre privaten Praxen, so etwa Karen Horney.[97]

In London boten bis 1920 wohl nur Jones, Eder und Forsyth psychoanalytische Behandlungen in ihren Privatpraxen an, während Constance Long in der ihren zunächst hypnotische und dann jungianische Therapien offerierte.[98] Auch die therapeutische Arbeit Murrays und Turners begann in einer Privatpraxis, bevor sie die Medico-Psychological Clinic eröffneten, und endete nach deren Zusammenbruch 1922 auch wieder dort.[99] Jones' Praxis war erstaunlich erfolgreich: Bereits ab 1916 versorgte er zehn, elf Patienten am Tag, und die Warteliste für eine frei werdende Stunde wuchs beständig, so dass er damit beginnen musste, Patienten an andere Psychoanalytikerinnen zu überweisen.[100] Monatlich verdiente Jones die stattliche Summe von 100 Pfund und konnte sehr gut von seiner psychoanalytischen Praxis leben.[101]

Über Kalkutta lässt sich in dieser Hinsicht nicht viel sagen:

Girindrasekhar Bose führte erst eine allgemeinmedizinische Praxis, die sehr gut lief und in der er sich zunehmend mit psychisch Erkrankten beschäftigte.[102] In Bengalen standen zu Beginn des 20. Jahrhunderts kaum entsprechende Behandlungsmöglichkeiten zur Verfügung, vor allem nicht für indische Patienten. Die privatärztliche Versorgung dürfte noch spärlicher gewesen sein. Seine psychotherapeutische und dann -analytische Praxis eröffnete Bose neben dem University College of Science and Technology und unweit des restlichen Universitätsviertels. Soweit bekannt, blieb sie lange Zeit die einzige ihrer Art.

Eine psychoanalytische Behandlung in ihrer privatärztlichen Variante richtete sich normalerweise an eine bestimmte gehobene Gesellschaftsschicht. Die einzelne Analysestunde war nicht nur teuer, auch dauerte die Therapie lang. Allerdings schufen die verschiedenen Vereinigungen, vor allem in Berlin und Kalkutta in den zwanziger und dreißiger Jahren, die Möglichkeit, Patientinnen unentgeltlich oder nur gegen ein geringes Honorar zu behandeln.[103] Die Analytiker in Berlin führten die kostenlose Behandlung in ihren Privatpraxen ein und erfüllten damit eine Vorschrift der Vereinigung. Zugleich wurden die Behandlungsräume in der Klinik in der Regel für Therapien durch Ausbildungskandidaten genutzt; auch diese waren oft im Preis reduziert oder gar kostenlos.[104]

Kliniken

In den europäischen und nordamerikanischen Gesellschaften hatte sich bereits seit der frühen Neuzeit ein »System an Irrenanstalten« herausgebildet, das im 19. Jahrhundert mit dem Aufbau psychiatrischer Kliniken zunehmend modernisiert wurde.[105] Die Psychoanalyse etablierte sich in der Nische zwischen den psychiatrischen Kliniken und den privatärztlichen Praxen der Allgemeinmedizin. Es kann daher kaum überraschen, dass auch in der psychoanalytischen Bewegung die Idee der Klinik attraktiv wirkte und dabei insbesondere die ambulante Versorgung von Patientinnen. Auf dem Kongress in Budapest 1918 trat Freud vehement dafür ein, eine psychoanalytische Therapiemöglichkeit für weniger wohlhabende Gesellschaftsschichten zu schaffen, und warb um staatliche Unterstützung für dieses Vorhaben.[106] Hieraus entstand der Plan für psychoanalytische Polikliniken, die mittellose Patienten unentgeltlich oder gegen geringes Honorar behandeln sollten. Ob man darin jedoch den Versuch sehen sollte, den bis dahin mittelschichtsorientierten Charakter der Psychoanalyse sozialdemokratisch zu verändern, darf doch bezweifelt werden.[107] Freud wollte vielmehr taktisch von dem sozialpolitischen Engagement profitieren, das allgemein die Zeit nach dem Ersten Weltkrieg prägte.

Freuds Plan konnte zuerst in Berlin umgesetzt werden, weshalb sich die Spreemetropole nach dem Ersten Weltkrieg zum wichtigsten Standort der psychoanalytischen Bewegung entwickelte. So wurde am 14. Februar 1920 die Berliner Poliklinik in der Potsdamer Straße 29 mit einer kleinen Feierstunde eröffnet: Der Vereinigungsvorsitzende Abraham hielt die Ansprache; gespielt wurden unter anderem Werke von Beethoven, Schubert und Schönberg. Weil sich die erwünschte öffentliche Förderung nicht einstellte, mussten die Berliner das Projekt mit privaten Mitteln umsetzen, die Max Eitingon bereitstellte. Die Räumlichkeiten in der Potsdamer Straße – eine Wohnung mit sechs Zimmern, fünf davon richtete man zu Behandlungsräumen her – wurden von Freuds Sohn, dem Architekten Ernst

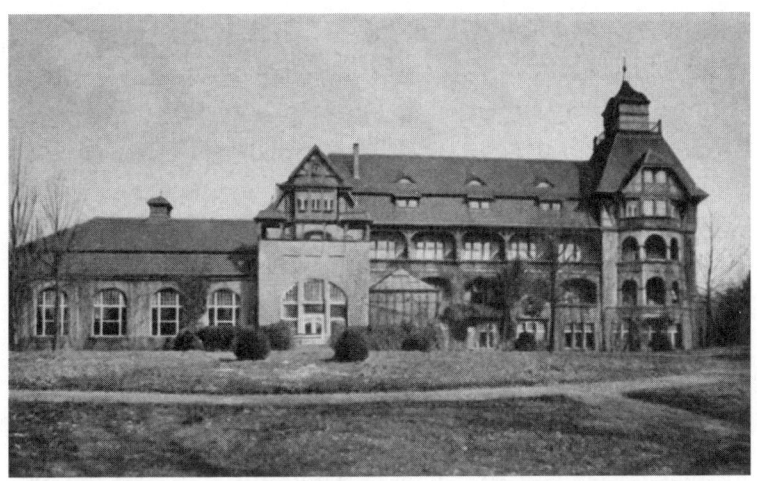

Abb. 9 Das Sanatorium im Kurhaus Schloss Tegel in Berlin,
undatiert.

Freud, in schlichtem, modernistischem Ambiente eingerichtet,
das gut zur Gegenwartskultur der Weimarer Sachlichkeit passte. 1928 zog die Poliklinik in die größeren Räume in der Wichmannstraße 10 um. Die Behandlungen, die in der Poliklinik
selbst vorgenommen wurden, waren oft Teil der Ausbildung
angehender Psychoanalytikerinnen.[108]

Ab 1927 kam in Berlin noch das Sanatorium hinzu, das vom
Vorsitzenden der Deutschen Psychoanalytischen Gesellschaft,
Ernst Simmel, im Kurhaus Schloss Tegel eingerichtet wurde
(Abb. 9). Mit dieser Einrichtung wollte Simmel einen Ort
schaffen, an dem schwer psychisch gestörte Patienten behandelt werden konnten, für die eine ambulante Therapie, wie
sie die Poliklinik anbot, nicht infrage kam. Er dachte dabei beispielsweise an langanhaltende Neurosen, die es den Kranken
unmöglich machten, ihren Alltag zu bewältigen. Zudem führte er psychosomatische Erkrankungen ins Feld, also »körper-

liche« Krankheiten, die Simmel – teilweise oder vollständig – auf psychische Ursachen zurückführen wollte. Eine besondere Gruppe stellten außerdem Suchtkranke dar, also Alkohol-, Kokain-, Morphin- und Tablettenabhängige.[109] Von der abgeschotteten Situation in einer solchen Klinik erhoffte sich Simmel eine neue Art von Therapie, bei der alle Mitglieder des Klinikpersonals so psychoanalytisch geschult sein sollten, dass sie beständige Beobachtungen der Patientinnen anstellen und wie ein »erweitertes Sinnesorgan des Analytikers« fungieren konnten.[110] Durch diese Einrichtung wurde erneut deutlich, wie anders sich die Behandlungssituation und damit die psychoanalytische Therapie in einer Klinik im Vergleich zu einer Privatpraxis gestalteten. Das Sanatorium in Tegel geriet später aufgrund der allgemeinen wirtschaftlichen Entwicklung seit Ende der zwanziger Jahre in Schwierigkeiten und musste 1931 geschlossen werden.

In London war schon im Herbst 1913 die erwähnte Medico-Psychological Clinic gegründet worden, zunächst an der Privatadresse der beiden Gründerinnen Jessie Murray und Julia Turner in der Endsleigh Street.[111] Die Klinik öffnete dreimal in der Woche ihre Tore, und die Behandlungen fanden in mehreren Privatzimmern des Hauses statt. Murray verfügte über ein abgeschlossenes Medizinstudium; Turner hatte lediglich einen BA erworben. Beide waren engagierte Frauenrechtlerinnen. Sie wurden bei ihren Aktivitäten von einem Kreis einflussreicher Befürworter unterstützt, darunter der Psychologe McDougall und der Psychiater Myers, die sich während des Ersten Weltkriegs der psychotherapeutischen Versorgung von kriegsneurotischen Soldaten zuwandten, sowie der Psychiater Hugh Crichton-Miller, der 1920 die Tavistock Clinic für die Therapie von psychischen Krankheiten gründen sollte, und der

Psychiater William H. B. Stoddart, Direktor des Bethlem Royal Hospital. Im Juli 1914 erhielt die Klinik ein eigenes Gebäude am Brunswick Square, weshalb sie auch oft als Brunswick Square Clinic bezeichnet wurde. Der neue Ort ließ es zu, das Angebot an Dienstleistungen erheblich auszuweiten.

Die Klinik zielte zunächst als ambulante Einrichtung auf Patientinnen, die sich eine privatärztliche Behandlung nicht leisten konnten, aber auch nicht in eine geschlossene Anstalt eingewiesen wurden. Dabei hatte man vor allem die große Klasse der psychischen und psychosomatischen Erkrankungen vor Augen, insbesondere Hysterie, aber auch »Schlaflosigkeit, Schlafwandeln, Alkohol-, Drogen oder andere krankhafte Süchte, geistige Depression, Angstneurosen, Obsessionen, krankhafte Zwänge (einschließl. Kleptomanie) und andere Verirrungen der Willenskraft, Phobien, verschiedene Gewohnheits- und Berufskrankheiten, Stottern«.[112] Die Medico-Psychological Clinic zielte damit auf die gleiche Gruppe von neurotisch erkrankten Patientinnen wie die klassische Psychoanalyse. Während des Ersten Weltkriegs kam eine große Anzahl von Soldaten hinzu. Bereits nach kurzer Zeit wurde es nötig, ein zusätzliches Gebäude für eine stationäre Abteilung anzugliedern, in der die Kriegsneurotiker behandelt werden konnten.

1918 versorgte die Klinik 189 ambulante und 36 stationäre Patienten mit durchschnittlich jeweils zwanzig psychotherapeutischen Stunden, wobei eine Vielzahl von Therapieformen zur Anwendung kam: »verschiedene Formen der mentalen Analyse und Erneuerung, die als *psychologische Analyse* (Janet, Morton Prince etc.), *Psycho-Analyse* (Freud und Jung etc.) und *therapeutisches Gespräch und Beeinflußung* (Dejerine, Dubois etc.) bekannt sind, *Umerziehung* und *Suggestion* im hypnoiden und hypnotischen Zustand.«[113] Angesichts dieser überraschenden

Vielfalt an Behandlungsmethoden, zu der noch diverse Beschäftigungstherapien hinzugezählt werden müssen, kann die Londoner Medico-Psychological Clinic nicht als Hort einer orthodox verstandenen Psychoanalyse gelten. Allerdings wurde bei allen verwendeten Therapien die besondere Beziehung zur Therapeutin in den Mittelpunkt gestellt, wie dies auch bei der Psychoanalyse der Fall war. Zugleich bestand zu diesem frühen Zeitpunkt oft Unsicherheit, wie eine richtige psychoanalytische Methode auszusehen hatte. Aufgrund der vielen Unwägbarkeiten in der psychotherapeutischen Praxis entschloss sich die Klinik 1915, ein eigenes Trainingsprogramm einzurichten, das eine dreijährige Ausbildung mit Lehr- und Kontrollanalyse vorsah. Viele später wichtige Psychoanalytiker wie James Glover, Sylvia Payne oder Ella Sharpe wurden an der Medico-Psychological Clinic ausgebildet.

Im September 1920 erkrankte Murray schwer und verstarb. James Glover wurde zu ihrem Nachfolger als Leiter der Clinic. Nachdem dieser eine Lehranalyse bei Abraham in Berlin erhalten und dabei die akzeptierte Form der psychoanalytischen Therapie erlernt hatte, entstanden an der Londoner Clinic erhebliche Spannungen über die psychoanalytische Ausrichtung. Als finanzielle Schwierigkeiten hinzukamen, musste die Medico-Psychological Clinic 1922 geschlossen werden. Etwa zeitgleich dazu, genauer 1920, wurde in London die Tavistock Clinic eröffnet, die ebenfalls unorthodox, am ehesten noch jungianisch ausgerichtet war. In einem Gutachten aus dem Jahre 1937 wurde die Geschichte dieser Klinik rekapituliert und die dort übliche Behandlungspraxis so beschrieben: »Beschäftigungstherapy wird angewendet, wenn sie hilfreich ist, aber in den meisten Fällen wird eine Form der Psychotherapy – Suggestion, Umerziehung oder psychologische Untersuchung – benötigt.«[114] Von der British Psycho-Analytical Society und insbesondere von Ernest Jones wurden diese Unternehmungen misstrauisch bis kritisch beäugt. Unter anderem bedingt durch diese Konkurrenz, brachen gleich nach der Gründung der Berliner Poliklinik auch in London Diskussionen aus, ob man eine eigene Klinik eröffnen solle, um eine unentgeltliche bzw. preislich reduzierte Therapie anbieten zu können und die »offizielle« Psychoanalyse in London so insgesamt zu stärken. Am 6. Mai 1926 – also an Freuds 70. Geburtstag – wurde die Londoner Clinic of Psycho-Analysis nach Berliner Vorbild am Gloucester Place eröffnet.

Auch in Kalkutta wirkte das Berliner Vorbild, das dort früh und genau rezipiert wurde.[115] Mit zeitlicher Verzögerung begann man ebenfalls mit dem Aufbau von Kliniken. 1933 konnte am Carmichael Medical College Hospital in Belgachia im Norden der Stadt eine ambulante Station für psychisch Kranke eröffnet werden. Offiziell wurde diese Initiative von der Indian Association for Mental Hygiene getragen, die allerdings unter dem Einfluss der örtlichen Psychoanalytiker stand, schließlich hatte Berkeley-Hill sie angeregt und Bose sie zeitweilig geleitet.[116] Es stellte sich allerdings schnell heraus, dass die Pflege der Patientinnen gerade nach einer ambulanten Behandlung unzureichend war, weil die häuslichen und familiären Bedingungen eine zweckmäßige Weiterbetreuung in der Regel nicht zuließen. Bose und der jüngere Psychoanalytiker und spätere Klinikleiter Tarunchandra Sinha entwarfen daher bereits 1935 den Plan für ein psychoanalytisches Krankenhaus, das von der Indischen Psychoanalytischen Gesellschaft geführt werden und neben einer ambulanten auch eine geschlossene Abteilung umfassen sollte. Es dauerte allerdings bis 1938, dass dieser Plan von der IPG angenommen wurde. Danach verzögerten finan-

97

zielle Schwierigkeiten die Umsetzung, so dass das Lumbini Park Mental Hospital (Abb. 10) erst am 5. Februar 1940 in Tiljala eröffnete, einem Stadtteil von Kalkutta, der damals noch etwas außerhalb der Stadt lag.[117] Ermöglicht wurde die Klinik durch eine Spende von Rajsekhar Bose, dem Bruder Girindrasekhars und bekannten Satiriker, der auch die Benennung der Klinik nach dem Geburtsort Buddhas vorschlug. Die Klinik sah drei Teile vor: eine geschlossene Abteilung für psychisch schwer erkrankte, eine ambulante für psychisch leicht erkrankte Personen und eine weitere ambulante für die allgemeine Krankenversorgung, die es in Tiljala zu diesem Zeitpunkt noch nicht gab. Zudem wurde die Klinik zu einem Ausbildungsort für Medizinerinnen, Psychoanalytiker und Psychologinnen. 1940 verfügte sie nur über drei Betten in der geschlossenen Abteilung; diese Zahl stieg aber kontinuierlich an, so dass 1965 175 Betten vorhanden waren, wobei stets einige für kostenlose Behandlungen freigehalten wurden. 1948 eröffnete die Indische Psychoanalytische Gesellschaft eine weitere ambulante Einrichtung, diesmal im Zentrum Kalkuttas in der Parsibagan Lane, wo das Haus von Girindrasekhar Boses Privatpraxis um vier Räume für die Versorgung von Patienten erweitert wurde.

Die Kliniken hatten zunächst einen organisatorisch und finanziell schwierigen Stand, wie sich an dem Urteil Colonel M. Taylors über das Lumbini Hospital ablesen lässt, das er 1944 für das Mental Health Survey and Development Committee fällte: »Die Einrichtung ist in jeder Hinsicht eine Privatinstitution und, da sie durch ihre umfangreiche Ambulanzklinik für allgemeine Patienten und den Mangel an Kapital behindert wird, kann sie nicht als eine zufriedenstellende Einrichtung für die Behandlung von geisteskranken Patienten an-

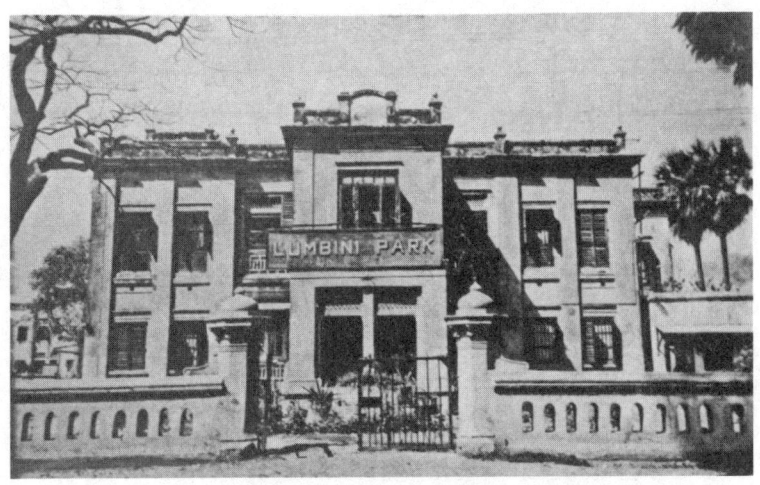

Abb. 10 Das Lumbini Park Mental Hospital in Kalkutta, undatiert.

gesehen werden.«[118] Diese Lage sollte sich erst im Laufe der Jahre verbessern.

Ausbildungsinstitute

Der Berliner Max Eitingon wies seine Kollegen auf dem Bad Homburger Kongress von 1925 besorgt darauf hin, dass ein Großteil dessen, was man gemeinhin unter Psychoanalyse verstehe, unkontrollierbar außerhalb der Internationalen Psychoanalytischen Vereinigung stattfinde. Eine sorgsame Ausbildung des Nachwuchses sei daher entscheidend. Man solle sich ein Vorbild an den Berliner Strukturen nehmen und die Ausbildung einheitlich regeln, damit dem Missbrauch Einhalt geboten werden könne.[119] In der Tat wurde es für die junge psychoanalytische Bewegung schnell zu einer überlebenswichtigen

Frage, wie zukünftige Psychoanalytiker ausgebildet wurden. Nur gab es darauf keine einfache Antwort, zumal wegen der fehlenden universitären Anbindung nicht auf bereits vorhandene Ausbildungsstrukturen zurückgegriffen werden konnte. Die Lehrinhalte, die Unterrichtsformen, schlicht das gesamte Curriculum mussten erst erstellt werden. Das hatte zugleich in internationaler Abstimmung zu geschehen, um zu verhindern, dass durch große nationale Differenzen im Ausbildungswesen Unterschiede in der psychoanalytischen Praxis zwischen den Psychoanalytikerinnen entstehen konnten. Erschwert wurde dieser Abstimmungsprozess zusätzlich durch die Tatsache, dass die erste Generation von Psychoanalytikern oft keine oder nur eine uneinheitliche Ausbildung erhalten hatte. Erst allmählich sollte sich die heute klassische Trias der psychoanalytischen Ausbildung aus Lehranalyse, Kursarbeit und Kontrollanalyse herausbilden. Hierbei erwies sich Berlin als Vorreiter der Entwicklung, nachdem dort 1920 mit der Poliklinik auch das Lehrinstitut eingerichtet und die ersten Richtlinien für die Ausbildung von Psychoanalytikerinnen erstellt worden waren.[120]

Im Hintergrund spielte dabei der schwelende Konflikt um die sogenannte Laienanalyse eine wichtige Rolle, das heißt die Frage, ob Nichtmedizinerinnen eine vollgültige Ausbildung als Psychoanalytiker erhalten und dann auch als anerkannte Vertreterinnen ihres Berufstandes sollten wirken können.[121] Gleichzeitig fürchteten viele Psychoanalytiker, dass Scharlatane und Quacksalber, die sich ohne richtige Ausbildung und ohne medizinische Qualifikation Psychoanalytikerinnen nennen und sich an Patienten versuchen durften, die Psychoanalyse in Verruf bringen könnten. Allerdings existierte ein legitimes Interesse an verschiedenen psychoanalytischen Ausbildungswegen.

So nahm zum Beispiel in Berlin ein immer größer werdender Kreis von Pädagoginnen regen Anteil am Angebot des Ausbildungsinstituts. Zwischen den verschiedenen Vereinigungen existierten lange Zeit sehr große Unterschiede in der Ausbildung. Der formale Beschluss, dies durch eine einheitliche Regelung zu ändern und damit in der ganzen Welt der Psychoanalyse die gleichen Bedingungen zu schaffen, fiel auf dem Bad Homburger Kongress 1925. Federführend waren dabei die Berliner Vereinigung und vor allem Max Eitingon, der unermüdlich versuchte, die anderen Vereinigungen vom Wert weltweit geltender Standards zu überzeugen. Die British Psycho-Analytical Society beschloss 1926 ein Unterrichtswesen, das dem Berliner Vorbild folgte und die Ausbildung an einem psychoanalytischen Institut und an der Klinik ansiedelte, sowie eine Unterrichtskommission, in der vor allem die in Berlin ausgebildeten Analytikerinnen Edward Glover, Sylvia Payne und Ella Sharpe aktiv waren. Diese übernahmen außerdem einen Großteil der Lehre sowie der Lehr- und Kontrollanalysen. Da hier allerdings mit Payne und Sharpe gleich zwei Psychoanalytikerinnen herausstachen, die an der Medico-Psychological Clinic ausgebildet worden waren, wird man auch andere Vorbilder als das Berliner Modell annehmen können.

In Kalkutta kam es angesichts dieser Initiativen ebenfalls zu einer breiten Debatte, nachdem man 1927 einen entsprechenden Fragebogen an die Mitglieder verteilt hatte. Auch dort wurde ein Institut »für die psychoanalytische Ausbildung von Ärzten und Laien« gegründet und ein eigenständiger Lehrplan entwickelt.[122] Wenn man die in den drei Städten im Jahr 1930 verwendeten Curricula vergleicht, fallen einige Unterschiede auf: Während die Ausbildungskandidatinnen in Berlin und Kalkutta mit 25 bzw. 16 Vorlesungen oder Seminaren relativ viele Veranstaltungen zu besuchen hatten, absolvierten ihre englischen Kollegen lediglich drei Kurse.[123] Während sich das Angebot in Berlin und London auf psychoanalytische Wissensgebiete beschränkte, hatten sich die Ausbildungskandidaten in Kalkutta auch mit anderen Fachgebieten wie der Psychologie, der Physiologie und der Biologie zu befassen. Das ermöglichte ein breiteres Curriculum, das durch eine enge Kooperation mit dem University College of Science and Technology gewährleistet werden konnte. Vorgesehen waren sogar praktische Kurse im dortigen Labor für Experimentalpsychologie.

Spätestens 1934 wurde klar, dass die Bemühungen Kalkuttas um eine vollgültige Ausbildung von den europäischen Vereinigungen nicht anerkannt werden würden, obwohl man ihre regelmäßigen Berichte über das Ausbildungswesen noch eine Weile publizierte.[124] Warum diese Veröffentlichungen dann abbrachen und warum die Anerkennung letztlich ausblieb, ist nicht vollständig zu klären. Sicherlich war die Bindung an eine universitäre Einrichtung in Kalkutta und insbesondere an ein Labor für Experimentalpsychologie ungewöhnlich, ja erklärungsbedürftig. Auch könnte die damit verbundene thematisch breitere Ausbildung auf Widerstand gestoßen sein. Ohne Zweifel galt es auch als problematisch, dass die europäischen Vereinigungen keinerlei Kontrollmöglichkeiten über die Abläufe in Kalkutta besaßen. Formal bedeutete der Abschluss einer Ausbildung, dass man auch in anderen Ländern als Psychoanalytikerin anerkannt und in die dortige Vereinigung aufgenommen wurde sowie vor Ort therapeutisch arbeiten konnte. Dass kein indischer Psychoanalytiker in Europa eine Ausbildung genossen hatte und man sich dort um den Nachwuchs selbst (und eigenwillig) kümmerte, dürfte in den westlichen Vereinigungen zu dieser schweigenden Nichtbeachtung geführt haben. Dass die Entscheidung, bereits 1938 zwei bis drei Nachwuchskräfte zur weiteren Ausbildung nach London zu schicken, eine Reaktion der Indischen Psychoanalytischen Gesellschaft auf diese Lage darstellt, erscheint zumindest denkbar.

7. Die globalisierenden Strukturen der Psychoanalyse

Die bisher beschriebenen Einrichtungen (die Vereinigungen, die Privatpraxen, die Kliniken und die Ausbildungsinstitute) etablierten sich – mit einigen Unterschieden, aber auch vielen Gemeinsamkeiten – in allen drei Städten. Ohne sie konnte eine funktionierende psychoanalytische Praxis vor Ort kaum gewährleistet werden. Daneben existierten auch Einrichtungen, die nicht essentiell waren und sich gelegentlich nur an einem Ort finden ließen. So wurde in Kalkutta etwa 1948 die psychoanalytische Schule Bodhāyana eröffnet, an der Kinder mit und ohne geistige Entwicklungsschwierigkeiten bzw. psychische Krankheiten von psychoanalytisch geschulten Sozialarbeiterinnen betreut wurden.[125] Zusätzlich bildeten sich im frühen 20. Jahrhundert noch eine Reihe von Institutionen und Strukturen heraus, welche weniger – oder zumindest nicht vorrangig – die Etablierung vor Ort vorantrieben. Sie dienten vor allem der Internationalisierung der psychoanalytischen Vereinigung und der Globalisierung der Psychoanalyse.

»Über Länder und Meere hinweg drücke ich Ihre Hand und möchte mehr von Ihnen hören«, hatte Freud an Honorio Delgado in Lima (Peru) geschrieben. [126] Für seine Politik der Einladung versuchte Freud, wie hier im Bild des Händeschüttelns und des Zuhörens, ein Gefühl von körperlicher Nähe zu Menschen herzustellen, die ihm räumlich fernstanden. Dafür konnte er im frühen 20. Jahrhundert oft nur Worte einsetzen, über die er allerdings eine virtuose Verfügungsgewalt besaß. Freud schrieb Briefe, viele Briefe – seine und die der anderen Mitglieder verbanden die Welt der Psychoanalyse. Briefkommunikation bildete das wichtigste Instrument des Austauschs, aber auch der Machtausübung und der Konfliktbewältigung. Persönliche Treffen waren aufgrund der Distanzen selbst innerhalb der Führungsgruppe oft schwierig und vornehmlich an die internationalen Kongresse gebunden.

Freud stand in einem permanenten Briefverkehr mit verschiedenen Schülerinnen und Kollegen. [127] Hinzu kamen noch Briefe anderer Psychoanalytikerinnen untereinander. In den Zuschriften mischten sich private Mitteilungen, wissenschaftliche Diskussionen und Erörterungen organisatorischer Belange. Als der Organisationsaufwand in der Bewegung stieg, wurde eine Formalisierung der Briefkommunikation nötig. Während die Mitglieder des Geheimen Komitees, mit dem Freud und seine engsten Mitarbeiter die psychoanalytische Bewegung zu steuern versuchten, bereits seit 1912 viele Absprachen in ihren Schreiben trafen, reichte das ab 1920 nicht länger aus. Die Kommunikation unter zwei Briefpartnern funktionierte in einer Gruppe von damals sieben Personen nicht mehr. [128] Die Idee der Rundbriefe entstand. Im ersten von ihnen stellte

Sándor Ferenczi fest, dass sich der Briefwechsel »ausschließlich mit Fragen der psychoanalytischen wissenschaftlichen Propaganda und Mitteilungen persönlicher Natur beschäftigen soll«.[129] In der Tat begann nun ein reger Austausch, der sich in insgesamt mehr als 400 Briefen niederschlug. Man besprach die Belange des gerade gegründeten Internationalen Psychoanalytischen Verlags, erörterte redaktionelle Probleme der offiziellen Zeitschriften und ging auf Personalfragen ein. Berlin berichtete regelmäßig von der neuen Poliklinik. London schilderte die jüngsten Entwicklungen in der britischen Vereinigung. Durchzogen waren die Rundbriefe jedoch auch von der Konkurrenz und dem wachsenden Misstrauen unter den Mitgliedern des Geheimen Komitees, die um die Anerkennung Freuds buhlten und ihn zu beerben hofften.[130] Nach dem Ausscheiden Ranks aus dem Komitee 1924 und dem Tod Karl Abrahams 1925 verlor diese Form der Kommunikation allmählich ihre Bedeutung, wie sich auch das Komitee insgesamt nicht als überlebensfähig erwies.

Wie berichtet, nahm Girindrasekhar Bose mit Freud brieflich Kontakt auf und bereitete in den Zuschriften an Jones den Aufbau der Indischen Psychoanalytischen Gesellschaft vor. Dabei profitierte die globale Psychoanalyse letztlich davon, dass sich die Kommunikationsverbindungen nach Kalkutta zu Beginn des 20. Jahrhunderts entscheidend verbessert hatten, so dass sich der Informationsfluss beschleunigte und Kalkutta zu einem globalen intellektuellen Zentrum aufstieg.[131] Dass derartige Kontaktmöglichkeiten keineswegs banal oder selbstverständlich, sondern noch durchaus fragil waren, musste die psychoanalytische Bewegung in den ersten Jahren ihrer Existenz erfahren. Durch den Ersten Weltkrieg kam der Briefverkehr zwischen den weitverteilten Mitgliedern faktisch zum Erliegen, zumal sich die Nationen der Briefpartner teilweise feindlich im Feld gegenüberstanden.

Kongresse

Seit 1908 traf sich die psychoanalytische Bewegung alle zwei Jahre auf internationalen Kongressen. Damit war auch ein formales Entscheidungsgremium über die wichtigsten Belange der weltweiten Psychoanalyse geschaffen, so etwa über die offizielle Aufnahme von Vereinigungen in weiteren Ländern. Viele der großen Kontroversen wurden bei diesen Treffen ausgetragen, zum Beispiel der bereits beschriebene Machtkonflikt zwischen Wien und Zürich auf dem Nürnberger Kongress 1910, der Streit um Jung auf dem Münchner Kongress 1912 oder die Kontroverse um Wilhelm Reich auf dem Luzerner Kongress 1934. Welche Bedeutung die Kongresse auch formal besaßen, zeigte sich etwa an den langen und strittigen Debatten um die Ausbildungsrichtlinien, die auf dem Bad Homburger Kongress von 1925 ausbrachen.[132] Trotz aller Bemühungen um den Briefverkehr blieb es zudem unabdingbar, dass man sich direkt austauschte. Gerade auch wichtige Persönlichkeiten waren darauf angewiesen, und ein nicht geringer Anteil ihrer Kommunikation zielte darauf, Einzeltreffen vor, auf oder nach den Veranstaltungen zu ermöglichen. Entsprechend lautete das Urteil Jones' über den Kongress in Bad Homburg: »Sozial war er ein großer Erfolg und hat einmal mehr den enormen Vorteil des persönlichen Kontaktes zwischen den Mitarbeitern in verschiedenen Ländern bewiesen.«[133]

Ausbildungsreisen

Vor und nach dem Ersten Weltkrieg bildete sich eine Art Ausbildungstourismus innerhalb der Bewegung heraus. Zu dieser Zeit gestaltete es sich noch als schwierig, geeignetes Lehrmaterial zu erhalten, insbesondere in einer anderen Sprache als Deutsch. Zugleich war man in der Bewegung allgemein überzeugt, dass sich niemand die therapeutische Praxis allein aus Lehrbüchern aneignen könne. Neulinge müssten durch die Vermittlung des Wissens von einem erfahrenen Psychoanalytiker richtig geschult werden. Daher etablierte sich die Lehranalyse bei einem älteren Kollegen.[134] Da erfahrene Psychoanalytikerinnen aber in der Anfangszeit natürlicherweise rar und nur an wenigen Orten anzutreffen waren, mussten Kandidaten oft in die Zentren der Bewegung reisen – und das hieß entweder nach Wien oder Berlin.

Viele Kandidaten versuchten bei Freud eine Lehranalyse zu arrangieren, weil er als Begründer die beste und auch prestigeträchtigste Einweisung versprach. Freud wurde so unter der Hand ab den zwanziger Jahren immer stärker zu einem Ausbildungsanalytiker, der kaum noch »eigentliche« Patientinnen behandelte. In dieser Phase ermöglichte er vor allem US-Amerikanern und Engländerinnen eine Lehranalyse bei sich, was auch mit dem enorm gestiegenen Wert ausländischer Devisen für einen österreichischen Haushalt nach dem Ersten Weltkrieg zusammenhing.[135] So kamen aus Großbritannien David Forsyth, Alix und James Strachey, Joan Riviere und C. D. Daly sowie aus den USA John Dorsey, Abram Kardiner, Clarence P. Oberndorf, Adolph Stern und Joseph Wortis. Dieser Zustrom von oft nur englischsprachigen Lehranalysanden zwang Freud im Übrigen dazu, Therapiestunden auf Englisch abzuhalten, was ihm schwerfiel, wie er überrascht feststellte: »Die neunstündige Analysenzeit hat durch ihre Wendung ins Englische (fünf Stunden) eine Verschärfung erfahren; ich merke mit Staunen, wie sehr die Anstrengung des Horchens und inneren Übersetzens die freie Energie aufzehrt.«[136]

Berlin wurde neben Wien ein Zielort für solche Ausbildungsreisenden. Gerade aus Großbritannien kamen viele, vor allem wegen des positiven Rufs der Spreemetropole als führendes Zentrum: Edward und James Glover gingen 1920 zu Abraham, Alix Strachey (nach ihrer Analyse bei Freud) 1924/25 noch mal zu Abraham, Ella Sharpe, Sylvia Payne, Barbara Low und Mary Chadwick zu Hanns Sachs. Sowohl für Wien als auch für Berlin darf – trotz der niedrigeren Lebenshaltungskosten auf dem europäischen Kontinent – nicht vergessen werden, welchen Aufwand eine solche Reise bedeutete: In der Regel musste ein solcher Aufenthalt mindestens mehrere Monate dauern, was oft erhebliche finanzielle Einbußen mit sich brachte, schließlich konnten die Ausbildungskandidatinnen in der Zeit normalerweise keiner geregelten Arbeit nachgehen und hatten zudem die Honorarkosten zu begleichen.

Vor diesem Hintergrund überrascht es nicht, dass nur Ausbildungskandidaten aus bestimmten westlichen, ja fast ausschließlich angelsächsischen Ländern einen solchen Aufenthalt unternahmen. Aus Indien konnte sich das hingegen lange Zeit niemand leisten. Bekannt wurde nur der Fall eines Professor Gheba, der 1936 bei der Indischen Psychoanalytischen Gesellschaft um Aufnahme bat und behauptete, in London eine vollständige Ausbildung inklusive Lehr- und Kontrollanalyse erhalten zu haben.[137] Aus London kam daraufhin die Nachricht, Herr Gheba habe zwar an vielen Veranstaltungen der British Psycho-Analytical Society teilgenommen, aber keine

Ausbildung genossen. Jones fügte hinzu: »Er hat eine sehr angenehme und reizende Persönlichkeit, aber er scheint so wenig Einsicht in psychologische Prozesse und so sehr wenig Wissen über die Psychoanalyse zu haben, dass es ganz unmöglich war, ihm irgendeine richtige Kontrollarbeit zu geben.«[138] Unklar muss dabei bleiben, ob Gheba sich die aufwendige Ausbildung möglicherweise einfach nicht hatte leisten können. Bemerkenswert war an Jones' Beschreibung der Hinweis auf die Kontrollanalyse, bei der ein erfahrener Kollege die ersten Analysen eines Novizen »kontrollieren« sollte. Nach Abschluss einer Ausbildung wäre dies auch Gheba erlaubt gewesen. Zugleich drückte Jones in dieser Passage auch seinen Wunsch aus, ein europäisch geschulter Analytiker möge in Kalkutta die Supervision der Auszubildenden übernehmen. Auch hier wird die Sicht des »Zentrums« auf die vermeintlichen Defizite in Indien greifbar.

Angeregt durch den Fall formulierte Jones zugleich die Forderung der Europäerinnen an die Inder: Jede indische Kollegin, die die dafür nötigen Talente besitze, müsse für eine vollständige Ausbildung nach Europa kommen: »Sie wären dann besser in der Lage, die Unterschiede im Standard und in der Technik zu beurteilen, als dies jetzt angesichts der relativen Isolation möglich ist, unter der Sie leiden.«[139] Auf dem Pariser Kongress von 1938 wurde dann zum ersten Mal berichtet, dass zwei bis drei Mitglieder der indischen Vereinigung nach London zur weiteren Ausbildung gereist seien. Zweifellos stellten solche Reisen eine wichtige Form des direkten Wissenstransfers innerhalb der sich internationalisierenden Bewegung dar. Zugleich wird dabei deutlich, dass die Ausbildungsreise gerade in dieser Frühzeit nicht nur ein individuelles Weiterbildungsprogramm darstellte, sondern auch als ein probates – und damals vielleicht das einzige – Mittel der Qualitätskontrolle angesehen wurde, um nach europäischem Vorbild Ordnung und Gleichmaß in der globalen Psychoanalyse herzustellen. Letztlich spiegelte sich hier der Machtanspruch des europäischen »Zentrums«.

Zeitschriften

Die psychoanalytischen Zeitschriften verkörperten besonders in der Frühzeit ein zentrales Instrument, um die neue Theorie in der Welt zu verbreiten. Freud widmete den verschiedenen Zeitschriftenprojekten viel und kontinuierlich Zeit. Zu Beginn entstand um sie herum eine erste Fachöffentlichkeit. Die Geschichte dieser Zeitschriften ist kompliziert: voll von unterschiedlichen, teilweise auch kurzlebigen Projekten. 1909 erschien das *Jahrbuch für psychoanalytische und psychopathologische Forschungen*, das von Freud und Bleuler herausgegeben und von Jung redaktionell betreut wurde. Damit wurde bereits durch die Verantwortlichkeiten klar, dass diese Zeitschrift auch eine Verbindung zwischen Wien und Zürich schaffen und so die erste Internationalisierung dokumentieren und absichern sollte. Auf dem Nürnberger Kongress 1910 kam das von den Wienern Adler und Stekel geleitete *Zentralblatt für Psychoanalyse* hinzu. Die beiden Gründungen unterschieden sich in ihren Zielen: Während das *Jahrbuch* Jungs wissenschaftliche Interessen verfolgte, gab sich das *Zentralblatt* didaktischer und richtete sich an eine breitere Leserschaft.

In dieser Aufteilung der Zeitschriftenaktivitäten spiegelte sich der Kompromiss zwischen den Wienern und den Zürichern, der allerdings nicht lange hielt: Die Konflikte mit Adler und dann vor allem mit Stekel 1912 verstärkten sich derart, dass es zum Bruch mit Freud und der psychoanalytischen Bewegung kam. Stekel betreute das *Zentralblatt* danach für eine Weile alleine, bevor er es einstellen musste. Als sich dann 1913 der Konflikt mit Jung abzeichnete, wurde als Ersatz die *Internationale Zeitschrift für ärztliche Psychoanalyse* gegründet, wobei der Zusatz »ärztlich« bald wegfiel. Der Beginn des Ersten Weltkriegs und Jungs Ausscheiden aus der Bewegung läutete das Ende des *Jahrbuches* ein.

Kurz zuvor, 1912, war noch eine weitere Zeitschrift hinzugekommen: *Imago*. Angelegt als nichtmedizinische »Zeitschrift für die Anwendungen der Psychoanalyse auf die Geisteswissenschaften«, sollte sie vor allem die Bedeutung dieses Wissens für andere Disziplinen sowie für Kunst, Literatur und Kultur herausstellen. Sie basierte auf der bereits beschriebenen Popularisierungsstrategie der psychoanalytischen Bewegung. Deren interne Kommunikation ermöglichte das *Korrespondenzblatt*, das seit 1907 zunächst nur an die Mitglieder verteilt wurde und wichtige Informationen über die Bewegung, über die Entwicklungen in den Ortsgruppen etc. enthielt. Es stellte zugleich die erste Publikation der Internationalen Psychoanalytischen Vereinigung dar. Das *Korrespondenzblatt* wurde erst ins *Zentralblatt* als Anhang eingegliedert, später in die *Internationale Zeitschrift* und in das *International Journal*.

Mit dieser englischen Zeitschrift, dem *International Journal of Psycho-Analysis*, reagierte man 1920 auf die zunehmende Internationalisierung und die wachsende Bedeutung des Englischen. Jones verband mit ihr auch ausdrücklich das Ziel, London eine Monopolstellung in der globalen Psychoanalyse zu verschaffen. Den unmittelbaren Auslöser lieferte ein US-amerikanisches Konkurrenzprodukt. Zusätzlich zu dem schon seit

1913 existierenden *Psychoanalytic Review*, der von Smith Ely Jelliffe in New York herausgegeben wurde, kündigte Samuel Tannenbaum (ebenfalls New York) bereits während des Weltkriegs eine weitere Psychoanalysezeitschrift an,[140] gegen die man nun das *International Journal* in Stellung brachte.

In der Geschichte dieser Zeitschriften spiegeln sich die Machtansprüche unterschiedlicher Akteurinnen wider. Zugleich sollten die Organe verschiedene, teilweise widersprüchliche Zwecke erfüllen: internationalisierende, öffentlichkeitswirksame, bewegungspolitische, wissenschaftliche etc. Am Ende dieser Entwicklung standen im Wesentlichen drei Organe, die dieser Gemengelage gut entsprachen: die *Internationale Zeitschrift*, das *International Journal* sowie *Imago*. Der Umstand, das mit dem International Journal eine fremdsprachige Alternative hinzukam, unterstreicht zusätzlich die Bedeutung der eben angesprochenen Internationalisierung. Außerdem enthielt das *Journal* nicht einfach nur Übersetzungen aus der *Internationalen Zeitschrift*, sondern führte auch andere Artikel. Es stellte somit ein eigenständiges Organ dar.

In Kalkutta kam es ebenfalls zu einer unabhängigen Zeitschriftengründung, die auch in sprachlicher Hinsicht bemerkenswert war. In den dreißiger Jahren entstand in der Indischen Psychoanalytischen Gesellschaft der Plan, zwei eigene Zeitschriften ins Leben zu rufen, eine englischsprachige für ein Fach- und eine bengalischsprachige für ein breiteres Publikum. Dabei orientierte man sich allerdings nicht an der *Internationalen Zeitschrift* oder dem *International Journal*. Vielmehr versuchte man die unterschiedlichen Aspekte der europäischen Blätter zusammen in der englischsprachigen Publikation unterzubringen, wie das spätere Programm der Zeitschrift verdeutlicht: »Das Bulletin wird technische Artikel über Psychoanalyse, Berichte von klinischen Fällen sowie Beiträge enthalten, die von den Anwendungen der Psychoanalyse auf solche Wissensgebiete wie Literatur, Religion, soziale Probleme, Anthropologie etc. handeln, zusätzlich noch Buchbesprechungen und Berichte.«[141]

Die IPG akzeptierte den Plan für die englischsprachige Ausgabe, wobei ihr Sekretär Manmathanath Banerji den Namen *Samiksa* vorschlug, das Sanskritwort für Analyse.[142] Weil hier, wie bei der Klinikgründung, Finanzierungsprobleme bewältigt werden mussten, verzögerte sich die erste Ausgabe bis 1947. Ein weiterer Grund für die Verschiebung mag auch in dem Versuch Girindrasekhar Boses gelegen haben, seine zahlreichen englischen Schriften in England zu veröffentlichen. Erst als dies scheiterte, wurden sie zu einem bedeutenden Fundus für die ersten Ausgaben von *Samiksa*. 1939 hatte Bose Jones vorgeschlagen, ein Buch mit seinen wichtigsten theoretischen Beiträgen zu veröffentlichen.[143] Jones zeigte sich zwar interessiert, zögerte aber unter Verweis auf einen nötigen Druckkostenzuschuss und den drohenden Zweiten Weltkrieg. Auch nach dem Krieg kam das Projekt nicht zustande.[144] Die eigenständige Zeitschriftenentwicklung in Kalkutta stellte aus dieser Perspektive eine Reaktion auf die mangelnde Kommunikation mit der westlichen Welt dar. Die von Beginn an geplante bengalischsprachige Zeitschrift der Indischen Psychoanalytischen Gesellschaft erblickte erst viel später das Licht der Welt: *Chitta* erschien zum ersten Mal 1959.

Aus dem Wunsch, Zeitschriften mit unterschiedlichen Profilen und Leserschaften zu etablieren, entstand fast automatisch das Verlangen nach einem eigenen unabhängigen Verlagshaus. Zugleich erhielt die psychoanalytische Bewegung mit dem Internationalen Psychoanalytischen Verlag und – zeitweise – mit dessen englischem Zweig, der International Psycho-Analytical Press, ein wichtiges Kontrollinstrument, um Büchern und Zeitschriften ein offizielles Gütesiegel zu verleihen. In dieser Hinsicht ließ sich vor allem der Verlag als eine weitere Möglichkeit verstehen, die öffentliche Wahrnehmung der Psychoanalyse zu beeinflussen. Zudem behielt man so die Kontrolle über die Einkünfte, die sich durch den Verkauf der Bücher erzielen ließen. Insbesondere Freuds Publikationen erwiesen sich mit den Jahren als wichtige Einnahmequelle. Dieser investierte fast alles, was er als Autor aus dem Verkauf seiner Bücher erhielt, wieder in den Verlag, so dass es der psychoanalytischen Bewegung zugutekam.[145] Auch durch diese finanzielle Unterstützung ließ sich letztlich die Unabhängigkeit der psychoanalytischen Zeitschriften und der Bewegung lange Zeit sichern.

Bis 1912 hatte Freud mit der Verlagsbuchhandlung Franz Deuticke zusammengearbeitet. In dem Wissenschaftsverlag erschien auch eine erste psychoanalytische Schriftenreihe und ab 1909 das *Jahrbuch für psychoanalytische und psychopathologische Forschungen*. Ab 1912 löste der Wiener Verleger Hugo Heller Deuticke ab. Damit verband sich auch eine andere Publikationsstrategie, verfügte Heller doch über ein stärker literarisch-künstlerisches Profil, so dass die Bücher aus der Nische eines naturwissenschaftlich-medizinischen Fachbuchverlages herauskommen sollten. Das neue Profil passte gut zu Büchern wie *Totem und Tabu*, das Freud 1913 bei Heller herausbrachte. Allerdings gestaltete sich das Verhältnis zu Heller persönlich und publizistisch zunehmend schwieriger, zumal der Erste Weltkrieg keine günstige Zeit für Buchveröffentlichungen darstellte. Freud und seine Mitstreiterinnen wollten nun die psychoanalytische Bewegung publizistisch unabhängig machen. Dafür bot sich direkt nach dem Krieg eine Möglichkeit, weil der Budapester Bierunternehmer Anton von Freund, ein Patient Freuds, Geld spendete, so dass der Internationale Psychoanalytische Verlag 1919 gegründet werden konnte. Allerdings erwiesen sich die Hoffnungen, dank dieser Zuwendung stehe der Verlag nun langfristig auf einer sicheren Basis, als trügerisch. Er blieb bis zu seiner Abwicklung im Jahr 1938 ein prekäres Unterfangen.

Der englische Verlag International Psycho-Analytical Press wurde von Rank und Jones 1920 in Wien gegründet. Der ungewöhnliche Verlagsort wurde wegen der großen Währungsunterschiede aus finanziellen Gründen gewählt. Das sollte sich aber auch als Problem herausstellen, da es an einer engen Abstimmung zwischen Jones in London und Rank in Wien haperte. Jones verband mit der Press ein politisches Ziel: Er wollte die Psychoanalyse durch autorisierte Veröffentlichungen – Originale wie Übersetzungen – vor den Verfälschungen schützen, die er in dem wachsenden Angebot an Popularisierungsliteratur vermutete.[146] Unter dem Dach des Verlages sollten sowohl das englische *International Journal of Psycho-Analysis* als auch eine eigene Schriftenreihe erscheinen. Als die Spannungen mit Rank 1923/24 nicht mehr kontrolliert werden konnten, scheiterte das englische Verlagsprojekt. Das *International Journal* ging zur Whitefriars Press, die Schriftenreihe zur Hogarth Press. Mit diesem Schritt legte man die Grundlage für die *Standard Edition* bei Hogarth, also der englischen Übersetzung der Freud-Schriften, die James Strachey erstellte und Leonard Woolf bei dem Verlag verantwortete. Trotz des Rückschlages muss man insgesamt feststellen, dass es Jones in diesen Jahren gelang, eine klare Verlagsstruktur und eine gesicherte Position des *International Journal* durchzusetzen, womit er letztlich auch sich selbst und London als Zentrum der englischsprachigen Psychoanalyse etablierte. Als Freud 1924 den ersten Band seiner *Collected Papers* in Händen hielt, kam er nicht umhin, Jones zu gratulieren: »Ich sehe, dass Sie Ihre Absicht erreicht haben, die psychoanalytische Literatur in England sicherzustellen, und beglückwünsche Sie zu diesem Resultat, das ich beinah nicht mehr erhofft hatte.«[147]

Emigration

Vor allem ab den dreißiger Jahren stellte die Emigration von Psychoanalytikerinnen einen der wichtigsten globalisierenden Faktoren dar.[148] Die Migration von Psychoanalytikern war allerdings bereits vor der Machtübernahme der Nationalsozialisten in Deutschland ein regelmäßiges Phänomen gewesen. Lange Zeit hatten die Berliner davon profitiert, da über viele Jahre junge und fähige Ausbildungskandidaten aus Osteuropa, vor allem aus Ungarn, aber auch aus Wien in die deutsche Hauptstadt kamen und dort schon bald die wichtigsten Nachwuchskräfte stellten. Dazu gehörten etwa Franz Alexander, Siegfried Bernfeld, Otto Fenichel, Jenö Hárnik, Melanie Klein, Sándor Radó und Wilhelm Reich. Gleichwohl wurden bereits vor 1933 wichtige Kräfte wie Alexander, Radó, Sachs und Horney von

US-amerikanischen Instituten abgeworben. Für die Psychoanalyse in der Stadt stellte das einen erheblichen Substanzverlust dar, nicht zuletzt, weil es sich dabei um ausgezeichnete Lehrkräfte handelte.[149]

Wirklich einschneidend wurde die Auswanderungswelle dann ab 1933, als viele Berliner Psychoanalytikerinnen vor dem NS-Regime fliehen mussten. Hatte die Deutsche Psychoanalytische Gesellschaft im Herbst 1932 noch 56 Mitglieder, hielten sich davon 1935 nur noch 16 in Deutschland auf (hinzu kamen elf neue Mitglieder, vor allem Ausbildungskandidaten). Von den 27 Mitgliedern 1935 verließen bis 1936 noch einmal 13 die DPG, so dass sich nun nur noch fünf Mitglieder in der Hauptstadt befanden, die bereits vor 1933 aufgenommen worden waren. Bei den Dozentinnen am Psychoanalytischen Institut waren die Verluste noch dramatischer: Von den 15 Lehrkräften, die dort 1932 unterrichtet hatten, waren schon Ende 1933 nur noch zwei in Berlin.[150]

Die meisten Emigranten waren jüdischer Herkunft, allerdings wanderten sie während dieser Welle nicht in erster Linie deshalb aus, weil sie als Jüdinnen verfolgt wurden. Das war 1938 bei der Flucht aus Wien anders, da der »Anschluss« Österreichs an das nationalsozialistische Deutschland mit erheblichen antisemitischen Gewaltexzessen einherging. 1933 war für die Entscheidung zur Emigration meist ausschlaggebend, dass viele jüdische Psychoanalytiker der politischen Linken angehörten und dies auch allgemein bekannt war. Zudem wirkte sich aus, dass sie als Mitglieder einer globalen Bewegung relativ gute Möglichkeiten besaßen, in anderen Ländern Fuß zu fassen und dort Arbeit wie Auskommen zu finden.

Die internationale psychoanalytische Bewegung entwickelte in dieser Phase bemerkenswerte Anstrengungen, die Emigration aus Deutschland zu ermöglichen und zu organisieren. So erstellte man etwa ein Bulletin für Psychoanalytikerinnen, die in die USA auswandern wollten.[151] Durch die Emigration veränderte sich die Bewegung allerdings: Die britische und die US-amerikanische Vereinigung wurden wichtiger. Gleichzeitig entstanden dort Konflikte mit den Kollegen vom europäischen Kontinent, die etwa in der British Psycho-Analytical Society eine beachtliche Zahl erreichten, wie der alarmierte Ton in einem Schreiben Jones' aus dem Jahr 1937 zeigt:

> Es ist unzweifelhaft, dass eine starke Verschiebung des Akzents von Europa nach Amerika stattgefunden hat, eine Tatsache, die niemand von uns begrüßen kann. Unsere Gesellschaft hier hat sich deutlich *verdeutscht*, dort sind 17 Mitglieder, die in den letzten Jahren aus dem Ausland zu uns gekommen sind.[152]

Mit der neuen Flüchtlingswelle aus Österreich 1938, während deren auch Freud selbst gezwungen war, mit seiner Familie nach London zu emigrieren und dort seine letzten Lebensmonate zu verbringen, verschärften sich die Auseinandersetzungen zusätzlich. Dabei spielten nicht nur Befürchtungen eine Rolle, dass die wachsende Anzahl von Psychoanalytikerinnen die jeweils vorhandene Nachfrage übersteigen könnte. Zugleich hegten vor allem die US-amerikanischen Vereinigungen den Argwohn, dass unter den Europäerinnen zu viele Psychoanalytiker ohne medizinische Ausbildung, mithin Laienanalytikerinnen seien, deren therapeutische Praxis man in den USA verhindern oder zumindest begrenzen wollte.[153]

Insgesamt muss man feststellen, dass die erst freiwillige und dann erzwungene Auswanderungswelle die psychoanalytische Bewegung in Berlin außerordentlich schwächte. Sie bedeutete aber zugleich einen weiteren Globalisierungsschub, von dem vor allem die US-amerikanische Psychoanalyse – wenn man das angesichts der individuellen Dramatik so sagen kann – profitierte. Schließlich festigte sich damit auch die weltweite Vorbildfunktion der Berliner Institutionen. Gleichwohl war die Emigration in der Geschichte der frühen Psychoanalyse eine relativ späte Entwicklung. Ihre globalen Strukturen hatten sich zu diesem Zeitpunkt längst ausgebildet, so dass es für Persönlichkeiten wie Alexander, Radó, Sachs und Horney schon vor 1933 möglich und sogar sinnvoll erschien, ihre Zelte in Berlin abzubrechen und ihre Arbeit in den USA fortzusetzen. Das Argument muss eigentlich umgekehrt lauten: Gerade weil die Psychoanalyse bereits global vernetzt war, konnte die Emigration vergleichsweise reibungslos gelingen.

Übersetzungen

Die Fragen der globalen wie der lokalen Ver- und Ausbreitung der Psychoanalyse bündeln sich wie in einem Brennglas, wenn man sich mit ihrer sprachlichen Verfasstheit beschäftigt. Beide Formen der Diffusion hingen mit der Schwierigkeit zusammen, psychoanalytisches Wissen in andere Sprachen zu übersetzen. Die sprachliche Dimension dieses Wissens fällt gerade bei Freuds Originaltexten ins Auge. Mit einem naturwissenschaftlichen Verständnis von Psychoanalyse, wie es in der Bewegung lange vorherrschte, glaubten viele, diese Dimension ignorieren zu können. Nur so war es möglich, dass man für die sechsbändige Konkordanz, das alphabetische Verzeichnis aller Wörter aus Freuds Schriften, die 1980 fertiggestellt wurde, nicht etwa das deutsche Original als Ausgangstext wählte, sondern die englische *Standard Edition*.[154] Dass Freud seine Gedanken

in einem ebenso eingängigen wie eigenwilligen Deutsch festgehalten hatte, war schlicht unwesentlich geworden. Zugleich
zeigt dies an, wie dominant die englische Sprache in der globalen Psychoanalyse geworden war, was keineswegs eine Selbstverständlichkeit darstellte. Vielmehr resultierte diese Vorherr-
schaft aus den bereits beschriebenen stark angelsächsischen
Verbreitungswegen sowie aus der sehr erfolgreichen Übersetzungsleistung ins Englische.

Der wichtigste Schritt war zunächst die Übersetzung der
Werke Freuds. Während es schon früh auch andere Übertragungen gab – etwa die spanische, die Luis López-Ballesteros y de
Torres zwischen 1922 und 1934 besorgte –, dominierten vor
allem die auf Englisch publizierten Texte die Debatten. Dies
wurde mittelbar durch das Machtstreben Jones' verursacht, der
auch hier eine Möglichkeit erblickte, legitime von illegitimen
Auslegungen zu unterscheiden. Die ersten Freud-Übersetzun-
gen ins Englische stammten allerdings von Abraham A. Brill,
Freuds wichtigem Vertreter in New York, den er bereits 1908
zu seinem Übersetzer erklärt hatte.[155] Jones hatte dieser Entscheidung damals noch zugestimmt.

Freud räumte Brill zunächst ein Monopol ein, verhandelte in
den folgenden Jahren aber immer wieder mit anderen poten-
ziellen Übersetzern. So schlug ihm 1911 Colonel Sutherland
aus Indien vor, die *Traumdeutung* ins Englische zu übertragen,
was Freud erst nach dem Protest Brills ablehnte.[156] Allmählich
beurteilte Jones die Arbeit Brills immer kritischer und beeinflusste Freud dahingehend. Nach einem Treffen mit diesem
im Herbst 1919 ging das Monopol faktisch an Jones und sein
britisches Team über.[157] Hier spielte Jones die nunmehr vorhandene Press als geeigneter Verlag und damit London als bes-
ter Ort für die englische Übersetzungstätigkeit in die Hände.

Hintergrund der zusätzlichen Machtansammlung bei Jones war erneut die Sorge vor unrechtmäßiger Popularisierung: in diesem Fall durch Trittbrettfahrer, welche die steigende Popularität Freuds auszunutzen versuchten. So hatte etwa der US-amerikanische Verleger James McCann 1921 aus einigen bereits veröffentlichten Freud-Texten das Buch *Dream Psychology. Psychoanalysis for Beginners* zusammengestellt und den Begründer der Psychoanalyse als Autor angegeben. Zu allem Überfluss enthielt das Buch ein Vorwort des in den USA bekannten, unter den europäischen Analytikerinnen jedoch berüchtigten Populärautors André Tridon.[158]

Im Hinblick darauf, wie Freud angemessen ins Englische zu übersetzen sei, spielten ganz unterschiedliche Aspekte eine Rolle: sprachliche Eingängigkeit in einem herausragenden Englisch, intellektuelle und ästhetische Qualität, aber auch sprachliche Präzision an jenen Stellen, wo Freuds Deutsch mehrdeutig war. Hierbei ging es nicht zuletzt um den naturwissenschaftlichen Anspruch vieler Anhänger der Psychoanalyse, was nach gängigem Verständnis einen szientistischen Sprachgestus verlangte.

Über die Qualität der (weitgehend) von James Strachey erstellten englischen *Standard Edition* ist eine anhaltende Kontroverse ausgebrochen. Harsche Kritiken warfen Strachey vor, Freuds assoziationsreiche, vorsichtige und gelegentlich gar bewusst uneindeutige Sprache über Gebühr vereinheitlicht und begradigt, ja einen anderen, technischeren und naturwissenschaftlicheren Freud erfunden zu haben.[159] Man konnte bei diesen Debatten leicht aus den Augen verlieren, dass die entscheidenden Weichenstellungen für die englische Übersetzung nicht von Strachey vorgenommen wurden, sondern bereits von Jones. Er war es, der die Kontrolle über die Übersetzungen als politisches Instrument auffasste und der überdies eine wissenschaftliche Exaktheit anstrebte.[160] So hatte Jones bereits 1925 erläutert – also zu einem Zeitpunkt, wo James Stracheys *Standard Edition* von Freuds Werken noch in der Zukunft lag –, warum gerade bei den wichtigsten Fachtermini ein Rückgriff auf englische Worte, die dem Griechischen oder Lateinischen entstammten, notwendig sei. Diese »klassische Nomenklatur« sei – ohne den Assoziationsreichtum des gesprochenen Englisch – präziser und zugleich international (gemeint war hier sicherlich in den gängigen europäischen Sprachen) leichter zu verstehen.[161] Für Jones hing zudem das soziale Prestige eines Textes von der Qualität des Englischen ab:

> Gute Englischkenntnisse sind unglaublich selten hier – und natürlich noch seltener in Amerika – und werden entsprechend hoch geschätzt. Es ist schwierig, einem Nicht-Engländer zu vermitteln, wie vollständig ein Mensch hier nach seiner Rede- und Schreibweise beurteilt wird. Der durchschnittliche Doktor schreibt schlechter Englisch, als ein armer Händler in Österreich Deutsch schreibt. Letzte Woche hatte ich beispielsweise Gelegenheit, zum ersten Mal Brills Übersetzung Ihres Leonardos zu lesen und ich war tief geschockt, immer wieder eine so ungebildete Zeichensetzung zu entdecken wie bei einem Dienstmädchen, mit Ausdrücken auf der gleichen Stufe.[162]

Angesichts der so hochgeschraubten Qualitätsansprüche und seines darin zum Ausdruck kommenden Machtwillens überlegte Jones strategisch, wie er geeignete Kandidatinnen für Übersetzungen lancieren konnte. Es konnte daher kein Zufall sein, dass er infrage kommende Personen wie Alix und James Strachey oder John Rickman gezielt zu Freud in die Lehranalyse schickte. So führte er James Strachey bei Freud mit folgenden Worten ein: »Er ist ein Mann von dreißig Jahren, hochgebildet und aus einer berühmten Literatenfamilien (ich hoffe, dass er bei der Übersetzung Ihrer Arbeit helfen wird), ich denke, ein guter Mann, etwas schwächlich und vielleicht mit etwas wenig Zielstrebigkeit.«[163]

Darüber hinaus galt es, für die Psychoanalyse ein möglichst einheitliches Vokabular zu schaffen, das auch in Texten anderer Autoren zur Anwendung kommen sollte. Hierfür musste man zentrale Begriffe und Konzepte identifizieren und ihre »Entsprechungen« in anderen Sprachen finden, kurzum man musste Glossare erstellen. Für die englische Sprache wurde ein entsprechender Plan zuerst 1921 formuliert.[164] Zu diesem Zweck rief Jones ein Komitee ins Leben, und das Glossar erschien dann 1925.[165]

In Kalkutta widmete man sich ebenfalls der Übersetzungsproblematik. Dort – wie auch anderswo – herrschte zu Beginn ein Mangel an verlässlichen Informationen über die Psychoanalyse und ihre therapeutische Technik, weil zunächst nur Darstellungen in deutscher Sprache zur Verfügung standen – eine wichtige Tatsache, auf die zurückzukommen sein wird.[166] Als sich die Lage Anfang der zwanziger Jahre durch die eben beschriebenen Aktivitäten in New York und London gebessert hatte, stellte sich bald die Frage, ob und in welcher Form psychoanalytisches Wissen auch einer Leserschaft nähergebracht werden konnte, die des Englischen nicht mächtig war. Im frühen 20. Jahrhundert wurde jedoch kein Werk Freuds ins Bengalische oder in eine andere indische Sprache übersetzt. Allerdings bemühte man sich, ein Fachvokabular zu etablieren, das man in bengalischen Texten verwenden konnte. Auch in Kalkutta arbeitete man daher an Glossaren, die englische Begriffe aus Sexualwissenschaft, Psychologie, Psychopathologie und Psychoanalyse sowie ihre bengalischen Entsprechungen auf-

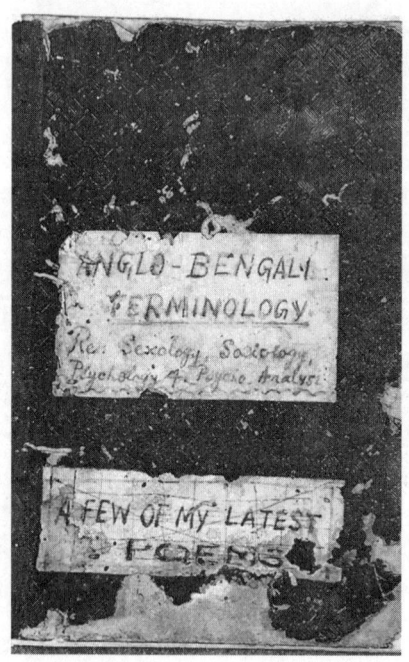

listeten. So erstellte Nripendrakumār Basu, ein unabhängiger Forscher und Freigeist, der in Kalkutta unter anderem bengalischsprachige Sexualratgeber veröffentlichte, ebenfalls ein Glossar: *Anglo-Bengali Terminology: Sexology, Sociology, Psychology and Psycho-Analysis.*[167]

Girindrasekhar Bose beklagte bereits 1929 in seinem bengalischen Buch *Shapna* den Mangel einer geeigneten Fachterminologie.[168] Er versuchte, hier Abhilfe zu schaffen, indem er am Ende dieses Werkes ein entsprechendes Glossar anfügte.[169] Auch das von seinem Bruder, Rajsekhar Bose, verantwortete Lexikon *Calantika* enthält bis in heutige Ausgaben eine Liste psychologischer Begriffe, die offenkundig von seinem Bruder stammt.[170]

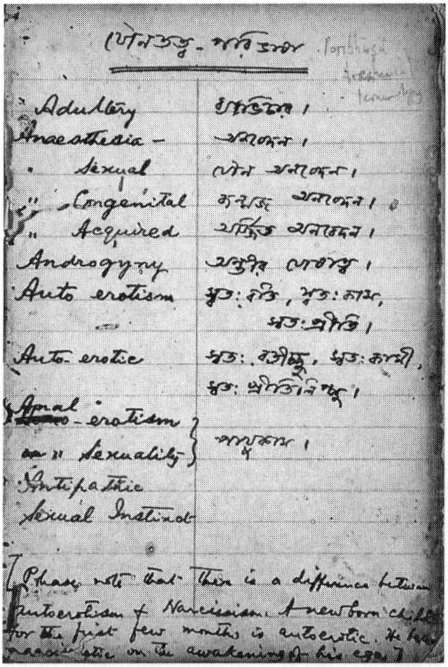
Adultery
Anaesthesia –
Sexual
" Congenital
" Acquired
Androgyny
Auto erotism
Auto erotic
Anal-erotism
" Sexuality
Antipathic
Sexual Instinct
[Please note that there is a difference between autoerotism & Narcissism. A new born child for the first few months is autoerotic. He becomes narcissistic on the awakening of his ego.]

Abb. 11a/11b Liste englisch-bengalischer Fachtermini von Nripendrakumār Basu (Cover und erste Einträge).

Für diese Glossare musste Bose teilweise Neuschöpfungen entwickeln, wofür er linguistische Hilfe in Anspruch nahm, die er unter anderem von Jogeshchandra Ray erhielt. Ray war als Philologe und zeitweiliger Präsident der Bangiya Sāhitya Parishad, der Akademie für Bengalische Literatur, mit derartigen Fragen bestens vertraut, schließlich stellte das zu dieser Zeit eines der wichtigsten Arbeitsgebiete der Akademie dar. Das Vorgehen der Bangiya Sāhitya Parishad beschrieb Ray im *Modern Review*, Kalkuttas wichtigster englischsprachiger Kulturzeitschrift: Um wissenschaftliches Wissen in einer Gesellschaft wie Indien, mit so vielen Sprachen und mit einem generellen Mangel an Universitätsausbildung, verbreiten zu können, sei es sinnvoll, eine wissenschaftliche Begrifflichkeit zu schaffen, die von Laien mit unterschiedlichen Sprachkenntnissen gemeinsam verstanden werden könne. Ray schlug daher vor, für solche Fachausdrücke auf Anleihen aus dem Sanskrit zurückzugreifen, da diese alte Sprache in ganz Indien verbreitet sei. So könnten diese Wörter dann in die verschiedenen indischen Einzelsprachen übernommen werden.[171] Bemerkenswert ist hier, dass Ray – und durch ihn Bose – nur teilweise auf eine ähnliche Übersetzungsstrategie wie Jones setzte: Zwar ging es ihm um die Verbreitung in mehreren indischen Sprachen, wie es sich Jones mit dem griechisch-klassischen Vokabular auch für Europa erhoffte. Bei Ray fehlt gleichwohl der Hinweis, durch die Verwendung von Sanskritbegriffen sprachlich eindeutiger und präziser übersetzen zu können.

Rays Ideen griff Bose auf, als er neue Wörter für psychologische, psychopathologische und psychoanalytische Vorstellungen und Konzepte schuf, die er teilweise dem Sanskrit entlehnte, so etwa das Wort »nōdanā« für Trieb. Das stellte kein einfaches Unterfangen dar. Es dürfte auch fraglich sein, ob eine solche Vorgehensweise erfolgversprechend war, drohte hier doch das Problem der Kunstsprache. Einmal abgesehen davon, dass die mit Sanskrit bezeichneten Varianten des Altindischen historisch längst nicht in allen Regionen Indiens gleich verbreitet gewesen waren, wurden entsprechende Lehnwörter häufig nur von einer kleinen intellektuellen Elite überhaupt verstanden.[172] Damit konnte der Versuch, psychoanalytische Begriffe in den indischen Sprachen zu etablieren, gerade unterlaufen werden, da Neuschöpfungen oder Anleihen aus dem Sanskrit einer effektiven Popularisierung eher im Weg standen.

Ein zweites Problem stellte die Mehrdeutigkeit dar, die Bose

mit seinem sprachpolitischen Vorgehen in Kauf nehmen musste. Ein Beispiel: Das bengalische Wort für Psychoanalyse blieb
lange unklar. Bose schwankte zwischen zwei Varianten:»manabyākaran« (wörtlich »Grammatik des Geistes«), »manabislashan« (wörtlich »Analyse des Geistes«), wobei er zunächst für
Ersteres plädierte.[173] Sein Kollege, der Psychoanalytiker Suhritchandra Mitra, brachte auch »manabikalan« (wörtlich »Abrechnung/Zerlegung des Geistes«) ins Spiel. Letztlich wurden
solche Unklarheiten durch das Komitee für Fachterminologie
an der Universität Kalkutta beseitigt: Der offizielle Begriff für
Psychoanalyse lautete ab Ende der dreißiger Jahre »manasamīksan« (wörtlich »Bewertung/Analyse des Geistes«).[174] Entscheidend ist aber etwas anderes: In all diesen Varianten fand
der bengalische Begriff »mon« (vom Sanskritwort »manas«)
Verwendung. Das Wort ist nicht leicht ins Deutsche zu übersetzen, es steht für das Begriffsfeld Geist, Psyche, Herz oder
Stimmung. Es ist weder identisch mit Gehirn noch mit Kopf,
für die es andere geläufige Wörter gibt. Zudem lässt sich »mon«
im Körper nicht eindeutig zuordnen, weshalb es sich auch mit
»Herz-Geist« übersetzen ließe. Hier deutet sich zugleich eine
andere Sprachtradition an, in der Kognition und Emotion nicht
dualistisch im Sinne des europäisch-cartesianischen Verständnisses benutzt werden und die zugleich auf zahlreichen Anleihen aus der hinduistischen Philosophiegeschichte basiert. Von
Beginn an wurden damit die für die Aufnahme psychoanalytischen Wissens zentralen Begriffe mit einer komplexen Geistes- und Sprachgeschichte verbunden, gerade weil Bose sich
entschied, begriffliche Entlehnungen aus dem Sanskrit zu verwenden.[175] So ließ sich allerdings Jones' Plädoyer für begriffliche Präzision durch die Nutzung einer Kunst- und Elitensprache kaum erfüllen.

Freuds Begriff	Jones, *Glossary* (1925)	N. Basu, *Terminology* (o.J.)	G. Basu, *Shapna* (1929)
Affekt	affect	anubhuti	prakṣābha
Angst	anxiety	utkaṇṭha, udvega	bhoẏ
freie Assoziation	–	abādh bhābanuṣaṅga	abādh bhābanuṣaṅga
Gefühl	feeling	anubhuti	anubhuti
Hass	hatred	–	dbeṣ
Libido	libido	kām	–
Liebe	–	–	prem
Trieb	instinct	shaj, prabṛtti	nōdanā
Narzissmus	narcissism	sbo-kām	sbo-rati, sbo-kām
Psychoanalyse	psycho-analysis	manabislashan, manabijñan	manasomīkṣoṇ
Sexualität	sexuality	kāmitā	kāmitā, yōuntā
unbewusst	unconscious	nirjñān	nirjñān
Verdrängung	repression	abadaman	abadaman
Wunsch	wish	icchā	icchā

Abb. 12 Übersetzungen wichtiger psychoanalytischer Begriffe ins Englische und Bengalische.

Letztlich wurden in solchen Glossaren nicht nur Fachbegriffe in die bengalische Sprache übertragen. Vielmehr wurde die übersetzte Psychoanalyse auch Teil einer nationalistischen Sprachpolitik. Schließlich verbarg sich dahinter die Annahme, dass indische intellektuelle und philosophische Traditionen, deren Quellen zumeist auf Sanskrit vorlagen, dem modernen psychologischen Denken eng verwandt waren – eine klassische nationalistische Traditionserfindung. Psychoanalytisches Fachvokabular auf diese Weise zu übersetzen erfüllte somit auch ideologische Bedürfnisse eines bengalisch-indischen Nationalismus.

Damit ergeben sich verschiedene Ebenen, auf denen sich die unterschiedlich gelagerten Übersetzungsleistungen in der frühen Psychoanalyse auswirkten. Durch sie konnte sich – das ist sicherlich der offensichtlichste Aspekt – das psychoanalytische Wissen über Länder- und insbesondere Sprachgrenzen hinaus ausbreiten. Wie sich jedoch gezeigt hat, waren solche Übersetzungstätigkeiten nicht einfache konzeptionslose Übertragungen. Jede Übersetzung stellt eine Interpretation des Ausgangstextes dar: Im Falle der englischen Übersetzung Freuds, aber auch im Hintergrund der bengalischen terminologischen Bemühungen stand dabei eine jeweils spezifische Ideologie Pate. Im Englischen wollte man dem durchaus literarisch anspruchsvollen, inhaltlich oft vieldeutigen Deutsch Freuds eine größere wissenschaftliche Eindeutigkeit abringen. Dies problematisierte aber ein weiteres Ziel der Übersetzungsleistung: die populäre Dimension. Jones war das nur allzu bewusst gewesen:

> Die Tatsache, dass diese Bedeutung [eines englischen Begriffs mit klassischen Wurzeln, UJ] auf den ersten Blick nicht klar sein mag, vor allem für Ungebildete, ist ein zusätzlicher bedeutender Vorteil, weil es die Versuchung eines nachlässigen und vagen Erfassens durch die Notwendigkeit eines ernsthaften und genauen Studiums ersetzt.[176]

Zwar sollte Freuds Psychoanalyse auch in anderen Sprachen attraktiv sein, nicht zuletzt deswegen betonte man die Verständlichkeit jeder Übersetzung. Zugleich konnte die Suche nach einer exakten wissenschaftlichen Terminologie für die Popularität zum Hindernis werden, wie dies auch bei einigen Sanskritanleihen der Fall war.

Auf einer anderen Ebene schließlich wirkten sich die Übersetzungsaktivitäten durchaus kulturprägend aus. Hier ist die

Karriere des bengalischen Begriffes »mon« aussagekräftig, erhielt dieser doch durch die Einordnung in eine wissenschaftliche Fachsprache neue Bedeutungsebenen, die bis heute im Bengalischen eine Rolle spielen.[177] Wie im Deutschen wurden auch im Englischen viele psychoanalytische Begriffe Teil der Alltagskommunikation, so etwa »repression«, »Freudian slip«, »libido« etc. Es gelang psychoanalytischem Wissen somit, sich in der jeweiligen Sprache abzulagern und insofern auch über Kulturgrenzen hinweg kulturprägend zu wirken.

8. Fazit: Die globale Psychoanalyse und ihre Grenzen

Bedingt durch die globalen Verbreitungsmechanismen und unterstützt von den Institutionen vor Ort konnte psychoanalytisches Wissen in den drei Städten vergleichsweise populär werden. Während es dafür in Berlin und London bereits vor dem Ersten Weltkrieg erste Anzeichen gab, holte Kalkutta in den frühen zwanziger Jahren zügig auf. Diese Popularität entfaltete sich über die jeweils relativ kleine Gruppe von Fachleuten in Medizin, Neurologie, Psychiatrie etc. hinaus in der breiteren Mittelschicht. Teilweise lässt sich diese Wirkung auf institutionelle Strategien zurückführen. Die psychoanalytischen Vereinigungen bemühten sich, ein breites Publikum für ihre Sache zu interessieren, wie etwa ihre Vortragstätigkeit dokumentiert. In Berlin sprachen zum Beispiel Karl Abraham oder Heinrich Koerber vor diversen Organisationen, wie dem Bund für Mutterschutz oder der Lessing-Hochschule.[178] In London sprachen

Jones und John C. Flügel an der London School of Economics oder an der University of London.[179] In Kalkutta hielten Bose, Berkeley-Hill und B.C. Ghosh Vorträge vor der Detective Training School, dem Bengal Technical Institute, dem Rotary Club oder dem Presidency Council of Women.[180]

Von Beginn an vermerkten die Vereinigungen regen Zuspruch aus einem interessierten Publikum. Aus Berlin meldete Abraham 1910: »Man sieht aber daraus, daß die Psychoanalyse in der Luft liegt.«[181] Und aus Kalkutta hieß es schon zwei Jahre nach Gründung der Vereinigung: »Das Interesse an der Psychoanalyse ist in Indien im beständigen Wachsen.«[182] Begleitet wurde dies durch regelmäßige, gelegentlich auch kritische Berichte in den Medien, was ich später noch erörtern werde. Dabei waren neben Kulturzeitschriften mit kleinerer Leserschaft zum Teil auch Tageszeitungen mit hoher Auflage beteiligt, so zum Beispiel in Großbritannien der *Daily Mirror* mit über einer Million Leserinnen (1920). Die beteiligten Redaktionen dürften zumindest angenommen haben, mit einem Artikel über die Psychoanalyse – und sei es einem skandalisierenden – auf Interesse zu stoßen.

Als ein weiteres Indiz für die zunehmende Popularität kann der Buchmarkt ins Feld geführt werden. Zwar ist es schwierig zu ermessen, welchen Einfluss die Bücher zur Psychoanalyse beim Publikum wirklich besaßen, zumal wichtige Angaben zur Auflagenhöhe und -anzahl oft fehlen. Gleichwohl bleibt die schiere Anzahl von Einzelveröffentlichungen in den drei Ländern (und darüber hinaus) erstaunlich. Die sicher nicht vollständige Bibliografie, die ich für dieses Projekt erstellt habe, enthält für den Untersuchungszeitraum ca. 200 einschlägige Buchpublikationen auf Deutsch, Englisch und Bengalisch. Dabei ist auch bemerkenswert, wie viele Autoren, die nicht zur psychoanalytischen Bewegung gehörten und damit kein unmittelbares professionelles Interesse verfolgten, sich berufen fühlten, psychoanalytisches Wissen zu popularisieren. Offenkundig teilten sie die Ansicht, dass es dafür ein Publikum gab. Genau dagegen regte sich Unbehagen in der psychoanalytischen Bewegung, wie bereits aus einem Bekenntnis von Jones aus dem Jahre 1909 abzulesen ist: »Es gibt hier so viel Vulgarisierung und Ausschlachtung von allem, dass man eine scharfe Waffe hat, wenn man auf den exakten wissenschaftlichen Aspekten des Themas beharrt, und das ist es, was ich zu tun gedenke.«[183] Die Geschichte der Psychoanalyse erschöpfte sich folglich in keiner der drei Städte in einer »reinen« Bewegungsgeschichte. Vielmehr prägte sich eine weltweite Popularität aus, die in ihrer sozialen Breite und globalen Verteilung für ein wissenschaftliches Gedankengebäude beachtlich war.

Vor Ort etablierte sich die Psychoanalyse jeweils, wie gesehen, in Institutionen wie Vereinigungen, Praxen, Kliniken und Instituten. Ähnelten sich damit die Grundstrukturen in den drei Städten, gab es bei einzelnen Aspekten doch lokale Besonderheiten. So unterschied sich etwa die Ausbildung am Institut in Kalkutta dadurch, dass die Kandidatinnen wesentlich stärker allgemeines psychologisches und naturwissenschaftliches Wissen vermittelt bekamen. Dies war offenkundig ein heikler Punkt, wurde doch die psychoanalytische Ausbildung in Kalkutta international nicht anerkannt. Das verweist auf zwei Aspekte: Zum einen konnten sich Institutionen lokal so ausprägen, dass sie vom globalen Ganzen zu sehr abwichen. Das konnte innerhalb der psychoanalytischen Bewegung Sanktionen nach sich ziehen. In diesem Fall kam es nur indirekt zu Ermahnungen, wahrscheinlich weil Kalkutta aus Sicht der Europäer nicht wichtig genug war. So gestand man den Vereinigungen, die aus europäischer Sicht an den Rändern der psychoanalytischen Welt lagen, mehr Spielraum zu. Dies verdeutlicht allerdings auch die Machtunterschiede innerhalb der psychoanalytischen Bewegung.

Zum anderen wird damit offenkundig, dass es nicht ausreichte, wenn man nur die institutionellen Bedingungen für eine reibungslose Zirkulation von psychoanalytischen Ideen geschaffen hatte. Die Psychoanalyse beschränkte sich eben nicht auf ein Gedankengebäude, sondern stellte eine therapeutische Praxis dar, die eingeübt werden musste. Schon die Ausbildungsreisen und tendenziell auch der Besuch von Kongressen verdeutlichten daher, dass entsprechendes Wissen zumindest zeitweise durch Kommunikation unter Anwesenden vermittelt werden musste. Im nächsten Kapitel über die psychoanalytische Praxis werde ich herausarbeiten, welche Auswirkungen der Mangel an direkter Auseinandersetzung haben konnte. Wissenstransfer war zwar letztlich auch das wesentliche Ziel globalisierender Strukturen wie Briefverkehr, Zeitschriftenkommunikation, Verlagswesen oder Übersetzungsleistungen, aber das schuf nur ein – aus europäischer Perspektive – geringes Maß an Gemeinsamkeiten. Dass den Psychoanalytikerinnen in Kalkutta kein Austausch unter Anwesenden mit der restlichen Welt möglich war, stellte ein Problem dar, das charakteristischerweise bei der Ausbildung von Novizen aufkam. Wenn man nicht sicher sein konnte, wie eine Psychoanalytikerin in der Praxis arbeitete, weil man sie nicht selbst eingearbeitet hatte, zweifelte man schnell an ihrer Qualifikation als Meisterin, die Lehrlinge in die Zunft einzuweisen hatte. Globalgeschichtlich betrachtet, ermöglichte dies aber auch einen Grad an Freiheit, den die Psychoanalytiker vor Ort für ein innovatives Vorgehen nutzen konnten.

Dennoch sollte man das, was durch die Institutionalisierung der globalen Psychoanalyse erfolgreich zirkulieren konnte, nicht geringschätzen: Psychoanalytische Ideen und Praktiken wanderten über Grenzen hinweg und veränderten – als wären sie intellektuelle Handelsgüter – die Orte, die sie erreichten. Welche Bedeutung diese Reisekultur besaß, bemerkt man en passant in den Berichten aus Kalkutta. Bose hatte viele Jahre versucht, für ihn lesbare Informationen über die Psychoanalyse zu erhalten. Als die ersten englischen Übersetzungen von Freuds Werken auf dem Markt verfügbar wurden, ließ er sich diese sofort aus Großbritannien zuschicken. Später verlieh er diese Kostbarkeiten an Interessierte weiter.[184] Der Aufbau einer Bibliothek wurde für die Indische Psychoanalytische Gesellschaft zu einem vordringlichen Ziel der ersten Jahre. Bereits einige Wochen nach ihrer Gründung fragte Bose bei Jones in London nach, ob jedes Mitglied die *Internationale Zeitschrift für Psychoanalyse* abonnieren müsse. Diese sei schließlich auf Deutsch, so dass sie in Kalkutta kaum jemand lesen könne. Man wolle das Geld lieber für die Bibliothek bereitstellen, da es vor Ort kaum psychoanalytische Literatur gebe.[185] Als sie in Kalkutta schließlich einen Grundstock an Büchern zusammengestellt hatten, eröffneten sie eine Leihbibliothek. Zwar existierten auch in Berlin und London solche Institutionen, doch verfügte nur die in Kalkutta über einen eigenen Bibliothekar und einen Austräger für die Bücher.[186] Wer die Mitgliedsgebühren für die Vereinigung säumig blieb, dem drohte als wichtigste Sanktion ein Ausleihverbot, was die Bedeutung dieses Zugangs zu Informationen verdeutlicht.

Das Problem der Zeitschriftenabonnements tauchte auf dem Psychoanalytischen Kongress in Luzern 1934 wieder auf. Mit der Gründung des englischen *International Journal* wurde es für alle Mitglieder der Internationalen Psychoanalytischen Vereinigung verbindlich, beide Zeitschriften zu beziehen. Anders konnten die aufwendig hergestellten Fachblätter nicht am Leben erhalten werden. Gegen diese Regelung regte sich in der Pariser Gruppe Widerstand, da man dort nicht die Sprachkenntnisse besaß, um die Journale zu lesen. Dem entgegnete Ernest Jones als IPV-Präsident trocken, »daß eine internationale Zusammenarbeit auf Grund der Kenntnis einer einzigen Sprache einfach unmöglich sei«.[187] Tatsächlich war hier eine Grenze erreicht: Wie konnten die Französinnen Teil dieser globalen Bewegung sein, wenn sie Entscheidendes weder auf Deutsch noch auf Englisch lesen konnten und es unübersetzt blieb? Auch wenn sich dies längst nicht so offensichtlich und einfach darstellte, wie es den Teilnehmern in Luzern vorgekommen sein mag, so stimmt es natürlich: Wer an internationaler Kommunikation in einem globalen System, zu dem die Psychoanalyse im frühen 20. Jahrhundert geworden war, teilhaben wollte, musste bereit sein, sich die kommunikativen Voraussetzungen dafür anzueignen. Auch hier mag einer der Gründe liegen, weshalb die Psychoanalyse in der frankophonen länger als in der englischsprachigen Welt brauchte, um sich zu etablieren.

Demgegenüber müssen wir uns den bengalischen Austräger in Kalkutta vorstellen, den sich die Indische Psychoanalytische Gesellschaft leistete. Trug er die neueste Ausgabe des *International Journal of Psycho-Analysis* von einem Mitglied der Vereinigung zum anderen? Oder war es ein Buch wie Oskar Pfisters *Die psychoanalytische Methode*, das zuerst 1913 auf Deutsch, dann 1917 in einer englischen Übersetzung von Charles R. Payne in New York und – parallel dazu – in London erschienen war? In der Welt der Psychoanalyse überwand der Buchausträger als Letzter den leeren gelben Raum und verband die schwarzen Punkte: durch die Straßen Kalkuttas, vielleicht in einer Rikscha sitzend, vielleicht durch Pfützen des Monsunregens watend. In ihm erkennen wir den letzten Mittler zwischen den Welten, der – am Ende einer langen Kette von Übersetzungen, Übertragungen und Überfahrten – ein in Kalkutta kostbares Gut verteilte, halbtags ...

Der Muslim, der die Gefahr mehr liebte als sich selbst

In den späten zwanziger Jahren entschloss sich ein junger, gebildeter Muslim aus Kalkutta, eine neuartige moderne Behandlungsform auszuprobieren. Für seine merkwürdigen Beschwerden konnte er bei einem Allgemeinarzt kaum Abhilfe erwarten.[1] Also fand er sich zum verabredeten Zeitpunkt in der Parsibagan Lane 14 ein, einer direkt hinter dem University College of Science and Technology gelegenen Straße. Dort wurde er in einen abgedunkelten Raum geführt, an dessen Wänden Regale voller Büchern standen, nicht wenige davon in englischer Sprache. Ihm kam ein freundlich lächelnder Hindu mit rundlichem Gesicht und kleinem Schnauzbart in einem makellosen weißen Beinkleid (*dhoti*) entgegen. Das war also Girindrasekhar Bose, der »verrückte Arzt«, wie ihn hier viele nannten, weil sie nicht wussten, was ein Arzt für Verrückte sein sollte. Freilich, ganz sicher war der junge Muslim sich auch nicht. Bose geleitete ihn in eine Ecke, er sollte auf einem Liegestuhl Platz nehmen, wie er sie bisher nur auf den Schiffen der Briten gesehen hatte. Ungewöhnliche Position, fand er, so zwischen Liegen und Sitzen! Bose setzte sich hinter ihn. Er konnte den »Verrückten-Arzt« nicht mehr sehen, schon bevor dieser ihn aufforderte, seine Augen zu schließen und alles zu erzählen, was ihm in den Sinn kam.

Der junge Muslim begann, von den Rikschafahrten durch Kalkutta zu berichten, die er unternommen hatte, während gewalttätige Unruhen zwischen Hindus und Muslimen tobten. Wie hatte er sich von der Gewalt angezogen gefühlt! 1926 kam

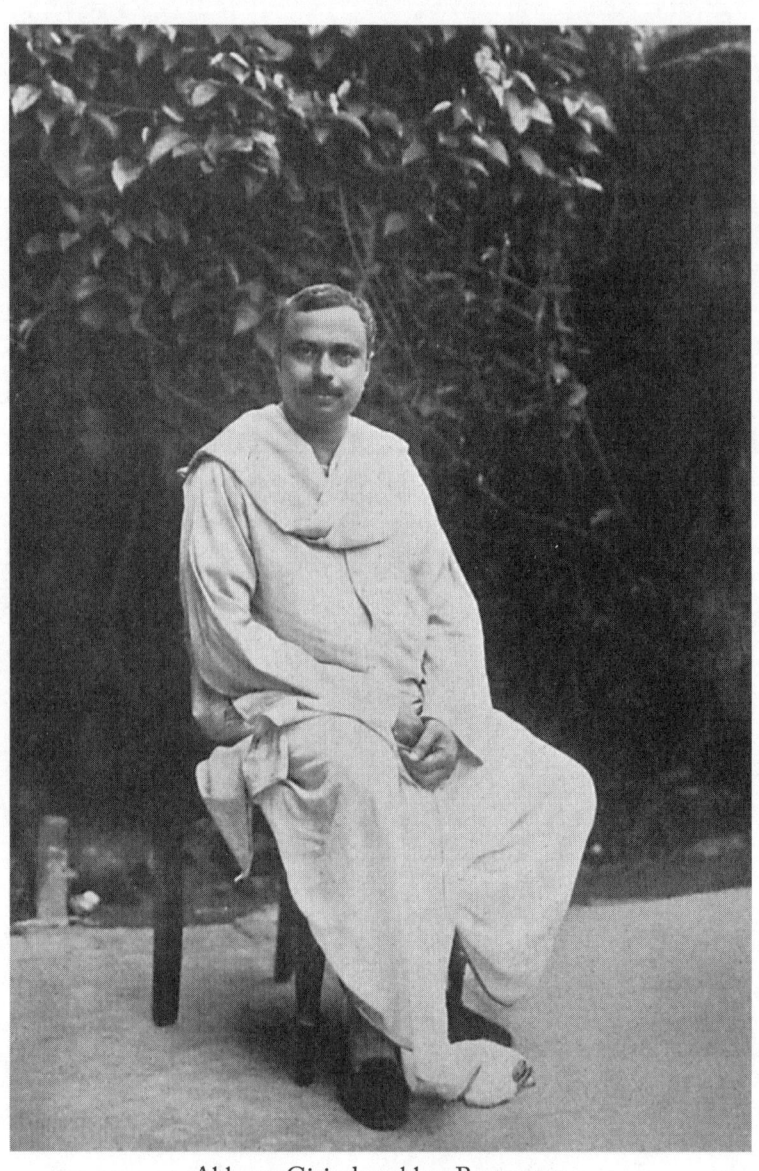

Abb. 13 Girindrasekhar Bose, 1931.

es zu elf verschiedenen Ausschreitungswellen in Bengalen, wovon die ersten und verhängnisvollsten in Kalkutta stattfanden, in drei Schüben von April bis Juli. Eine Prozession von Anhängern der Arya Samaj, einer radikalen hinduistischen Reformbewegung, die im späten 19. Jahrhundert entstanden war, löste im April die ersten Tumulte aus. Als der Umzug an einer lokalen Moschee vorbeiführte, wo der Muezzin gerade seinen *Adhān*-Ruf zum Gebet ertönen ließ, brachten die laute Musik und das Trommeln der Hindus die Muslime so in Rage, dass sie gewalttätig wurden. In den folgenden Tagen und Wochen wurden Moscheen sowie Hindutempel, aber auch Polizeistationen und städtische Transportmittel attackiert. Geschäfte wurden geplündert und viele Händler ermordet. Insgesamt starben 110 Personen, fast 1000 wurden verletzt. Die Exzesse verdeutlichten, wie rapide sich die Beziehungen zwischen Hindus und Muslimen verschlechtert hatten.

Der junge Muslim hatte sich in große Gefahr begeben, als er mit der Rikscha zu den Brennpunkten der Auseinandersetzung geeilt war. Es ist nicht bekannt, ob er einen Bart oder Kleidung wie den traditionellen Wickelrock *lungi* trug, so dass Hindus ihn als Muslim hätten erkennen können.

Während der junge Mann Bose von seiner Faszination für die Gewalt berichtete, erzählte er merkwürdigerweise zugleich von seinen Ängsten, vor allem der Vorstellung, von hinten niedergestochen zu werden. Selbst Wochen später, als die Ausschreitungen wieder abgeflaut waren, verfolgte ihn diese Angst. Obwohl er natürlich wusste, dass dieses Gefühl nunmehr jeder Grundlage entbehrte, konnte er nur noch eingeschränkt arbeiten, verriegelte zu Hause die Türen und Fenster und ging nicht mehr allein auf die Straße. Nach einigen Analysestunden drängte sich ihm plötzlich eine andere Emotion auf: Nun fühlte er sich stark, obwohl er sich zuvor als schwächlich beschrieben hatte. Jetzt traute er sich unversehens aggressive Angriffe auf Rabauken und Rowdys zu, ja, er gierte geradezu danach. Es stellte sich heraus, dass Gewaltexzesse schon seit Kindertagen, als er Bandenboss gewesen war und Jüngere tyrannisiert hatte, eine erhebliche Faszination auf den jungen Muslim ausübten. Er war schon immer des Hasses fähig gewesen. Bose fasst seine Symptome zusammen: »Der Patient hatte Angst davor, von Rowdys erstochen zu werden; in seinen Abwehrfantasien attackierte er sie.«[2]

Die Beschreibung dieser Aggression war Boses Patient sichtlich unangenehm: Der junge Muslim schämte sich. Schnell war Bose überzeugt, dass es dabei eine erhebliche sexuelle Komponente geben musste, und vermutete dahinter einen Wunsch nach aktiver Homosexualität. In der Behandlung setzte Bose nun auf eine aktive Therapie, die er von Sándor Ferenczi übernommen hatte. Jeder Wunsch, davon war Bose überzeugt, verband sich mit einem Gegenwunsch, der im Unbewussten verborgen lag. Im Fall des jungen Muslims hieß das: Sein Wunsch nach aktiver war an einen Wunsch nach passiver Homosexualität gekoppelt. Boses Therapie beruhte auf der Grundidee, ein Wechselspiel der gegensätzlichen Wünsche in Gang zu setzen, wodurch sich mit der Zeit die Symptome abschwächen sollten. Ein erfahrener Therapeut wie er konnte dieses Spiel beschleunigen und so aktiv die Behandlung verkürzen. Bose fragte daher seinen Patienten, ob er in einem Traum, den sie gerade besprachen, nicht den unbewussten Wunsch hege, das Objekt eines homosexuellen Aktes zu werden. Obwohl er diese Deutung zunächst scharf ablehnte, träumte der muslimische Patient in den folgenden Tagen ein entsprechendes Szenario. Auch wurde ihm die Erinnerung an einen sexuellen Missbrauch durch einen Bediensteten zugänglich, bei dem er die passive Rolle eingenommen hatte. In den folgenden Therapiestunden wechselten sich die aktiven und passiven homosexuellen Wünsche immer schneller ab, bis es dem jungen Mann möglich war, beide gleichzeitig zuzulassen und zu akzeptieren. Zu diesem Zeitpunkt verschwanden seine Angstzustände wie seine aggressiven Gewaltfantasien.

In einem städtischen Klima, in dem sich Muslime und Hindus zunehmend voneinander abgrenzten, war es von Belang, dass ein Muslim zu einem Hindu in die Therapie ging. Obwohl die Psychoanalyse in Kalkutta zumeist eine Sache der lokalen *Bhadralok*-Elite, also der westlich orientierten, Bengalisch sprechenden Hindumittelschicht war, entwickelten vereinzelt auch gebildete Muslime wie dieser Patient Interesse an ihr. Das sich verschlechternde Verhältnis zwischen den beiden Gruppen war derweil auch unter den Psychoanalytikern ein Thema geworden, und dies bereits vor den gewalttätigen Zusammenstößen von 1926. Am 26. August 1925 traf sich der Führer der indischen Unabhängigkeitsbewegung, Mahatma Gandhi, mit der Indischen Psychoanalytischen Gesellschaft, um über die wachsende Feindschaft zwischen Hindus und Muslimen zu diskutieren. Das britische Mitglied Owen Berkeley-Hill hatte einen Text zur Hindu-Muslim Unity verfasst, der in der Vereinigung erörtert, als Diskussionsgrundlage an Gandhi verschickt und im *International Journal of Psycho-Analysis* veröffentlicht wurde.

Die großen emotionalen Spannungen zwischen den beiden Gruppen glaubte Berkeley-Hill nur psychoanalytisch erklären zu können, weil diese Wurzeln im Unbewussten haben mussten. Er sah zwei Gründe für den Hass: Unbewusst verbänden Hindus das Land Indien mit Mütterlichkeit und würden die

Muslime als (männliche) Invasoren betrachten. Die Drohung einer derart sexuell aufgeladenen Machtübernahme erzeuge in den Hindus bitteren Hass. Wichtiger erschien Berkeley-Hill aber der zweite Grund, und hierfür griff er auf religionspsychologische Überlegungen zurück, wie sie in der psychoanalytischen Bewegung seit Freuds *Totem und Tabu* verbreitet waren. Muslime würden die für Hindus heiligen Kühe schlachten, und dieser Mord an einem Totemtier lasse besonders starken Hass entstehen. Um die Konflikte zu befrieden, schlug Berkeley-Hill den Ausweg eines gemeinsamen Rituals vor: »[J]ede Versöhnung zwischen Hindus und Muslim [sic!] würde als Hauptelement eine Form von Zeremonie erfordern, bei der Kühe getötet und von Hindus und Muslim [sic!] in einer geheimen Sitzung, entweder wirklich oder symbolisch, gegessen werden.«[3]

Der britische Psychoanalytiker nahm also unverkennbar die Perspektive seiner hinduistischen *Bhadralok*-Kollegen in der Vereinigung ein, so dass die Muslime als Verursacher der Misere dastanden. Charakteristisch für eine psychologisierende Sichtweise, entwickelte er wenig Verständnis für die komplexen sozialen Faktoren, die zu den Gewaltexzessen von 1926 geführt hatten. Diese Betrachtungsweise besaß zudem für Berkeley-Hill den Vorteil, die bedeutsame Rolle ausblenden zu können, welche die britische Kolonialmacht bei diesen Konfrontationen spielte. Er persönlich und die Briten allgemein erschienen wie die ehrlichen und kultivierten Vermittler in einem wahnsinnigen Treiben unter hoffnungslos irrationalen Halbprimitiven.

In der Debatte zeigte sich Gandhi besonders interessiert an den unbewussten Beweggründen für die Konflikte. Weniger überzeugt war er davon, dass dem Töten von Rindern solch entscheidende Bedeutung zukam, weshalb er auch bezweifelte, dass ein gemeinsames Schlachtritual etwas bewirken könnte. In pessimistischer Voraussicht meinte Gandhi bereits 1925, es müsse wohl erst zu Gewaltexzessen kommen: »Er glaubte, dass erst ein, zwei, drei extreme Schlachten die Massen von der Vergeblichkeit solcher Kämpfe überzeugen würde, die von den lokalen streitsüchtigen Teilen beider Gruppen organisiert seien.«[4] Allerdings hatten die Gewaltausbrüche 1926 keineswegs den von Gandhi erhofften Effekt. Sie brachten langfristig kaum jemanden zur Vernunft, wie die blutige Geschichte der Auseinandersetzungen zwischen den beiden Gruppen bis zur Staatsgründung von Indien und Pakistan und weit darüber hinaus offenbarte.

In gewisser Hinsicht litt der junge Muslim, der zu Bose in die psychoanalytische Behandlung kam, an Symptomen, die die beiden Gruppen voneinander zu trennen begannen. Wie viele andere, die an öffentlichen Plätzen zusammenströmten, als sich die Tumulte ankündigten, fuhr auch er mit der Rikscha los: getrieben von großem Hass und gewaltiger Aggression, in der Absicht, es den (anderen) Rowdys zu zeigen. Zugleich hatte er Angst vor den Massen und der Gewalt: Angst, von hinten niedergestochen zu werden. Die gesichtslose Gewalt fürchtend, wütete er gegen gesichtslose Gegner. Die Psychoanalyse konnte das nur auf Geschehnisse in seinem Inneren und in seiner sexuellen Vergangenheit zurückführen. Unabhängig davon, ob wir eine solche psychologische Erklärung für kollektive Gewaltausbrüche nachvollziehen können, gilt die Erkenntnis, dass Angst und Hass bei dem jungen Muslim ein verhängnisvolles Wechselspiel entfalteten, für ganz Kalkutta im Jahre 1926. Nur wie behandelte man die gewalttätigen Emotionen großer Gruppen, gar einer ganzen Stadt?

II. BEHANDLUNGEN

Wie die psychoanalytische Therapie
weltweit funktionierte

1907 wurde eine 22-jährige Frau in die private Heil- und Pflegeanstalt Berolinum in Berlin-Lankwitz eingeliefert. Sie klagte über den »unwiderstehlichen Zwang«, »Schmucksachen,
Steine und Ringe zu stehlen«.[1] Ein schlecht beleumundeter
Theaterdirektor hatte ihr einen Brillantring im Austausch für
Zuneigungen angeboten. Sie hatte sich auf den Handel einge-
lassen, erhielt den Ring aber nach dem sexuellen Verkehr nicht.
Stattdessen stahl sie ihn. Um den teuren Ring an ihrem Finger
zu erklären, musste sie ihrer Familie eine Verlobung vortäu-
schen, ohne jedoch den Bräutigam vorstellen zu können. Nach
weiteren Verwicklungen kam die Sache schließlich ans Licht,
und die junge Frau wurde zu einer Gefängnisstrafe von vier
Wochen verurteilt. Anschließend begab sie sich in die Heil-
anstalt.

Der Zeitpunkt verlieh dem Fall der 22-Jährigen besonderes
Gewicht: Gerade begann sich die Psychoanalyse als neue Methode in Berlin zu etablieren. Mit hoher Wahrscheinlichkeit
war die junge Frau die erste psychoanalytische Patientin der
Stadt, wenn man die Behandlung, die ihr zuteilwurde, so nennen kann. An ihrem Fall lässt sich verdeutlichen, wie jemand
zu diesem frühen Zeitpunkt psychotherapeutisch behandelt
wurde und welche Rolle dabei die Psychoanalyse spielte. Welches Wissen stand bereit, um das psychische Problem der jungen Frau zu verstehen? Was erklärte ihren unwiderstehlichen

Wunsch, Wertgegenstände zu besitzen? Welche Methoden waren vorhanden, um sie zu heilen?

Am Berolinum nahm sich der zuständige Oberarzt, der Mediziner und Psychiater Otto Juliusburger, der neuen Patientin an. In einer eingehenden Untersuchung wollte er herausbekommen, woran sie litt, welche Ursachen ihr Leiden hatte und wie sie behandelt werden konnte. So forschte er nach biografischen Details und erfuhr, dass sich die Faszination für Schmuck bis in die Kindheit der Frau zurückverfolgen ließ. Sogar die Verbindung zu einem sexuellen Missbrauch im Kindesalter drängte sich auf. Damit stand für Juliusburger außer Frage, dass dem »Triebe, zu stehlen«, »geschlechtliche Erregungen« zugrunde liegen mussten.[2] Damals wurde dieses Leiden gemeinhin als »Kleptomanie« bezeichnet.[3] Gerade weil sie so beiläufig und selbstverständlich erscheinen, muss man sich die Wörter vergegenwärtigen, mit denen sich Juliusburger das Problem seiner Patientin erklärte. Sie leide unter einem inneren Zwang, etwas stehlen zu müssen, und dieser lasse sich seit Kindertagen auf sexuelle Erregung zurückführen. Hier scheint ein Denkmuster auf: Ein erregter Körper entwickelt den Drang, eine impulsive Spannung durch eine Handlung abzuführen.

Der Fall der jungen »Kleptomanin« interessierte den Lankwitzer Psychiater so sehr, dass er an ihr eine neue Behandlungsmethode ausprobierte: »Die Kranke legte sich auf eine Chaiselongue, der Arzt legte die Hand auf die Stirn der Kranken und forderte sie auf, an nichts zu denken, aber genau aufzupassen, ob etwas vor die Augen trete, oder ob sie sonst eine Wahrnehmung oder Empfindung bekommen werde.«[4] Überrascht stellte Juliusburger fest, dass die Patientin im Liegen alle vergangenen Ereignisse noch einmal durchlebte. Um sie zu beruhigen, sprach er suggestiv zu ihr, so dass sie einschlief.[5] Als sie erwachte, brach sie in Tränen aus und wunderte sich darüber, dass sie auf einer Couch lag.

Die Beschreibung erinnert mit den zentralen Elementen Couch und liegende Position an das psychoanalytische Setting, wie es hier schon im Kontext von Freuds Behandlungszimmer erwähnt wurde.[6] Auf den zweiten Blick fallen allerdings einige Aspekte auf, die man bei Freud nicht findet: das Handauflegen, die Suggestion, die Aufforderung, an nichts zu denken und stattdessen Bilder und Wahrnehmungen wiederzugeben. An dieser Stelle offenbart sich etwas Grundlegendes: Offensichtlich war Juliusburger nicht vollkommen klar, wie eine psychoanalytische Behandlung ablaufen sollte. Er mischte andere therapeutische Elemente darunter, aber woher stammten diese? Wie muss man das Verhältnis dieser Techniken zur Psychoanalyse verstehen? In der Tat verweisen dieser Fall und Juliusburgers Behandlungsweise auf die Vielschichtigkeit einer therapeutischen Kultur, in der die Psychoanalyse nur eine von unterschiedlichen Möglichkeiten war, psychotherapeutisch tätig zu werden. 1907 war noch gar nicht eindeutig geklärt, was als *die* psychoanalytische Therapie zu gelten hatte.

Im Zentrum dieses Kapitels steht die therapeutische Praxis, das heißt die Art und Weise, wie Psychoanalytikerinnen ihre Patienten behandelten, um ihre Heilung zu befördern. Dafür ist es notwendig, die Geschichte dieser Behandlungsform nicht in erster Linie als eine Abfolge von (Freuds) Ideen zu betrachten. Psychoanalytische Ideen und entsprechendes Wissen entwickelten sich aus der Beobachtung der therapeutischen Praxis – und nicht etwa andersherum. Aus diesem Beobachtungswissen zogen die Analytikerinnen theoretische Schlüsse. Das Feld psychotherapeutischer Praktiken war allerdings größer und älter als Freud und die Psychoanalyse. Deshalb müssen wir die Umbruchsituation, also den Moment, als diese neue Behandlungsweise in die Welt kam, genau studieren. Es lohnt sich außerdem, dies an verschiedenen Orten zu wiederholen: Welche psychoanalytische Therapie bildete sich in Berlin, London und Kalkutta heraus? Orientierten sich die Therapeuten strikt an Freuds Vorgaben? Kannten sie diese überhaupt? Wie groß waren die Gemeinsamkeiten und die Unterschiede? Dafür ist es nötig, noch einmal an die lokalen Anfänge der psychoanalytischen Bewegung zurückzukehren. Die eben erzählte Geschichte der Institutionalisierung wird dabei freilich nicht wiederholt, da es nunmehr um eine Geschichte der Praxis gehen muss.

Doch sollte uns nicht nur die Phase der Entstehung und Durchsetzung einer psychoanalytischen Therapie interessieren. Eine Praxisgeschichte der Psychoanalyse muss auch deren Abläufe erhellen können: Welche Patienten nahmen dieses Angebot in Anspruch? Welche Krankheiten wurden behandelt, und welche Diagnosen wurden gestellt? Eine Geschichte der psychoanalytischen Praxis ist auch die Geschichte eines Möbelstücks, der Couch, deren emblematisches Exemplar in Freuds Behandlungszimmer stand. Wie hatte die Couch eine solch herausragende Stellung erlangen können? Wurde das gleiche Setting in Berlin, London und Kalkutta auf die gleiche Weise genutzt? Was passierte auf der Couch, und wie sah die psychoanalytische Behandlungsform konkret aus? Ich versuche einige ihrer Grundelemente herauszuarbeiten, werde aber zugleich – insbesondere mit Verweis auf Kalkutta – verdeutlichen, dass es dabei lokale Varianten gab. Schließlich kann eine Praxisgeschichte der Psychoanalyse der Frage nicht ausweichen, wie diese Therapieform wirkte und was das über die Psyche und ihre Geschichte aussagt.

Es lohnt sich also, eine grundlegende Frage erneut zu stellen: Was machte die psychoanalytische Behandlungsweise aus? Einfache Antworten helfen hier kaum weiter, nicht zuletzt weil die heutige psychoanalytische Therapie nicht automatisch der damaligen entspricht. Nach Freuds Tod kam es zu erheblichen technischen und theoretischen Veränderungen. In Reaktion darauf entstand eine orthodoxe Variante, die sich bis in die Gegenwart eng an die Vorgaben Freuds zu halten versucht. Auch diese Version kann nicht vorschnell mit Freuds Praxis gleichgesetzt werden, schließlich erlaubte sich Freud Abweichungen von seinen eigenen Vorgaben, für die er von den heutigen Orthodoxen wohl zu einem Häretiker gestempelt würde.[7]

Eine besondere Schwierigkeit stellt hier die Quellenlage dar.[8] Wie findet man geeignete Quellen, um an das heranzukommen, was in den Analysestunden wirklich passierte? Die meisten Studien zur psychoanalytischen Praxis und Technik nutzen Berichte von Freuds Patienten, um Einblicke in seine Therapie zu bekommen.[9] Dabei werden zwei Probleme deutlich: Zum einen konzentriert sich die Debatte damit auf Freuds Praxis. Seine Behandlungsweise wird zur Norm, und die Techniken anderer Psychoanalytikerinnen, so sie überhaupt erörtert werden, erscheinen zumindest potenziell als Abweichung. Die Frage ist jedoch, welche historische Rolle Freud in der Praxisgeschichte der Psychoanalyse spielte. Zweitens ignorierten die Psychoanalysehistorikerinnen oft die Art der Quellen, die sie für die Untersuchung heranzogen.[10] Viele der Berichte entpuppen sich bei näherer Betrachtung als nachträgliche Erinnerungen von Personen, die anschließend selbst Analytiker wurden und bei Freud eine Lehranalyse unternahmen. Die Quellen stellen damit retrospektive Erinnerungen an eine Praxis dar, in die sich die Überzeugungen der zukünftigen Standesvertreter mischten. Die Lehranalysandinnen besaßen oft eine hohe Identifikation mit dem Begründer ihrer Zunft. In den Berichten selbst erkennt man außerdem an vielen Stellen, dass sich eine Lehranalyse von der »normalen« therapeutischen Praxis unterschied, unter anderem weil sich Freud dabei anders verhielt und zum Beispiel seinen Schülern mehr erklärte, als dies sonst der Fall war.

Ich möchte hier die psychoanalytischen Praktiken in ihrer Vielfalt selbst in den Blick nehmen. Dafür ziehe ich die Patientenberichte zu Rate, wenn auch stets eingedenk ihrer oben genannten Problematik. Zudem würdige ich die offizielle Literatur in Artikeln, Handbüchern, Selbstauskünften, also die Debatten unter den Analytikerinnen. Dabei spielen auch die darin enthaltenen Vorgaben für die Praxis eine wichtige Rolle. Letztlich läuft mein Vorgehen auf den Versuch hinaus, die Kernpunkte in beiden Quellengattungen zu rekonstruieren, ggf. gegen den Strich zu lesen und auf grundlegende Gemeinsamkeiten, aber auch individuelle Ansätze hin zu befragen, wie die psychoanalytische Therapie praktisch um- und eingesetzt wurde.

1. Die parallele Erfindung der Psychoanalyse

Otto Juliusburger berichtete über den Fall der 22-jährigen »Kleptomanin« am 14. Dezember 1907 vor dem Psychiatrischen Verein in Berlin.[11] Karl Abraham war, wie oben berichtet, erst wenige Tage zuvor nach Berlin umgezogen. Die Gründung der Berliner Psychoanalytischen Vereinigung, an der auch Juliusburger beteiligt sein sollte, lag noch in der Zukunft. Als Oberarzt am Berolinum verfügte Juliusburger bereits über umfangreiche Erfahrungen und war somit in eine bestehende therapeutische Praxis eingebunden. In der Tat lassen sich die Versuche, Personen mit psychischen Problemen und Geisteskrankheiten zu heilen, historisch weit zurückverfolgen. Dabei werden einige kulturspezifische, aber auch einige frühe, global verbreitete Behandlungsformen sichtbar.[12]

Therapien vor Freud: Die globale Hypnosebewegung

Spätestens im Mesmerismus, der sich Ende des 18. Jahrhunderts herausbildete, gründete sich eine therapeutische Praxis auf eine wissenschaftliche Theorie. Franz Anton Mesmer entwickelte den animalischen Magnetismus und begann, ihn therapeutisch anzuwenden. Dabei konnte ein Behandlungssetting so aussehen, dass sich der Magnetiseur und der Patient gegenübersaßen, sich mit den Knien berührend, so dass ein Strömungskreislauf zwischen ihnen entstand.[13] Oft strich Mesmer mit den Händen über den Körper seiner Patienten. Allerdings verwandte er relativ unterschiedliche Einwirkungsformen, unter anderem solche mit mehreren Personen gleichzeitig, da sich dadurch seiner Ansicht nach die Suggestivwirkung erhöhte.[14] Sein Schüler Armand Marie Jacques de Chastenet de Puységur setzte seine Ideen fort und experimentierte vor allem mit einem hypnotischen Schlaf.[15] Er erweiterte das Spektrum an Behandlungsformen, zum Beispiel indem er kollektive Séancen in Dörfern durchführte, bei denen mehrere Personen mit Seilen an einem »magnetisierten« Baum verbunden wurden.[16] Ab Mitte des 19. Jahrhunderts entstand aus dem Mesmerismus der Hypnotismus, also mehr oder weniger systematische Versuche, den hypnotischen Schlaf für therapeutische Zwecke einzusetzen, unter anderem auch an Patientinnen mit schweren psychischen Störungen. Gegen Ende des Jahrhunderts erhielten diese Vorstellungen allmählich akademische Weihen; sie wurden vor allem in Frankreich in zwei unterschiedlichen Varianten vertreten: von Hippolyte Bernheim und der Schule von Nancy sowie von Jean-Martin Charcot am Pariser Krankenhaus Salpétrière.[17] In diesem Kontext wurde der Hypnosezustand auch verstärkt Gegenstand experimenteller Studien, um über seine Qualitäten wie vor allem über seine Auslöser und Effekte empirische Daten zu erhalten.[18] Parallel dazu war man mit dem praktischen Problem konfrontiert, einen Einsatz der Hypnose unter konstanten Bedingungen zu ermöglichen, um die immer gleichen Effekte beim Patienten hervorrufen zu können.

Mesmerismus wie Hypnotismus waren sehr populäre Heilmethoden, verbanden sie sich doch nahtlos mit beliebten Spektakeln.[19] So feierte der dänische Hypnotiseur Carl Hansen 1879/80 mit seiner Hypnoseshow in Berlin, Breslau, Leipzig und anderswo weithin beachtete Erfolge.[20] Nicht weniger wichtig war die transnationale Verbreitung ihrer therapeutischen Anwendung.[21] In Europa erwies sich zunächst Frankreich als wichtiger Nährboden. Schon Mesmer war vor allem in Paris tätig gewesen, aber auch der Hypnotismus verbreitete sich über Bernheim in Nancy und in Paris über Charcot sowie später über Pierre Janet. Im deutschen Sprachraum hielten diese Ideen und Praktiken im 19. Jahrhundert ebenfalls Einzug, insbesondere unter Ärzten, Psychologen, aber auch unter Laien.[22] In Großbritannien entwickelte sich ein beachtliches Interesse für den Hypnotismus, wie beispielsweise an der Society for Psychical Research erkennbar ist.[23] Die Einflusssphäre von Hypnose und Hypnotismus ging jedoch früh über diese Regionen hinaus.

In Indien und insbesondere in Kalkutta wurde Mesmerismus bereits Mitte des 19. Jahrhunderts angewendet. Der britischstämmige Arzt und Chirurg James Esdaile entwickelte in Kalkutta die Hypnosechirurgie, das heißt, er versuchte, Patienten mit mesmerischen Methoden in einen hypnotischen Schlaf zu versetzen und dann zu operieren.[24] Esdaile führte diese Methode an einem Krankenhaus in Kalkutta ein und plädierte dafür, dies auch an anderen Orten im Land zu wiederholen.[25] Seine Hypnosevariante erfreute sich insbesondere unter bengalischen Patientinnen großer Beliebtheit und zog das Interesse einer Bengalisch sprechenden Hindumittelschicht auf sich, die seine Bemühungen auch finanziell zu unterstützen begann. Darüber hinaus wurden Esdailes Verfahren von lokalen Heilern und Hypnotiseuren übernommen und nachgeahmt.[26]

Im frühen 20. Jahrhundert waren hypnotisches Wissen und Praktiken dazu in Indien weit verbreitet. In Zeitschriften erschienen entsprechende Überblicke.[27] Indische Tageszeitungen versorgten ihre Leserschaft mit Reportagen über Hypnose. So fanden sich auf den Seiten der in Bombay erscheinenden *Times of India* relativ häufig Berichte zum Thema, selbst Leitartikel beschäftigten sich mit der Mode.[28] Die Buchhandlung Thacker & Co in Bombay bot immer wieder Bücher über Hypnotismus feil.[29] Ein Dr. Chowan offerierte im April 1903 den praktischen Kurs »Kunst des Hypnotismus mit Versuchen und Experimenten, wie unterrichtet in London«.[30] Im Oktober 1892 hielt Dr. Dhunjeeshah R. Tata einen Vortrag über Hypnotismus vor zahlreichen britischen wie indischen Zuhörern – unter ihnen »einige europäische und einheimische Damen«, wie der Bericht vermerkt.[31] 1905 lief in Bombays Novelty Theatre die Hypnoseshow der »world's entertainers« Alvaro and Zeman.[32] Der australische Zauberer und Hypnotiseur Dr. Richard Rowe reiste – zusammen mit seiner Frau Mystic Mora – zwischen 1916 und 1920 um die ganze Welt und gab auch in Indien einige Vorstellungen, so im Dezember 1920 im Großen Opernhaus von Kalkutta.[33]

Offenkundig hatte sich der Hypnotismus im Laufe des 19. und frühen 20. Jahrhunderts weltweit ausgebreitet. So war ein globales therapeutisches Feld entstanden, in dem Wissen und Praktiken zirkulierten, die im 19. Jahrhundert entstanden waren und für die ein enger Austausch zwischen Wissenschaft und Populärkultur charakteristisch war. In diesem Feld etablierte sich die Psychoanalyse, während sie es zugleich umgestaltete und daraus neue Wissens- und Praxisformen entwickelte. Es ist jedoch keineswegs sinnvoll, dabei von einem radikalen Bruch auszugehen. Vielmehr handelte es sich um einen relativ langsamen, komplexen Prozess, was nicht zuletzt an Juliusburgers Behandlung in Berlin illustriert werden kann.

Juliusburger hatte seinen Vortrag über den Fall der »Kleptomanin« als einen »Beitrag zur Lehre von der Psychoanalyse« betitelt. Die Gewährsleute, die er dabei anführte, überraschen allerdings: Neben Freud, Jung und Abraham erwähnte er Eugen Bleuler, Arthur Muthmann und Dumeng Bezzola, die nur selten oder gar nicht zur psychoanalytischen Bewegung gerechnet werden. Für seinen therapeutischen Ansatz berief er sich keineswegs auf Freud, von dem 1907 vor allem die Methode der Traumdeutung bekannt war und der seine Behandlungen auf der Couch bis dato nur kurz erwähnt hatte.[34] Vielmehr nutzte Juliusburger die Methoden des Schweizer Psychiaters Bezzola vom Sanatorium Schloss Hard in Ermatingen. Bezzola hatte im März 1907 den Artikel »Zur Analyse psychotraumatischer Symptome« veröffentlicht.[35] Darin hatte sich sein Interesse keineswegs auf die heute bekannte Form der psychoanalytischen Therapie gerichtet, sondern auf die kathartische Methode, welche Freud und Josef Breuer bis Mitte der achtziger Jahre des 19. Jahrhunderts zusammen entwickelt hatten.[36] Bei der Behandlung ihrer hysterischen Patientinnen hatten Freud und Breuer damals hypnotische Elemente mit einer Gesprächstherapie kombiniert. Dies basierte auf der Vorstellung, bei den Patienten seien Affekte durch ein traumatisches Erlebnis in der Vergangenheit »eingeklemmt« worden. Die Gesprächstherapie sollte die Erinnerung an das Erlebnis ermöglichen und so die Affekte freisetzen. Es sollte also zu einer Katharsis kommen, einer erleichternden Abfuhr blockierter Emotionen. Offenkundig gab es auf dem Weg von Mesmerismus und Hypnotismus zur Psychoanalyse also eine Zwischenstation, die häufig vergessen wird: die kathartische Therapie. Da Freud an der Entwicklung dieser Zwischenform aber bereits erheblichen Anteil hatte, fiel es vielen Psychiatern und Therapeuten nicht leicht, ihn in dieses therapeutische Praxisfeld einzuordnen. War das, was er als Psychoanalyse vorschlug, identisch mit der kathartischen Methode – oder war es etwas ganz Neues?

Bezzola, auf den sich Juliusburger in Bezug auf seine Behandlung berief, hatte eine Variante der kathartischen Methode vorgestellt, die er »Psychosynthese« nannte. Dabei versuchte er, Sinneseindrücke in seiner psychotherapeutischen Behandlung zu berücksichtigen, wobei er im Gegenzug die Hypnose aufgab:

> Das Verfahren besteht darin, daß wir den Kranken [...] in einem ruhigen, etwas verdunkelten Zimmer, mit verbundenen Augen auf eine Chaiselongue sich hinlegen lassen. Dann fordern wir ihn, analog wie *Freud*, auf, jeden Gedanken zu unterdrücken, dafür aber genau aufzupassen, ob etwas vor die Augen tritt, ob irgend eine lokale Empfindung oder ein allgemeines Gefühl, irgend ein Geräusch, Geruch oder Geschmack sich zeigt und die Sensationen sofort mitzuteilen, ohne nachzuforschen, woher sie kommen.[37]

Bezzolas Methode war somit nicht mehr identisch mit der früheren kathartischen Therapie Freuds und Breuers, weil er die Patienten nicht hypnotisierte. Sie war aber ebenfalls nicht deckungsgleich mit Freuds neuer psychoanalytischen Technik, da Bezzola auf das Prinzip der freien Assoziation verzichtete, also die möglichst direkte Wiedergabe von willkürlichen Ideen. Im Gegenteil, Bezzola forderte seine Patienten auf, »jeden Gedanken zu unterdrücken«. Stattdessen kamen bei ihm die Sinneseindrücke während des Liegens auf der Couch zur

Sprache. Freud verstand den Unterschied sofort und kommentierte die Arbeit Bezzolas barsch: »Er steht also dort, wo Breuer und ich vor zwölf Jahren standen, und hat seitdem nichts gelernt.« Er fügte hinzu: »Es ist übrigens nach meiner Kenntnis von der Struktur der Neurose allgemein ganz unmöglich, daß man die therapeutische Aufgabe nur durch die Aufdeckung der traumatischen Szenen lösen könnte.«[38]

Diese Aussagen enthielten versteckt auch eine grundsätzliche Selbstkritik an Freuds eigenem früheren Verfahren, ganz abgesehen von den vielen Einwänden, die er gegen hypnotische Methoden seit dieser Zeit entwickelt hatte.[39] Reines Erinnern, wie es der Affektabfuhr bei der kathartischen Therapie zugrunde lag, reichte alleine nicht aus. Freud stellte dem Erinnerungsvorgang die gegenwärtige Beziehung des Patienten mit der Analytikerin entgegen und erklärte diese zum Zentrum seiner neuen Methode: der Psychoanalyse. In der freien Assoziation konnten dann reale wie imaginierte, vergangene wie gegenwärtige Vorstellungen zur Sprache kommen und auf ihre Bedeutung hin analysiert werden. Bezzola wiederum hatte diese Wende in Freuds Werk nicht nachvollzogen, wie er auch sonst einige zentrale Annahmen der Psychoanalyse bezweifelte, so etwa die grundlegende Bedeutung der Sexualität.[40] Aus Freuds Sicht war er damit kein Psychoanalytiker.

Dass Juliusburger all diese Unterschiede bei seinem Vortrag offenkundig gar nicht klar waren, bewahrte ihn immerhin davor, seine zutiefst verwirrende Lage zu begreifen. Seine scheinbar simple Bezugnahme auf die Psychoanalyse verwies eigentlich auf ein komplexes Feld von therapeutischen Möglichkeiten: Psychosynthese, Hypnotismus, kathartische Therapie, Psychoanalyse. Die bei der »Kleptomanin« angewandte Behandlungstechnik – Patientin liegt auf einer Couch, schließt die Augen, beachtet visuelle Eindrücke, erlebt Suggestion – stellt sich bei genauerer Betrachtung als eine wilde Mischung heraus. Natürlich kann man sich fragen, ob die Unterschiede zwischen den einzelnen Methoden wesentlich waren. Handelte es sich um zentrale Abweichungen von Freuds Praxis oder gar um echte Alternativen dazu? Aber die Frage greift eigentlich zu kurz, denn: Was war hier das Original, was war die Fälschung? Muss man nicht vielmehr die Frage zulassen: Gab es in dieser frühen Phase überhaupt *die* Psychoanalyse?

Juliusburgers weiterer Weg in die Psychoanalyse verlief unauffällig. »Er ist«, lobte ihn Karl Abraham, »nicht nur ein sehr sympathischer, zuverlässiger und treuer Mensch, sondern er hat sehr feines psychologisches Verständnis und steht vollkommen zu unsrer Sache.«[41] Spätestens 1909 sollten zudem Juliusburgers theoretische und methodische Unsicherheiten beseitigt werden: Abraham begann mit ihm eine Lehranalyse.[42] Allerdings scheint er auch dadurch kein ganz pflegeleichter Kollege geworden zu sein; Abraham beklagte sich schon kurz nach der Lehranalyse, Juliusburger schwanke weiterhin zwischen »von ihm verehrten Autoritäten«.[43] Ob sich das fortsetzte, ist nicht klar; ein wichtiger Vorkämpfer der psychoanalytischen Bewegung in Berlin wurde Otto Juliusburger jedenfalls nicht. Zugleich blieb er Mitglied der psychoanalytischen Vereinigung. Letztlich war Juliusburger viel zu sehr therapeutischer Praktiker, um sich intensiver mit den Behandlungsalternativen oder gar dem theoretischen Wissen auseinanderzusetzen. Zudem war Berlin kein Pflaster, wo man lange unorthodox sein konnte, wenn man psychoanalytisch arbeiten wollte; schließlich lag die Spreemetropole geografisch viel zu nahe an Wien und war insgesamt zu wichtig, als dass dort Experimente akzeptiert worden wären. Aber eine andere Person an einem anderen Ort konnte vielleicht einen eigenständigeren Weg aus dem komplexen Praxisfeld suchen und finden.

Ernest Jones in London

Auch die Anfänge der psychoanalytischen Therapie in London waren komplizierter, als es im Nachhinein oft den Anschein hatte. Wie bereits beschrieben, entwickelte der junge Mediziner Ernest Jones dort ab ca. 1903 ein Interesse an psychischen Erkrankungen. 1905 versuchte er, Freuds »Dora-Studie« in der *Monatsschrift für Psychiatrie und Neurologie* im Original zu lesen. Seine noch unvollständigen Deutschkenntnisse bereiteten ihm dabei aber große Schwierigkeiten.[44] Es ist wahrscheinlich, dass Jones bei seiner Zeitschriftenlektüre in dieser Phase auf die ersten Artikel über den neuen Ansatz Freuds gestoßen war. Allerdings beschrieben diese Texte vornehmlich die erwähnte kathartische Therapiemethode. Obwohl er aus diesen Veröffentlichungen also kaum Anleitungen für die entstehende Psychoanalyse gewonnen haben konnte, unternahm Jones bereits Ende 1906 – jedenfalls behauptete er das später[45] – erste Versuche, die Psychoanalyse praktisch anzuwenden.[46]

1907 erschien ein 18-jähriger Soldat in der Londoner Arztpraxis von Jones. Der junge Mann hatte einen Nervenzusammenbruch erlitten und klagte über anhaltende starke Kopfschmerzen. Jones ging davon aus, einen Fall von Hysterie im Anfangsstadium vor sich zu haben, und begann eine Therapie: »Da seine Schmerzen so schlimm waren, bat ich ihn, sich hinzulegen und seine Augen zu schließen. Seine Glieder entspannten sich fast sofort, und er begann – zunächst zögernd –

mit monotoner Stimme zu sprechen.«[47] In der ersten Zeit nutzte Jones – wie viele andere – offenkundig eine Hypnose- und Suggestionstherapie:

> Ich habe daher ein wenig Suggestion, den üblichen Grundsätzen entsprechend, angewandt, inklusive zukünftiger Erinnerung an alle Ereignisse, die ich oben angeführt habe, und habe dann den Patienten aufgeweckt. Er fühlte sich dann komplett wohlauf, war sehr ruhig und klar, mit einer perfekten Erinnerung an die Ereignisse kurz zuvor, und er hatte keine Kopfschmerzen mehr.[48]

Wie aber an den Zitaten auch deutlich wird, hatten sich hier bereits einige Elemente eingeschlichen, die für die kathartische Methode von Freud und Breuer charakteristisch waren: die liegende Position und die Gesprächstherapie. Gleichwohl erfuhr Freuds Name in dem Bericht über die Behandlung nur eine kurze Erwähnung. Seine ungenauen Kenntnisse hielten Jones nicht von einem frühen Bekenntnis ab: Als er zum ersten Mal auf Psychoanalytiker traf – genauer auf Jung anlässlich des ersten Internationalen Kongresses für Psychiatrie und Neurologie, der im September 1907 in Amsterdam stattfand –, stellte er sich bereits als praktizierender Kollege vor.[49]

Wenig später lernte Jones auf dem Salzburger Kongress auch Freud kennen. Danach nahm er, wie bereits erwähnt, eine Stelle im kanadischen Toronto an. Erst kurz bevor er 1913 nach London zurückkehrte, erhielt er bei Sándor Ferenczi eine kurze Lehranalyse. Nach dem Bruch Jungs mit Freud baute Jones London zu einem Machtzentrum der psychoanalytischen Bewegung aus. Schon aus bewegungspolitischen Erwägungen wäre es daher nicht hilfreich gewesen, seine unorthodoxen Anfänge als Therapeut besonders zu betonen. Seine nachträglichen Behauptungen, bereits sehr früh intime Kenntnisse von Freuds

Werk besessen und eine psychoanalytische Methode verwendet zu haben, müssen vor diesem Hintergrund gelesen werden. In Wirklichkeit war seine frühe Arbeit in London von einem therapeutischen Eklektizismus geprägt gewesen.

Die theoretischen und praktischen Schwierigkeiten, die sich für Ärzte und Psychotherapeuten ergaben, beschränkten sich aber nicht nur auf die Zeit, als die psychoanalytische Technik noch jung und relativ unbekannt war. Vielmehr verweisen sie darauf, dass das psychotherapeutische Praxisfeld an sich extrem variabel und undefiniert war (und ist). Um dafür ein Beispiel aus Großbritannien anzuführen: 1927 verschickte ein Komitee der British Medical Association, das die angeblichen Gefahren einer psychoanalytischen Behandlung untersuchen sollte, einen Fragebogen an 157 Ärzte, von denen man wusste, dass sie psychotherapeutische Methoden benutzten. Von den 78 Antworten behaupteten 69, in der Tat die Psychoanalyse zu verwenden. Von denen gaben allerdings lediglich 19 Ärzte an, Anhänger der Freud-Schule zu sein; vier sahen sich als Schüler Jungs, einer als Schüler Adlers. Sieben weitere vermeldeten, vornehmlich, aber nicht ausschließlich auf Freuds Methoden zu setzen; acht sagten dies in Bezug auf Jungs Technik. Ein weiterer Arzt beharrte darauf, eine ganz eigene psychoanalytische Methode entwickelt zu haben. 28 britische Ärzte wollten sich nicht auf eine psychoanalytische Richtung festlegen und teilten dem Ausschuss mit, dass sie je nach den Bedürfnissen der Patienten alle vorhandenen Methoden anwandten bzw. eine eigene Mischung entwickelt hatten.[50]

Es lässt sich also festhalten, dass die psychoanalytische Technik zwar von einer größeren Zahl von psychotherapeutisch arbeitenden Ärzten genutzt wurde, dies aber nur in Ausnahmefällen exklusiv geschah. Wir können folglich annehmen,

dass – abgesehen von den 19 praktizierenden Psychoanalytikerinnen – in britischen Praxen viele Verfahren zur Anwendung
kamen, die nicht in Freuds Sinne waren. Zugleich waren die
Techniken, die als psychoanalytisch angesehen und eingesetzt
wurden, ohne Zweifel vielschichtiger und komplexer, als gemeinhin angenommen wurde und wird. Schon 1920 hatte
Jones den weitverbreiteten Eklektizismus seiner englischen
Kollegen heftig beklagt:

> Das Resultat ist, daß man oft eine Mischung von Psychoanalyse,
> Suggestion und der Breuerschen abreagierenden Katharsis findet;
> eine genügend strenge Grenzlinie zwischen diesen drei Metho-
> den wird nicht gezogen. Man empfindet ein starkes Bedürfnis
> nach einer abgekürzten Analyse und hat die größte Schwierig-
> keit, darauf hinzuweisen, daß Modifizierungen der regelrechten
> psychoanalytischen Technik einer genauen Kenntnis derselben
> nur folgen, nicht aber ihr vorangehen können.[51]

Jones vergaß dabei nur zu erwähnen, dass er auch über seine
eigene Vergangenheit sprach.

Girindrasekhar Bose in Kalkutta

Als sich, wie bereits berichtet, Girindrasekhar Bose 1921 brieflich bei Sigmund Freud vorstellte, schickte er ihm ein Exemplar seiner gerade fertiggestellten Promotionsschrift *Concept
of Repression*: »als ein bescheidenes Zeichen der sehr ernsthaften Verehrung des Autors für Ihre Wahrheitsliebe«, wie die
handschriftliche Widmung lautet.[52] Bose erklärt im Vorwort
des Buches, wie er begonnen hatte, sich mit der Psychoanalyse
zu beschäftigen: »Ich war in meiner Frühzeit am Hypnotismus

interessiert und ich hatte diesen neun Jahre lang für therapeutische Zwecke verwendet, als ich noch ein Student war, bis ich 1909 von der Psychoanalyse erfuhr. Am Ende jenes Jahres begann ich Fälle mit der psychoanalytischen Methode zu behandeln.«[53] In der Tat lässt sich Boses Entwicklung zum Psychoanalytiker relativ genau nachvollziehen. In seiner Beschreibung dieser Frühzeit ließ er jedoch einige Aspekte weg. Während seines Medizinstudiums, das er 1910 abschloss, entwickelte er ein starkes Interesse an Zauberei: Der mit dem Ehrentitel »Yogi« versehene Bose führte einem Publikum aus Medizinern und anderen Mitgliedern der städtischen Elite Kunststücke vor.[54] Boses Weg von der Zauberei zum Hypnotismus war weniger absurd, als es vielleicht klingt, zumal Hypnotismus und Zauberei in den Spektakeln der Populärkultur eng verbunden waren. Übersinnlichen Kräften, wie sie die magische Zauberei zu nutzen behauptete, näherte man sich seit dem 19. Jahrhundert mit aufklärerischem Gestus und naturwissenschaftlichen Methoden. In der Annahme, viele in der Vergangenheit als übersinnlich bezeichnete Phänomene seien eigentlich natürlichen Ursprungs, suchte man nach wissenschaftlichen Erklärungen für sie.[55]

Falsch wäre auch die Behauptung, dass die Nähe von magischer Zauberei und wissenschaftlichem Hypnotismus nur im breiten Publikum oder gar nur außerhalb des »aufgeklärten« Europas unter vermeintlich rückständigen »Primitiven« in Indien verbreitet gewesen sei. So erschien es vielen Zeitgenossen in Europa und anderswo nicht abwegig, die neuesten naturwissenschaftlichen Erkenntnisse über magnetische und elektrische Strömungen auf unsichtbare Austauschprozesse zwischen Menschen zu beziehen, die man eigentlich als übersinnlich klassifizierte. Als Radioübertragungen durch unsichtbare Wellen möglich wurden, hielten es auch viele Wissenschaftler zumindest für denkbar, dass Telepathie, also die Gedankenübertragung durch unsichtbare Verbindungen zwischen Personen, ein reales Phänomen sein könnte.[56]

In Kalkutta findet sich diese Nähe zwischen Zauberei und Hypnose ebenfalls: So musste der Hypnosechirurg Esdaile seine Technik bereits in den vierziger Jahren des 19. Jahrhunderts immer wieder von der Zauberei abgrenzen, die er kurzerhand zu einem typischen Verhalten der abergläubischen Bengalen erklärte.[57] Gleichzeitig stellte er sich einem berühmten bengalischen Zauberer als ein »brother magician« vor.[58] Spätestens seit Esdailes Tagen war in der Stadt eine hypnotische Kultur entstanden, die bis in die intellektuellen Kreise um Bose fortwirkte. So waren etwa im Club der Exzentriker in Boses Haus Konturen einer viel breiteren therapeutischen Kultur sichtbar, in der – wie bereits erwähnt[59] – hypnotische Experimente unternommen wurden und sich ein breites Interesse an psychologischen Fragen entwickelte.

1909/10 eröffnete Bose eine Praxis als Allgemeinarzt in Kalkutta, also zu einem Zeitpunkt, als in der Stadt immer noch vergleichsweise wenige Privatpraxen existierten, insbesondere kaum welche, die von Indern geführt wurden.[60] Er verstand sich als Vertreter der westlichen Medizintradition, schließlich war er an der Kaderschmiede der britischen Kolonialmedizin in Indien ausgebildet worden, dem Calcutta Medical College.[61] Nachweise, dass er sich mit indischen Heiltraditionen auseinandersetzte, insbesondere mit Ayurveda, die in dieser Zeit vereinheitlicht, modernisiert und von der indischen Nationalbewegung als genuine Hindualternative zur westlichen Medizin aufgebaut wurde, gibt es nicht. Das heißt allerdings nicht, dass Bose einfach ein verwestlichter Arzt war, der sich in seinen Ansichten zum Beispiel kaum von einem britischen Absolventen der University of Edinburgh Medical School unterschied, der im Indian Medical Service Dienst tat. Seit seinen Studententagen begeisterte sich Bose für Yoga.[62] Wie im weiteren Verlauf des vorliegenden Buches deutlich werden wird, war er auch sonst von den intellektuellen Traditionen Indiens beeinflusst, was sich auf sein Verständnis von Psychotherapie und Psychoanalyse auswirkte. Man kann ihn auch durchaus als einen Vertreter der Hinduwissenschaft ansehen, wie sie von vielen indischen Wissenschaftlern insbesondere im frühen 20. Jahrhundert vertreten wurde und die die wissenschaftlichen Errungenschaften der klassischen indischen Philosophie herausstellte.[63]

In seiner allgemeinärztlichen Privatpraxis begann Bose, psychotherapeutische Ansätze anzuwenden.[64] Darunter waren psychoanalytische Techniken, was ihn allerdings vor besondere Herausforderungen stellte:

> Der Mangel an Kenntnissen der deutschen Sprache machte meine Arbeit sehr schwierig, und ich war hauptsächlich auf Informationen in Zeitschriftenartikeln und durch bruchstückhafte Hinweise angewiesen. Zu jener Zeit gab es keine systematische Beschreibung der Psychoanalyse in irgendeinem Buch auf Englisch. Viele Wahrheiten, die ich durch die Analysen meiner Patienten herausgefunden hatte und die ich für meine eigenen Erkenntnisse hielt, waren eigentlich weithin bekannte Befunde, wie ich später herausfand. Das war zugleich eine Freude und eine Enttäuschung für mich.[65]

Weil psychotherapeutisches Wissen in seinem Medizinstudium keine Rolle gespielt hatte, begann Bose erneut ein Studium, diesmal der Psychologie, was an der Universität von Kalkutta erst seit 1905 möglich war (die Hochschule war damit eine absolute Pionierin in Kolonialindien). 1917 beendete er dieses Studium erfolgreich mit dem Master of Science in experimenteller Psychologie und begann sogleich, an diesem Institut zu unterrichten. 1921 schloss er dort die erste Promotion ab, nämlich die bereits erwähnte Arbeit *Concept of Repression.*

Trotz dieser Weiterbildung, in der die Psychoanalyse kaum vorkam, bleibt das Problem bestehen: Wie war es möglich, dass Bose die Psychoanalyse bereits 1909 anwandte? Konnte man Psychoanalyse praktizieren, wenn man weder viel über die Theorie noch über ihre Anwendung wusste? Natürlich ist denkbar, dass er in seinem Vorwort die Fakten zu seinen Gunsten verdrehte und erst viel später mit der Psychoanalyse zu arbeiten begann. Vielleicht wollte er bei seiner Leserschaft Eindruck schinden, nach dem Motto: »Was Freud in Europa gerade herausgefunden hat, hatte ich in Indien bereits viel früher eigenständig entdeckt.« Allerdings sollte man sich noch einmal vor Augen führen, wie unklar die Lage um 1907 für den Berliner Psychiater Juliusburger oder für den Londoner Mediziner Jones gewesen war. Beide hatte ihr Mangel an detailliertem Wissen über die Psychoanalyse keineswegs davon abgehalten, diese neue Methode anzuwenden. Aus diesem Blickwinkel erscheint Boses Beschreibung plötzlich realitätsnäher.

Dieser Eindruck verstärkt sich noch, wenn man innerhalb der erweiterten psychoanalytischen Bewegung in Europa nach ähnlichen Selbstbeschreibungen sucht. Fündig wird man etwa bei dem Arzt und Psychoanalytiker Georg Groddeck, der in Baden-Baden das Sanatorium Marienhöhe leitete.[66] Er schrieb am 27. Mai 1917 einen Brief an Freud, der eine vergleichbare Konstellation wie bei Bose offenbarte. 1909 habe er, so erinnerte sich Groddeck in dem Schreiben, eine Dame behandelt, »deren Beobachtung mich auf den selben Weg gezwungen hat, den ich später als den der Psychoanalyse kennenlernte«.[67] Sowohl die Kranke als auch er selbst hätten zu jenem Zeitpunkt über kein entsprechendes Wissen verfügt. Trotzdem lieferte ihm die Behandlung die gleichen Erkenntnisse. Nachdem er von Freud und der Psychoanalyse erfahren hatte, habe er sich lange gegen die Erkenntnis gesträubt, »nur fremde Ideen auf irgend eine geheimnisvolle Weise in mich aufgenommen und verarbeitet« zu haben.[68] Die Ähnlichkeiten zu Boses Situation, viele tausend Kilometer entfernt, sind frappierend.

Wie Bose selbst schrieb, waren ihm zunächst »Zeitschriftenartikel« und »bruchstückhafte Hinweise« über die Psychoanalyse in die Hände gefallen. Als praktizierendem Arzt dürften ihm medizinische Fachzeitschriften zur Verfügung gestanden haben. So ist es gut möglich, dass er Zugriff auf das *British Medical Journal* hatte, wo ab 1908 regelmäßig über Freud und die Psychoanalyse berichtet wurde und wo in diesen frühen Jahren immer wieder Kontroversen über die neue Technik ausgetragen wurden. Allerdings musste man die Seiten der BMJ schon sehr genau studieren, um Näheres über die Praxis der Psychoanalyse zu erfahren. Außerdem waren die auffindbaren Beschreibungen noch stark an der kathartischen Methode von Freud und Breuer orientiert.[69] Durch seine späteren Aussagen wissen wir, dass Bose auch andere englischsprachige Fachzeitschriften konsultierte, so etwa das britische *Journal of Mental Science*, in dem zuerst 1910 ein Artikel von Bernard Hart, Arzt am Londoner University College Hospital, über Freud erschien. Hart lieferte darin einen Überblick über Freuds Theorie und erklärte zentrale Ideen wie das Unbewusste, Verdrängung oder Zensur. Neben der Traumdeutung ging er auch auf die Technik der freien Assoziation ein, spielte die Rolle der Sexualität jedoch herunter.[70]

Allerdings besaß kaum einer dieser frühen Autoren praktische Erfahrungen in der psychoanalytischen Technik, für die Freud nach seiner Abkehr von Hypnose und Katharsis warb. Selbst bei bereits praktizierenden Psychoanalytikern wie dem Briten David Forsyth vermischten sich auch weiterhin die Ansätze: Sein Artikel im *British Medical Journal* von 1913 orientierte sich noch stark an hypnotischen und kathartischen Methoden.[71] Als Forsyth 1922 seine Einführung in die psychoanalytische Technik veröffentlichte, beschrieb er die Lage nicht nur für sein Land, sondern eigentlich für die gesamte englischsprachige Welt durchaus zutreffend:

> [V]iele, die in diesem Land analytische Arbeit in Angriff nehmen, finden keine ausreichende Anleitung in praktischen Fragen. Einige von ihnen sehen ihre Tätigkeit von kleineren Schwierigkeiten behindert, sei es ein Problem des Weglassens oder des Hinzufügens, welche sie nicht erkennen oder im besten Fall nicht zu beseitigen wissen. Andere, die ihre eigenen Wege ertasteten, taumeln in Fehltritte und begehen technische Irrtümer von großer Bedeutung.[72]

Angesichts der geografischen Lage Kalkuttas und der Folgen des Ersten Weltkrieges, wodurch der Zustrom neuerer Literatur und anderer Informationen nach Indien eingeschränkt war, stellte sich Boses Situation sicherlich noch viel dramatischer dar als die der britischen Kolleginnen. Wie ihnen war ihm ein direkter Zugang zu Freuds Werken lange verwehrt, da sie noch nicht in Übersetzung vorlagen. 1909 erschien dann *Studien über Hysterie* in einer englischen Version; es folgten 1910 *Drei Abhandlungen zur Sexualtheorie*, 1913 *Traumdeutung*,

1914 *Psychopathologie des Alltagslebens* sowie 1919 *Totem und Tabu.*

Bose dürfte solche Übersetzungen wohl kaum vor seiner Anstellung am Institut für experimentelle Psychologie 1917 und wahrscheinlich erst nach dem Ende des Ersten Weltkriegs 1918 in Händen gehalten haben. In seiner Dissertation von 1921 nannte er die angeführten Titel alle – außer die *Psychopathologie des Alltagslebens* – und nutzte außerdem Oskar Pfisters Einführung in die Psychoanalyse, die 1913 unter dem Titel *Die psychoanalytische Methode* und 1917 in einer englischen Übersetzung erschienen war.[73] Aber selbst wenn ein interessierter Arzt wie Bose diese Bücher früher erhalten hätte, der Gewinn für seine psychoanalytische Praxis wäre nicht sehr groß gewesen. Schließlich konnte man in den Werken nur wenige konkrete Empfehlungen für die Therapiesitzungen lesen. Die technischen Schriften Freuds, aus denen man die Anwendung der Psychoanalyse – zumindest theoretisch – hätte erlernen können, erschienen auf Deutsch zwischen 1912 und 1915.[74] In der englischen Übersetzung von Joan Riviere lagen sie erst 1924 vor.[75] Einmal ganz von dem Problem abgesehen, dass Freud und andere immer wieder betonten, dass es nicht möglich sei, eine so komplexe Technik wie die Psychoanalyse nur aus Büchern zu erlernen.

Bose konnte folglich nur wenig Konkretes über die psychoanalytischen, aber dafür einiges über die kathartisch-hypnotischen Methoden aus Freuds jüngerer Vergangenheit wissen. Er dürfte sich des umstrittenen Charakters der Psychoanalyse, wofür meistens die Betonung des sexuellen Moments verantwortlich zeichnete, bewusst gewesen sein. Allein die steigende Zahl von Bezugnahmen und Kontroversen wird ihm zudem verdeutlicht haben, dass es hier interessantes Wissen zu entdecken gab. Gleichwohl dürfte ihn die Lektüre zunächst kaum veranlasst haben, die bis dahin von ihm bereits genutzte Technik der Hypnose abzulegen, schien diese doch in Freuds neuer Technik nach allem, was man darüber erfahren konnte, noch immer enthalten zu sein. Grundsätzlich bleibt mehr als verständlich, dass Berkeley-Hill Ende 1921 in dem ersten Artikel zur Psychoanalyse, der in einer Zeitschrift auf dem indischen Subkontinent (der *Indian Medical Gazette*) erschien, noch immer klagte, wie wenig man über sie wisse.[76]

Damit drängt sich folgende Schlussfolgerung auf: Bose entwickelte wohl fast zehn Jahre lang – von 1909 bis 1918, womöglich gar bis in die frühen zwanziger Jahre – eine Therapiepraxis, die er für psychoanalytisch hielt, obgleich er über die Psychoanalyse nur relativ wenige bzw. veraltete Kenntnisse besaß. Auf diese bereits bestehende Praxis, die noch viele Elemente des Hypnotismus enthielt, traf dann das psychoanalytische Wissen, das schließlich in immer neuen Publikationen und Übersetzungen differenzierter und spezialisierter wurde. Die Wendung zur Psychoanalyse – bei Bose wie bei Juliusburger und Jones – war gar keine, sondern eine beständige Fortentwicklung. Das erlaubte es den therapeutischen Praktikern, schon mit relativ geringem Kenntnisstand Psychoanalyse zu betreiben. Diese etablierte sich damit nicht, indem sie ein neues psychotherapeutisches Praxisfeld schuf, sondern, indem sie ein bestehendes, komplexes Feld schrittweise umwandelte.

Die Besonderheiten von Boses Praxis, die sich in einer sehr eigenwilligen psychoanalytischen Theorie niederschlugen – auf beides werde ich zurückkommen –, lassen sich zumindest teilweise mit der ungewöhnlichen Freiheit erklären, die sich aus dem Mangel an detailliertem Wissen ergab. Hier wirkte sich auch seine Randstellung in der Welt der Psychoanalyse aus, deren bewegungspolitisches Zentrum auf Kalkutta wenig Einfluss nehmen konnte. Bose besaß eine Unabhängigkeit, über die Analytiker wie Juliusburger oder Jones kaum verfügten, und konnte dadurch einen therapeutischen Eigensinn entwickeln, den andere nicht ausbilden konnten, schnell wieder aufgeben mussten oder – was mir mindestens so wahrscheinlich erscheint – nicht zuzugeben bereit waren.

Es lässt sich festhalten: Die Psychoanalyse war als Theorie flexibler als oft angenommen, eben weil sie sich erst allmählich aus einem Feld praktischer therapeutischer Tätigkeiten herauskristallisieren musste. Weil sie an dieses Feld gebunden blieb, erhielt sich ihr vielschichtiger Charakter, den mit der Zeit allerdings die psychoanalytische Bewegung politisch zu begrenzen und zu kontrollieren versuchte. So gerät das überlieferte Bild von der Entstehung der Psychoanalyse ins Wanken, stellt sich doch die Frage: Wenn jemand wie Bose mithilfe einer eigenwilligen Praxis neue Theorien entwarf, wer hat dann eigentlich die Psychoanalyse erfunden? Schließlich existiert noch eine wichtige Gemeinsamkeit zwischen Freud und seinen »Nachfolgern«: Weder Bose noch Juliusburger oder Jones nutzten irgendwelche zufälligen Techniken für die ersten Behandlungen ihrer Patientinnen. Vielmehr verwandten sie exakt die gleichen Praktiken, aus denen Freud einige Zeit zuvor die Psychoanalyse entwickelt hatte, nämlich Hypnose, Suggestion und Katharsis. Eigentlich standen sie allesamt – also inklusive Freud – an dem gleichen Punkt, als sie mit der psychoanalytischen Technik zu experimentieren begannen, wenn auch zeitversetzt. Sicherlich spielte es eine Rolle, dass Freud diesen Schritt bereits einige Zeit zuvor unternommen hatte, so dass seine Nachfolger seinem Beispiel folgen und seine Erfahrungen berücksichtigen konnten, sobald sie von ihnen erfuhren. Das versetzte sie in die Lage, alles, was sie von ihm lernten, in ihrer sich entwickelnden Praxis ausprobieren und ggf. zu übernehmen. In gewisser Hinsicht begründeten Bose, Juliusburger, Jones, Groddeck und Freud die Psychoanalyse parallel, aber nicht gleichzeitig! So konnte die Psychoanalyse an verschiedenen Orten nacheinander immer wieder aufs Neue entdeckt werden, und Freud war, wenn man so will, zwar ihr erster, aber nicht ihr einziger Erfinder.

2. Der Ablauf der psychoanalytischen Therapie

Wie verlief die psychoanalytische Therapie? Diese Frage stellt sich gerade angesichts der komplexen Entstehungsbedingungen in Berlin, London und Kalkutta. Meine Darstellung ist so aufgebaut, als würde sie einer imaginierten Patientin folgen und die verschiedenen Schritte durchlaufen: von der Diagnose über das Setting, in dem die Behandlung stattfand, bis zu den Grundelementen der psychoanalytischen Therapie selbst.

Wer ließ sich behandeln?
Das Profil der psychoanalytischen Patientinnen

Der Berliner Schriftsteller Oskar A. H. Schmitz wurde im November 1912 Patient von Karl Abraham in Berlin. Als Mitglied der Münchner anarchistischen Boheme war er früh mit der Psychoanalyse in Kontakt gekommen.[77] Zum Zeitpunkt der Therapie führte Schmitz das ebenso rastlose wie nervöse Leben eines Dandys mit vielen Reisen und einem ausschweifenden Sexualleben.[78] Abraham schrieb seinem Patienten eine »*psychopathische Konstitution*« seit frühester Jugend zu:

> Die krankhafte seelische Veranlagung äußert sich in Angst- & Depressionszuständen, in jähen Stimmungsschwankungen, in krankhafter gemütlicher Erregbarkeit und zeitweisem Versagen der körperlichen und geistigen Leistungsfähigkeit [...]. Er gehört zu der Klasse der Psychopathen mit explosiver Reizbarkeit [...].[79]

Allerdings findet sich diese Diagnose in einem Gutachten für die Militärbehörden, welches Abraham Monate nach der Analyse verfasste, um Schmitz vom Kriegsdienst im Ersten Weltkrieg befreien zu lassen. Ob die (relative) Dramatik der Krankheitsbeschreibung diesem Umstand geschuldet war? Dass Schmitz während dieser Zeit in seinem Tagebuch mit größter Exzessivität eine Selbstanalyse vollzog und dabei alle psychoanalytischen Vorstellungen ausprobierte, die er in den Analysestunden gelernt hatte, spricht zumindest nicht gegen eine ernsthafte Erkrankung.

Aus Freuds früher psychoanalytischer Praxis, wie sie sich vor allem in den gemeinsam mit Breuer verfassten *Studien über Hysterie* niederschlug, konnte man den Eindruck gewinnen, dass diese Therapieform vor allem von Frauen aus der Mittel- und Oberschicht in Anspruch genommen wurde. Einige der bis heute prominentesten und für die Entwicklung der Psychoanalyse wichtigsten Patienten Freuds waren in der Tat Frauen: Emma Eckstein, Emmy von N., Dora, Anna O. (die allerdings eher von Breuer behandelt wurde).[80] Auch finden sich in der Geschichte der frühen Psychoanalyse immer wieder Hinweise, wonach die in Privatpraxen arbeitenden Therapeuten den spezifischen Bedürfnissen von Patientinnen Rechnung tragen mussten. So behauptete der Wiener Wilhelm Stekel, dass das psychoanalytische Setting es gerade Frauen ermöglichen sollte, über »sexuelle Angelegenheiten« sprechen zu können, ohne dabei dem Arzt ins Gesicht schauen zu müssen.[81]

Zugleich wurde die psychoanalytische Therapie auch von Männern genutzt. Freud hatte mit dem »Rattenmann« und dem »Wolfsmann« zwei wichtige männliche Patienten. Schmitz war sogar typisch für Abrahams Kundschaft: »[U]nverheiratete Männer mit ererbten Vermögen« bildeten eine wichtige Stütze seiner Praxis.[82] Als relativ wohlhabender Schriftsteller gehörte Schmitz zu der sozialen Klientel, welche bis heute die allgemeine Vorstellung von den psychoanalytischen Patienten dominiert. Psychoanalytische Behandlungen wurden in Berlin, London und Kalkutta schließlich zunächst jeweils in Privatpraxen angeboten (und nicht wie in Zürich in einer Klinik wie dem Burghölzli). Die relativ teure und langwierige Therapie in einer Privatpraxis zog zumeist Personen aus der Mittel- und Oberschicht der jeweiligen Gesellschaft an.

Vor allem nach dem Ersten Weltkrieg bemühte sich die psychoanalytische Bewegung allerdings, ihren Patientinnenkreis um andere soziale Gruppen zu erweitern. Für die Idee, breiten Gesellschaftsschichten eine kostengünstigere Behandlung anzubieten, war Freud auf dem Budapester Kongress 1918 eingetreten.[83] Die daraus entstandenen Polikliniken boten in Berlin und Kalkutta allgemeine Sprechstunden an, wo ganz unterschiedliche Hilfesuchende einen Arzt konsultieren konnten. In einem offiziellen Bericht aus Berlin heißt es dazu: »Die Anzahl von Fällen (solche, die uns von Ärzten zugeschickt werden oder Andere, die spontan unsere Poliklinik aufsuchen), die für die Analyse ungeeignet sind, ist erstaunlich groß [...]. Es kom-

men Menschen mit den unterschiedlichsten Beschwerden.«[84]
Dieser Eindruck bestätigt sich, wenn man die Konsultationen
in der Berliner Poliklinik nach dem Sozialprofil der Patienten
auswertet (Abb. 14). Hier war das soziale Spektrum an Patienten breiter, als es das übliche Verständnis vermuten lässt. Die
folgende Tabelle gibt für die Berlinerinnen, die in die Sprechstunde der Poliklinik kamen, die Berufsverteilung an:

Beruf	Anzahl	Anteil
Arbeiterinnen	69	3,5 %
Hausangestellte	46	2,4 %
Landwirte	3	0,2 %
Handwerkerinnen	157	8,0 %
Angestellte	318	16,2 %
Kaufleute	124	6,3 %
Lehrerinnen, Beamtinnen	173	8,8 %
freie Berufe	238	12,2 %
Studentinnen	160	8,2 %
Auszubildende, Schüler	105	5,4 %
ohne Beruf	313	16,0 %
ohne Angabe	249	12,7 %

Abb. 14 Berufsstruktur der Patienten der Berliner psychoanalytischen
Klinik.

Immerhin 14 Prozent der Patienten übten unter- bzw. klein-
bürgerliche Berufe aus, waren also Arbeiter, Hausangestellte
und Handwerkerinnen. »Nur« gut 35 Prozent der Patientinnen
gingen klassischen Berufen der Mittelschicht nach, wenn man
die Angestellten nicht dazurechnet. Selbst inklusive der Angestellten hatte aber nur gut die Hälfte aller Patientinnen eine
zur Mittelschicht passende Anstellung.[85] Dabei dürfen die so
erfassten Personen jedoch nicht gleichgesetzt werden mit den-

jenigen Patienten, die eine psychoanalytische Behandlung erhielten. In die Sprechstunde in der Poliklinik kamen immer auch Personen, die an einer somatischen Erkrankung litten und die man zumeist an Spezialistinnen überwies. Es ist anzunehmen, dass nach dem Auswahlprozess, wer sich für eine Psychoanalyse eignete, der Anteil bürgerlicher Patientinnen höher lag.

Obwohl für die Kliniken in London und Kalkutta vergleichbare Angaben zur Berufsstruktur nicht erhältlich sind, ist zumindest für die Lumbini Park Clinic ein ähnliches Bild wahrscheinlich: Auch hier wurde Patienten eine rudimentäre ärztliche Versorgung ermöglicht und erst im zweiten Schritt eine psychiatrische oder psychotherapeutische Behandlung für einen ausgewählten Personenkreis angeboten.[86] Trotz aller Einschränkungen ist jedoch festzuhalten, dass durch die Einführung einer kostenlosen Konsultation und Behandlung neben den klassischen Mittelschichtspatientinnen auch Personen aus einem anderen Umfeld zumindest mit der Psychoanalyse in Berührung kamen und gelegentlich auch psychoanalytisch behandelt wurden. Für Kalkutta sind noch weitere Aspekte relevant: Zumindest zu Bose kamen neben indischstämmigen Patienten auch Europäerinnen, darunter solche, die zuvor in Europa eine Analyse gemacht hatten und seine mit der ihnen bekannten Behandlungstechnik vergleichen konnten.[87] In einem frühen Bericht heißt es sogar: »Eine psychoanalytische Behandlung wird von fast gleich vielen europäischen und indischen Patienten nachgefragt.«[88] Neben Erwachsenen beider Geschlechter sah Bose gelegentlich auch Kinder in seiner Praxis. Insgesamt ist den Angaben zu seinen Patientinnen zu entnehmen, dass er über 800 Personen psychoanalytisch behandelte.[89]

Das soziale Profil der Patientinnen ist das eine; eine andere

Frage lautet, warum jemand zu einer psychoanalytischen Behandlung ging. Menschen interessierten sich aus den unterschiedlichsten Gründen für eine solche Therapie, die zumindest in der Frühzeit bei der großen Mehrheit der Psychoanalytiker sehr lang und aufwendig war. Viele taten es aus Verzweiflung, weil sie mit schweren seelischen Krankheiten zu kämpfen hatten und bereits bei vielen nichtpsychoanalytischen Ärztinnen bzw. in Sanatorien und Kliniken in Behandlungen gewesen waren, ohne dass sich ihr Zustand gebessert hätte, so dass sie selbst zu einer langwierigen Therapie bereit waren. Eine zweite Gruppe von Patienten, die eher wegen alltäglicher Beziehungsprobleme eine Analyse begannen, ist bereits erörtert worden.[90] Abrahams Patient Schmitz stellte wohl einen Grenzfall zwischen diesen beiden Gruppen dar.

Schließlich kamen auch Personen in psychoanalytische Praxen, um eine Lehranalyse zu erhalten. Diese Form der Unterweisung in Theorie und Praxis etablierte sich allmählich in den zwanziger Jahren.[91] Offensichtlich verliefen solche »Therapien« mit vergleichsweise gesunden Patientinnen anders, in der Regel waren sie auch kürzer. Gleichwohl konnten auch bei Lehranalysanden gelegentlich neurotische Störungen vorkommen, die dann behandelt werden mussten. Dabei wurde – das beobachtete der US-amerikanische Psychoanalytiker Clarence P. Oberndorf scharfsinnig[92] – ein Paradox sichtbar: Wenn die Lehranalysandinnen keinen akuten Konflikt aufwiesen, der eine therapeutische Behandlung rechtfertigte, lief die Analyse eigentlich ins Leere, da keine unbewussten Triebregungen sichtbar werden konnten. Konnte aber eine Person, die über einen schwerwiegenden psychischen Konflikt verfügte, zukünftig wirklich als Psychoanalytiker arbeiten?

Was wurde behandelt?
Die Diagnosen der Psychoanalyse

Juliusburger hatte den »Trieb, zu stehlen«, den er bei seiner jungen Patientin beobachtete, als »Kleptomanie« diagnostiziert. Zur Veranschaulichung nehmen wir einmal den hypothetischen Fall an, die obigen Erlebnisse der jungen Patientin hätten Jahre später, beispielsweise 1930, stattgefunden und sie wäre dann in die Behandlung gekommen – und zwar nicht in die Heil- und Pflegeanstalt Berolinum. Als mittellose, eben aus dem Gefängnis entlassene junge Straftäterin wäre sie wohl genötigt gewesen, sich unentgeltlich Hilfe zu holen, und hätte diese in der psychoanalytischen Poliklinik in der Wichmannstraße 10 erhalten können. Dort wäre sie von dem diensthabenden Arzt in der allgemeinen Sprechstunde empfangen worden, die an vier Wochentagen allen Bürgern offenstand.

In der Sprechstunde wäre es zunächst darum gegangen, das genaue Problem festzustellen, mit dem sie dort erschienen war. Gerade dafür hatte die Poliklinik Ende der zwanziger Jahre diese Sprechstunde einrichten müssen, da der Zustrom von Patientinnen immer stärker anschwoll. Die Zahl der Konsultationen, das heißt derjenigen Personen, die nur in die Sprechstunde kamen und nicht zur Behandlung übernommen wurden, wuchs: von 193 Konsultationen und 73 eingeleiteten Behandlungen 1920 auf 251 Konsultationen und 57 Behandlungen 1929.[93] Im Wartezimmer hätte die junge Patientin daher ganz unterschiedliche Wartende angetroffen:

Alte Leute mit hochgradiger Arteriosklerose und Anfällen von Angina pectoris, Leute mit beginnender progressiver Paralyse, fortgeschrittene Psychosen und dann vor allem und in überwiegender Mehrzahl die Fälle, für die unsere Poliklinik wirklich zu-

ständig ist, also alle Arten und Abstufungen von Psychoneurosen.[94]

Wäre die junge Patientin aus unserem hypothetischen Fall für
eine psychoanalytische Behandlung in der Poliklinik infrage
gekommen? Welche Patienten, welche Krankheiten glaubten
Psychoanalytikerinnen am ehesten therapieren zu können? Und
wen behandelten sie dann wirklich in Berlin und Kalkutta?[95]
Wie unterschieden sich diese Patientinnen von denen anderer
Institutionen, etwa psychiatrischer Klinken? Im Folgenden werde ich die Klassifikationen von Krankheiten erörtern, die in
Berlin und Kalkutta genutzt wurden. Welches Wissen floss in
die Diagnosen ein? Im Hintergrund schwebt hierbei die Schwierigkeit, ob und wie sich die Klassifikation von Krankheiten an
verschiedenen Orten und Kulturen unterscheidet. Mehr noch:
Sind (psychische) Krankheiten universelle oder kulturspezifische Phänomene? Eigentlich sind das aber zu große Themen,
weil man auf die Frage, wie bei Patienten in einer spezifischen
Einrichtung an einem konkreten Ort eine Krankheit diagnostiziert wird, als Antwort keine Informationen über ganze Kulturen erhält, sondern nur Auskünfte über den Umgang mit der
Krankheitsdefinition in ebendieser Einrichtung. Dies gilt umso mehr, als es im frühen 20. Jahrhundert keinerlei internationale Vereinbarungen über die Klassifikation von (psychischen)
Krankheiten gab, wie sie dann nach dem Zweiten Weltkrieg
zuerst mit dem Handbuch *International Classification of Diseases* (ICD) der Weltgesundheitsorganisation (WHO) entwickelt wurde.[96]
Wie verstand man das, woran die junge Frau litt, in Berlin?
Im Unterschied zu Kalkutta – dazu mehr in Kürze – lässt sich
kein allgemeingültiges Schema finden, das in den Berliner psy-

choanalytischen Institutionen genutzt wurde.[97] Am ehesten ist hier noch die *Spezielle Neurosenlehre* von Otto Fenichel anzuführen. Fenichel hatte die Arbeit an diesem Werk begonnen, weil ihm Unzulänglichkeiten an der Poliklinik aufgefallen waren:

> Der Mangel eines anerkannten psychoanalytischen »Systems der Neurosen« machte die für die Statistik unerläßliche Diagnosestellung zum ersten wichtigen Problem. Es ergab sich bald, daß sowohl bezüglich Diagnostik als auch Erfolges die Kriterien der einzelnen Kollegen, die über die von ihnen behandelten Fälle Bescheid gaben, keineswegs einheitlich waren.[98]

Durch seine statistische Arbeit kannte Fenichel die Verfahren sehr genau, mit denen am Institut Diagnosen gestellt wurden, hatte er doch für seinen Bericht alle entsprechenden Aufzeichnungen seit der Gründung 1920 ausgewertet. Zwar konnte seine Neurosenlehre keine Allgemeingültigkeit für das an der Poliklinik oder gar unter Berliner Psychoanalytikern übliche Diagnosewissen beanspruchen, aber sie besitzt dennoch einige Aussagekraft über seine eigenen Ansichten hinaus. Fenichels detaillierte, zweibändige Neurosenlehre enthielt Kapitel zu Hysterien, Angsthysterien, »Hysteriforme[n] Krankheiten« (wie traumatischen Neurosen, Aktualneurosen, Hemmungen etc.), Zwangsneurosen und Konversionsneurosen (z. B. Stottern, Tics).[99] Im zweiten Band folgten dann Perversionen, perversionsverwandte Neurosen, Schizophrenie, manische Depression und Charakterstörungen.[100] Damit lag bei Fenichel ein relativ breites Schema mit unterschiedlichen Leiden vor, wobei schwere Krankheiten wie Imbezilität, Epilepsie u. Ä. nicht auftauchten, weil man sie für nicht behandelbar hielt.

Unter den Berliner Psychoanalytikerinnen galt die Diagnose

»Kleptomanie« als sinnvoll und die entsprechende Krankheit als behandelbar. So wurde diese Krankheit in Fenichels *Neurosenlehre* als Impulshandlung mit tiefen Hass- und Rachegefühlen beschrieben, in der das gestohlene Gut die Bedeutung eines Penis annehme.[101] Mit einer solchen perversionsverwandten Neurose, wie Fenichel ihre Krankheit klassifizierte, wäre die Chance der jungen Dame auch 1930 hoch gewesen, eine psychoanalytische Behandlung in der Berliner Poliklinik zu erhalten.

Aber wir können das Gedankenexperiment noch etwas weiter treiben, indem wir annehmen, dass die Patientin nicht in Berlin erkrankt wäre, sondern in Kalkutta. Vielleicht hätte sie in Boses Privatpraxis oder in einer der von ihm geleiteten Kliniken Aufnahme gefunden. Wie wäre ihre Krankheit dort eingeordnet worden? Bose nutzte in seiner Privatpraxis seit 1920 ein bestimmtes psychiatrisches Klassifikationssystem (Abb. 15), um Krankheiten unterscheiden und ordnen zu können. Er hat dieses Raster später in allen Institutionen eingeführt, deren Leitung er übernahm: also zuerst nach 1933 im Ambulatorium des Carmichael Medical College Hospital und dann ab 1940 im Lumbini Park Mental Hospital.

Bose gab an, für die Liste mehrere Lehrbücher konsultiert zu haben, die verschiedene Krankheitslehren (Nosologie) mit unterschiedlichen Ordnungsprinzipien vorschlugen. So erwähnt er Systeme, die Krankheiten nach dem wichtigsten Symptom ordnen, wie zum Beispiel Platzangst, oder nach auslösenden Faktoren, etwa einem Gehirnschaden. Bose kategorisierte seine Patienten vornehmlich nach einem ätiologischen Prinzip, das heißt nach dem Auslöser der Krankheit. Es ist wahrscheinlich, dass er für diese Liste von Erkrankungen die gleichen Lehrbücher nutzte wie für seinen Psychiatriekurs an der Uni-

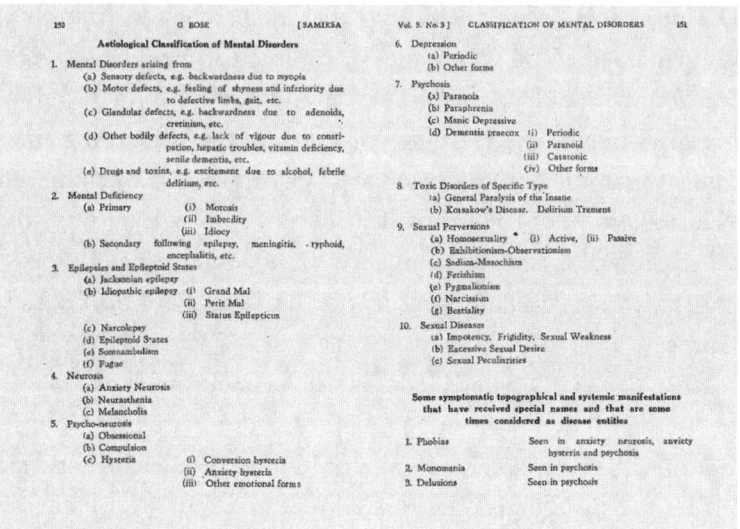

Abb. 15 Klassifikationssystem psychischer Erkrankungen von
Girindrasekhar Bose (Auszüge).

versität von Kalkutta: also Werke von Emil Kraepelin, William
H. B. Stoddart, William A. White, Paul Schilder und Franz
Alexander.[102] Da er sich wie Kraepelin auf eine ätiologische
Einteilung psychischer Krankheiten konzentrierte, ist es durchaus denkbar, dass er sich zumindest teilweise an Kraepelins
Lehrbuch der Psychiatrie orientierte, das zuerst 1883 und dann
in vielen, jeweils aktualisierten Auflagen – und ab 1902 auch
auf Englisch – erschien und zum Referenzwerk in der deutschen Psychiatrie wurde. Aber auch andere Einflüsse sind
wahrscheinlich, etwa die Forschungen von Havelock Ellis zu
sexuellen Perversionen.

Generell ist bemerkenswert, dass Boses Schema die ganze
Bandbreite psychischer Erkrankungen erfasste: drogeninduzier-
te oder durch Gehirnschäden verursachte Krankheiten, Psy-

chosen, Epilepsie, Depression, aber auch Neurosen, Psycho-neurosen, sexuelle Perversionen etc. Damit ist offenkundig, dass sein nosologisches System für ganz unterschiedliche Patientinnen Verwendung finden konnte und sollte. Dies überrascht weniger, wenn man sich vor Augen führt, dass damit Patienten in seiner Privatpraxis ebenso wie die in den verschiedenen Kliniken erfasst werden sollten. Offenkundig war Bose mit allen möglichen Arten von psychischen Erkrankungen konfrontiert. Bose und Fenichel setzten somit beide ein relativ breites Diagnoseraster ein, wobei Boses System noch umfassender angelegt war.

In der Regel bot sich jedoch nur ein kleinerer Teil der Kranken für eine psychoanalytische Behandlung an. Das waren normalerweise Patientinnen mit neurotischen Erkrankungen; in Boses Diagnosesystem die Hauptgruppen: 4. Neurosen, 5. Psychoneurosen, 9. sexuelle Perversionen und 10. sexuelle Erkrankungen; bei Fenichel alle Gruppen außer Schizophrenie und manische Depression. Wie ich im weiteren Verlauf dieses Buches noch näher erörtern werde, war für die psychoanalytische Therapie die emotionale Bindung zwischen Patient und Analytikerin entscheidend. Zu einer solchen intensiven Beziehung schienen aus Sicht der zeitgenössischen, aber auch vieler heutiger Analytiker nur neurotische, aber nicht psychotische Patienten fähig.

Trotzdem kam es immer wieder zu Versuchen, Psychosen wie Dementia praecox/Schizophrenie, manische Depression, Paranoia oder schwere Depression zu behandeln. Gerade Psychoanalytikerinnen, die in psychiatrischen Anstalten und Kliniken tätig waren, wo sie häufig auf Patienten trafen, die an schweren Geisteskrankheiten litten, zeigten sich gegenüber solchen Experimenten offen. Ernst Simmel schuf mit dem Tegeler Sanatorium einen institutionellen Rahmen, entsprechende Patienten stationär zu behandeln.[103] Weil es mithin Bemühungen gab, einem recht großen Kreis von Patientinnen mit den Mitteln der Psychoanalyse zu helfen, waren die entsprechenden umfangreichen Klassifikationsraster zu ihrer Diagnose gerechtfertigt. Gleichwohl muss festgehalten werden, dass im Untersuchungszeitraum die Mehrheit der psychoanalytischen Behandlungen einem eher kleinen Patientenkreis zugutekamen. Dies entsprach der offiziellen Sprachregelung, sich auf die neurotischen Erkrankungen zu konzentrieren.[104]

Was wäre aber mit unserer »Kleptomanin« und ihrem »Trieb, zu stehlen«, in Kalkutta passiert? Mit großer Wahrscheinlichkeit hätte man nicht verstanden, worunter sie litt. Ihre Krankheit ließ sich mit Boses Klassifikationssystem nicht einordnen. »Kleptomanie« als Impulshandlung tauchte hier nicht auf (und auch in keiner anderen Quelle aus Kalkutta). Gab es in Bengalen keine »Kleptomanie«? Krankheiten und das Wissen über sie sind – bis zu einem gewissen Grad – kulturgebunden. In Indien gab es umgekehrt psychische Krankheiten, die man in Berlin nicht kannte: In Boses Klassifikation werden zum Beispiel nicht ohne Grund Geisteskrankheiten angeführt, die durch Drogen verursacht wurden. Hierbei dürften die Diskussionen über die »indische« Cannabis-Geisteskrankheit, die man in Europa so (noch) nicht kannte, eine große Rolle gespielt haben.[105]

»Kleptomanie« passte aber auch aus einem anderen Grund nicht gut in Boses Klassifikationssystem: Bei Fenichel wurde sie als eine Mischform zwischen Neurose und Perversion beschrieben. Mischformen sah Boses Schema gar nicht vor. Bei Fenichel hatten diese Formen hingegen eine immer größere Bedeutung, da nach seiner Beobachtung die »reinen« Neurosen, Zwangsstörungen etc. immer seltener vorkamen.[106] Es scheint, als würden hier unterschiedliche Entwicklungen unter den Patienten in Berlin und Kalkutta sowie im Hinblick auf ihre Symptome greifbar. Möglicherweise nahm Bose Mischformen deshalb nicht in sein Klassifikationssystem auf, weil diese in Kalkutta nicht so zahlreich anzutreffen waren wie in Berlin. Waren in Kalkutta »reine« Störungen noch die Regel? Es stellt sich also die Frage, ob Menschen in Kalkutta lediglich an einigen Krankheiten wie »Kleptomanie« nicht litten (und dafür an anderen) und ob die Krankheiten, die sie dort bekamen, anders geartet waren? Letztlich ist das in der Rückschau schwer zu beantworten, aber die Beobachtung Fenichels ist zumindest bemerkenswert.

Hier müssen sich ein paar Überlegungen zur Kulturgebundenheit anschließen. Dabei kann man drei Dimensionen unterscheiden: Erstens ist Diagnosewissen kulturgebunden, weil in eine Krankheitsdiagnose kulturelles Wissen einfließt, wie man am Beispiel der »Kleptomanie« und der Cannabis-Geisteskrankheit erkennen kann. Durch einen zunehmenden transnationalen Austausch kann dieses Diagnosewissen global zirkulieren, und dadurch schleifen sich möglicherweise die kulturellen Unterschiede ab, insbesondere wenn es zu internationalen Klassifikationsbemühungen kommt, wie es nach dem Zweiten Weltkrieg der Fall war. Aus dieser Perspektive bildete auch die psychoanalytische Bewegung ein transnationales Austauschforum für das Wissen um Krankheiten und um deren Ordnung. Eine andere Frage betrifft zweitens die Kulturgebundenheit von Krankheiten. Es gibt kulturelle Einflussfaktoren auf Krankheiten, die also nicht universell sind. Der Cannabis-Genuss oder eine Konsumkultur mit großen Warenhäusern lassen bestimmte Krankheiten an einigen Orten entstehen, an anderen hingegen nicht. Mit einer solchen sozialgeschichtlichen Perspektive kann man nachvollziehen, wie gesellschaftliche Entwicklungen unser Gesund- und Kranksein (mit)prägen.

Es ist aber drittens möglich, dass die Kulturgebundenheit ein Effekt des Behandlungssystems ist. Das Verschwinden von »reinen« Krankheiten, das Fenichel beschrieb, könnte ein Resultat der sich ausbreitenden psychotherapeutischen Behandlungen darstellen. Menschen lernen, in einem sie diagnostizierenden System zu agieren, und sie reagieren auf die ihnen zugeschriebenen Kategorien. Mit der Diagnose wird die Krankheit Teil ihres Selbstverständnisses, wodurch sich wiederum die Krankheit selbst ändert.[107] In diesem Fall könnte das zunehmende Wissen der Psychoanalytikerinnen über die Vielfalt der Symptome und ihre kleinen Unterschiede auf die Patientinnen zurückgewirkt haben. Schließlich war von vielen Patienten bekannt, dass sie vor einer Therapie häufig die einschlägige Spezialliteratur lasen, die in Berlin lange Zeit umfangreicher und ausdifferenzierter war als in Kalkutta. Berliner konnten so leichter zusätzliche Dimensionen an ihren Erkrankungen »entdecken« und die Diagnosen entsprechend beeinflussen.

Bisher stand hier das Diagnosewissen im Zentrum und anhand der Klassifikationssysteme die Frage, wie in Berlin und Kalkutta psychische Krankheiten geordnet wurden. Ein anderes Problem ist jedoch, welche Krankheiten in Berlin und Kalkutta wirklich behandelt wurden.[108] Für Berlin lässt sich folgende Statistik anführen:

Diagnoe	Konsultationen –		Behandlungen –	
	Anzahl	Anteil	Anzahl	Anteil
Angsthysterie	120	6,1%	65	8,9%
Asthma bronchiale	13	0,7%	4	0,5%
Charakterstörungen	104	5,3%	51	7%
Enuresis	12	0,6%	5	0,7%
Epilepsie	34	1,7%	9	1,2%
Homosexualität	35	1,8%	10	1,4%
Hypochondrie	28	1,4%	5	0,7%
Hysterie	271	13,9%	129	17,6%
Imbezilität	9	0,5%	–	–
Infantilismus	29	1,5%	13	1,8%
innersekretorische Störungen	25	1,3%	3	0,4%
klimakterische Störungen	20	1,0%	–	–
manisch-depressive Erkrankung	52	2,7%	15	2,1%
Neurasthenie und Angstneurose	69	3,5%	11	1,5%
neurotische Depression	132	6,8%	46	6,3%
neurotische Hemmungen	210	10,7%	93	12,7%
organische Nervenerkrankung	61	3,1%	3	0,4%
Organneurose	10	0,5%	4	0,5%
Paranoia	8	0,4%	2	0,3%
Perversion	35	1,8%	13	1,8%
Psychopathie	84	4,3%	32	4,4%
Schizophrenie und Schizoid	163	8,3%	52	7,1%
Senilität	1	0,05%	–	–
Stottern	42	2,1%	17	2,3%
Süchtigkeit	20	1,0%	5	0,7%
traumatische Neurosen	26	1,3%	3	0,4%
Tic	19	1,0%	5	0,7%
Zwangsneurose	192	9,8%	127	17,4%
sonstige organische Erkrankung	53	2,7%	–	–
ohne Befund	17	0,9%	2	0,3%
ohne präzise Diagnose	61	3,1%	7	0,9%
gesamt	1955		731	

Abb. 16 Diagnosen an der Klinik des Berliner Psychoanalytischen
Instituts 1920-1930.

Diagnose	Anzahl	Anteil
Angstneurose	10	7,6%
Dementia praecox	15	11,4%
Epilepsie	22	16,7%
Geistesschwäche	18	13,6%
Geistesschwäche mit Epilepsie	6	4,5%
Konversionshysterie	12	9,1%
Kopfschmerzen	6	4,5%
Paranoia	33	25,0%
Paraphrenia	7	5,3%
Zwangsneurose	3	2,3%
gesamt	132	100%

Abb. 17 Diagnosen in der Psychologischen Abteilung
des Carmichael Medical College Hospital 1939.

In der Poliklinik litten also fast 56 Prozent der Patientinnen, die zu einer Konsultation erschienen, und sogar fast 70 Prozent derjenigen, die eine psychoanalytische Behandlung erhielten, an Erkrankungen, die klassischerweise zum Behandlungsspektrum der Psychoanalyse gehörten: Angsthysterie, Hysterie, Neurasthenie und Angstneurose, neurotische Depression, neurotische Hemmung, Perversion, Stottern, traumatische Neurose, Tic und Zwangsneurose. Hingegen wurden mit 11 Prozent der Konsultationen und 9,2 Prozent der Behandlungen deutlich weniger Ressourcen dem therapeutischen Grenzbereich gewidmet, also den Schizophrenien und den manisch-depressiven Erkrankungen. Dieser Unterschied zeigt sich zudem in den aufgefächerten Einteilungen selbst: Der Bereich der neurotischen Erkrankungen, den man für die Behandlungen vor allem im Blick hatte, wurde wesentlich genauer in verschiedene Krankheitsbilder unterteilt.

Diagnose	Anzahl	Anteil
Angstneurose	1	0,9 %
Dementia praecox	41	35 %
Depression	4	3,4 %
Drogenabhängigkeit	1	0,9 %
Medikamentenpsychose	1	0,9 %[109]
Epilepsie	4	3,4 %
Fugue	1	0,9 %
Geistesschwäche	4	3,4 %
Generelle Paralyse (GPI)	2	1,7 %
Hysterie	6	5,1 %
manisch-depressive Psychose	10	8,5 %
Paranoia	35	30 %
psychoneurotische Symptome	1	0,9 %
Stottern	1	0,9 %
Zwangsneurose	5	4,3 %
gesamt	117	

Abb. 18 Diagnosen an der ambulanten Abteilung für Geisteskrankheiten des Lumbini Park Mental Hospital in Tiljala bei Kalkutta 1947.

Für die Lage in Kalkutta sind keine kontinuierlichen Statistiken überliefert; entsprechendes Material liegt nur für die beiden Kliniken vor, die Bose leitete und an denen (auch) psychoanalytische Behandlungen vorgenommen wurden (Abb. 17 u. 18).

In den beiden Einrichtungen in Kalkutta lagen die (im weitesten Sinne) neurotischen Erkrankungen bei 20 bzw. 16 Prozent. Hingegen kamen schwere Erkrankungen wie Dementia praecox/Schizophrenie (11 bzw. 35 Prozent) oder Paranoia (25 bzw. 30 Prozent) häufiger vor. Boses Klassifikationsschema bildete dieses Profil von Patienten ab und war deswegen etwas breiter angelegt als Fenichels *Neurosenlehre*. Die Behandlungen in den Kliniken Kalkuttas umfassten daher wenig überraschend auch andere Methoden als rein psychoanalytische; genannt werden pharmakologische sowie Beschäftigungs-, Elektroschock- und Insulinschocktherapien.[110]

Die Rahmenbedingungen für die Kliniken waren in den beiden Städten gänzlich andere, und dies schlug sich auch in ihren Patientinnen- und Krankheitsstatistiken nieder. Während in Berlin ein ausdifferenziertes System von psychiatrischen Anstalten, Kliniken und Sanatorien mit zum Teil unterschiedlichen Spezialisierungen und Patienten existierte, konnte davon in Kalkutta keine Rede sein. Dort (wie auch in vielen anderen Teilen Kolonialindiens) gab es kaum oder gar keine Behandlungsmöglichkeiten in Kliniken für Inderinnen, die an psychischen Erkrankungen – welcher Art auch immer – litten. Daher wurde jede Einrichtung, also auch eine, die wie das Lumbini Park Mental Hospital unter der Leitung der Indian Psychoanalytical Society stand, von vielen verschiedenen Patientengruppen konsultiert.[111] Demgegenüber konnte sich die Berliner Poliklinik auf ihr eigentliches Aufgabengebiet, die Behandlung neurotischer Erkrankungen mit psychoanalytischen Methoden, konzentrieren.

Um am Ende dieser Erörterung noch einmal auf die junge Patientin zurückzukommen, allerdings nicht in Form eines weiteren Gedankenexperiments, sondern auf ihren historischen Fall: Ihr behandelnder Arzt Otto Juliusburger hatte ihren »Trieb, zu stehlen«, als »Kleptomanie« diagnostiziert – ein keineswegs simpler Vorgang, wie durch die vorstehenden Diskussionen deutlich geworden sein dürfte. Ein letzter Aspekt dieser Zuschreibung ist noch nicht zur Sprache gekommen: die der Diagnose vorausgehende Metapher. Bevor er sicher war, was seine junge Patientin hatte, wusste Juliusburger offensichtlich bereits genug, um ihr Leiden in bestimmte Worte fassen zu können: Die Frau litt an einem Trieb, der aus sexueller Erregung entstanden war und ihr das Stehlen zwingend aufdrängte. »Trieb« funktionierte hierbei wie ein Signalwort, in dem vieles mitschwang, was wiederum als Vorverständnis die Beschreibung des Krankseins und damit die Diagnose strukturierte.

In einer Sprache der Energetik verdichtete Juliusburger – und viele Psychoanalytikerinnen taten es ihm gleich – die Vorstellung darüber, was in dieser Patientin vorging, wenn sie kostbare Gegenstände wahrnahm: eine Art inneres Drängen, eine unkontrollierbare Körperempfindung, eine Erregung, die eine bemerkenswerte, die Ratio ausschaltende Macht über eine Person besaß. Hier erscheint die psychoanalytische Praxis – bereits ganz zu ihrem Beginn – durch ein nicht reflektiertes, unwillkürliches Vorverständnis, eine Art Sprach- und Denkstil geformt. Wie ich später eingehender erörtern werde, hatte dieser Denkstil eine lange Geschichte – die der Humoralpathologie –, welche bis in die griechische Antike zurückreichte und in der Krankheit als fehlendes Gleichgewicht der Körpersäfte verstanden wurde.[112]

Wo wurde behandelt?
Die globale Verbreitung der psychoanalytischen Couch

1907 hatte Juliusburger die Beschreibung seines therapeutischen Vorgehens im Falle seiner »kleptomanischen« Patientin so eingeleitet: »Die Kranke legt sich auf eine Chaiselongue«.[113] Der Lankwitzer Oberarzt griff also auf ein bestimmtes räumlich-materielles Arrangement zurück, um seine psychoanalyti-

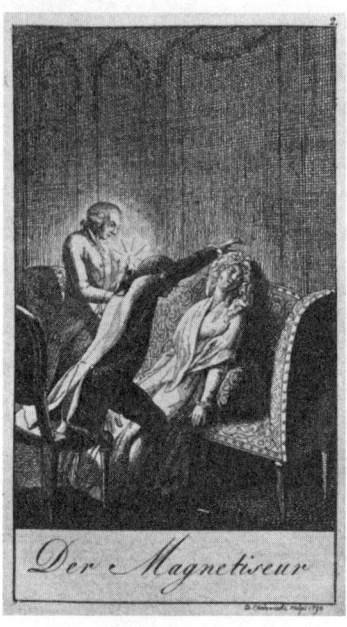

Abb. 19 Daniel Chodowiecki, »Der Magnetiseur«, 1790.

sche Behandlung durchführen zu können. Wäre seine Patientin an einem anderen Ort von einem anderen Therapeuten ähnlich behandelt worden? Wäre sie stets auf eine Couch gelegt worden? Die liegende Position auf einer Couch – möbelgeschichtlich gesehen war es zumeist eine Chaiselongue – gehört heute so selbstverständlich zur Psychoanalyse, dass es fast schwerfällt, die Frage aufzuwerfen, wie dieses Setting in die Welt kam. Die räumlichen Bedingungen für eine psychoanalytische Therapie unterschieden sich zum Teil erheblich, je nachdem, ob sie in einer Privatpraxis, Poliklinik, psychiatrischen Klinik, in einem Sanatorium etc. stattfand. Im Gegensatz zu einer psychiatrischen Behandlung, die auf eine Vielzahl von Techniken und Methoden zurückgreifen konnte und daher weniger an

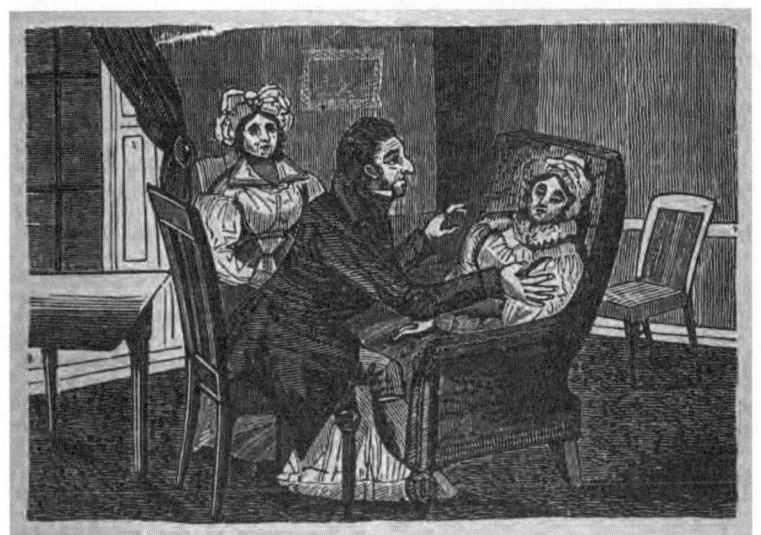

Abb. 20 James E. Smith, »Legends and miracles«, 1837.

eine räumlich-materielle Grundstruktur gebunden war, entwickelte die Psychoanalyse ein materielles Setting, in dessen Zentrum die Couch stand. Um die Bedeutung dieses Möbelstücks ermessen zu können, ist es sinnvoll, kurz die Erkenntnisse der Geschichtswissenschaft zusammenzutragen, wie es eigentlich zu dieser Anordnung kam.[114]

Freud entwickelte das Couchsetting keineswegs gezielt, sondern eher beiläufig und geleitet durch ein technisches Interesse an einer möglichst optimalen Behandlungsmethode. Er wies dabei stets auf die Vorform seiner Technik hin: das Hypnosesetting, wie es sich im Laufe des 19. Jahrhunderts herausgebildet hatte.[115] Diese Entwicklung lässt sich gut anhand bildlicher Darstellungen zunächst der mesmerischen Séancen und dann der späteren Hypnosepraktiken nachvollziehen. Dabei ist erwähnenswert, dass diese Bilder bereits eine internationale Verbreitung erkennen lassen. Das erste Bild stammt aus dem 1790 in Berlin erschienenen *Taschenbuch für Aufklärer und Nichtaufklärer* (Abb. 19); das zweite aus den 1837 in London publizierten *Legends and Miracles and Other Curious and Marvellous Stories of Human Nature* (Abb. 20).

Wie zu erkennen ist, saßen sich der Magnetiseur und seine Patientin gegenüber, und Ersterer strich mit den Händen über ihren Körper. Allerdings kann man bereits bei den mesmerischen Séancen regelmäßig erkennen, was dann ab Mitte des 19. Jahrhunderts mit dem Hypnotismus immer mehr zum Standard wurde: Meist saß die zu behandelnde Person auf einem Stuhl oder Sessel, nicht selten leicht zurückgelehnt (aber doch immer noch eher sitzend als liegend), während der Magnetiseur oder Hypnotiseur vor der Person stehend oder sitzend auf diese einwirkte.[116] Zumindest in den bildlichen Darstellungen herrscht hier zumeist eine klare Geschlechterordnung vor: Ein Hypnotiseur stand einer Patientin gegenüber.

Gegen Ende des 19. Jahrhunderts wurde die Hypnose zunehmend zum Gegenstand naturwissenschaftlicher Forschungen.[117] Damit veränderte sich auch das entsprechende Setting, das immer stärker zu einer naturwissenschaftlichen Experimentalanordnung wurde. Dafür verschwand der Arzt, der in den mesmerischen Anordnungen noch aktiv eingriff, hinter den Apparaturen und sollte zum objektiven Beobachter der Vorgänge werden. Das Eingreifen des Arztes wurde hierbei bereits als Problem gesehen, da die direkte körperliche Suggestion durch den Hypnotiseur, etwa durch Handauflegen, als kaum kontrollierbar und unwissenschaftlich erschien. Außerdem wandelte sich im Laufe des 19. Jahrhunderts allmählich die Position der Patientinnen, da häufiger mit schlafähnlichen Zuständen experimentiert wurde. Dies schlug sich auch in den

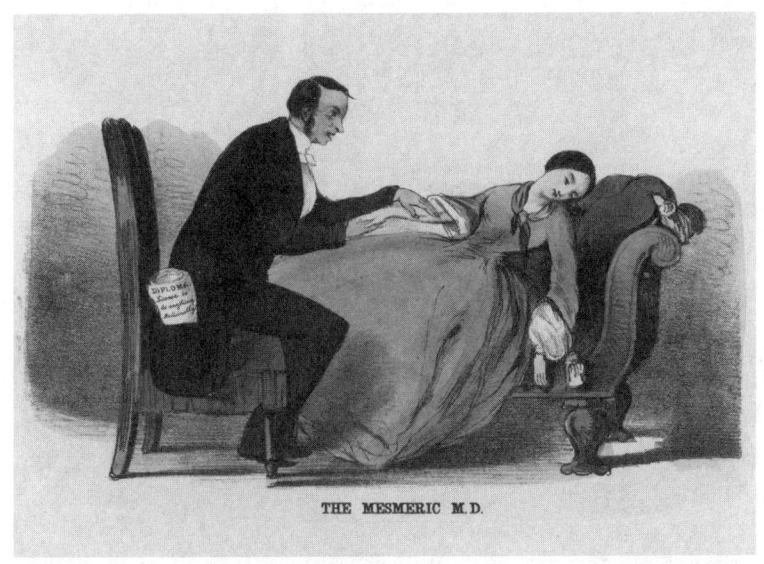

THE MESMERIC M.D.

Abb. 21 »A mesmeric physician taking advantage of his female
patient«, 1852.

Darstellungen nieder, wie sich an einer Karikatur aus Großbritannien erkennen lässt (Abb. 21).

In den Texten wurde das Setting ebenfalls stärker horizontal
ausgerichtet. Im Handbuch August Forels von 1891 wurde
empfohlen, die Patienten sollten in einem bequemen Lehn-
stuhl ohne Armstützen Platz nehmen.[118] 1901 riet dann der
Münchner Nervenarzt Leopold Löwenfeld in seinem Lehrbuch *Der Hypnotismus* dazu, eine dem Schlafzustand zuträgli-
che Situation zu schaffen: ein ruhiges Zimmer mit gedämpfter
Beleuchtung: »Den zu Hypnothisierenden lässt man in beque-
mer Kleidung auf einem Fauteuil, Sofa oder dergleichen Platz
nehmen.«[119]

In diesem Kontext entwarf Freud seine Privatpraxis. Zunächst arbeitete er einige Jahre mit hypnotischen Methoden,

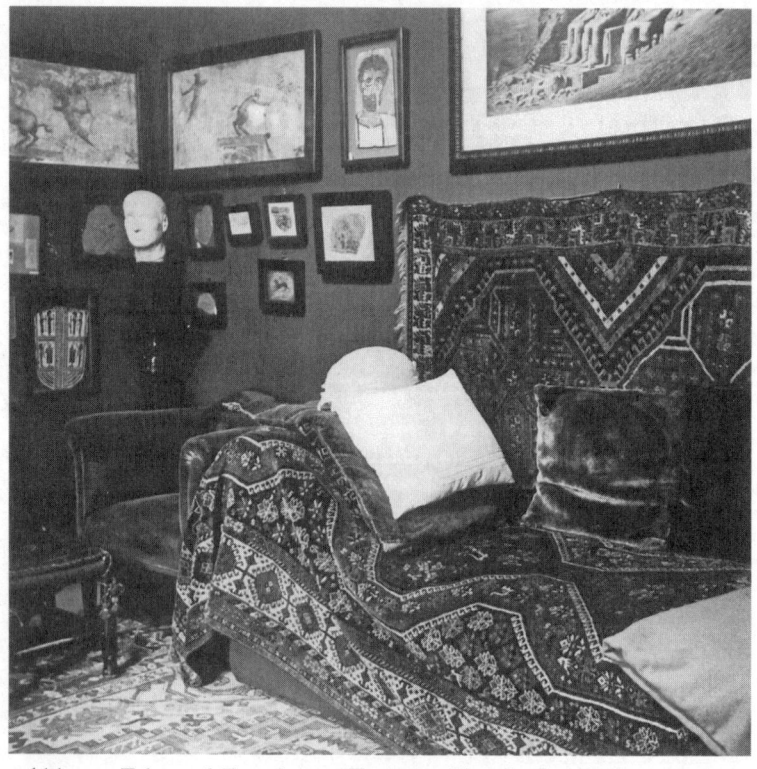

Abb. 22 Edmund Engelmans Foto von Freuds Couchsetting, 1938.

denen er allerdings zunehmend kritisch gegenüberstand: Ihm missfielen das suggestive Einwirken auf die Patientinnen, die Vorgabe, die Augen zu schließen, das Handauflegen und Ähnliches. Die Hypnose funktionierte nicht bei jedem zuverlässig, und ihre therapeutischen Effekte hingen zu sehr von der Geschicklichkeit des Arztes ab.[120] Eine Chaiselongue, die Freud wohl 1890 von einer dankbaren Patientin, Madame Benvenisti, erhalten hatte, diente ihm als bequeme Liegemöglichkeit für seine Besucher (Abb. 22). Dieses Möbelstück blieb dann von seinen älteren Hypnosepraktiken übrig.

1904 beschrieb Freud (in der dritten Person), wie er seine Patientinnen im Behandlungszimmer platzierte:

> Er behandelt gegenwärtig seine Kranken, indem er sie ohne andersartige Beeinflussung eine bequeme Rückenlage auf einem Ruhebett einnehmen läßt, während er selbst, ihrem Anblick entzogen, auf einem Stuhle hinter ihnen sitzt. Auch den Verschluß der Augen fordert er von ihnen nicht und vermeidet jede Berührung sowie jede andere Prozedur, die an Hypnose mahnen könnte. Eine solche Sitzung verläuft also wie ein Gespräch zwischen zwei gleich wachen Personen, von denen die eine sich jede Muskelanstrengung und jeden ablenkenden Sinneseindruck erspart, die sie in der Konzentration ihrer Aufmerksamkeit auf ihre eigene seelische Tätigkeit stören könnten.[121]

Für die neue Verwendung dieser räumlich-materiellen Anordnung waren besonders kennzeichnend: die komplette Verweigerung körperlichen Kontakts, der im Mesmerismus und in der Hypnose noch eine zentrale Rolle gespielt hatte, die liegende Position der Patientin und die sitzende des Analytikers, so dass ihre Blickrichtungen in den Raum unterschiedlich waren. Die Analytikerin konnte den Blick wenden, um den liegenden Patienten zu beobachten; umgekehrt war das nicht ohne Verrenkungen möglich. Damit war eine Asymmetrie des Beobachtens und Wissens, die in den vorherigen Arrangements des Mesmerismus und der Hypnose zum Teil bereits angelegt gewesen war, zum festen Bestandteil des psychoanalytischen Settings geworden.

Die liegende Stellung erbte die Psychoanalyse von der Hypnose, die sich wiederum die materielle Logik des Möbelstücks zu eigen gemacht hatte. In der Salonkultur, wie sie sich im 19. Jahrhundert in den großbürgerlichen Haushalten Zentraleuropas etabliert, aber von dort auch ausgestrahlt hatte, diente die Chaiselongue einer Körperhaltung zwischen Liegen und Sitzen, so dass eine Konversation mit anderen, eventuell stehenden Gästen möglich wurde.[122] Zeitgleich stieg das Bedürfnis nach einer entspannenden Position, das die Möbeldesigner durch die ersten verstellbaren Sessel und Möbel zu befriedigen versuchten. Parallel dazu entwickelte sich auch ein Interesse verschiedener Professionen an der liegenden Position, was etwa zu den ersten verstellbaren Zahnarzt- und Friseurstühlen führte.[123] In Sanatorien und Krankenhäusern hielten die ersten höhenverstellbaren Krankenbetten Einzug etc.[124] Während die Hypnosebewegung diese Entwicklungen in der Design- und Möbelgeschichte aufgriff und die grundlegende Funktion der Entspannung dabei beibehielt, sollte die Psychoanalyse der Chaiselongue neue Aufgaben zuschreiben.

Freud nannte in seinen technischen Empfehlungen zwei Funktionen für das Setting: Dass er sich hinter die Patienten setzte, begründete er erstens damit, nicht über Stunden angestarrt werden zu wollen. Die asymmetrische Stellung von Ärztin und Patient entstand also in der Tat, um visuelle Kommunikation zu unterbinden: »Da ich mich während des Zuhörens selbst dem Ablauf meiner unbewußten Gedanken überlasse, will ich nicht, daß meine Mienen dem Patienten Stoff zu Deutungen geben oder ihn in seinen Mitteilungen beeinflussen.«[125] Zweitens sollte die liegende Position auf der Couch dazu dienen, »die Übertragung zu isolieren«.[126] Als »Übertragung« bezeichnete Freud bekanntlich den Vorgang, mit dem sich der Patient emotional an die Analytikerin bindet. Diese emotionale Beziehung diente in der psychoanalytischen Therapie der Heilung. Die Isolierung dieser Übertragung – eine Art Emotionsarbeit, auf die ich im nächsten Kapitel näher eingehen werde – gelang in der künstlichen Situation des psychoanalytischen Settings, indem ein alltägliches Gespräch zwischen zwei gleichrangigen Personen durch wenige Anordnungen verfremdet wurde. Aus der alltäglichen Konstellation, sich gegenüberzusitzen und zu plaudern, wurde eine Versuchsanordnung, mit deren Hilfe – wie bei einem naturwissenschaftlichen Experiment die winzigen Bakterienkulturen durch das Mikroskop – die Beziehungsarbeit der Gesprächspartner sichtbar werden sollte.

Das abgewandte Liegen erfüllte hierbei eine zentrale Funktion: Es unterband die Wechselbeziehung mit dem Gegenüber. Die Patientinnen starrten an die Decke, ins Leere und redeten mit niemandem mehr direkt. Die Analytikerin war nur noch Atmen, manchmal Stimme. In der psychoanalytischen Literatur werden viele Überlegungen darüber angestellt, dass das Liegen bei den Patienten eine Regression verursacht, also eine Rückkehr in ein kindliches Stadium.[127] Selbst wenn man so weit nicht gehen möchte, so ist die Annahme, dass die Nähe zu einer schlafenden Position emotionale Reaktionen befördern kann, durchaus plausibel. Nur ist nicht automatisch festgelegt, welche: Patientinnen können in einer einschläfernden Haltung einen Kontrollverlust erleben, so dass es ihnen leichter fällt, Emotionen wie Vertrauen, Zuneigung oder Liebe zuzulassen. Oder diese hilflose Position verursacht gerade das Gegenteil: Emotionen wie Misstrauen, Widerwillen oder Angst. In jedem Fall erleichterte das Liegen auf der Couch so die Produktion von Emotionen.

Der ungezwungene Plausch, etwa in einem Salon, war in der psychoanalytischen Grundsituation nicht nur in Form des Sitzmöbels noch präsent. Auch die Konversationshaltung erschien zunächst ähnlich, schließlich sollten die Patienten laut Freud einfach so drauflosplaudern. Nach der Regel der freien Assoziation mussten sie alles berichten, was ihnen in den Sinn kam, egal, wie unwichtig oder unpassend es ihnen erschien.[128] Allerdings brachte dies ebenfalls eine charakteristische Verschiebung eines alltäglichen Verhaltens mit sich: In einem normalen Gespräch galten Regeln des Anstands, der Zurückhaltung und der Schicklichkeit. Auf der Couch sollten die Patientinnen hingegen alles berichten, ohne auf solche Einschränkungen Rücksicht zu nehmen. Die bürgerliche Fassade bröckelte, und die ungehemmte Mitteilung privater Details ließ eine Intimität entstehen, die allerdings einseitig bleiben musste, weil es der Analytikerin strikt verboten war, über sich zu reden. So verloren sich die Patienten – liegend ins Leere starrend, ein unsichtbares Gegenüber ansprechend, das kaum reagierte – in ihrem Gefühlsleben. Durch diese Verschiebungen erhielt die Couch in der Psychoanalyse eine neue Aufgabe: Sie diente nur oberflächlich der Entspannung, eigentlich produzierte sie therapeutische Emotionen.[129]

Die technischen Vorgaben, die Freud für eine gelingende psychoanalytische Therapie formulierte – wodurch er auch die materiellen und räumlichen Bedingungen für das Setting festlegte –, stellte er jedoch nur als Ratschläge und Empfehlungen hin, die sich »als die einzig zweckmäßige[n] für meine Individualität« herausgestellt hätten.[130] Damit war stets unklar, wie strikt er sie von anderen Psychoanalytikerinnen befolgt sehen wollte. Zudem bestanden sie im Wesentlichen aus negativen Regeln, mit denen er von bestimmten Handlungen abriet. Nur selten benannte Freud, was die beste Technik sei, was womöglich auch der Grund war, weshalb er seinen ursprünglichen Plan aufgab, eine Einführung in die psychoanalytische Technik zu schreiben. Schließlich verhielt er sich in seinen Analysestunden selbst immer wieder unorthodox und »verstieß« gegen seine eigenen Regeln.[131] Auch sein Behandlungsraum sah eher

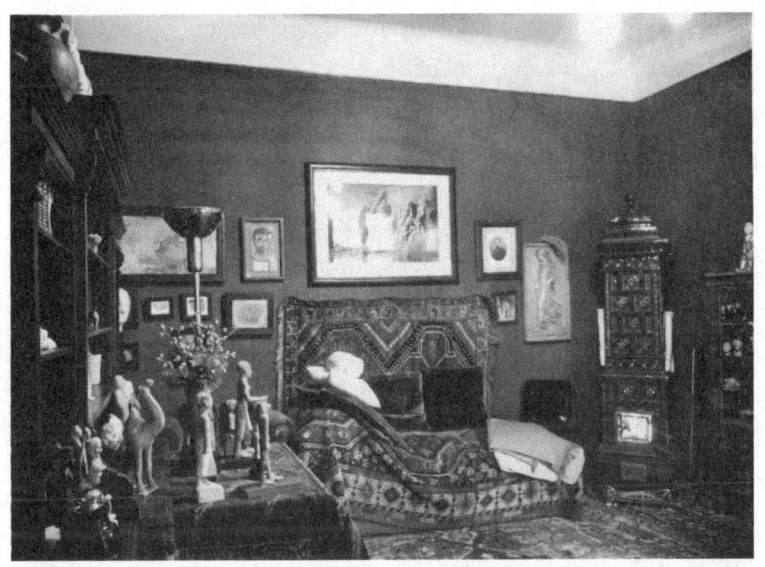

Abb. 23 Edmund Engelmans Foto von Freuds Behandlungsraum, 1938.

nicht wie eine rationale, nüchterne Experimentalanordnung aus, wie er sie in seinen Texten entwarf (Abb. 23). Der Raum war vollgestellt und wirkte, so beschrieb es jedenfalls der »Wolfs-mann«, nicht wie ein Arztzimmer, sondern wie ein »archäo-logisches Kabinett«.[132] Die räumliche Struktur betonte damit die Individualität des Psychoanalytikers und verstieß eigent-lich gegen das Gebot der Kontextlosigkeit, das Freuds techni-sche Schriften durchzieht.

Wenn man sich jetzt fragt, wie das psychoanalytische Setting, das Freud mit der Couch im Zentrum entwickelte, in die Welt kam, so muss man zunächst die eigene Wahrnehmung hinter-fragen. Unser heutiger Blick ist geprägt von den Fotos, die (wie das obige) Edmund Engelman in Freuds Wiener Woh-nung aufgenommen hat. Dies geschah allerdings erst 1938, als

Freud wegen der Machtübernahme der Nationalsozialisten in Österreich nach London fliehen und seine Wohnung aufgeben musste.[133] Bis zu diesem Zeitpunkt hatten alle, die noch nicht als Patientin oder Schüler auf Freuds Couch Platz genommen hatten, kein Bild im Kopf, wie das psychoanalytische Setting Freuds genau aussah. Es gab nur die wenigen Beschreibungen in seinen eigenen Texten. Aber wie konnten angehende oder bereits praktizierende Psychoanalytikerinnen dann wissen, wie sie ihr Behandlungszimmer einzurichten hatten? Was taten sie, wenn sie es eben nicht genau wussten?

Offenkundig trieb Freud diese Frage auch um, schließlich begründete er seine technischen Hinweise auf das Setting und seine Benutzung so: »Ich weiß, daß viele Analytiker es anders machen, aber ich weiß nicht, ob die Sucht, es anders zu machen, oder ob ein Vorteil, den sie dabei gefunden haben, mehr Anteil an ihrer Abweichung hat.«[134] Der wichtigste »Abweichler«, an den Freud hier gedacht haben wird, war der Wiener Psychoanalytiker Wilhelm Stekel, der 1908 über Freuds Vorgehen geschrieben hatte:

> Er läßt seine Kranken während ihrer Sprechstunde liegen und sitzt hinter ihnen, so daß er von ihnen nicht gesehen wird. Das hat einige Vorteile. Der Kranke kann, von jeder Muskeltätigkeit befreit, ruhig seinen Gedankengängen die nötige Aufmerksamkeit schenken, er spricht gewissermaßen in die Luft hinein, weil er den Seelenarzt nicht sieht. Manche Frauen scheuen sich, sexuelle Angelegenheiten zu erzählen und dabei dem Arzte ins Gesicht zu sehen. Man überwindet auf diese Weise die Widerstände der Kranken viel leichter.[135]

Allerdings fügte er hinzu:

> Ich bin von dieser Technik größtenteils abgekommen. Ich sitze vor dem Schreibtisch, auf dem ich die wichtigsten Einfälle des

Kranken notiere. Der Kranke sitzt auf einem Sessel mir zur Seite. Dabei hat er eine gewisse Aktionsfreiheit, er kann aufspringen, im Zimmer hin- und herlaufen, gewisse Symptomhandlungen ausführen, was gewiß nicht ohne Bedeutung für das Verständnis der Krankheit ist.[136]

Stekel verband mit dem Setting eine andere Funktion. Er hatte begonnen, seinen Patienten zu misstrauen, weil sie die vorhandene Literatur bereits begierig verschlungen hatten und so schon vor der Therapie zu viel über die Psychoanalyse wussten. Stekel war überzeugt, dass die Patientinnen dadurch den Verlauf der Therapie manipulieren konnten. Um das zu verhindern, versuchte er, das Setting so zu gestalten, dass er ihre körperlichen Handlungen besser studieren konnte. Das psychoanalytische Setting wurde bei ihm zu einem kriminologischen Instrument, um die Patientinnen durch Indizien zu überführen, mit denen sich diese – trotz allen Wissens – verrieten.[137]

Auch Jung verwandte ein anderes Setting. So behauptete er 1906:

In unserem Fall habe ich die Psychoanalyse genau nach dem Muster Freuds vorgenommen. Ich ließ die Pat. einen bequemen Stuhl einnehmen und setzte mich hinter sie, um sie nicht zu verwirren. Ich verlangte nun von ihr, daß sie alles das, was ihr gerade einfalle, mir ruhig erzähle, gleichgültig, um was es sich handele.[138]

In einem bequemen Stuhl Platz zu nehmen – das entsprach gerade nicht dem Muster Freuds, das dieser bereits 1904 festgelegt hatte. Ein solches Arrangement war jedoch vorteilhaft, wenn man noch zusätzliche Elemente in den therapeutischen Prozess einbauen wollte. So erweiterte Jung die Methode der freien Assoziation um einen Assoziationstest, bei dem die Patienten möglichst schnell ihre Einfälle zu bestimmten Begriffen angeben sollten. Dabei wurde die Zeit gemessen, bis sie den Einfall äußerten. Je länger es dauerte, desto größer, so die Vermutung, war der Widerstand gegen den Gedanken und desto bedeutsamer der Zusammenhang für die Therapie.[139] Auf diese Weise glaubte Jung, das psychoanalytische Setting noch stärker zu verwissenschaftlichen.

Ein weiterer enger Mitarbeiter Freuds aus der Frühzeit, Alfred Adler, konnte mit dem Setting ebenfalls wenig anfangen. Er kritisierte vor allem die Asymmetrie zwischen Analytikerin und Patient in der räumlichen Anordnung. Das stellte für ihn eine politische Frage dar. Die Patientin sollte besser zur aktiven Mitarbeit angehalten und nicht zur Bewegungslosigkeit verdammt werden. Einige Jahre später klang das bei ihm so:

> Wenn der Patient zum ersten Mal kommt, so wäre es ein großer Fehler, ihm einen bestimmten Platz zuzuweisen. Alle Patienten wollen auf das »Arme-Sünder-Bankerl«. Es ist gut, wenn man die Sitzordnung stört, eine Reihe von Stühlen aufstellt, der Patient wählt. Er muss sich aktiv zeigen. Man kann aus geringfügigen Tatsachen Schlüsse ziehen, daraus, dass der eine sich näher setzt, der andere in weiterer Entfernung. Der eine macht die Bewegung zum Schreibtisch, das ist günstig, der andere vom Schreibtisch weg, das ist ungünstig.[140]

Von Beginn an standen politische, wissenschaftliche und kriminologische Überlegungen Freuds Versuch entgegen, eine standardisierte Couch ins Zentrum der psychoanalytischen Therapie zu rücken. Vor diesem Hintergrund – Freuds interpretationsbedürftiger »Ratschläge« für die Praxis und der Gegenvorschläge wichtiger Freud-Schüler – begann sich die Technik international zu verbreiten. Da zunächst nur wenige aus eige-

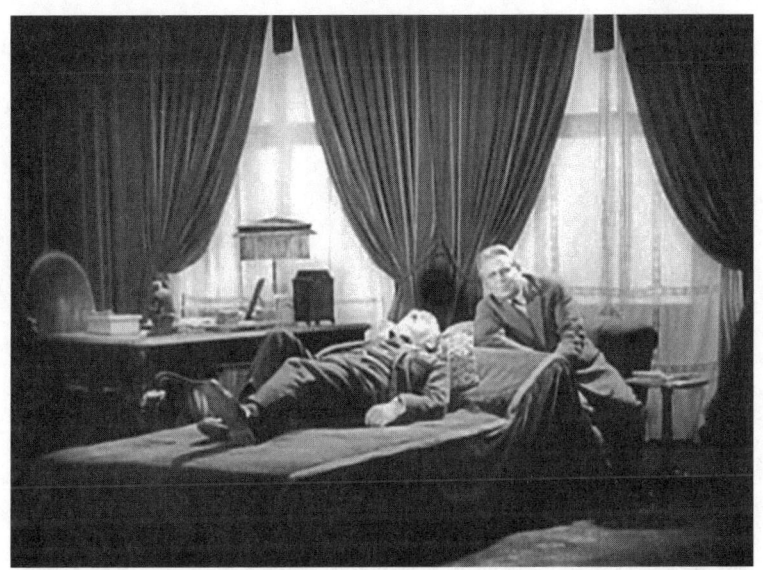

Abb. 24 Die psychoanalytische Couch in *Geheimnisse einer Seele*, 1926.

ner Anschauung wussten, wie das psychoanalytische Setting
bei Freud aussah, stellt sich die Frage, wie sich die psychoanalytische Couch an anderen Orten in der Welt der Psychoanalyse
etablierte. Ein wichtiger Bestandteil der internationalen und
populären Verbreitung der Couch war der Spielfilm *Geheimnisse einer Seele* von Georg Wilhelm Pabst, der 1926 in die Kinos
kam.[141] Er war durch die Unterstützung namhafter Berliner
Psychoanalytiker, nämlich Karl Abraham und vor allem Hanns
Sachs, entstanden, wobei Sachs dem Filmteam in der Dreh-
phase detailliert die psychoanalytische Technik erklärte. Er
zeichnete auch dafür verantwortlich, dass der Film zum ersten Mal das psychoanalytische Setting relativ akkurat öffent-
lich zeigte (Abb. 24).

Auch in den Berliner Behandlungszimmern kam zu dieser

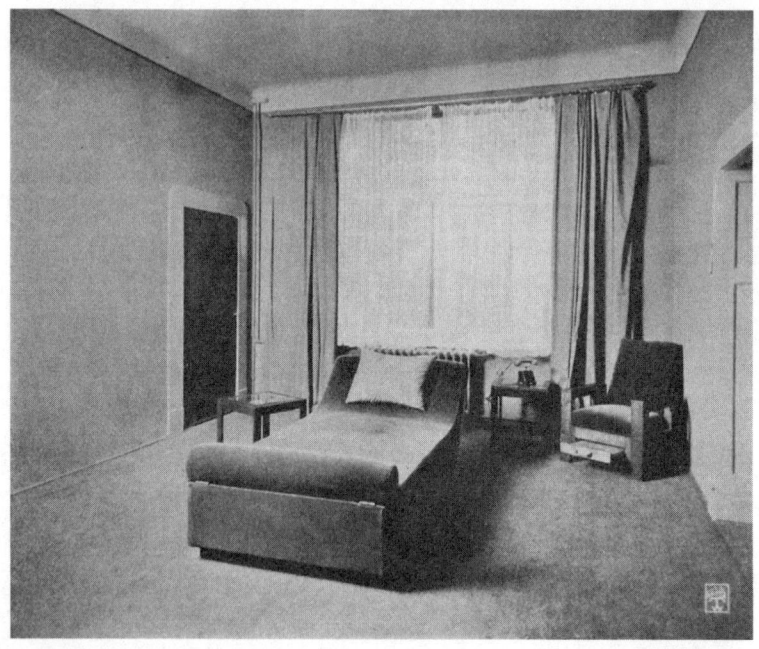

Abb. 25 Das Behandlungszimmer im Sanatorium Schloss Tegel.

Zeit das vorgeschriebene Setting Freuds zur Anwendung, wenn auch in einer auf charakteristische Weise veränderten Atmosphäre.

Beide Berliner Settings nutzten die Couch in der vorgeschriebenen Weise, platzierten sie aber in einem gänzlich sachlichen, rationalisierten Raum. Dies war keineswegs Zufall, hatte doch Freuds Sohn Ernst die beiden Räumlichkeiten gestaltet. Er hatte bei dem Wiener Architekten Adolf Loos studiert, einem Wegbereiter der funktionalistischen, modernen Architektur.[142] Durch die von ihm geschaffene nüchterne Raumatmosphäre erfüllten die psychoanalytischen Settings das Gebot der Kontextlosigkeit viel besser als die Couch in Freuds »ar-

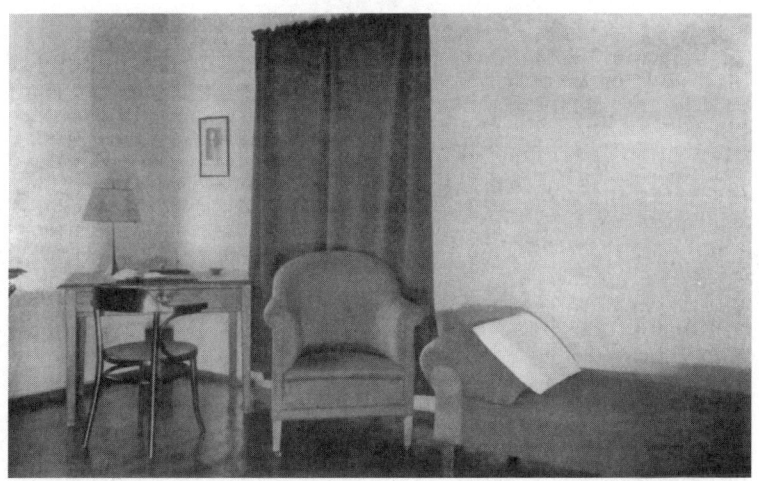

Abb. 26 Das Behandlungszimmer in der Berliner psychoanalytischen
Poliklinik.

chäologischem Kabinett«. Allerdings existierten in beiden Berliner Einrichtungen besondere Bedingungen: Das Sanatorium
in Tegel bot gänzlich andere Betreuungsmöglichkeiten als eine
Privatpraxis (Abb. 25). In den Vorstellungen seines Gründers
Ernst Simmel sollte hier die Therapie nicht auf die Analysestunde beschränkt sein, sondern »auf die *gesamte* Klinik, als
eine Art erweiterte Person des Analytikers, bzw. als des *Urtyps
seiner Familie* überhaupt« ausgedehnt werden. Das Couchsetting war somit nur ein Teil einer tendenziell totalen Beobach-
tungsinstitution, in der das Pflegepersonal »wie ein erweitertes
Sinnesorgan des Analytikers« fungierte.[143] In der Poliklinik in
Berlin wurden wiederum die Behandlungsräume (Abb. 26) vor
allem von Ausbildungskandidatinnen genutzt, während viele
der etablierten Psychoanalytiker die Patienten aus der Poliklinik in ihren eigenen Privatpraxen betreuten. Wie die räumlich-
materiellen Strukturen dort aussahen, ist unbekannt. Dennoch

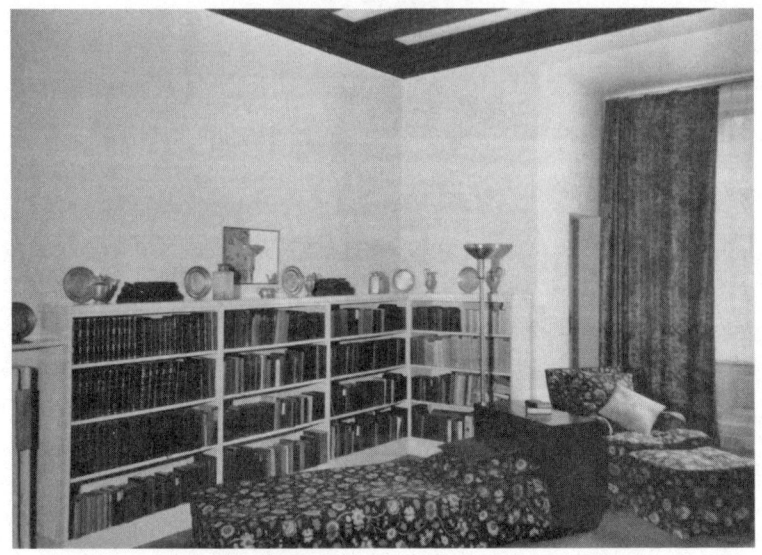

Abb. 27 Das Behandlungszimmer von Ruth Brunswick in Wien, um 1930.

konnten Psychoanalytikerinnen auch für ihre privaten Behandlungsräume nach einer entindividualisierten, sachlichen Atmosphäre streben, wie das Beispiel des Behandlungsraums von Ruth Brunswick in Wien zeigt (Abb. 27).

Wenn man sich die Verbreitung an anderen Orten ansieht, wird schnell deutlich, dass viele psychoanalytische Settings noch lange Zeit mit hypnotischen Bestandteilen vermischt waren. Dies galt auch für London. Wie bereits erwähnt, arbeitete Ernest Jones bei seinen ersten therapeutischen Bemühungen noch mit Suggestion und Hypnose.[144] David Forsyth mengte in seine frühe Beschreibung der psychoanalytischen Technik ebenfalls hypnotische Elemente, wenn er zum Beispiel dazu riet, die Hand auf den Kopf des Patienten zu legen, um einen Gedanken oder ein Bild zu erzeugen.[145] Sogar nach seiner

Lehranalyse bei Freud 1919 beschrieb Forsyth das Setting in leicht abgewandelter Form:

> Es ist üblich, dass der Patient während der Stunden mit seinem ganzen Körper auf einer komfortablen Couch ruht, mit geschlossenen Augen und entspannten Muskeln. Unter diesen Bedingungen, besonders wenn es sich um einen stillen Raum handelt, sind äußere Ablenkungen auf ein Minimum reduziert, und die Aufmerksamkeit kann vollständig den Gedanken gewidmet werden, die aus dem Inneren aufsteigen. Die Position des Arztes ist dahinter, nahe dem Kopfende der Couch, jenseits des Blickwinkels des Patienten. Dadurch wird er wenig mehr als eine Stimme und die Auswirkungen seiner persönlichen und körperlichen Eigenschaften sind fast vollständig beseitigt.[146]

Hier waren es nur noch die geschlossenen Augen und der abgeschottete Raum, die an das hypnotische Erbe erinnerten. Allerdings erörterte Forsyth auch alternative Settings: »Von einigen Analytikern wird, andererseits, diese Anordnung für überflüssig gehalten; bei ihnen sitzt der Patient dem Analytiker gegenüber, und es entwickelt sich eine normale Unterhaltung.«[147] Er gab zu, das selbst getestet, sich aber für die freudsche Lösung entschieden zu haben. Ähnlich änderte James Glover seine Technik erst nach seiner Lehranalyse, die er 1920 bei Karl Abraham in Berlin erhielt, und verzichtete darauf, die Patientinnen auf einem Stuhl und sich selbst ihnen direkt gegenüber zu platzieren.[148]

Bleibt die Frage, ob und wie das Setting in die nichtwestliche Welt wanderte. Ein Wissenstransfer, wie er im Falle Großbritanniens funktionierte, kam für interessierte Personen in vielen anderen Regionen nicht infrage, weil der (finanzielle) Aufwand für einen längeren Europaaufenthalt zu hoch war.[149] Das Wissen über das psychoanalytische Setting konnte daher nur auf Texten beruhen, die zu allem Überfluss lange Zeit nur auf Deutsch erhältlich waren. Es kann daher kaum überraschen, dass es an Orten wie Kalkutta zu Umgestaltungen kam.

Dabei hätte die historische Entwicklung von Architektur und Inneneinrichtung in Kalkutta grundsätzlich ein durchaus ähnliches Setting ermöglicht. In einigen Wohnzimmern der Mittel- und Oberschicht Kalkuttas hatte die Couch bereits im Laufe des 19. Jahrhunderts Einzug gehalten und wie andere »europäische« Möbelstücke einen gewissen Nimbus der Weltläufigkeit verbreitet.[150] Gegen diesen ostentativ europäischen Einrichtungsstil kam jedoch im frühen 20. Jahrhundert nationalistische Kritik auf, vor allem im Umfeld der Swadeshi-Bewegung. So wandte sich der Literaturnobelpreisträger Rabindranath Tagore in seinen Romanen gegen die bürgerlich-europäische Inneneinrichtung dieser Zeit bzw. deren lokale Anverwandlung, der nicht zuletzt seine eigene Familie zuvor gefrönt hatte.[151] Trotz solcher Ablehnung blieb – auch in der näheren Umgebung Tagores – die Nutzung ursprünglich europäischer Möbelstücke üblich, wenn sie sich als alltagstauglich und praktisch erwiesen. So sieht man auf einer Zeichnung Nandalal Boses, die das Atelier von Tagores Neffen Abanindranath ca. 1910 von innen zeigt, wie Mitglieder der Tagore-Familie Chaiselongues zur Entspannung nutzten (Abb. 28).

Es lässt sich nicht klären, ob es mit einem Unbehagen am europäischen Stil oder mit praktischen Erwägungen zusammenhing; Fakt ist, dass bei der Psychoanalyse in Kalkutta keine Couch zum Einsatz kam. Bose, der viele kulturelle Annahmen der antikolonialistischen Nationalbewegung Bengalens teilte und wie Tagore von den Idealen der nationalistischen Swadeshi-Bewegung geprägt war, nutzte einen Liegestuhl.

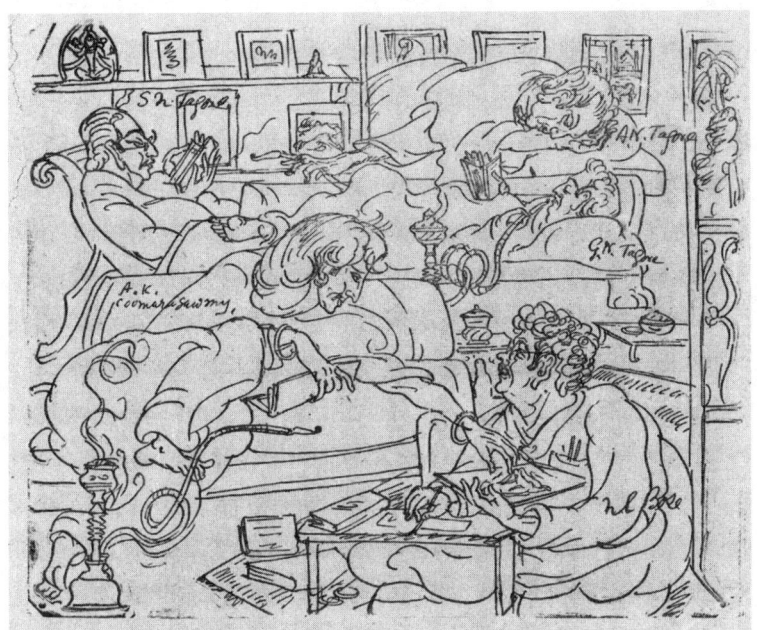

Abb. 28 Zeichnung des Studios Abanindranath Tagores von Nandalal Bose, ca. 1910.

Solche Liegestühle wurden auf europäischen, oft britischen Schiffen den Passagieren zur Entspannung während der langen Überfahrt nach Indien angeboten. Obwohl er die Couch nicht verwandte, blieb Bose also bei einem westlichen Import.[152] Wie das Beispiel der Couchnutzung in Kalkutta demonstriert, konnten solche Importe jedoch wichtig werden, wenn sie sich in alltäglichen Praktiken etablierten und so für das Radar der nationalistischen Kritik unsichtbar blieben. Für einen solchen Pragmatismus spricht, dass Bose zwischen einem Liegestuhl und einer Couch nicht unterschied und in seinen Texten das Wort »Couch« benutzte, obwohl er eine solche ja gerade nicht verwandte.

Über das Setting schrieb Bose beispielsweise: »[D]ie Patientin wird gebeten, es sich mit geschlossenen Augen auf einer Couch bequem zu machen; der Raum ist halbdunkel und niemand anderes ist in dem Raum zugelassen, um alle Quellen von Ablenkung zu vermeiden. Der Patient wird gebeten, alles zu sagen, was ihm in den Sinn kommt.«[153] Auch in seinem bengalischen Buch *Shapna* (Träume) von 1929 schilderte Bose das psychoanalytische Setting Freuds bzw. das, was er dafür hielt. Einige Elemente stimmten mit der Praxis des Wieners überein: das entspannende Liegen des Patienten, der Platz des Analytikers hinter dem Patienten und die freie Assoziation (obwohl er den Begriff auf ungewöhnliche Weise ins Bengalische übertrug: nämlich als »ungehinderte Gefühls- und Gedankenassoziation«). Bei Freud unüblich waren hingegen die Forderungen, den Behandlungsraum abzudunkeln und Notizen über den Ablauf der Stunde anzufertigen.[154]

Boses psychoanalytisches Setting entsprach damit nicht ganz den Vorgaben Freuds, weil der Liegestuhl lediglich eine zurückgelehnte und keine liegende Haltung ermöglichte. Zudem entstammten der abgedunkelte Raum und das Schließen der Augen auch in Kalkutta dem hypnotischen Erbe, das Freud ausdrücklich hinter sich lassen wollte. Die geschlossenen Augen könnten Bose auch aus kulturell-religiösen Gründen eingeleuchtet haben, wie sich aus einem anderen Text ergibt: »Um eine Vorstellung des Brahman zu erhalten, sollte der Geist zuerst von allen äußeren Objekten ab- und auf die innere geistige Erfahrung hingelenkt werden. Zu diesem Zweck sollte der Anhänger seine Augen schließen und sich auf seine subjektiven Eindrücke konzentrieren.«[155] An dieser Stelle beschrieb Bose eine Yoga-Technik. Möglicherweise konnte er sich aber auf diese Weise die freie Assoziation kulturell aneignen, welche eine entscheidende Technik der Psychoanalyse darstellte und die auf der »Couch« stattzufinden hatte. Das könnte dazu geführt haben, dass er das Schließen der Augen beibehielt, obwohl es eigentlich den Vorschriften widersprach. Vielleicht lässt sich damit auch die zurückgelehnte (und nicht liegende) Position der Patienten erklären: Mit geschlossenen Augen in einem abgedunkelten Raum liegen zu müssen könnte schlicht zu ermüdend gewirkt haben, um einer Gesprächstherapie noch zuträglich zu sein. Doch das muss mangels Quellen Spekulation bleiben.

Bei der Abfassung von *Shapna* wusste Bose möglicherweise noch zu wenig über Freuds Technik.[156] Später verteidigte Bose explizit die Aufzeichnung von Notizen, die Freud ebenfalls kritisiert hatte: »Der wichtigste Grund dafür, die Assoziationen zu notieren, liegt in der Tatsache, dass praktisch alle Möglichkeiten des subjektiven Irrtums und der unbewussten Verzerrungen damit ausgeschlossen sind und die Daten jederzeit der Überprüfung zugänglich bleiben.«[157] Er könne mechanisch mitschreiben, so dass die Ablenkung von dem, was der Patient erzähle, nicht dramatisch sei. Zudem sei die »größere wissenschaftliche Objektivität« von entscheidendem Wert für die Psychoanalyse.[158] Schließlich würden selbst seine europäischen Patientinnen seine Methode bevorzugen: »Patientinnen, die in Europa von anderen Analytikern analysiert worden sind, bevor sie zu mir kamen, haben spontan ihre Meinung kundgetan, dass die Methode, die ich entwickelt habe, sehr viel effektiver war als die übliche psychoanalytische Prozedur.«[159]

Ähnlich wie Jung ging es Bose bei seinem Setting offenkundig um größtmögliche Wissenschaftlichkeit. Durch seine herausragende Stellung in den psychoanalytischen (und psychiatrischen) Institutionen Kalkuttas erhielt sein Setting dominanten Einfluss auf die entsprechende Behandlungsform in der Stadt (Abb. 29).

Angesichts der räumlich-materiellen Varianten in der globalen Psychoanalyse stellt sich die Frage, ob die Couch als ganzes Setting wanderte. Wie deutlich geworden ist, gab es verschiedene lokale Veränderungen, die zum Teil mit dem unterschiedlichen Kenntnisstand der psychoanalytischen Praktiker zu erklären sind. Bei Adler, Stekel, Bose und anderen zeigte sich aber, dass derartige Unterschiede auch auf andersgeartete Interessenlagen innerhalb der Bewegung zurückzuführen sein konnten. Überraschender ist gleichwohl, dass sich diese Unterschiede im globalen Vergleich ähnelten, so etwa der verdunkelte Raum oder die Aufforderung an die Patienten, die Augen zu schließen. An dieser Stelle wird wieder deutlich, dass die Behandlungsformen einander glichen, weil sie einem älteren psychotherapeutischen Praxisfeld entstammten, in dem sich Formen von Hypnotismus und Suggestion bereits weltweit verbreitet hatten. Daher offenbarte sich selbst in den scheinbaren Abweichungen die relative Einheit in den räumlich-materiellen Strukturen: Es gab *ein* psychoanalytisches Setting, obwohl dieses einige lokale Unterschiede aufwies. Oder anders ausgedrückt: Eine Patientin, die wie unsere »Kleptomanin« um 1930 an verschiedenen Orten in der Welt der Psychoanalyse um eine Behandlung gebeten hätte, wäre überall auf eine *Art Couch gelegt* worden.

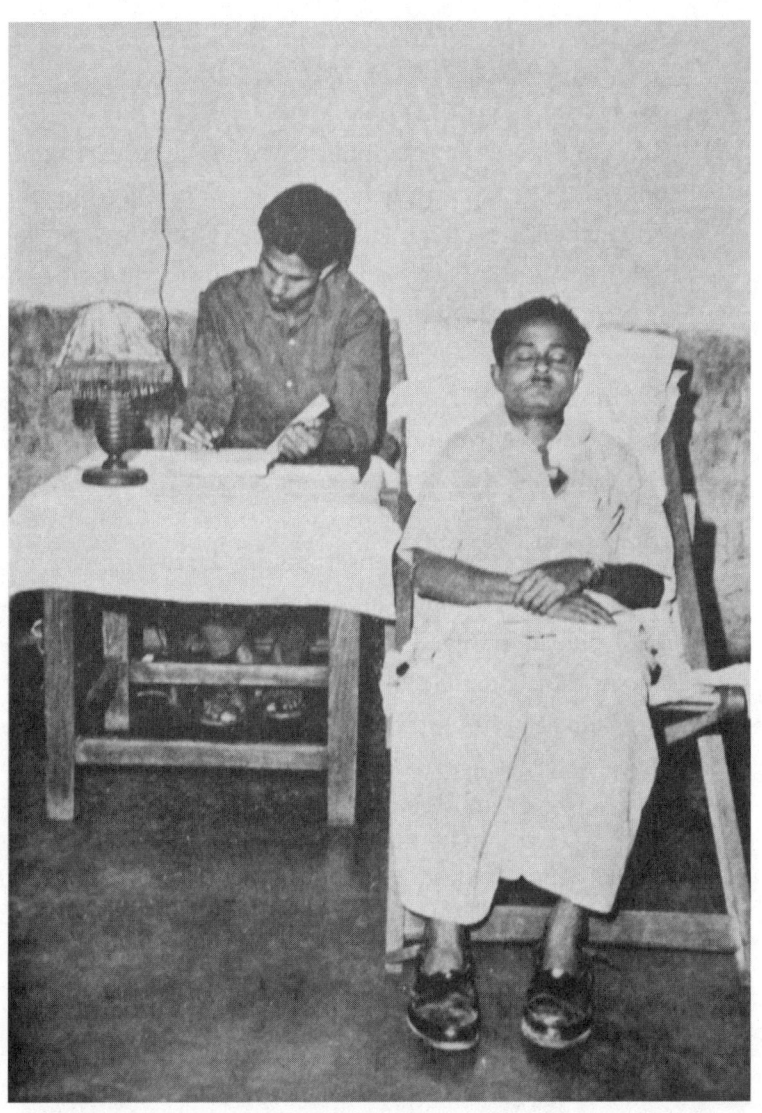

Abb. 29 Das psychoanalytische Setting im Lumbini Park Mental Hospital.

Wie wurde behandelt?
Die Grundelemente der Psychoanalyse

Aber wie genau wäre die imaginierte Weltenbummlerin qua psychoanalytische Patientin behandelt worden? Was machte die psychoanalytische Therapie selbst aus? Trotz einer gewissen Variabilität teilten Psychoanalytiker, egal wo sie tätig waren, einige typische Elemente, denen sie in ihren technischen Schriften und Handbüchern oft breiten Raum widmeten. Es ist daher sinnvoll, sich diese einmal kurz vor Augen zu führen. Hierfür muss erneut auf die unmittelbaren Vorläufer bzw. Konkurrenten der Psychoanalyse eingegangen werden. Auch sie zeichneten sich durch einige therapeutische Grundweisheiten aus. So zielte die Hypnosetherapie darauf, im hypnotischen Zustand den Willen der Patientinnen auszuschalten. Dem stand die suggestive Macht der Therapeutinnen gegenüber, welche die Kontrolle über die Patienten übernahmen. Zwischen beiden sollte sich eine intensive Bindung entwickeln, die oft »Rapport« genannt wurde. Mit der kathartischen Therapie von Breuer und Freud etablierte sich eine neue Alternative. Sie setzte vor allem auf eine Gesprächstherapie (»talking cure«, wie sie von Anna O. genannt wurde[160]), bei der ein traumatisches Erlebnis aus der Vergangenheit der Patientinnen wieder erinnert werden sollte. Durch das Wiedererleben des Traumas – so eine weitere zentrale Annahme – entluden sich lange aufgestaute Affekte, welche die Krankheitssymptome ausgelöst hatten. Es kam zur Katharsis. Einige dieser Elemente tauchten in der psychoanalytischen Behandlungstechnik wieder auf, oft aber in verwandelter Form. Auch hier gilt es, die Kontinuitäten und Brüche im psychotherapeutischen Praxisfeld präzise herauszuarbeiten.

Einen zentralen Aspekt der Psychoanalyse stellte die Gesprächstherapie dar, die sie mit der kathartischen Vorgängerin teilte. Die Maßgabe für dieses Gespräch war allerdings nicht mehr, ein in der Vergangenheit erlebtes Trauma in Erinnerung zu rufen. Derartige Vorgaben sollten für die Gesprächsführung vermieden werden. An die Stelle eines zielgerichteten Verhaltens trat das Gegenteil: Mit dem Prinzip der freien Assoziation sollten gerade keine Absichten verfolgt werden. Die Texte der Psychoanalytikerinnen waren stets durchtränkt von Metaphern eines willentlich herbeigeführten Kontrollverlustes. Freud empfahl seinen Patienten, sich so zu verhalten, »wie man es etwa in einem Gespräch tut, bei welchem man aus dem Hundertsten in das Tausendste gerät«.[161] Die britische Psychoanalytikerin Barbara Low sah eine Patientin wie einen »Behälter« vor sich, »der die ankommende Welle von Gedanken, Fantasien, Emotionen und einfach von jeder Reaktion aufnimmt«.[162] Aufseiten des Analytikers sollte am besten eine Haltung »gleichschwebende[r] Aufmerksamkeit«, wie Freud es nannte, vorherrschen, also eine durchaus vergleichbare Verhaltensanweisung.[163] Eigentlich redeten bei einer Analyse zwei Unbewusste miteinander. Das Idealbild der Psychoanalyse bestand folglich nicht in einem sinn- und zweckhaften Gespräch, sondern in einem kritiklosen, entrationalisierten »Gerede«, in dem sich Hinweise auf die unbewussten Störungen niederschlagen sollten.

Auch ein zweiter Aspekt existierte bereits zuvor, lässt sich sogar bis zum Mesmerismus zurückverfolgen: die besondere Beziehung zwischen Patient und Analytikerin. In der Psychoanalyse wurde diese Beziehung jedoch selbst zum Gegenstand der Therapie, und zwar im Konzept der Übertragung. Dabei herrschte die Vorstellung vor, dass in der Übertragung Beziehungsmuster greifbar wurden, in denen sich die Probleme der Patienten bündelten. Es wurde zudem angenommen, dass sich diese Muster in der Kindheit der Patientin ausgeprägt hatten. Die kindliche Vergangenheit spielte also, wie bei der kathartischen Therapie, durchaus eine wichtige Rolle; nur ging es nun nicht mehr darum, ein vergessenes kindliches Trauma offenzulegen, sondern um Beziehungsmuster, die auch aus einem Trauma resultieren konnten, aber nicht unbedingt mussten. Zentral für diese Muster war der Einfluss der Eltern. David Forsyth fasste diese Ideen so zusammen: »Jeder Patient, der in die Behandlung kommt, bringt ein Temperament mit sich, das durch zahllose emotionale Erfahrungen beeinflusst und geformt wurde, von denen die bei Weitestem effektivsten jene Eindrücke sind, die man in der Kindheit erhalten hat.«[164]

Wenn nun die Patienten eine solche Beziehung aufbauten, übertrugen sie ihre erlernten Beziehungsmuster auf die Analytikerin, die im therapeutischen Setting unsichtbar hinter ihnen saß und sich somit als Projektionsfläche eignete. In Freuds Praxis war es dabei üblich, dass Freud die Rolle einer Vaterfigur einnahm, anhand deren seine Patientinnen ihr eigenes Gefühlsleben wiederaufführten.[165] Die Übertragung mobilisierte komplexe Emotionen, weshalb es von großer Bedeutung war, dass der Analytiker gegenüber dem Patienten strikte Enthaltsamkeit pflegte: »emotionale Distanz«, wie es David Forsyth nannte.[166] Gleiches riet Pfister der Analytikerin: »Darum befleißige sich der Analytiker einer möglichst gleichmäßigen Haltung und verrate seine Gefühlsregungen nicht, besonders nicht durch die Stimme und den Gesichtsausdruck.«[167] Dieser Distanz diente, wie bereits gesehen, auch die räumlich-materielle Struktur des Settings: die liegende Position, die unterschiedlichen Blickrichtungen, das Verbot direkter Berührung. So konnte die Übertragung der Patientinnen auf die anwesende, aber entpersonalisierte Projektionsfläche des Analytikers funktionieren.

Das letzte wesentliche Element der psychoanalytischen Therapie stellte der Widerstand dar. Patienten wehrten sich, so wurde angenommen, gegen die Therapie, weil sie sich mit ihren psychischen Problemen trotz allen Leidensdrucks eingerichtet hatten. Damit konnte alles, was eine Patientin in der Analysestunde unternahm, als Widerstand verstanden werden: ein Patient, der zu spät kam, eine Patientin, die unendlich viel Traummaterial mitbrachte, jemand, der sich nicht auf die Couch legen wollte, jemand, dem dort partout nichts einfiel, diejenige, die nur an die Einrichtungsgegenstände im Therapiezimmer zu denken vorgab, derjenige, der bereits mit perfekten psychoanalytischen Deutungen seines Verhaltens aufwarten konnte, etc.[168] Während Freud die Übertragung bereits früh als Zentrum der psychoanalytischen Therapie beschrieb, rückte der Widerstand gegen die Heilung mit den Jahren immer stärker in den Blickpunkt.[169]

Der Widerstand entzündete sich zumeist an der Person des Analytikers und funktionierte damit oft wie das negative Gegenstück zu einer positiven Übertragung. Während sich der eine Patient in die Analytikerin verliebte, regte sich im anderen Feindseligkeit. Gelegentlich konnte selbst die Übertragungsliebe zum Widerstand werden, etwa wenn sich eine Patientin stürmisch in ihren Analytiker verliebte und behauptete, nunmehr geheilt zu sein.[170] Ein markantes Beispiel für einen feindseligen Widerstand lieferte Freud in der Fallgeschichte des »Rattenmannes«, der sein problematisches Verhältnis zu seinem Vater in der Analyse auf den Analytiker übertrug und so seinen Widerstand gegen die Therapie ausagierte:

Es kam bald dazu, daß er mich und die Meinigen in Träumen, Tagesphantasien und Einfällen aufs gröblichste und unflätigste beschimpfte, während er mir doch mit Absicht niemals etwas anderes als die größte Ehrerbietung entgegenbrachte. Sein Benehmen während der Mitteilung dieser Beschimpfungen war das eines Verzweifelten.[171]

Hier stellt sich sicher auch die – allerdings schwer zu klärende – Frage, ob es geschlechtliche Unterschiede bei der Entwicklung von Übertragung und Widerstand gab. Es ist zumindest denkbar, dass für männliche Patienten die Entwicklung einer intensiven Übertragungsemotion in Bezug auf einen männlichen Analytiker unter Umständen problematisch war, weil solche Gefühle homoerotisches oder homosexuelles Potenzial besitzen konnten. Waren daher bei Männern gegenüber männlichen Therapeuten – oder analog bei zwei Frauen – negative Reaktionsmuster wahrscheinlicher? Das ist mit dem mir zugänglichen Material nicht zu beantworten; es würde aber zugleich einen nicht unwesentlichen Störfaktor in der Übertragungsbeziehung zwischen dem Patienten und dem Therapeuten darstellen. Schließlich sollte in dieser Relation die in der Vergangenheit erlernte Emotionsstruktur des Patienten sicht- und greifbar werden, nicht dessen gegenwärtige Reaktion auf das therapeutische Gegenüber.

Die typischen Elemente der Behandlung – Gespräch mit freier Assoziation, Übertragung und Widerstand – beherrschten Freuds technische Schriften sowie viele Handbücher, in denen sich die Zeitgenossen über die praktische Umsetzung informieren konnten. Sie galten (und gelten oft noch immer) als Conditiones sine qua non der Psychoanalyse.

Damit werden aber auch die dadurch ausgelösten Veränderungen im psychotherapeutischen Praxisfeld deutlich. Im Unterschied zum Hypnotismus ging es nun um die bewusste Mobilisierung der Arzt-Patient-Beziehung, weshalb sich die Aufmerksamkeit auf das Zusammenspiel von Übertragung und Widerstand verschob. War der Hypnotiseur qua Therapeutin noch bemüht, den Willen der Patienten möglichst weitgehend auszuschalten, zielte der psychoanalytische Therapeut darauf, die Bewusstseinsschwelle zu senken: in einer Art entrationalisiertem Gerede. Zudem war mit der Psychoanalyse aus einer Suggestions- eine Emotionstherapie geworden, was Gegenstand des nächsten Kapitels sein wird. Es zeigten sich auch markante Differenzen zur kathartischen Therapie, die Freud mit Breuer entwickelt hatte. Deren Hauptziel, die Erinnerungen des Patienten an Erlebnisse aus der Kindheit aufzufrischen, spielte in der psychoanalytischen Technik eine geringere Rolle. Stattdessen konzentrierte man sich auf die Beziehung zwischen Ärztin und Patient, für die kindliche Erinnerungen von Bedeutung sein konnten, die vor allem in der Kindheit aufgebauten Beziehungsmuster aber entscheidender waren. Damit wandelte sich auch die Gesprächssituation: Die »talking cure« der kathartischen Phase, in der das Reden heilen sollte, weil die dabei wiedererlangten Erinnerungen blockierte Emotionen freisetzten, besaß noch ein rationales Ziel. Die freie Assoziation löste sich von jedweder Gesprächsabsicht. Grundsätzlich blieben jedoch einige Elemente erhalten, die bereits Hypnotismus und Katharsis geprägt hatten, darunter die liegende Haltung. Damit setzte sich aber auch die fundamentale Asymmetrie in der Arzt-Patientin-Beziehung fort, weil die Ärztin stets eine privilegierte Beobachter- und Wissensposition innehatte. Dass der Patientinnenwille zumindest eingeschränkt werden musste, bildete eine letzte Kontinuität zwischen den verschiedenen Behandlungsformen.

Wurde überall so behandelt?
Girindrasekhar Boses Praxis in Kalkutta

Die beschriebenen Grundelemente prägten jene Therapeutinnen unterschiedlich stark, die während des frühen 20. Jahrhunderts mit dem Label Psychoanalyse für sich warben. Es stellt sich somit die Frage, welche Rolle sie in Kalkutta spielten. Bereits bei Juliusburger und Jones sind die (anfänglichen) Schwierigkeiten deutlich geworden, die Psychoanalyse von anderen Methoden abzugrenzen. Die relative Vielfalt der Ansätze blieb aber nicht nur ein Problem der Anfangszeit, das sich mit mehr Wissen aus der Welt der Psychoanalyse hätte schaffen lassen. Die älteren Ansätze, die schon Juliusburger interessiert hatten, wirkten weiter in das Praxisfeld hinein. So wurden selbst an der Berliner Poliklinik einige geeignete Fälle »hypnotisch behandelt«.[172] Auch Bose verwandte die Hypnose weiterhin.[173]

Die kathartische Methode verschwand ebenfalls nicht einfach aus der Geschichte der Psychoanalyse. 1924 brachten Sándor Ferenczi und Otto Rank – beide Mitglieder des Geheimen Komitees – die Schrift *Entwicklungsziele der Psychoanalyse* auf den Markt, die in der Bewegung (und im Komitee) für viel Wirbel sorgte.[174] In dem Werk kritisierten die beiden die vorherrschende Art und Weise, wie Psychoanalyse betrieben wurde. Sie sei zu intellektuell und kümmere sich viel zu wenig um die therapeutische Praxis. Bei der verstandesmäßigen Ausrichtung werde ignoriert, dass nicht Wissen die Patientinnen heile, sondern das Erleben der Therapie. Indem Ferenczi und Rank die Aufmerksamkeit auf die Patienten und ihre Erfahrungen lenkten, plädierten sie zugleich dafür, die Emotionen – sie sprachen von Affekten – im therapeutischen Prozess bewusster einzusetzen. Damit einher ging eine Neubewertung der Katharsis, welche die Rolle von eingeklemmten und aufgestauten Affekten bereits früher betont hatte.[175]

In Kalkutta wirkte die kathartische Methode ebenfalls weiter, schließlich lässt sich Girindrasekhar Boses Technik als eine Fortsetzung solcher Ansätze verstehen. 1921 kannte Bose lediglich wenige Arbeiten Freuds, er nutzte den Mangel an Fachinformationen jedoch, um eine eigenwillige Therapieform zu entwickeln. Dafür betonte er Elemente der psychoanalytischen Praxis, die in Europa weniger zentral waren, was insbesondere für die Methode der Traumdeutung galt. Zweifelsohne war Freuds Ansatz der Traumdeutung in Europa von großem Interesse; sein Hauptwerk erlebte viele Auflagen. Träume wurden im Rahmen einer Analysestunde regelmäßig gedeutet, und es war für viele Patientinnen üblich, Träume zur Therapie mitzubringen. Gleichwohl lieferte auch dieses Material nur Anlässe für die freie Assoziation, die in der Stunde ablaufen sollte, und die entscheidenden Mechanismen – die Übertragung sowie der Widerstand – ließen sich auch an ganz anderen Gegenständen als Träumen einsetzen. Die Traumdeutung besaß somit keineswegs die zentrale Bedeutung für die psychoanalytische Praxis, die ihr manchmal nachgesagt wird.

Abgesehen von seiner Promotionsschrift *Concept of Repression* von 1921 beschäftigten sich Boses erste Arbeiten mit Träumen. Zunächst veröffentlichte er dazu Artikel und Bücher auf Bengalisch, später auch auf Englisch.[176] Bose dürfte Träume nicht zuletzt deshalb ausgewählt haben, da sie sich als eingängiges Thema besonders für das breitere Publikum von Kulturzeitschriften wie *Bhāratbarṣa* oder *Prabāsī* eigneten. Zugleich versuchte er in seiner psychoanalytischen Therapie, eine eigenwillige Art von Traumdeutung zu entwickeln. Dabei bat er die Patientinnen, ihre Träume möglichst sofort aufzuschreiben. Während der Therapiestunde sollten sie dann im psychoanalytischen Setting davon berichten. Der hinter ihnen sitzende Bose machte sich dazu detailliert Notizen. Darauf folgte die Aufforderung an die Patienten, die Augen zu schließen und sich zu entspannen. Der Analytiker las nun den Patientinnen seine Notizen vor, worauf sie wiederum mit freien Assoziationen reagieren sollten. Diese Angaben wurden dann vom Analytiker ebenfalls notiert. So entwickelte Bose eine Art doppelte Traumdeutung mit einem besonderen Aufschreibesystem.[177]

Auch theoretisch griff Bose Freuds Ideen aus *Die Traumdeutung* auf, vor allem das Konzept der Wünsche. Ein zentrales Argument Freuds war ja gewesen, dass jeder Traum die Erfüllung eines Wunsches sei. Daran anschließend stellte Bose Wünsche und Begierden ins Zentrum seiner psychoanalytischen Theorie, worauf ich im folgenden Kapitel noch genauer eingehen werde. Hier nur kurz einige Erläuterungen dazu: Bose ging davon aus, dass die menschliche Psyche von gegensätzlichen Wünschen beherrscht wird, von denen nur einer ins Bewusstsein dringt, während der andere, konträre Wunsch im Unbewussten verbleibt. Bose verwandte gerne das folgende Beispiel: Person A hat den bewussten Wunsch, Person B zu schlagen. Unbewusst hat Person A zugleich den Wunsch, von B geschlagen zu werden. Ein Sadist war für Bose stets unbewusst ein Masochist. Wichtig erschien ihm außerdem, dass die gegensätzlichen Wünsche auch nach aktiv und passiv unterschieden werden konnten: schlagen – geschlagen werden. Aktive und passive Wünsche wechseln sich, so meinte er, in der menschlichen Psyche ab.[178]

Aus dieser Theorie gegensätzlicher Wünsche entwickelte Bose seine Behandlungsmethode, weil er beobachtet hatte, wie sich die Wünsche abwechselten. Zunächst komme der aktive

Wunsch (zu schlagen) ins Bewusstsein, während der passive (geschlagen zu werden) unbewusst bleibe. Mit dem Fortgang der Therapie drehe sich das um, der passive Wunsch dränge ins Bewusstsein und der aktive verschwinde im Unbewussten. Das nannte Bose den »Sehen/Gesehen-werden-Mechanismus«. Er machte in seiner Praxis die Erfahrung, dass sich der Wechsel mit voranschreitender Therapie beschleunigte, bis schließlich ein ausgeglichener Zustand erreicht werde. »Dieser Sehen/Gesehen-werden-Mechanismus setzt sich für eine Weile fort, bis ein ausgeglichener Zustand erreicht ist, der zur Heilung führt.«[179] Entscheidend war für Boses Therapie, die gegensätzlichen Wünsche und vor allem ihren Wechsel zu erkennen. Daher verteidigte er seine Angewohnheit, sich während der Analyse Notizen zu machen, weil sich der Wechsel von aktiven und passiven Wünschen oft auch in der Ausdrucksweise der Patienten, genauer in der grammatikalischen Struktur ihrer Sätze niederschlug.

Im Anschluss an seine Theorie der gegensätzlichen Wünsche entwickelte Bose sogar eine aktive Therapieform.[180] Bose empfahl seinen Patientinnen, in einem Tagtraum einen passenden Gegenwunsch zu ihrem vorherrschenden Problem zu entwickeln. So drängte er einen sadistischen Patienten, sich in das Opfer seines Sadismus hineinzuversetzen.[181] Auf diese Weise versuchte er, den Wechsel zwischen den gegensätzlichen Wünschen durch einen aktiven Eingriff zu beschleunigen. Dabei wurde aber deutlich, dass es sich bei dem wiederholten Wechsel der Wunschpaare eigentlich um ein Abreagieren wie bei der kathartischen Methode handelte. Der Tagtraum habe einen »beruhigenden Effekt«; es handle sich eigentlich um eine »Entladung der Spannung aufgrund der Befriedigung eines unterdrückten Wunsches in einer mehr oder weniger indirekten

imaginierten Weise«.[182] Im Kern lässt sich Boses Behandlungsmethode somit als eine Weiterentwicklung der kathartischen
Therapie aus Freuds Frühzeit begreifen.

Kann man Boses eigenwillige Therapieform wirklich als Teil
der Psychoanalyse verstehen? Arbeitete er mit den oben beschriebenen Grundelementen dieser Technik? Aus Boses Sicht
bestand kein Gegensatz zwischen seinen Ansätzen und den
Grundlagen der Psychoanalyse; im Gegenteil, er beschrieb sie
stets als Teil derselben. Das Ziel seiner Behandlung, die gegensätzlichen Wünsche bei seinen Patienten herauszuarbeiten,
schloss nicht aus, die Analysestunden selbst nach den Grund-
prinzipien zu organisieren. So stellte seine Praxis eine Gesprächstherapie dar, bei der er von den Patienten verlangte, frei
zu assoziieren.[183] Auch wandte Bose die Übertragungsbeziehung an. Dafür nur ein Beispiel: Bei einer älteren indischen Patientin mit einer Zwangsneurose funktionierte die Bindung an
ihn fast zu gut, weil sie während der Behandlung eine sexualisierte Übertragungsbeziehung zu ihm entwickelte. Sie wurde
eifersüchtig auf eine andere Patientin, von der sie glaubte, dass
Bose ihr zugetan sei: »Sie wurde von dem Gedanken gequält,
dass der Arzt sie niemals lieben und all ihre Liebe unerwidert
bleiben würde […]. Die Patientin fühlte ihre eigene sexuelle
Liebe zu dem Arzt, für den sie die Position sowohl des Sohnes
wie des Vaters vorsah.«[184]

Boses Fall ist sicherlich ein besonderer in der Praxisgeschichte der Psychoanalyse. Er nutzte das lückenhaft vorhandene
Wissen über die psychoanalytische Technik, um seinen eigenen Ansatz zu finden. Als therapeutischer Praktiker beobachtete er, wie seine Patientinnen auf die Therapie reagierten, und
entwickelte aus diesen Beobachtungen Annahmen, wie die
Psyche seiner Patienten funktionierte. Seine Ergebnisse beein-

flussten wiederum seine Behandlungspraxis. Je mehr er über die Psychoanalyse erfuhr, desto mehr beschrieb er seine Praxis mit den entsprechenden Konzepten. Unterschiede blieben, aber stellten sie Abweichungen dar? Eine solche Sichtweise ist auch deshalb schwierig, weil die Unterschiede eine gewisse Regelmäßigkeit besaßen. Wie im Fall des leicht verschiedenen psychoanalytischen Settings wich Boses Therapieform nicht einfach zufällig von den Grundelementen der psychoanalytischen Behandlungsform ab, sondern verblieb innerhalb des Rahmens, den das psychotherapeutische Praxisfeld bereits mit Hypnose, Suggestion und Katharsis abgesteckt hatte. Die Gegenüberstellung eines Normalfalls der psychoanalytischen Behandlung und verschiedener Abirrungen verkürzt somit die Geschichte der Psychoanalyse unnötig. Vielmehr stellten Einheitlichkeit und Eigenwilligkeit in der Praxis gerade keinen Widerspruch dar.

3. Die Wirkung der psychoanalytischen Therapie

Ein letzter Aspekt der psychoanalytischen Behandlung soll nun zur Sprache kommen: ihre Wirkungsweise. Was passierte mit unserer imaginierten Patientin, wenn sie sich einer solchen Therapie unterzog? Die Frage lässt sich aber zunächst allgemeiner für das gesamte therapeutische Praxisfeld fassen, das hier stets mitbehandelt wurde: Warum und wie wirken die verschiedenen Behandlungstechniken wie Mesmerismus, Hypnose, kathartische Methode oder Psychoanalyse? Aus Sicht ihrer Vertreterinnen war die Sache klar: Die Wirkung sei gewährleistet, weil die jeweilige Therapieform auf zutreffenden Annahmen über die menschliche Psyche beruhte und man aus diesen Annahmen eine effektive Behandlungstechnik entwickelt habe. Im Umkehrschluss der Kritiker lautete es nicht weniger eindeutig: Die Techniken seien Hokuspokus, und deshalb wirkten sie auch nicht. Vielmehr würden sich die Patientinnen eine Wirkung bloß einbilden. Entsprechende Kritik folgte den verschiedenen Neuerungen in diesem Praxisbereich auf Schritt und Tritt. Wissenschaftstheoretisch betrachtet, gehen beide Sichtweisen jedoch von einer gemeinsamen Voraussetzung aus, nämlich der Vorstellung, dass eine einheitliche, universelle menschliche Psyche existiere, die von den jeweiligen Techniken entweder zutreffend beschrieben werde, so dass eine erfolgreiche Behandlung möglich sei – oder eben nicht.

Eine ganz andere Perspektive nimmt hingegen an, dass die menschliche Psyche keinen unveränderlichen Gegenstand verkörpert, sondern beeinflussbar und variabel sei.[185] Damit ist es zumindest denkbar, dass sich die verschiedenen Behandlungsformen »ihre« Psyche schaffen. Angesichts der eingangs beschriebenen Diskussionen der gegenwärtigen Neurowissenschaften ist es sogar vorstellbar, dass sich die Strukturen des Gehirns selbst als veränderlich erweisen.[186] Eine erfolgreiche psychotherapeutische Therapie wäre dann als eine vorteilhafte Manipulation der körperlich-biologischen Strukturen des Gehirns zu verstehen (wie sich eine psychische Krankheit auch als unvorteilhafte Veränderung der Gehirnstruktur auffassen lässt). Gleichwohl wird man die Manipulierbarkeit des Gehirns nicht überbetonen können, schließlich wäre das Argument wenig einleuchtend, dass jede Psychotherapie funktioniere, weil sie sich die von ihr heilbare Hirnstruktur selbst schaffe. Mit anderen Worten: Hier wird man nach den Effekten von Psychotherapien, aber auch nach deren Scheitern fragen müssen.

Wenn man diese neurowissenschaftlichen Diskussionen in den größeren Zusammenhang kulturtheoretischer Überlegungen stellt, lässt sich folgende Hypothese formulieren: Der menschliche Körper erweist sich in seiner biologischen Substanz als historisch und kulturell veränderlich, ohne dass diese Veränderungen einfach durch einen bewussten Eingriff herbeigeführt werden können. Für die Geschichtswissenschaft stellen solche Einsichten schwierige Fragen dar, die nicht leicht zu untersuchen sind. Hier stößt man sehr schnell an die Grenzen dessen, was Quellen historischer Akteure an Aussagen liefern können. Die folgenden Ausführungen lassen sich daher auch eher als Versuche verstehen, die wenigen Quellen in einem Modell plausibel zu erklären, das von der Historizität und Veränderlichkeit von Psyche und Körper ausgeht.

Beginnen wir mit einem fast 40-seitigen Brief, den ein Wiener Physiker und Erfinder im Frühjahr 1935 an seinen ehemaligen Analytiker Siegfried Bernfeld verschickte.[187] In einer Phase beruflicher Unsicherheit hatte sich der Mann in eine junge Künstlerin verliebt, was bei ihm, wie er es selbst beschrieb, eine »seelische Knochenerweichung« hervorrief. Durch seine vorherige Analyse mit der psychoanalytischen Behandlungstechnik bestens vertraut, benutzte der Erfinder das Schreiben als eine Art Selbstanalyse. So assoziiert er in dem Brief frei, er analysiert ausführlich seine Träume, erörtert sein komplexes Verhältnis zu seiner Mutter und spielt immer wieder auf »altbekannte Analyseergebnisse« an: »Wir kennen ja diesen Komplex des sich beobachtet Fühlens und die daraus entstehenden Hemmungen und wissen, daß dieses passive Verhalten aus einem aktiven Beobachten entstanden ist.« Seine

Sprache ist von psychoanalytischen Vokabeln durchzogen: »narzisstische Komponente«, »Imago«, »prägenitale Probleme«, »Infantilismus« etc. Auch finden sich viele Beispiele für einen energetischen Sprach- und Denkstil: »Erregung«, »abreagieren« etc. Um seine Emotionen besser in den Griff zu bekommen, denkt der Briefschreiber über eine »Bremserregungstaktik« nach. Auch den Reflex, die eigenen Reaktions- und Beziehungsmuster auf kindliche Ursprünge zurückzuführen, hatte er verinnerlicht:

> Ich glaube, diese Publizität der Zeichnerin, die Alles schaut, durchschaut und in analem Material nachbildet, und die Publizität des Dirnchens [am Rande kommentiert mit: »Unsinn!«], das sich von möglichst vielen Männern anfassen läßt [...] und sich von ihnen Geschenke machen läßt [...], diese Publizität hat sicher viel zu tun mit meiner eigenen Publizität als kleines Kind, das gern von allen angefaßt und beschenkt wurde und gleichzeitig beobachtete und veräppelte und gern Kotfiguren mit den Händen bearbeitet hätte.

Es ist nicht zu erfahren, was aus dieser »Liebes«-Geschichte wurde. Briefantworten von Bernfeld sind ebenso wenig dokumentiert wie etwaige Erkenntnisse aus der vorherigen Therapie. Vieles muss daher im Ungefähren bleiben. Dennoch liefert der Brief Einblicke in die längerfristige Wirkungsweise der Therapie. Offenkundig hatte der Wiener Erfinder durch seine Behandlung ein Modell erhalten, das eigene Gefühlsleben zu begreifen und zu beschreiben, das durch die Affäre mit der jungen Frau (erneut) aus dem Lot geraten war. Angeeignet hatte er sich zudem die Idee, dass jede emotionale Regung, für die ihm die Psychoanalyse ein feines Register zur Verfügung stellte, sexuell zu verstehen sei – und umgekehrt.

Die Psychoanalyse scheint bei ihm wie eine Art Aufmerksamkeitsfilter gewirkt zu haben, mit dem er seinen Erlebnissen bestimmte Bedeutungen zuschrieb – oder eben nicht. Generell drängt sich beim Lesen des Briefes überdies der Eindruck auf, dass damit seine Wahrnehmungsfähigkeit extrem anstieg, bis hin zu einer Art Verdachtshermeneutik: Alles erschien ihm im Zweifelsfall bemerkenswert, jede Regung war von großer Bedeutung, alles war interpretationsbedürftig, alles hing mit allem zusammen: sein Beruf, seine Liebe, Sex, Freundschaft, Familie. Letztlich veränderte so die Psychoanalyse die Art und Weise, wie Erfahrungen gemacht wurden. Nachträglichen Leserinnen solcher Briefe erschließt sich nie ganz, was Erfahrung und was psychoanalytische Interpretation dieser Erfahrung war.[188] Wahrscheinlich ist jedoch genau diese Trennung wenig sinnvoll, sondern hier eine spezifische Verschränkung anzunehmen: Erfahrungen wurden zum Ausgangpunkt für die Psychoanalyse, und die Psychoanalyse wurde zum Teil der eigenen Erfahrungen.

Meine Beschreibung dieses Briefes wagte sich eher aus der Ferne an die Wirkungen der psychoanalytischen Therapie heran, weil dieses Schriftstück ja einige Zeit nach der Analyse entstand. Es existieren jedoch auch Quellen, welche die Wirkungsweise der Psychoanalyse aus größerer zeitlicher Nähe dokumentieren. Am 4. Oktober 1920 legte sich James Strachey, der später Freuds wichtigster Übersetzer ins Englische werden sollte, zum ersten Mal auf dessen Couch. In den folgenden Wochen und Monaten sollte er jeden Tag außer sonntags wiederkommen. Dafür hatte er sein mondänes Leben in den Londoner Kreisen um die Bloomsbury-Gruppe hinter sich gelassen und war extra nach Wien gezogen. Nach einiger Zeit war auch seine Frau Alix Freuds Patientin geworden. Freud behandelte beide über ein Jahr lang; James verbrachte damit insgesamt mindestens 250 Stunden auf der Couch.[189]

Wenig überraschend, beherrschten die Analysestunden die tägliche Routine des Paares in Wien. So beschrieb James Strachey seinem Bruder eine »Unterströmung«, welche die Therapie seinem ganzen Leben verliehen habe:

> Manchmal ist der dramatische Effekt einfach umwerfend. Während zu Beginn der Stunde alles vage ist – ein dunkler Hinweis hier, ein Rätsel dort –, scheint es allmählich dichter zu werden; Du fühlst schreckliche Dinge, die in Dir vorgehen, und Du kannst nicht erkennen, welche das vielleicht sein könnten; dann beginnt er Dir einen kleinen Wink zu geben: plötzlich erhältst Du einen klaren Einblick in die Sache; dann siehst Du eine andere; am Ende überrumpelt Dich eine ganze Serie von Erleuchtungen; er stellt Dir eine weitere Frage; Du gibst die letzte Antwort – und, als Dir die ganze Wahrheit klar wird, steht der Professor auf, geht durch das Zimmer zu der elektrischen Klingel und geleitet Dich aus der Tür.

Allerdings waren das nur die glücklichen Momente, während er auf der Couch lag: »Aber es gibt auch andere, in denen Du für eine ganze Stunde mit einem Tonnengewicht auf Deinem Bauch daliegst, einfach unfähig nur ein einziges Wort rauszubringen […]. Wenn Du tatsächlich den ›Widerstand‹ als etwas Körperliches auf Dir sitzen fühlst, erschüttert Dich das ziemlich für den Rest des Tages.«[190] Stracheys Erlebnisse waren offenkundig durch Freuds dramaturgische Fähigkeiten bedingt. Trotzdem ist es bemerkenswert, als wie aufreibend und erschütternd er die Analysestunden empfand, was für eine immense körperliche Erfahrung sie darstellten. Kathartische Momente wechselten sich mit Blockaden und Hemmungen ab. Strachey konnte förmlich spüren, wie der Widerstand auf seinem Bauch saß.

Solche Einprägungen in den Patientenkörper konnten vielfältig sein. Bereits früh beobachteten die Psychoanalytikerinnen, dass ihre Therapie die Kraft hatte, das Träumen der Patienten zu verändern. In ihren Diskussionen tauchten Beschwerden auf, dass die Patientinnen vorab zu viel wussten und mit immer besseren Träumen in der Analyse erschienen.[191] Freud reagierte auf diese Erkenntnis unter anderem mit dem Konzept des »Gegenwunschtraums«, mit dem er diejenigen Träume bezeichnete, welche Patienten während der Analyse träumten, um ihn und seine Theorien zu widerlegen.[192] Die Psyche der Patientinnen lernte also, Widerstand zu leisten, indem sie gegen die Therapie anträumten.

Auch die räumlich-materiellen Strukturen der Therapie schrieben sich in die Körper der Patienten ein. Das konnte so weit gehen, dass sich die Patientinnen emotional an das Behandlungszimmer selbst banden, wie der Wiener Analytiker Stekel an einer Stelle berichtete:

> Als ich einmal meine Wohnung wechseln musste, fiel es mir auf, wie unglücklich alle Patienten darüber waren. Ja, eine Dame wollte nicht mehr zu mir kommen, weil es nicht mehr so gemütlich wäre, wie in meinem »lieben alten roten« Zimmer. An alles, was den Arzt umgibt, hängen sich die Affekte des Parapathikers, der in seinem grenzenlosen Bedürfnis nach Liebe auch darauf bedacht ist, sich ungefährliche Objekte zu wählen (Hund, Wohnung, Bilder, Natur usw.).[193]

Sogar die konkrete Struktur des Raums schien in einigen Fällen einen Unterschied zu machen. Freuds Behandlungszimmer, das, wie beschrieben, eher wie ein »archäologisches Kabinett« anmutete und gerade in den dreißiger Jahren aus der Zeit gefallen schien, hinterließ bei den Patientinnen einen bleibenden

Eindruck. Die US-amerikanische Schriftstellerin H. D. erinnerte sich an ihre Therapie und deren Effekte:

> Meine Fantasie wanderte nach Belieben umher; meine Träume waren aufschlussreich, und viele von ihnen zogen klassische oder biblische Symbole heran. Gedanken waren Dinge, zu sammeln, zu sichten, zu analysieren, aufzuheben oder aufzulösen. Bruchstückhafte Einfälle, ohne sichtbaren Zusammenhang, erwiesen sich oft als Teile einer besonderen Schicht oder Lagerung des Denkens und der Erinnerung und daher als zusammengehörig; sie wurden manchmal kunstreich zusammengesetzt, wie die erlesenen griechischen Tränenkrüge und irisierenden Glasschalen und Vasen, die mir aus dem Halbdunkel der Vitrinenfächer entgegenschimmerten, wenn ich mich ausstreckte und geradeaus sah, gestützt auf die Couch in dem Zimmer Wien IX., Berggasse 19.[194]

Nachdem man auf Freuds Couch gelegen hatte, waren Denken und Fühlen nicht mehr so wie vorher. H. D. beschrieb ihr Denken wie einen archäologischen Ausgrabungsort: Ihr Kopf schien verstreute Ideen und Träume zu produzieren, die wie die antiken Vasen und Statuen in Freuds Behandlungszimmer wieder zusammengesetzt werden mussten, um ein Ganzes zu ergeben.

Es kann daher sein, dass sich andere psychoanalytische Settings, die zum Beispiel bei Adler gleichberechtigter, bei Stekel aktiver, in Berlin sachlicher oder an anderen Orten hypnotischer gestaltet waren, auch unterschiedlich auf die Patientinnen und auf deren Psyche auswirkten. Aber gab es eine wesentliche körperliche Erfahrung, die man während einer psychoanalytischen Sitzung – und womöglich nur dort – machen konnte? Wenn man sich Stracheys Bericht noch einmal vor Augen führt, muss dies wohl die Erfahrung des Liegens gewesen sein.

Nur durch das Liegen konnte Strachey förmlich spüren, wie sich der Widerstand auf seinen Bauch setzte und ihm dort eine schwere Last aufbürdete. Wie wäre dies im Sitzen erfahrbar gewesen?

Die ursprüngliche Funktion der Couch zielte auf die Erfahrung der Entspannung. Eine bequeme Position und Atmosphäre zu schaffen war auch der Hauptgrund für ihre Verwendung in den sich entwickelnden psychotherapeutischen Methoden gewesen. Als Strachey auf Freuds Couch lag, empfand er eine Sogwirkung hin zu einer Erlösung: *Hinweis, Rätsel, dichter werden, schreckliche Dinge in dir, ein kleiner Wink, ein klarer Einblick, Erleuchtungen, ganze Wahrheit, Professor steht auf, elektrische Klingel* ... Die Therapie schien ihn ohne seine Kontrolle zu bewegen. Vor genau diesem Kontrollverlust hatte H. D. Angst gehabt, als sie zum ersten Mal Freuds Behandlungszimmer betrat, obwohl (oder weil) sie bereits zuvor eine psychoanalytische Therapie unternommen hatte: »Ich ängstigte mich so vor Ödipus [...]. Eine Sphinx saß dem Bett gegenüber. Ich wollte nicht ins Bett gehen, die weiße ›Serviette für den Kopf‹ war die einzige professionelle Note, da waren schummrige Lichter, wie in einer Opium-Spelunke.«[195] Die anheimelnde, entspannende Couch war plötzlich unheimlich geworden in einem ganz freudschen Sinne.[196] Das psychoanalytische Liegen veränderte den Körper: Er entspannte sich, bis man die Kontrolle über ihn verlor und er begann, eine unbekannte »Wahrheit« preiszugeben.

4. Fazit: Die therapeutische Praxis in der Welt der Psychoanalyse

Die Frage, wie die Psychoanalyse entstand, lässt sich nur aus einer globalen Perspektive beantworten. Deshalb war es nötig, nicht nur der globalen Verbreitung der Couch zu folgen, sondern auch die junge »Kleptomanie«-Patientin um die Welt reisen zu lassen, wenn auch nur als Gedankenexperiment. Auf den ersten Blick mutet es wie eine Binsenwahrheit an, dass die Psychoanalyse ein Produkt der westlichen Welt darstellte. Das haben die Historikerinnen der Psychoanalyse auch stets als selbstverständlich angenommen; selbst die Literatur, die eine postkoloniale Kritik an Freud und der Psychoanalyse formulierte, bezweifelte das nicht.[197] Nicht anders ist dies in den Arbeiten, welche die Verwendung der Psychoanalyse in nichtwestlichen Kontexten behandeln: Hier herrscht die Überzeugung vor, dass es sich dabei um eine Übernahme eines von außen kommenden Wissens handelte, welches dann im nichtwestlichen Umfeld – allerdings nur im Extremfall – als westlich entlarvt werden konnte.[198] Wenn sich dies, wie im vorliegenden bengalischen Beispiel, nicht zu einer Grundsatzkritik auswuchs und somit auch nur wenig zur historischen Entwicklung postkolonialer Kritik beizutragen schien, war diese nichtwestliche Geschichte der Psychoanalyse kaum mehr als eine Fußnote wert.[199]

Natürlich wurde die Psychoanalyse von Freud in Wien und im Westen entwickelt. Meine praxisgeschichtliche Untersuchung erlaubt es aber, genauer zu fragen, wie sich die Anfänge der Psychoanalyse an verschiedenen Orten gestalteten und wie sie sich aus Vorformen und vor allem den bereits etablierten therapeutischen Praktiken herausbildeten. Mit Blick auf den Hypnotismus konnte ich zeigen, dass es bereits vor der Psychoanalyse ein lebendiges und globales Praxisfeld gab, in dem Patientinnen mit psychischen Erkrankungen behandelt wurden. Diese Vorgeschichte wirkte zugleich nach, weil hypnotische, suggestive und kathartische Elemente in der Psychoanalyse erhalten blieben. In der Geschichte der Psychoanalyse war Therapie (zunächst) wichtiger als Theorie. Die Protagonisten wussten häufig nur unzureichend Bescheid über die theoretischen Grundlagen der Psychoanalyse, was sie aber nicht davon abhielt, in ihrer therapeutischen Praxis die neue Technik bereits zu verwenden.

Die globale Verbreitung der Psychoanalyse kannte keinen ersten, ursprünglichen Transfer von Wissen: von Westen nach Osten. Kultureller Transfer funktioniert nicht so, dass durch ihn bisher unverbundene, geschlossene Kulturen in Kontakt treten. Stets gibt es bereits einen vorgelagerten Austausch, weil die beteiligten Kulturen keine Container sind, sondern interaktive Gebilde mit fluiden Grenzen. Hinzu kommt, dass die Geschichte der Verflechtungen zwischen den verschiedenen Regionen der Welt lange vor der Hochmoderne begann, auch wenn sich durch die Globalisierungsprozesse im 19. Jahrhundert die Transfers zwischen weitentfernten Räumen erheblich vermehrten und beschleunigten.

An Otto Juliusburger in Berlin, Ernest Jones in London und insbesondere Girindrasekhar Bose in Kalkutta lassen sich die komplexen Übergänge in diesem therapeutischen Praxisfeld studieren, welches bereits zuvor existierte, sich daher auch in die psychoanalytische Praxis einschrieb und durch diese umstrukturiert wurde. Sichtbar wird dabei, dass sich die Praktiker in ganz ähnlichen Ausgangspositionen befanden, wenn auch zeitlich verschoben. Freud, Juliusburger und Bose suchten eine bessere Therapie als die bisher bekannten Hypnosepraktiken. Es scheint, als sei ihr Denken auf oft vergleichbare Weise durch die Logik des vorgängigen Wissens und der Praxis geprägt gewesen, was sie zu verwandten Lösungen trieb. Es handelte sich also keineswegs um eine simple Übernahme von Wissen, das von außen kam, wie man es sich vorstellt, wenn von der Entstehung der Psychoanalyse im Westen und deren Verbreitung über den Globus die Rede ist. Die vergleichbaren Praxis- und Wissensstrukturen und ihre manifesten Unterschiede entstammten keinem einfachen Transfer von A nach B. Vielmehr müssen die Gemeinsamkeiten und Differenzen anders erklärt werden: Überspitzt formuliert wurde die Psychoanalyse nicht nur von Freud in Wien, sondern an verschiedenen Orten parallel und zeitversetzt erfunden.

Dafür ist aber eine Grundannahme nötig, nämlich die körpergeschichtliche Vorstellung einer sich wandelnden Psyche. Wer eine naturwissenschaftliche (im klassischen Sinne) Vorstellung von einer fixierten, universellen Psyche besitzt (wie es bei den historischen Akteurinnen, die in diesem Buch behandelt werden, normalerweise der Fall war), wird sich kaum darüber wundern können, dass Forscher an verschiedenen Orten zu gleichen oder ähnlichen Äußerungen über die Psyche kamen. Es kann dann ja nur falsche oder richtige Aussagen geben. Der Satz des Pythagoras kann nicht zweimal *er-*, höchstens zweimal *ge*funden werden. Boses Verwunderung und Enttäuschung, dass seine Beobachtungen bereits von Freud vorweggenommen worden waren, war diesem Wissenschaftsverständnis geschuldet. Er wäre demnach kein Entdecker, sondern ein Epigone.

Hingegen entsteht das hier behandelte Problem erst, wenn

man die menschliche Psyche nicht mit den Ansprüchen mathematischer Wahrheitsfindung zu verstehen versucht, sondern sie als eine bewegliche, beobachtende, sich selbst modifizierende und rückgekoppelte Einheit begreift. Erst dann wundert man sich darüber, dass Forscher an verschiedenen Ecken der Welt zu gleichen oder ähnlichen Aussagen über ihren Gegenstand – die menschliche Psyche – gelangen konnten. Auf den letzten Seiten ging es mir darum, genau dafür eine Erklärung zu liefern.

Dieses Kapitel folgte außerdem dem therapeutischen Prozess: Welche Patienten kamen, welche Diagnosen wurden gestellt, wie gestaltete sich das psychoanalytische Setting, wie war die psychoanalytische Therapie selbst aufgebaut und wie wirkte sie sich aus? Dies waren die wesentlichen Aspekte, die zur Sprache kamen. Letztlich schwankte meine Untersuchung zwischen zwei verschiedenen Perspektiven: Einerseits erwiesen sich die jeweiligen Praktiken an den drei Orten als verschieden. Die Diagnosen unterschieden sich; die räumlich-materielle Struktur der Couch und damit ihre Wirkungsweise waren ungleich; die Therapieformen wichen voneinander ab. Andererseits glichen sich die verschiedenen Aspekte aber auch. So verschieden waren die Couchs nicht, dass man sie nicht hätte wiedererkennen können. Auch die Therapieformen teilten gemeinsame Grundmuster. Letztlich erscheinen mir beide Sichtweisen zugleich angebracht: Man kann die Einpassung der Praktiken in lokale Bedingungen betonen oder deren Gleichheit in einem globalisierten System. Die globale Psychoanalyse gründete sich auf beides zugleich: eine globalisierende wie eine lokalisierende Tendenz. Vielleicht ist es eine Frage der Flughöhe: Je höher wir über den Eigentümlichkeiten in der Welt der Psychoanalyse schweben, desto ähnlicher erscheinen sie uns.

Bewegen wir uns aber im Tiefflug über diese Welt, zeichnen sich die Konturen in all ihrer Vielfalt ab. Eine globalgeschichtliche Analyse schärft letztlich unser Bewusstsein für das komplexe Geflecht, das diese Welt ausmachte und das wir nur aus unterschiedlichen Entfernungen wirklich erfassen können.

Die Liebe des Sándor F.

In den ersten Dezembertagen des Jahres 1911 stand Sándor Ferenczi aus dem Sessel auf, der sich in seinem Budapester Behandlungszimmer vorschriftsgemäß hinter der Couch befand.[1] Vor ihm lag die junge und attraktive Elma Pálos, deren Therapie er erst im Sommer begonnen hatte. Jetzt setzte er sich neben sie. Ihr seine Liebe gestehend, fing Sándor an, sie überall zu küssen. Ob sie ihn auch liebe? Elma bejahte. Wie Sándor wusste, war das keine unschuldige Frage, schließlich sollten sich in einer psychoanalytischen Therapie neue Gefühle zwischen Patient und Psychoanalytiker entwickeln. Liebte sie ihn als Mann oder weil er ihr Analytiker war, der sich so für sie interessierte? Liebte er sie als junge Frau oder als Patientin, die sich ihm in der Analyse zugewandt hatte?

Mit Elma glaubte Sándor seine sexuellen Bedürfnisse und seinen Wunsch nach einem eigenen Kind erfüllen zu können. Vielleicht bekam er mit ihr endlich ein passendes Objekt für sein Anlehnungsbedürfnis, das seine Arbeit als Psychoanalytiker so verschlimmerte: Dass er sich in den Therapiestunden stets zwingen musste, seine Gefühle zu unterdrücken, musste sich »zu etwas Störendem summieren, wenn man, wie ich, nach 10-12 Stunden Arbeit so ganz vereinsamt ist und jedes Liebesobjektes entbehrt«.[2]

Elma wiederum hatte vor Kurzem ihre erste echte Romanze erlebt. Leider hatte sich einer ihrer Verehrer – ein junger Franzose – erst vor einigen Wochen erschossen, was sie schwer getroffen hatte. Sie liebte es aber noch immer, die Verführerin

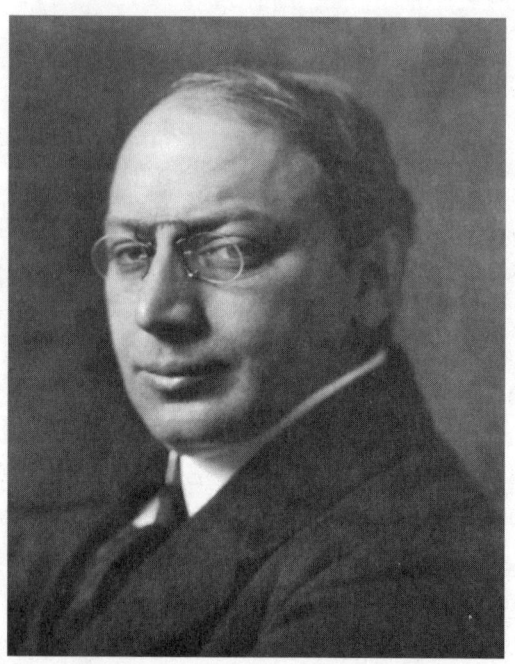

Abb. 30 Sándor Ferenczi, ca. 1922.

zu spielen, und war sich ihrer Gefühle oft nicht sicher. Doch in diesem Moment fühlte sich eine Beziehung zu Sándor richtig an. Schnell entschlossen sich die beiden zu heiraten, was sie auch sofort ihrer Mutter Gizella Pálos erzählten. Sándor weihte unmittelbar darauf Sigmund Freud ein, womit das Schicksal seinen – in diesem Fall komplizierten – Lauf nahm.

Sándor Ferenczi entstammte einer polnisch-jüdischen Familie aus dem nordungarischen Miskolc und hatte in Budapest Medizin studiert. Nachdem er dort eine allgemeinärztliche Privatpraxis eröffnet hatte, kam er 1908 in Kontakt mit Freud, zu dem er schnell ein sehr enges Verhältnis aufbaute. Auch die Familie von Elmas Mutter Gizella lebte in Miskolc und besaß schon länger Verbindungen zu den Ferenczis. So hatte Elmas Schwester Magda 1909 Sándors Bruder Lajos geheiratet. Gizellas Ehe mit ihrem Gatten Géza wiederum bestand schon lange nur noch auf dem Papier. 1904 war Gizella ihrerseits eine Affäre mit Sándor eingegangen. Auch sie war bei ihm in der Analyse gewesen und hatte ein tiefes Verständnis für die Psychoanalyse entwickelt. »Offenbar habe ich«, sinnierte Sándor in einem Brief, »an ihr zuviel: Geliebte, Freund, Mutter und in wissenschaftlichen Dingen den Schüler, d.h. das Kind«.[3] Trotzdem gestaltete sich ihr Verhältnis nicht einfach: Gizella war schon über vierzig Jahre alt, und Sándor glaubte, mit ihr kein Kind mehr bekommen zu können.

Als Sándor seine Couch in eine Liebesstätte – nicht zum ersten Mal, wie er Freud bereits bei einer früheren Gelegenheit gestanden hatte – umwandelte, war ihm als Psychoanalytiker klar, in welch eine komplizierte Lage er alle brachte: Er wollte die Tochter seiner bisherigen Geliebten ehelichen, mit ihr Kinder bekommen und trotzdem die intellektuelle Freundschaft zur Mutter bewahren. Er musste den Mann, dem er die Ehefrau genommen hatte, um die Hand seiner Tochter bitten. Gizella liebte Sándor, wollte aber dem Glück ihrer Tochter nicht im Weg stehen. Elma sehnte sich nach Aufmerksamkeit und echter Zuneigung, wollte aber auch die eigene Mutter nicht so schwer kränken. Eine besondere Ménage-à-trois war entstanden, die wir aus psychoanalytischer Perspektive als gestörte ödipale Verhältnisse deuten können: Elma nahm durch ihre Beziehung zum Liebhaber der Mutter an dieser Rache für ihren gehörnten Vater. Auch Sándor löste sich so von seiner übermächtigen Mutter, für die Gizella stand, die er Freud gegenüber stets »Frau G.« nannte.

Doch dieses Dreieck aus Liebe und Rivalität entpuppte sich

schnell als Viereck, denn Freud erwies sich nicht als einfacher Beobachter, sondern als wesentlicher Mitspieler in diesem Familiendrama. Bereits im Februar 1911 hatte Sándor mit Gizella und Elma Freud einen Besuch in Wien abgestattet. Während ihm Gizella gefiel, hatte der ältere Freund und Lehrer für deren Tochter nur abfällige Bemerkungen übrig: Sie sei »aus gröberem Stoff« und scheine an einer leichten Form von Schizophrenie zu leiden.[4] Damit lieferte er überhaupt erst den Anlass, Elma in die Therapie bei Sándor zu schicken, woraus dann die komplizierte Lage entstehen sollte. Die neue Allianz von Gizella und Freud nahm Sándor immer mehr als elterliche Instanz wahr. Gegen Freuds Autorität hatte er in der letzten Zeit schon öfters rebelliert. Er wollte als Gleichrangiger ernst genommen werden. »Ich will nicht infantil sein, will keinen Beichtvater brauchen, will die Sexualneugierde loswerden, mit mir selber allein fertig werden etc.«[5] Als er sich den Aufstand gegen die Eltern eingestand, kam ihm der Gedanke an eine Liaison mit der Tochter Elma.

Freud begann, um seinen damals intimsten und engsten Schüler zu kämpfen, indem er ihm die Ehe auszureden versuchte. Als er am 2. Januar 1912 einen weiteren Brief aus Budapest in Händen hielt, glaubte er, dass die Ehe zwischen Elma und Sándor beschlossen sei. Er nahm sich vor, »jetzt keine Empfindlichkeit zu zeigen«, wenn Sándor »über das reizende junge Weib den grämlichen alten Freund« vernachlässigen wollte, wie er voller Eifersucht schrieb.[6] Doch der Brief entpuppte sich als Sándors Kehrtwende: Er habe erkannt, dass Elma ihn nicht wirklich liebe, sondern krank sei. Ihre weitere Behandlung müsse nun Freud übernehmen. Dem stimmte dieser nur mit großem Widerwillen zu, und Elma wechselte nach Wien auf eine andere Couch. Zwar gab Sándor den Plan, sie zu heiraten, noch nicht auf, wollte aber erst sehen, ob die Therapie bei ihr anschlug, sie sich also für die Ehe bewährte. Für Elma ergab sich daraus ein kaum erträglicher Schwebezustand, der noch dazu für die Therapie nicht gerade förderlich sein konnte. Die Behandlung verlief höchst ungewöhnlich und wenig vorschriftsmäßig: Freud berichtete seinem Kollegen zeitnah über die Entwicklungen bei Elma, während Sándor aus den Briefen zitierte, die er von ihr bekam.

Die Analyse bei Freud schaffte das Gefühlschaos zwischen den vieren keineswegs ab. Gizella war tief getroffen, versuchte aber trotzdem, weiterhin gute Miene zum bösen Spiel zu machen. Sie fühlte sich in die zweite Reihe versetzt, da Sándor sie für den Fall gütig zu stimmen versuchte, dass sich der Eheplan mit Elma endgültig zerschlug. Zugleich waren ihr die Hände gebunden, da sie die Zukunft ihrer Tochter nicht gefährden wollte. Sándor schwankte beständig zwischen den beiden Frauen: eine »Pendelbewegung meiner Neigung«, wie er zugeben musste.[7] Er wusste nicht mehr, ob seine Gefühle für Elma echte Liebe oder doch das Resultat der Bindung waren, die ein Psychoanalytiker mit seinen Patientinnen knüpfen musste. Wie fühlte sich echte Liebe an, im Gegensatz zu einer Gegenübertragung, wie Freud diese spezielle Bindung in der Therapie gerade getauft hatte? Wahre und therapeutische Liebe waren offenkundig nicht dasselbe: »Ich antwortete Elma zärtlich, hielt aber an meinem Entschlusse fest, erzählte ihr von der Gegenübertragung und von der Notwendigkeit abzuwarten, ob meine Liebe zu ihr (– was ich hoffe –) die Entfernung in Raum und Zeit besiegen werde.«[8]

Elma verlor derweil in den beständigen Analysen alle Kontrolle über ihr Gefühlsleben, wie sie Sándor gegenüber einräumte: »Was meine Empfindungen bedeuten, weiß ich nicht.

Du weißt es wahrscheinlich besser als ich, und darum wolltest Du, daß wir scheiden.«[9] Sie fühlte sich wie ein Kind, sogar als Sándors Kind, und wollte von ihm geleitet werden. Erst wenn sie ein gemeinsames Kind hätten, werde sie sich als sein Weib fühlen. Aber die Hinhaltetaktik der Männer, ihre offenkundige Verschwörung und Unehrlichkeit, selbst ihre Ambivalenz machten sie wütend, so dass sie von Sándor verlangte, er müsse sie endlich ernst nehmen: »Schreib mir einmal, ein einziges Mal, ehrlich, wie man zu einem erwachsenen Menschen spricht, und sage mir, was Du wirklich fühlst.«[10] Ein offenkundig gewaltiges Ansinnen an den verwirrten Analytiker!

Freud brach die Analyse nach wenigen Wochen ab, und Elma kehrte zu Sándor in die Analyse zurück. Dass eine Therapie weiterhin die einzige Möglichkeit war, mit der Situation fertig zu werden, stand für Sándor außer Frage, nicht zuletzt, weil sie *sein* Innenleben stabilisierte:

Ich sehe immer klarer, daß man in komplizierten seelischen Verwirrungen nur auf einen einzigen verläßlichen Führer rechnen darf: auf die Analyse, und ich will es vor Ihnen nicht verheimlichen, wie sehr ich Ihnen für diesen Mentor dankbar bin. Es war mir allerdings nicht leicht, dem Drängen der Leidenschaften zu widerstehen und die Kühle des Verstandes wiederzufinden: auch weiß ich es ja nicht, wie lange dieses Gefühl der Überlegenheit anhalten wird.[11]

Was für eine spektakuläre Rückkehr zu Freud, gegen den Sándor mit der Elma-Affäre doch rebelliert hatte! Die Folgen des Vierecksverhältnisses wurden mit einer Technik der Erkaltung behandelt: Emotionen seien zu kontrollieren, nicht einfach auszuleben. Besonders Elma gegenüber trat Sándor nun mit einiger therapeutischer Härte auf, um sie zu zwingen, die Analyse ernst zu nehmen und ihre Gefühle zu überwinden. Freud riet ihm zu: »Ich bin sehr froh zu hören, daß Sie gegen E. durchaus fest geblieben sind und ihre Schliche durchkreuzt haben.«[12] Im Sommer 1912 endete schließlich die Behandlung Elmas, die Heiratspläne waren endgültig vom Tisch, und Sándor versuchte, sich nun mit der »geistigen und gemütlichen Gemeinschaft mit Frau G.« zu bescheiden.[13] Die verbleibende emotionale Energie, sprich Libido, müssten sich von nun an Freud und die Wissenschaft teilen, meldete er nach Wien.

Doch die Auswirkungen dieser Geschichte sollten weit in die Zukunft reichen. Elma ehelichte 1914 John N. Laurvik und wanderte in die USA aus. Sándor und Gizella heirateten am 1. März 1919. Am selben Tag starb ihr Exmann Géza, scheinbar an einem Herzinfarkt. In den Jahren nach der Episode mit Elma entwickelte Sándor verstärkt hypochondrische Krankheiten, die, wie er es selbst sah, körperliche Reaktionen auf die gescheiterte Heirat darstellten. 1914 musste er sich bei Freud in eine Analyse begeben, die jedoch keine langfristige Verbesserung brachte. Das Verhältnis zu Freud blieb widersprüchlich. So unterstellte Freud Sándor noch 1922 Hass, ja Mordabsichten gegen ihn, weil er seine Ehe mit Elma verhindert habe. In der Tat konnte Sándor solche Gefühle nicht verleugnen: »Ich muß gestehen, es hat mir wohlgetan, dem so geliebten Vater gegenüber einmal von diesen Haßregungen sprechen zu können.«[14]

Aber auch Freud hatte an seinem Kollegen und Freund vieles auszusetzen: Das ständige Analysieren persönlicher Angelegenheiten, das Sándors Liebesbeziehungen zu Gizella und Elma tief durchdrang und veränderte, empfand Freud immer öfter als befremdlich. Der umfangreiche Briefwechsel der beiden war sehr einseitig auf Sándors Probleme ausgerichtet, die

Freud gelegentlich mit psychoanalytischen Deutungen versah, oft aber auch einfach schweigend überging. Fachlich ergaben sich über die Jahre tiefer werdende Meinungsverschiedenheiten. Sándor ließ die analytische Behandlungssituation nicht los; er dachte viel intensiver darüber nach als Freud, der sich zunehmend mit kulturtheoretischen Fragen beschäftigte. Bei Elma hatte Sándor am eigenen Leib erfahren, welche Dynamik sich in der Therapie für das Gefühlsleben der Patienten, aber auch des Analytikers entwickeln konnte. Ob Elma ihn zu Beginn liebte oder nicht, bleibt schwer zu entscheiden; klar ist aber, dass sie sich in der Analyse in ihren Analytiker verliebt hatte. Nach der Analyse verschwand dieses Gefühl langsam, wie sie viel später notieren sollte: »Ich erinnere mich nicht, wie viele Tage oder Wochen Sándor mit mir als Verlobten zum Mittag erschien, bevor ich feststellte, dass ich ihn viel weniger liebte, als ich während der Analyse gedacht hatte.«[15]

Erst allmählich offenbarte sich Freud und seinen Schülern, dass und wie sich solche therapeutischen Emotionen auf die Gefühle des Analytikers auswirkten. Im Rückblick kann Sándors Umgang mit Elma geradezu als Musterbeispiel für eine Gegenübertragung gelten, also jene Gefühle, mit denen eine Analytikerin auf die Emotionen eines Patienten reagiert. Freud hatte das Problem der Gegenübertragung erst kurz zuvor formuliert, unter anderem weil ein anderer Schüler – C. G. Jung in Zürich – eine ganz ähnliche Liebschaft mit einer Patientin – Sabina Spielrein – erlebt hatte. Freud selbst waren diese Gefühle nicht neu, wie er damals Jung mitteilte:

Ich selbst bin zwar nicht ganz so hereingefallen, aber ich war einige Male sehr nahe daran und hatte a narrow escape [...]. Es schadet aber nichts. Es wächst einem so die nötige harte Haut, man wird der »Gegenübertragung« Herr, in die man doch jedesmal versetzt wird, und lernt seine eigenen Affekte verschieben und zweckmäßig plazieren. Es ist »a blessing in disguise«.[16]

Auch hier wird Freuds kühle, distanzierte, als männlich (»Herr werden«) stilisierte Haltung deutlich, mit der man den Emotionen der Patienten begegnen und die eigenen in Schach halten sollte. Zu dieser Rationalisierung der Emotionen kehrte Sándor in der Therapie Elmas zurück und sollte es später bereuen. Im Rückblick kritisierte Sándor diese »Fühllosigkeit des Analytikers« als wichtigsten Fehler in Freuds Verständnis der Psychoanalyse.[17] Der Gründervater habe sich von seinen Patienten zu sehr entfernt, gegen deren Abnormitäten er eine tiefe Abneigung empfunden und die er mit einer Emotionskontrolle habe erziehen wollen, ohne mit ihnen mitzuleiden, ohne sie in gewisser Hinsicht auch wirklich zu lieben. Als Sándor Elma zu therapieren versuchte, hatte er – so erkannte er im Rückblick – erst die Emotionen, seine Liebe zugelassen, um sich dann auf Freuds Seite zu schlagen und sie mit kühler Emotionskontrolle abzuweisen.

Gegen Ende seines Lebens – Sándor Ferenczi starb am 22. Mai 1933 – bröckelte die Freundschaft mit Freud wegen dieser Differenzen. Ob Ferenczi mit seiner Kritik an Freud recht hatte, ist schwierig zu klären. Zunächst erlaubte sich Freud viel mehr Freiheiten von seinen eigenen Vorschriften für die psychoanalytische Praxis – und damit auch von Sándors Zerrbild eines emotionalen Kontrollfreaks –, als er in offiziellen Verlautbarungen und in den Briefen an Ferenczi sowie an andere Schüler zugab. Er konnte also durchaus ein emphatischer Analytiker sein. Außerdem bleibt es eine offene Frage, ob eine Emotionalisierung oder eine Rationalisierung der psychoanalytischen Behandlung die sinnvollere Vorgehensweise darstellt.

Sándor betonte gegen Elmas Liebe, die vielleicht nur eine Reaktion auf die Therapie darstellte, seine Kontrolle. Sollte er bei seiner Liebe bleiben oder war das kein echtes Gefühl? Oder war gerade sein Kontrollwunsch, seine Härte ein Effekt ihrer Liebe? Emotion stand hier gegen Emotion – und wer mag sagen, welche wahr, welche falsch war? Fest steht, wir entkommen den Emotionen nicht mehr, wenn die psychoanalytische Behandlungstechnik sie einmal heraufbeschworen hat.

III. EMOTIONEN

Wie die Psychoanalyse therapeutische
Gefühle produzierte

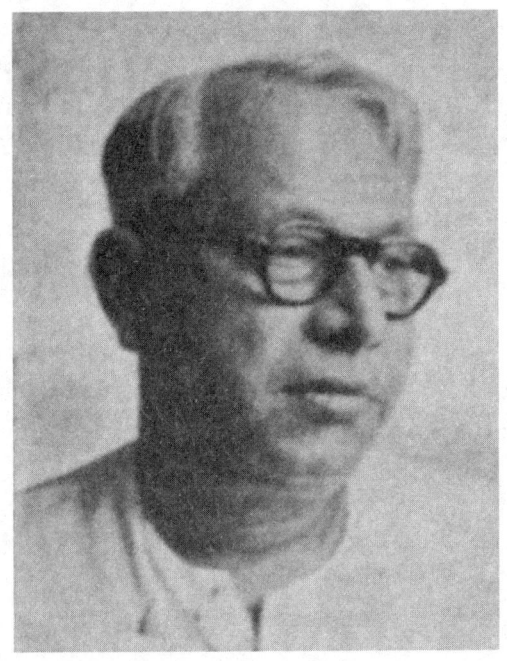

Abb. 31 Suhritchandra Mitra, vor 1946.[1]

1932 wurde der Psychologe Suhritchandra Mitra Präsident der
psychologischen Sektion des Indischen Wissenschaftskongres-
ses. Als solcher erhielt er die Ehre, die Kongresssektion zu
leiten und mit einem Vortrag zu eröffnen. Bei der Gelegenheit sprach er über seine Vorschläge für eine neue Theorie

der Emotionen.[2] Mitra hatte schon früh zu dem Kreis um Girindrasekhar Bose gehört und war 1922 maßgeblich an der Gründung der Indian Psychoanalytical Society beteiligt gewesen. In Kalkutta war er ein Mann mit seltenen Qualifikationen, hatte er doch nicht nur im Ausland studiert, sondern dort auch in Psychologie promoviert – und zwar an keiner anderen Universität als der Leipziger.[3] Leipzig beheimatete damals eines der weltweit führenden Institute für Psychologie, Wilhelm Wundt hatte dort 1879 das erste psychologische Experimentallabor eingerichtet. Mitra hatte sich am Institut bei Friedrich Krüger, einem einflussreichen Vertreter seiner Zunft in Deutschland, auf Tierpsychologie spezialisiert. Damit war Mitra jemand, der als Vermittler und Experte die wissenschaftlichen Entwicklungen in der deutschen, indischen und internationalen Psychologie kompetent kommentieren konnte. Mitra spielte aber auch eine wichtige Rolle als Popularisierer von psychologischem und psychoanalytischem Wissen in Kalkutta: Er sprach im Radio, lieferte Beiträge für nichtwissenschaftliche Zeitschriften und schrieb allgemeinverständliche Einführungen auf Bengalisch.[4]

Mitras Vortrag versprach schon im Titel eine Menge: eine neue Theorie der Emotionen. Der Gegenstand habe ihn auch persönlich stets beschäftigt, weil er seit Kindertagen ein Übergewicht auf die Ratio gelegt und die Emotionen unterdrückt habe. Ganz allgemein wandte sich auch die zeitgenössische Psychologie plötzlich diesem Bereich zu. Mitra verwies auf das Wittenberger Symposium »Feelings and Emotions«, das im Oktober 1927 im US-amerikanischen Ohio stattgefunden und an dem eine erstaunliche Zahl namhafter Psychologen teilgenommen hatte: unter anderem Alfred Adler, Karl Bühler, Walter B. Cannon, Pierre Janet, William McDougall, Morton Prince, Charles E. Spearman, Wilhelm Stern.[5] Mitra referierte vor dem Indischen Wissenschaftskongress einige der Vorträge auf dem Symposium und stellte dann die Frage in den Raum, warum Emotionen so lange kein Gegenstand der psychologischen Forschung gewesen und warum sie gerade jetzt ein Thema für so viele wichtige Kollegen geworden seien. Seine Antwort lautete: »Freud nahm den Deckel von der Psyche ab und alles, was sich darunter befand, wurde offengelegt. Die Tore wurden geöffnet, und die Gefangenen entwischten sofort. Das Individuum wurde der mächtigen Emotionen bewusst, die es antreiben, und Psychologen waren gezwungen, ihnen Aufmerksamkeit zu spenden.«[6]

Überraschend war an dieser Feststellung, dass sie so gar nicht Freuds eigener Wahrnehmung entsprach, schließlich hatte der erst kurz zuvor in *Das Unbehagen in der Kultur* festgestellt: »Es ist nicht bequem, Gefühle wissenschaftlich zu bearbeiten.«[7] Auch die Freud-Forschung war sich bislang relativ einig: Freud habe keine zuverlässige Emotionstheorie besessen, weshalb hier vieles Stückwerk geblieben sei.[8]

Hatte Mitra also schlicht unrecht? Ich meine nicht – und in diesem Kapitel werde ich begründen, warum Mitra den historischen Kern der Psychoanalyse offenlegte, obwohl ihm vielleicht nicht alle Aspekte seines Arguments klar waren. Welche Bedeutung Emotionen in der Geschichte der Psychoanalyse hatten, wird allerdings erst sichtbar, wenn man sich ihr von der Seite der Behandlungspraxis nähert, wie ich dies im vorherigen Kapitel getan habe. Auch wenn bestimmte Kontinuitäten in der psychotherapeutischen Praxis offenbar vorhanden waren, so hat das Kapitel doch demonstriert, dass die psychoanalytische Technik eine wichtige Neuerung in diesem Feld darstellte. Diese Innovation war im Wesentlichen eine emotionsgeschichtliche, wie ich im Folgenden zeigen möchte.

Aber zurück zu Mitras Vortrag: Wie sah seine Emotionstheorie aus? Der bengalische Psychologe stellte zunächst fest, dass Emotionen zentral für das psychische Geschehen im Menschen seien. Emotionen verstand er dabei als energetische Zustände. Jede psychische Aktivität ziele im Endeffekt darauf, die Energiebilanz der Psyche auszugleichen und eine Harmonie zu erlangen. Seit der Geburt und dem ersten Kontakt mit der Außenwelt komme es unablässig zu Störungen des psychischen Gleichgewichts. Das Individuum kämpfe beständig dagegen an und ringe um die verloren gegangene Balance. Für Mitra lag in dieser Emotionstheorie eine ganz alte Erkenntnis:

> Ich behaupte deshalb, dass sich das grundlegende Verlangen des Ich auf diese Harmonie richtet, die es verloren hat, als es in die Welt kam. Der ursprüngliche Zustand der Harmonie ist angenehm, die Störungen sind unangenehm. Ich würde das Angenehme einfach als die Erfahrung der Harmonie und das Unangenehme als die gegenteilige Erfahrung definieren. Ein perfekt harmonischer Zustand frei von allen Störungen ist das *Anandam* unserer Shastras.[9]

Aus Mitras Sicht konnten alle Emotionen nach dem Harmonieprinzip geordnet werden: Angst und Verzweiflung erlebe man, wenn die Harmonie zerstört zu werden drohe; Ärger, wenn dies geschehe. Sehnsucht empfinde man beim Streben nach Harmonie, und Liebe sei die Erfahrung des harmonischen Zustandes selbst, das *anandam*.

Man könnte versucht sein, diese Emotionstheorie als eine kulturelle Anverwandlung eines fremden Konzeptes abzutun. Indem er auf das Harmonieprinzip – *ananda* bedeutet im Sanskrit »Freude« oder »Glückseligkeit« – und auf die *shastras* verwies, also die religiösen Schriften der Veden im Hinduismus, veranschaulichte Mitra seine Emotionstheorie anhand von kulturellem Wissen aus seiner Umgebung und verlieh ihr so Glaubwürdigkeit. Auch wenn Mitra sein ursprüngliches Programm, den psychologischen Kenntnisreichtum in den Schriften des Hinduismus darzulegen, nicht weiterverfolgen konnte, so deutete er doch an, was er als deren zentrale Erkenntnis ansah: das Streben nach Harmonie. Darauf lief, so meinte er, auch die moderne Psychoanalyse hinaus. Liegt hier also ein klassischer Fall einer Traditionserfindung vor, bei dem einem neuen Wissen die Weihe einer altehrwürdigen Tradition verliehen wird, um es so bedeutsamer erscheinen zu lassen?

Diese Emotionstheorie Mitras kommt einem esoterisch vor. Zugleich spielt Mitra auf einige wichtige Vorstellungen Freuds an wie den Todestrieb (als ein Streben nach der ursprünglichen Harmonie, das heißt dem Tod) und den Sexualtrieb (als Streben nach Liebe); beides klang bei Freud phasenweise kaum weniger esoterisch. Auch das energetische Verständnis des psychischen Geschehens habe ich oben anhand verschiedener psychoanalytischer Texte bereits einige Male angesprochen – und ich werde das gleich wiederaufgreifen. Im Laufe des folgenden Kapitels wird deutlich werden, dass Mitra in seinem Vortrag und bei seiner Emotionstheorie durchaus über und mit Freud sprach, wenn er dabei – zugleich und im selben Moment – ein hinduistisches Verständnis von Emotionen verband. Es wird sich erweisen, dass Mitra damit den Kern der globalen Psychoanalyse traf, nicht weil er hier eine Tradition erfand, sondern weil es in der Tat eine intellektuelle Ähnlichkeit zwischen den indischen und den westlichen Psychoanalytikerinnen gab.

Dieses Vorhaben reibt sich in zweifacher Hinsicht an den vorherrschenden Erklärungen zu Freuds Umgang mit Emotionen. Dort überwiegt zum einen die Einschätzung, dass Emotionen von der psychoanalytischen Theorie nicht behandelt wurden. Im Hinblick auf Freuds Werk leuchtet dies, wie bereits festgestellt, zunächst ein: Er dachte nur selten theoretisch über Emotionen nach, verstand sie, wenn überhaupt, als Affekte und thematisierte eigentlich nur im Spätwerk Angst als Emotion im engeren Sinne.[10] Allerdings muss man von der geringen Bedeutung der Emotionen in der Theorie nicht unbedingt auf deren generelle Bedeutungslosigkeit schließen. Vielmehr stellt sich die Frage, was in Freuds Verständnis dagegensprach, Emotionen zu berücksichtigen. Dafür gab es im Wesentlichen drei Gründe: Freud konzentriert sich erstens in seinem Grundverständnis der Psyche auf Ideen und nicht auf Affekte – damit trat er eine Erbschaft an, die viele Nervenärzte im 19. Jahrhundert vorbereitet hatten.[11] Letztlich führt er alles auf eine im Unbewussten vorhandene Vorstellungswelt zurück. Zwar ist es richtig, dass sowohl in seiner Theorie als auch in der Praxis Emotionen sichtbar und auch benennbar sind – im Triebmodell heißen sie »Affektbetrag«[12] –, aber sie bleiben theoretisch zweitrangig gegenüber den Vorstellungen.

Zweitens erscheinen Emotionen im Werk Freuds als unwandelbare und damit nicht therapierbare Einheiten, während Ideen, selbst traumatische und unbewusste, verändert werden können. Affekte gelten ihm letztlich als Überreste der biologischen Vergangenheit und sind als solche dauerhafter als Ideen, womit sie aber zugleich weniger wichtig sind für eine Technik, die eine Verhaltensänderung herbeiführen möchte. Aus diesem Verständnis erklärt sich auch die Überzeugung Freuds, dass Emotionen nicht objektivierbar sind, während Vorstellungen wissenschaftlich behandelt werden können. Schließlich versteht Freud Emotionen (bzw. in seiner Sprache Affekte) vor allem quantitativ als Energiebeträge. Affekte begreift er somit vornehmlich als Störfaktoren in der Psyche, die ausgeglichen, beseitigt und kontrolliert werden müssen. Damit hing er einem Verständnis der klassischen Moderne an, wonach Emotionen besonders unter dem Aspekt der Kontrolle und Rationalisierung gesehen wurden.[13]

Die zweite Grundüberzeugung zur Psychoanalyse, die ein Nachdenken über Emotionen fast immer verhindert hat, lautet, dass die Psychoanalyse im Kern mit Sexualität beschäftigt war und ist. Eine Emotionsgeschichte der Psychoanalyse erscheint daher sinnlos oder zumindest nebensächlich. Wenn man sich den Zusammenhang allerdings genauer ansieht, wird schnell deutlich, dass Emotionen und Sexualität in der Psychoanalyse auf das Engste verschmolzen sind. Freud stellte schon 1910 fest:

> [W]ir rechnen zum »Sexualleben« auch alle Betätigungen zärtlicher Gefühle, die aus der Quelle der primitiven sexuellen Regungen hervorgegangen sind, auch wenn diese Regungen eine Hemmung ihres ursprünglich sexuellen Zieles erfahren oder dieses Ziel gegen ein anderes, nicht mehr sexuelles, vertauscht haben. Wir sprechen darum auch lieber von *Psychosexualität* [...]. Wir gebrauchen das Wort Sexualität in demselben umfassenden Sinne, wie die deutsche Sprache das Wort »lieben«.[14]

Eine Geschichte der Psychoanalyse kommt nicht ohne das Thema der Sexualität aus, muss aber zugleich zu einer Emotionsgeschichte werden.

1. Emotionen in der psychoanalytischen Behandlung

In der Beschreibung der psychoanalytischen Behandlungspraxis kamen im letzten Kapitel bereits häufiger Emotionen zur Sprache. Die eigentliche Neuerung der Psychoanalyse in dem viel älteren psychotherapeutischen Praxisfeld stellte der absichtsvolle Umgang mit Emotionen dar, weniger die sexuelle Dimension. Zentral war dabei vor allem der Versuch, in der therapeutischen Situation neue Emotionen zu produzieren. Die neue Bedeutung von Emotionen lässt sich im gesamten therapeutischen Prozess erkennen: So kamen Patienten zur Therapie mit Zuständen, deren Beschreibung als emotional sich geradezu aufdrängte. Bereits in den *Studien über Hysterie* (1895) trat die Emotionalität deutlich hervor, mit der neurotisch-hysterische Patientinnen bei Freud und Breuer vorstellig wurden. So heißt es etwa über die Zustände der berühmten Anna O.:

> In dem einen kannte sie ihre Umgebung, war traurig und ängstlich, aber relativ normal; im anderen halluzinierte sie, war »ungezogen« [...]. Aber auch in die Momente relativ klaren Bewusstseins griffen die Störungen über; rapidester Stimmungswechsel in Extremen, ganz vorübergehende Heiterkeit, sonst schwere Angstgefühle, hartnäckige Opposition gegen alle therapeutischen Maßnahmen, ängstliche Halluzinationen [...].[15]

Die kathartische Therapie Breuers und Freuds bestand, wie bereits beschrieben, in der Beseitigung von Blockaden durch die Rekonstruktion des traumatischen Erlebnisses, welches Affekte »eingeklemmt« hatte. In der »talking cure«, wie Anna O. das

Verfahren taufte, wirkte Sprechen wie ein Abreagieren von Emotionen.[16]

Auch ein Zwangsneurotiker wie, Freuds klassischer Fall, der »Rattenmann« empfand seine Zwänge als ein »*unheimliches Gefühl, als müßte etwas geschehen, wenn ich das dächte, und ich müßte allerlei tun, um es zu verhindern*«.[17] Freud rekonstruierte die Zwangshandlungen als eine Kompromissbildung zwischen gegensätzlichen Gefühlen, die der »Rattenmann« seinem Vater gegenüber an den Tag legte: »ein chronisches Nebeneinander von Liebe und Haß gegen dieselbe Person, beide Gefühle von höchster Intensität«.[18] Nur die Liebe war ihm bewusst, sein Hass aber drängte aus dem Unbewussten und erzwang ein Entgegenkommen in der Form eines Zwangs. Unter der Herrschaft der Zwangshandlungen war er angstfrei; wenn er allerdings an ihrer Ausführung gehindert wurde, mahnte ihn »eine entsetzliche Angst zur Gefügigkeit gegen den Zwang«, wie es Freud an anderer Stelle nannte.[19] Der englische Psychoanalytiker David Forsyth urteilte daher schon 1922: »Eine Analyse bedeutete die Aufführung einer ganzen Skala von Stimmungen und Gefühlen beim Patienten. Angst, Liebe, Eifersucht, Hartnäckigkeit, Misstrauen, Stolz, Ekel und alle Varianten und Verbindungen von diesen und anderen Emotionen werden in allen Abstufungen von Intensität sichtbar«.[20]

Selbst der Gegenstandsbereich der psychoanalytischen Therapie lässt sich emotionsgeschichtlich verstehen. Wie oben im Abschnitt über Diagnosen erörtert, sah sich die Psychoanalyse vornehmlich für neurotische, weniger für psychotische Erkrankungen zuständig. Neurosen stellten aus der Sicht Freuds »schwere, konstitutionell fixierte Affektionen« dar, »die sich selten auf einige Ausbrüche beschränken, meist über lange Le-

bensperioden oder das ganze Leben anhalten«.[21] Als Sándor
Ferenczi 1909 eine der ersten Beschreibungen der psychoanalytischen Technik vorlegte, sah er neurotische Kranke durch ein
»übermäßige[s] Hassen, Lieben und Mitleiden« bestimmt.[22]
Diese emotionale Konstitution unterschied den Neurotiker
von der Psychotikerin. Bei einer Psychose wie Paranoia, Schizophrenie oder Manie waren die Emotionen des Patienten
nicht von außen beeinflussbar, was bei einer Neurose möglich
blieb:

> So entstehen am Ende die gegensätzlichen Charaktere des weit-
> herzigen, rührseligen, zu Liebe regbaren Neurotikers, und der
> des engherzigen, mißtrauischen, sich von der Welt beobachtet,
> verfolgt oder geliebt wähnenden Paranoikers. Der Psychoneuroti-
> ker leidet an Erweiterung, der Paranoiker an Schrumpfung des
> Ichs.[23]

Als sich Freud von der kathartischen Therapie abwandte, entwickelte er eine neue Methode, mit der er diesen »Gefühls-
kranken« durch den Einsatz von Emotionen helfen wollte.
Als im Januar 1907, wie ich schon berichtet habe, Max Eitingon
aus Zürich nach Wien kam, wollte er von der versammelten
Mittwochsgesellschaft wissen, wie die psychoanalytische Therapie funktioniere.[24] Freuds Antwort war charakteristisch: »Wir
nötigen den Patienten, *uns zuliebe* die Widerstände aufzugeben. Unsere Heilungen sind Liebesheilungen.«[25] Nun stand
nicht mehr der Versuch im Fokus, in einer kathartischen Gesprächstherapie den Patienten die Erinnerung an die Vergangenheit wieder zu ermöglichen. Vielmehr konzentrierte sich
die Psychoanalyse jetzt auf die emotionale Beziehung zwischen
Analytikerin und Patient.

In dem psychotherapeutischen Praxisfeld war dieser Fokus

allerdings bereits lange vor der Psychoanalyse angelegt. Bereits seit der Romantik finden sich Quellen, in denen die Beziehung zum Magnetiseur, der sogenannte »Rapport«, als Liebesverhältnis beschrieben wird. Offenkundig war diese Beziehung leicht sexualisierbar, wie beispielsweise in einem Zitat aus Carl Gustav Carus' *Psyche* von 1846 deutlich wird:

> Daß hierbei ein gewisses unmittelbares Ineinanderwirken der Nervensysteme des Magnetiseurs und des Magnetisirten statt finden müsse, um jenes vermehrte Strömen der Innervationen im Magnetisirten zu bewirken, ist klar; man könnte es daher eine Art von Vermählung zweier Nervenleben nennen, und in so fern hat auch das magnetische Verhältniß allerdings etwas mit der Geschlechtsliebe gemein, welche letztere ebenfalls in ihren höchsten Stimmungen das Bewußte in das Unbewußte eintaucht und versenkt.[26]

Den Psychoanalytikerinnen standen solche Traditionslinien klar vor Augen; so stellte Jones etwa fest, dass die Übertragungsbeziehung keineswegs von der Psychoanalyse entdeckt worden war:

> Der einzige Aspekt, der die Psychoanalyse in dieser Hinsicht von anderen unterscheidet, besteht darin, dass Erstere keine blinde Übertragung befördert und diese dann andauern lässt, sondern, im Gegenteil, dem Arzt und Patienten bewusst macht, was passiert, so dass der Vorgang verstanden, kontrolliert und aufgelöst werden kann.[27]

In Jones' Zitat deutet sich einer der zentralen Konflikte in der Geschichte der Psychoanalyse bereits an: Wie ließ sich die Übertragung auf die Analytikerin beherrschen, die der Patient mit sexuellen und emotionalen Wünschen auflud und die schon vor der Psychoanalyse für erhebliche Unruhe unter den verschiedenen therapeutischen Praktikern gesorgt hatte? Hierzu später mehr.

Wie muss man sich nun diese Heilung aus und mit Liebe vorstellen? Diese Frage kann man auf zwei Weisen beantworten: Nach der einfacheren Lesart, die in der Historiografie zur Psychoanalyse bisher kaum gewürdigt wurde, bestand die Therapie im Kern aus einer Emotionstechnik, das heißt, sie nutzte bewusst Emotionen für die Heilung der Patientinnen. Die Beziehung zwischen Analytikerin und Patient wird mit dem zentralen Konzept der Übertragung gefasst; gemeint ist damit letztlich, dass die Patientinnen Emotionen auf den Analytiker übertragen. Die psychoanalytische Behandlung wird damit zu einer Art Wechselspiel aus heißen und kalten Elementen. Aufseiten der Patienten kommt es zu der »erhöhten Temperatur des Übertragungserlebnisses«.[28] Dagegen wird die Analytikerin – zumindest idealerweise – zum »vollkommen kühlen Objekt, um das der andere liebend sich bewerben muss«.[29] Weil die Beziehung der beiden emotional so aufgeladen ist, erweist sich das erste Aufeinandertreffen als derart bedeutsam. Die Analyse beginnt am besten – wenn man so will – als Liebe auf den ersten Blick. Deshalb war Freud ein Meister der ersten Begegnung.[30]

Eine emotionale Bindung der Patientin an den Analytiker wird nicht nur in den psychoanalytischen Vorgaben eingefordert; auch Schilderungen seitens Patientinnen enthalten Hinweise auf deren Existenz. So fasste der US-Amerikaner Adolph Stern die Übertragungsbeziehung zu Freud in Worte, wie sie sicherlich viele Lehranalysanden ähnlich empfunden haben werden: »Für jemanden wie mich, nimmt Freud die Position des Vaters der Psychoanalyse ein, und er wird sehr leicht ein Vaterersatz und er bringt gut die Situation von Kind und Eltern her-

vor.«[31] Auch der wenig selbstbewusste »Wolfsmann« erinnerte
sich, wie Freud mit seinem Auftreten bereits bei ihrer ersten
Begegnung sein Vertrauen erlangte und wie es ihm schmeichelte, dass Freud ihn als »Denker ersten Ranges« lobte.[32] Bis in seine letzten Lebensjahre erwies sich Freud als Kenner der Ver-
trauensbildung: »Professor Freud kam aus dem benachbarten
Zimmer, begrüßte mich zuvorkommend mit einem freund-
liche Winken des Armes. Sofort wurde mir sehr seine wache
Ausstrahlung bewusst. Meine ehrfürchtige Vater-Übertragung
begann dort.«[33]

In einer der schönsten Beschreibungen einer liebenden Übertragung glaubte die US-amerikanische Schriftstellerin H. D.,
dass nur das sofortige Zutrauen von Freuds Hund, einem
Chow, ihr die Analyse ermöglicht habe. Freud sprach die problematische Beziehung sofort an:

> Obwohl es gegen die Regeln ist, will ich Ihnen jetzt etwas erzäh-
> len: SIE SIND ENTTÄUSCHT UND SIE SIND ÜBER MICH
> ENTTÄUSCHT. Da heulte ich auf und schrie: »Aber Sie begrei-
> fen nicht, Sie sind alles, Sie sind ein Priester, Sie sind ein Zaube-
> rer.« Er meinte: »Nein. Sie sind es, die eine Poetin und Zauberin
> ist.« […] Ich rief dann: »Aber sehen Sie, Ihr Hund mag mich. Als
> Ihr Hund angelaufen kam, wusste ich, dass es in Ordnung ist,
> weil er mich nicht gemocht hätte, wenn Sie es nicht tun.« Er sag-
> te: »Ah, ein englisches Sprichwort, nur umgedreht: ›Like me and
> you like my dog.‹ Ich korrigierte ihn: ›Love me, love my dog.‹«,
> und er brummte und schnurrte vor Vergnügen.[34]

Derartige Gefühle stellten sich nicht nur beim berühmten »Vater« der Psychoanalyse ein, sie waren ein steter Begleiter der
psychoanalytischen Behandlungen: So hatte der US-amerikanische Psychoanalytiker Louville Eugene Emerson in der
mehrjährigen Behandlung seiner Patientin Rachel zwar erheb-

liche, ja frustrierende Probleme mit der Handhabung der Übertragung. Allerdings hatte er niemals Zweifel, dass Rachel eine äußerst intensive, positive Übertragungsbeziehung zu ihm aufbaute.[35]

Eine solche emotionale Beziehung musste allerdings keineswegs immer positiv sein und aus Liebe oder verwandten Gefühlen bestehen. So übertrug der »Rattenmann« seine ablehnenden Gefühle auf seinen Analytiker und beschimpfte Freud »auf gröblichste und unflätigste«.[36] Freud plädierte dafür, dass man die »Übertragung zärtlicher Gefühle von der feindseliger« strikt trennen müsse.[37] Aber auch andere negative Gefühlslagen konnten auf die Analytikerin übertragen werden. Girindrasekhar Bose berichtete etwa von einer Patientin, deren Übertragung auf ihn von »lebhafter Eifersucht auf eine andere Patientin« begleitet war.[38] Welche Emotionen eine Rolle spielten, war durch die emotionale Grundstruktur des Patienten vorgegeben: »Jeder Patient, der für eine Behandlung kommt, bringt ein Temperament mit, das durch zahllose emotionale Erfahrungen geformt und geprägt wurde, wovon die mit Abstand effektivsten jene Eindrücke sind, die man in der Kindheit erhalten hat.«[39]

Wenn nun die Übertragung eine Art Wiederaufführung von Gefühlen aus der Vergangenheit darstellte, wie funktionierte dann die Heilung? Hier ging man davon aus, dass sich die problematischen, in der Vergangenheit erlernten Emotionen bearbeiten lassen, wenn sie in der Gegenwart auf den Analytiker übertragen werden. Man könnte diesen Gedankengang so formulieren: Durch die mimetische Wiederholung der Emotionen wurden die krankmachenden Aspekte sichtbar und konnten so einer rationalen Auseinandersetzung zugeführt werden.

Doch waren diese Emotionen wirklich künstlich? Die Praxis

lässt eine zweite, komplexere Lesart zu: Die Psychoanalyse produzierte therapeutische Emotionen, so etwa Übertragungsliebe als eine neue Form der Liebe. Freud selbst strich die Besonderheit der therapeutischen Liebe gegenüber einer alltäglichen heraus, als er den für die Analytikerinnen so kniffligen Umgang mit der Übertragung eingehender erörterte:

> Gerade das, was ihren zwanghaften, ans Pathologische mahnenden Charakter ausmacht, rührt von ihrer infantilen Bedingtheit her. Die Übertragungsliebe hat vielleicht einen Grad von Freiheit weniger als die im Leben vorkommende, normal genannte, läßt die Abhängigkeit von der infantilen Vorlage deutlicher erkennen, zeigt sich weniger schmiegsam und modifikationsfähig [...].[40]

Für den Analytiker war es dabei entscheidend, die therapeutische Liebe nicht zu erwidern, sie aber auch nicht zu beseitigen. Im Gegenteil: Er sollte an der Liebesübertragung festhalten, sie aber als »etwas Unreales« behandeln, um »das Verborgenste des Liebeslebens der Kranken dem Bewusstsein und damit der Beherrschung zuzuführen«.[41]

Insgesamt lassen sich drei Unterschiede zwischen dem Ideal der romantischen und dem der therapeutischen Liebe ausmachen: Erstens sollte die therapeutische Liebe in einem spezifischen, experimentellen Setting produziert werden. Idealtypisch wirkt sie daher irrealer, künstlicher als die romantische Liebe, die ja als unwillkürlich, gerade nicht künstliche, sondern als natürliche und überwältigende Erfahrung vorgestellt wird. Zweitens besitzt die ideale therapeutische Liebe eine strategische Funktion, nämlich der Heilung des Patienten zu dienen; romantische Liebe soll hingegen ohne Zweck und sich selbst genügend sein. Schließlich hat die therapeutische Liebe transparent und rational zu funktionieren, um die emotionale

Grundstruktur der Patientin zugänglich zu machen. Demgegenüber gilt die romantische Liebe als intransparent, dunkel und irrational.

Der Unterschied zwischen therapeutischer und romantischer Liebe wird auch greifbar, wenn man sich vor Augen führt, was passierte, wenn eine Analytikerin – ein klarer Regelverstoß – auf die Liebesbekundungen eines Patienten einging und diese erwiderte.[42] Wie ich im Fall von Sándor Ferenczi gerade vorgeführt habe (vgl. Schlüssellochtext B), war die Annahme in einem solchen Fall keineswegs, dass therapeutische und romantische Liebe zusammen existieren oder sich gar wechselseitig verstärken könnten. Therapeutische und romantische Liebe schlossen sich vielmehr gerade gegenseitig aus. Es mag wie eine Weisheit aus einem Kalenderblatt klingen, trifft aber die Problematik der Psychoanalyse: Wen man (romantisch) liebt, den kann man nicht heilen!

Damit ist bereits ein weiterer Aspekt angesprochen, durch den die therapeutischen Emotionen den psychoanalytischen Prozess erheblich verkomplizierten: die Gegenübertragung. Sie rückte allmählich in den Fokus der Analytiker, nicht zuletzt wegen der vielen Liebesaffären, welche die frühen Analytiker mit ihren Patientinnen hatten. Das nötige Einfühlungsvermögen des Analytikers konnte leicht in ein Zuviel der Liebe umschlagen. Damit war dann die gesamte Therapie gefährdet, und so hatten die Psychoanalytikerinnen dagegen kühle Abstinenz zu mobilisieren. Entsprechend beschrieb Freud den Analytiker als Chirurgen, »der alle seine Affekte und selbst sein menschliches Mitleid beiseite drängt«.[43] David Forsyth erläuterte seinem Publikum das gleiche Problem so: Im Alltag reagiere man auf die Emotionen eines Gegenüber fast automatisch, so dass auf Zuneigung Zuneigung folge, Wut auf Wut etc. Der Analytiker müsse lernen, dem zu widerstehen – und zwar nicht so, dass er die Emotionen unterdrücke; denn das ginge schlechterdings kaum. Vielmehr müsse er lernen, sie gar nicht zu haben.[44]

Angesichts einer solch komplizierten Emotionstechnik, mit der die Psychoanalytikerinnen versuchen sollten, die von dieser Methode hervorgerufenen Emotionen nicht nur im Zaum zu halten, sondern sie sich selbst abzugewöhnen, stiegen die Anforderungen an die Ausbildung und das Training. Wenig überraschend tauchte im Umfeld dieser Texte zuerst die Forderung nach einer Lehranalyse bei einer erfahrenen Kollegin auf. An dieser Stelle ergibt sich ein besonderes Charakteristikum der Psychoanalysegeschichte: Wenn eine Lehranalyse eine richtige Analyse sein sollte, musste sich die Schülerin/Patientin in die Lehrerin/Analytikerin verlieben. Liebe – gar ein Zuviel derselben – wurde so zum Bestandteil der psychoanalytischen Bewegung. Wie Ferenczi forderte, musste der Analytiker dabei eine strikte Affektkontrolle walten lassen:

> Der Psychoanalytiker aber darf nicht mehr nach Herzenslust milde und mitleidsvoll oder grob und hart sein […]; er muß es verstehen, seine Anteilnahme zu dosieren, ja, er darf sich seinen Affekten nicht einmal innerlich hingeben, denn das Beherrschtsein von Affekten oder gar von Leidenschaften schafft einen ungünstigen Boden zur Aufnahme und richtigen Verarbeitung von analytischen Daten.[45]

Mit solchen Forderungen wurde aber offenkundig, dass trotz aller Versuche der Vereinheitlichung und Regelung der Behandlungstechnik die gesamte emotionale Atmosphäre in einer therapeutischen Situation doch eng an die Persönlichkeit der Analytikerinnen gebunden blieb. Wie stark die sich unterscheiden konnten, verdeutlicht ein Beispiel aus Berlin: Die beiden wichtigsten Lehranalytiker, Karl Abraham und Hanns Sachs, arbeiteten dort sehr unterschiedlich. Der psychiatrisch ausgebildete Abraham war eher »ein klinischer Beobachter und Zuhörer«, der dem Patienten »kühl und unparteiisch« entgegentrat.[46] Der an Kunst und Literatur interessierte studierte Jurist Sachs betonte demgegenüber die intime Nähe zwischen zwei Unbewussten, welche die Analyse produziere.[47] Derartig unterschiedliche emotionale Stile wurden häufig an Schüler weitergegeben, nicht zuletzt weil die Lehranalysandin in der Übertragung eine emotionale Bindung an den Lehranalytiker eingehen musste. So entstanden therapeutische Dynastien, die emotionale Muster vererbten.

Gleichwohl: Die Tatsache, dass Emotionen eine so große Rolle in der Therapie spielten und die therapeutischen Stile der Psychoanalytikerinnen sich darin unterschieden, heißt nicht, dass man von einer radikalen Gebundenheit des Wissens an die konkrete therapeutische Situation, an die einzelne Analytikerpersönlichkeit ausgehen muss. Die Lehre stellte stets den ernsthaften Versuch dar, auch das Emotionale zu verallgemeinern, zu vermitteln und zu verstehen. Erst nachdem der Züricher Jung 1907 zum ersten Mal Freud besucht hatte, glaubte er, dessen Theorie richtig begreifen zu können. Sein Besuch war ihm eine »eigentliche Konfirmation«.[48] Wer Freuds Charakter nicht kannte, verstand die Psychoanalyse nicht wirklich. Ohne emotionale Bindung – es ist kein Zufall, dass der Pfarrerssohn Jung hierfür das Wort »Konfirmation« wählte – gab es keine Initiation in das psychoanalytische Wissen. Das hieß natürlich, dass es schwer war, die Psychoanalyse zu erlernen, weil man sie emotional und persönlich nachvollziehen können musste. Aber das hieß auch, dass eine Vermittlung möglich war, dass sie sich als Technik, als Wissen und als emotionaler Stil kommunizieren, erlernen und insofern rationalisieren ließ.

2. Emotionen in der psychoanalytischen Theorie

Welchen Status hatten Emotionen, die für die Praxis von so zentraler Bedeutung waren, in der psychoanalytischen Theorie? Zunächst scheinen sie ja vor allem in Freuds Werk keine eigenständige und wesentliche Kategorie zu sein.[49] Dennoch durchziehen zwei Modelle die psychoanalytische Theoriegeschichte – zumindest in der ersten Jahrhunderthälfte – wie zwei rote Fäden: ein naturwissenschaftlich modernistisches Energiemodell und ein anthropologisch antikisierendes Familienmodell. Analog dazu wurde häufig ein naturwissenschaftliches von einem geisteswissenschaftlichen Verständnis getrennt. Damit stand eine Mechanik der Psyche, deren kausale Zusammenhänge mit Anspruch auf Objektivität erklärt werden sollten, einer Symbolik der Seele gegenüber, deren intentionale Struktur in einer hermeneutischen Deutungsarbeit verstanden und auf antike Muster zurückgeführt werden sollten. Freud war jedoch stets beides, Natur- und Geisteswissenschaftler, und seine Erklärens- und Verstehensmodelle psychischer Prozesse hingen auf komplexe Weise zusammen: Sie stützten, ergänzten und untergruben sich gegenseitig.[50]

Die beiden Modelle lieferten letztlich Antworten auf zwei unterschiedliche Fragen: Wie funktionieren Emotionen? Und: Wie entstehen sie? Gleichwohl schlossen sich diese Modelle nicht wechselseitig aus, sondern konnten aufeinander bezogen werden. Familiäre Bindungen wurden ebenso energetisch beschrieben, wie energetische Umwandlungen beim Individuum nach den grundlegenden familiären Mustern abliefen. Letztlich hat man es hier mit zwei unterschiedlichen Perspektiven auf das zu tun, was Freud – in einer markanten Metapher – als den »psychischen Apparat« bezeichnete.[51] Beide Sichtweisen waren grundlegend für die Art und Weise, wie Psychoanalytiker über die Psyche nachdachten und redeten, ohne dass sie selbst ohne Weiteres in den Blick genommen werden konnten.

Das energetische Emotionsverständnis in der Psychoanalyse

In Mitras Vortrag stach bereits das energetische Verständnis psychischer Prozesse heraus. Gerade seine hinduistisch inspirierte Harmonievorstellung verband sich mit einer Energetik der Psyche: »Die Psyche ist zuerst ein großer Speicher an potenzieller Energie in einem Zustand eines vollkommen konstanten Gleichgewichts und einer Harmonie mit sich selbst.«[52] Jede Störung dieses anfänglichen Gleichgewichts erzeuge Unlust, und das Streben nach erneuter Harmonie werde als lustvoll empfunden. Die Psyche funktionierte für Mitra also nach einem Konstanzprinzip, gemäß dem die Energie in dem geschlossenen System erhalten bleiben musste. Sieht man von den hinduistischen Anleihen einmal ab, fand sich damit in Mitras Emotionstheorie ein Grundkonzept, das er mit vielen psychoanalytischen Arbeiten der ersten Jahrzehnte teilte. Mehr noch: Die Idee, psychische Prozesse seien energetisch geladen, war im psychotherapeutischen Praxisfeld lange vor der Psychoanalyse etabliert und prägte diese unterschwellig mit. Schon Mesmer war von einem Fluidum ausgegangen, das als materielle Urkraft alle organischen und anorganischen Körper bewege und verbinde.[53] Seine therapeutischen Bemühungen zielten darauf, den Strom dieser Kraft zu beeinflussen und die Blockade aufzuheben, welche die Krankheit im Patienten verursacht hatte.

Die Kontinuitäten in der psychotherapeutischen Praxis, vor allem zur kathartischen Methode, sind markant. Allerdings drehte sich die Richtung des Einflusses um: Bei Mesmer ging die Kraft vom Arzt- auf den Patientenkörper über, bei der Psychoanalyse begann die Übertragung im Körper der Patientinnen. Um die Funktionsweise der Psyche zu verstehen und darzustellen, liehen sich Psychologen während des gesamten 19. Jahrhunderts ein ganzes Arsenal an physikalischen Konzepten: vor allem vom Magnetismus, von der Hydraulik, der Elektrizität und der Thermodynamik. Erst im Laufe des Jahrhunderts wurden die Unterschiede zwischen Kraft und Energie, zwischen den physikalischen Teilgebieten Mechanik, Magnetismus und Elektrizität langsam deutlicher, und Vorstellungen einer einheitlichen Urkraft verloren an wissenschaftlicher Überzeugungskraft. Allerdings vermischten sich diese Vorstellungen in den psychologischen und psychotherapeutischen Debatten noch für einige Zeit, so dass sich in Freuds Triebtheorie mechanisch-hydraulische, energetische, elektrische und thermodynamische Vorstellungen überlagerten.[54]

Eingebettet in diese Vorgeschichte, formulierte Freud in verschiedenen Schritten sein grundlegendes Verständnis mentaler Prozesse. In der Übergangsphase zur Psychoanalyse beschäftigte er sich mit dem Zusammenspiel von Wunsch und Befriedigung, zunächst in seinem *Entwurf einer Psychologie* von 1895, dann in ähnlicher Form in der *Traumdeutung* von 1899/1900.[55] Ohne seine Vorstellungen davon, wie Wünsche entstehen und wie sie befriedigt werden können, lässt sich Freuds Konzeption des Unbewussten und der Sexualität kaum verstehen. Der Ablauf verdeutlicht auf verschiedenen Ebenen die Bedeutung von Affekten bzw. Emotionen für seine Theorien. Freud führte in beiden Texten das Beispiel eines hilflosen Säuglings an, der Hunger verspürt; es war kein Zufall, dass sich Mitra in seinem Vortrag vor dem Indischen Wissenschaftskongress durchaus explizit auf dieses Beispiel Freuds bezog. Das Bedürfnis nach Nahrung löst bei dem Kind *erstens* eine innere Erregung, Unruhe und Unlust aus, die sich in einem Ausdruck niederschlägt, der *zweitens* zum Beispiel als Unlustbekundung in Form von Schreien ebenfalls emotional ist. Später wird Freud hieraus verschiedene Triebtheorien entwerfen. Wenn nun eine Bezugsperson – in den psychoanalytischen Darstellungen ist dies nahezu immer eine sorgende Mutter[56] – dem Kind ein passendes Objekt, etwa die mütterliche Brust, zur Verfügung stellt, erlebt das Kind eine Befriedigung, die aus einer Abfuhr der inneren Erregung besteht. Dies ist *drittens* für das Kind als positive Emotion, sprich Lust, wahrnehmbar. Das Kind speichert nun, dass das zugeführte Objekt Befriedigung gebracht hat, wird sich beim Wiederauftreten des Bedürfnisses Hunger des Objektes erinnern und einen Wunsch danach entwickeln. *Viertens* ist auch dieser Wunsch selbst als ein drängendes Bedürfnis – Freud spricht dabei auch von »Begierde«[57] – eine emotionale Erfahrung.

Doch ist es wirklich angemessen, derart grundlegende Abläufe von Wunsch und Befriedigung nach der Funktionsweise des Hungers zu verstehen? Freud war jedenfalls bereit, dieses Modell auszudehnen: In den *Drei Abhandlungen zur Sexualtheorie*, die ursprünglich 1905 erschienen, aber bis zur sechsten Auflage 1925 erweitert wurden, bezog er die Wunschdynamik auf den Ursprung kindlicher Sexualität. Als er auf die kindliche Sexualäußerung des Wonnesaugens zu sprechen kam, das sich auf das ursprünglichste Befriedigungserlebnis an der mütterlichen Brust zurückführen lasse, stellte er fest: »Der Zustand des Bedürfnisses nach Wiederholung der Befriedigung verrät sich durch zweierlei: durch ein eigentümliches Spannungsgefühl, welches an sich mehr den Charakter der Unlust hat, und durch eine *zentral bedingte*, in die peripherische erogene Zone projizierte Juck- oder Reizempfindung.«[58]

Aus der Wunschdynamik des *Entwurfs* entstand in einem komplizierten Findungsprozess Freuds Triebtheorie. Physikalische Vorstellungen beeinflussten dabei immer wieder sein Verständnis; zum Teil vermischten sich Begriffe von Kraft und Energie unentwirrbar, so etwa im Konzept der Libido:

> Wir haben uns den Begriff der Libido festgelegt als einer quantitativ veränderlichen Kraft, welche Vorgänge und Umsetzungen auf dem Gebiete der Sexualerregung messen könnte. Diese Libido sondern wir von der Energie, die den seelischen Prozessen allgemein unterzulegen ist, mit Beziehung auf ihren besonderen Ursprung und verleihen ihr so auch einen qualitativen Charakter. In der Sonderung von libidinöser und anderer psychischer Energie drücken wir die Voraussetzung aus, daß sich die Sexualvorgänge des Organismus durch einen besonderen Chemismus von den Ernährungsvorgängen unterscheiden.[59]

Freuds späte Triebtheorie erinnert an den eingangs zitierten Vortrag Mitras. Aus einer hochspekulativen Diskussion des Wiederholungszwanges schloss Freud dort auf einen Todestrieb: als Sterben aus einer inneren Logik heraus. »Das Ziel alles Lebens ist der Tod, und zurückgreifend: Das Leblose war früher da als das Lebende.«[60] Im Lebenstrieb »Eros« waren die Selbsterhaltungs- und Sexualtriebe vereint, die Freud in früheren Abhandlungen noch strikt getrennt sehen wollte. Diese Triebe wirken der Rückkehr ins Anorganische entgegen. Die späte Fassung der Triebtheorie mutet nicht zufällig esoterisch an – und Freud versuchte, den entsprechenden Vorwurf sofort zu entkräften.[61] Zugleich schien Freud die mystische Dimension einzuleuchten, so dass er am Ende von *Jenseits des Lustprinzips* sogar ein buddhistisches Konzept heranzog:

> Daß wir als die herrschende Tendenz des Seelenlebens, vielleicht des Nervenlebens überhaupt, das Streben nach Herabsetzung, Konstanzerhalten, Aufhebung der inneren Reizspannung erkannten (das Nirwanaprinzip nach einem Ausdruck von Barbara Low), wie es im Lustprinzip zum Ausdruck kommt, das ist ja eines unserer stärksten Motive an die Existenz von Todestrieben zu glauben.[62]

Die englische Psychoanalytikerin Barbara Low hatte mit dem »Nirvana-principle« eigentlich den Wunsch eines Neugeborenen bezeichnet, in den Zustand absoluter Wunscherfüllung in der mütterlichen Gebärmutter zurückzukehren.[63] Doch diesen ursprünglichen Kontext blendete Freud hier komplett aus. Wichtig erschien ihm der Begriff, der ja bereits als solcher auf eine religiöse Vorstellung von Harmonie anspielte. Plötzlich erscheint die hinduistische Indienstnahme Freuds durch Mitra weniger abstrus.

Der spekulative Charakter der späten Triebtheorie, der sich einer empirischen Überprüfung weitgehend entzog, war jedoch beileibe nicht das einzige Problem. Letztlich entsexualisierte Freud damit seine Triebtheorie. Die zuvor noch behauptete Sonderform der libidinösen, also sexuellen Energie fasste er nun mit den Selbsterhaltungstrieben im Eros zusammen. Damit lag allen mentalen Prozessen eine einheitliche Energieform zugrunde. In gewisser Hinsicht näherte sich Freud damit den Positionen seiner früheren Gegner wieder an: Der Todestrieb ähnelte Adlers Aggressionstrieb, und die Vorstellung psychischer Energie stellte eine frühere Annahme Jungs dar.

Freuds Wunschdynamik und Triebtheorie beruhten – wie viele psychoanalytische Grundgedanken – auf einem spezifischen Verständnis davon, wie Emotionen funktionieren. Diese zumeist implizit bleibende Logik wurde durch unterschiedliche physikalische Wissensbestände abgesichert.[64] Vorstellungen wie die der Libido beruhten auf hydraulisch-mechanischen Metaphern, so dass der »psychische Apparat« wie ein Drucksystem erschien: eine Art Dampfmaschine, die durch die Kräfte des Unbewussten beständig unter Druck stand und diese mit Ventilen (Verdrängung, Sublimierung) zu regulieren versuchte. Hinzu kamen energetisch-elektrische Annahmen insbesondere der Erregung, die zumeist rein quantitativ als Energiebetrag verstanden wurde, sowie der Abfuhr und Entladung. Wie bereits ausgeführt, stützten zeitgenössische Konzepte aus der Thermodynamik die Beschreibungen des psychischen Apparats, der stets versuche, die Erregung möglichst konstant zu halten, also abzuführen. Physikalisches und religiöses Wissen flossen somit in Annahmen wie dem Konstanz- oder Nirwana-Prinzip zusammen.

Diese Metaphern beruhten in letzter Konsequenz auf einem Sprach- und Denkstil, der das gesamte Verständnis der Psyche organisierte. Auch Freud war dies wohl nur teilweise bewusst, war der Stil doch bereits vor ihm aufs Engste mit dem psychotherapeutischen Praxisfeld verbunden gewesen. Sein Werk verstärkte die physikalische Metaphorik der Psyche in diesem Feld dann noch zusätzlich. Viele Beispiele zeigen, dass dieser Stil das Denken und Sprechen in der Welt der Psychoanalyse nachhaltig prägte. So habe ich hier den von Otto Juliusburger in Berlin entdeckten »Trieb, zu stehlen«, angeführt; nun kamen Mitras Beschreibungen seiner Emotionstheorie in Kalkutta hinzu. Es lassen sich weitere Beispiele anführen: Die Texte des unorthodoxen Psychoanalytikers Otto Gross offenbaren an vielen Stellen entsprechende Denkmuster. Die Wirkungen des Unbewussten stellten sich Gross als »angestaute Energie des verdrängten Materials« dar, welche »das bewußte Seelenleben« verändere.[65] In Kalkutta waren Girindrasekhar Boses Arbeiten seit seiner Dissertation *Concept of Repression* von energetischen Vorstellungen durchtränkt, so dass ihm Bewusstsein selbst als ein Resultat von Energieströmen erschien: »Nervengewebe [*nervous tissue*] erzeugt Bewusstsein«.[66] Der Einfluss physikalischen Wissens auf Boses Vorstellung lässt sich in dem Werk gut nachvollziehen: So bezog er sich direkt auf die Arbeiten zur Elektrizität, die seinen Freund und Kollegen, den Physiker und Botaniker Jagadish Chandra Bose, auch in Europa bekannt gemacht hatten.[67]

In seinem metapsychologischen Hauptwerk *New Theory of Mental Life* von 1933 stellte Bose dementsprechend fest:

> So wie der Physiker die Existenz einer bestimmten Form physikalischer Energie annehmen muss, um die Veränderungen im Zustand und der Position von Materie zu erklären, so muss der Psychologe eine psychische Energie annehmen, um psychische Veränderungen erklären zu können. Energie als theoretisches Konzept ist nicht direkt wahrnehmbar; auf ihre Existenz kann nur aus jenen Veränderungen geschlossen werden, die sie entweder in der physischen oder der psychischen Sphäre produziert.[68]

Selbst in populärere Diskussionen über Sexualität schlichen sich derartige Metaphern. So verwandte der Artikel »Sex in human life«, der 1937 in der Kulturzeitschrift *Modern Review* in Kalkutta erschien, psychoanalytische Begrifflichkeiten, ohne direkte Bezüge zu Freud oder anderen Autorinnen herzustellen. Der Text warnt sein bengalisches Publikum, sexuelle Impulse einfach zu unterdrücken, da die »vitale Energie« dann nervöse Krankheiten und Abnormalitäten auslösen würde. Vielmehr sollte der »sexuelle Impuls« in andere Ziele sublimiert werden: religiöse, soziale, politische, wissenschaftliche, künstlerische etc. Das reine Ausleben der »erstaunlichen Energie« führe nur zu sexuellen Ausschweifungen und kurzfristiger Befriedigung. Demgegenüber komme es darauf an, diese Energie in die Aufzucht von Kindern und die volle Entwicklung des einzelnen Individuums zu stecken: »[S]ie kann zur Liebe führen, die gereinigt und spirituell wird.«[69]

Dieser physikalische Sprach- und Denkstil, der die psychoanalytischen Theorien der Frühzeit strukturierte, beruhte auf einem spezifischen Verständnis davon, wie Emotionen funktionieren.[70] Dabei finden sich immer wieder drei Aspekte:

- das grundlegende Wechselspiel aus Drang und Abfuhr, Spannung und Entladung;
- die strikte Trennung von Emotion und Kognition, wobei die Ratio stets Gefahr lief, von den Emotionen überwältigt zu werden;
- das (damit notwendige) Streben nach rationaler Kontrolle über die drängenden Emotionen.

Die Psychoanalyse beruhte auf einem Denkstil, mit dem Emotionen nur auf eine bestimmte Weise gedacht und beschrieben werden konnten.

Es lohnt sich, über diesen Denkstil noch ein wenig nachzudenken. Wie konnte es sein, dass dieser sowohl in Wien, Berlin und London als auch in Kalkutta funktionierte? Wo kam das Ideal einer ausgeglichenen Psyche her, das *anandam* Mitras oder das Nirwana Freuds? Woher stammte die Vorstellung des Drängens? Die einfachste Antwort wäre es, darauf zu verweisen, dass spezifisches Wissen bestimmte Logiken enthält, die sich jedem aufzwingen, der sich damit beschäftigt. In der Tat würde ich argumentieren, dass die Psychoanalyse eine charakteristische Struktur besaß, die alle übernahmen, wenn sie sich mit ihr auseinandersetzten, egal, wo sie das taten. Eine zweite Lösung wurde hier ebenfalls bereits vorgeschlagen: Im psychotherapeutischen Praxisfeld existierten entsprechende Vorannahmen, die sich schon bei Mesmer finden lassen und die von der Psychoanalyse – in veränderter Form – übernommen wurden. Da dieses Wissen spätestens mit dem Hypnotismus eine globale Verbreitung erfahren hatte, konnten die psychoanalytischen Theorien darüber, wie die Psyche funktioniert, an vielen Orten der Welt einleuchten. Auch eine dritte Möglichkeit hat vieles für sich: Die Psychoanalytikerinnen richteten ihr Grundverständnis der Psyche an Wissensbeständen aus, welche in den Naturwissenschaften der Zeit, vor allem der Physik, en vogue waren. Da diese ebenfalls weltweit zur Verfügung standen, konnten sich die Anleihen ähneln.

Gleichwohl nehmen diese Ähnlichkeiten weiterhin wunder: Wie kann es sein, dass Psychoanalyse, Hypnose, Naturwissenschaften und Physik ähnliche Vorstellungen über das Funktionieren von Emotionen und der Psyche insgesamt nahelegen? Dies ist erklärlich, weil sich die Grundelemente des psychoanalytischen Denkstils historisch weit zurückverfolgen lassen. Mesmer, Freud, Mitra und Bose verbanden längerfristige wissenschafts- und ideengeschichtliche Entwicklungslinien, da das naturwissenschaftliche Energiemodell auf Vorstellungen der Humoralpathologie basierte, wie sie sich seit der griechischen Antike ausgebildet und bis nach Indien verbreitet hatten.[71] Zwar lässt sich nur noch bei Mesmer und seiner Idee eines Fluidums ein direkter Rückgriff auf die Säftelehre ausmachen; gleichzeitig entstammen die zentralen Annahmen von Drang und Abfuhr, Spannung und Entladung sowie des – damit verbundenen – Harmonieprinzips diesem Denken. Zugespitzt formuliert: Die Psychoanalyse baute auf einer Säftelehre ohne Säfte auf.[72] Der psychoanalytische Denkstil leuchtete zu Beginn des 20. Jahrhunderts sowohl in Kalkutta wie in Europa ein, weil dieser mit der Humoralpathologie auf einem gemeinsamen Erbe aufbauen konnte.[73]

Die ödipalen Emotionen in der Psychoanalyse

Bei aller Schwierigkeit, Kerninhalte der rapide expandierenden, vielschichtigen Psychoanalyse der Frühzeit zu identifizieren: Kindliche Sexualität und die besondere Bedeutung der Eltern für diese waren ohne Zweifel zentral. Ohne das anthropologisch antikisierende Familienmodell, dessen Kern der Ödipuskomplex darstellte, war die (frühe) Psychoanalyse schlicht undenkbar. Da Freud aber zugleich von der Psychosexualität sprach und so Sexualität und Emotionen miteinander verkoppelte, liegt es nahe, dass die psychoanalytische Theorie die ödipale Konstellation der frühen Kindheit auch als den Ursprung menschlicher Emotionalität ansah. Und in der Tat waren die Beschreibungen des Ödipuskomplexes in unzähligen Texten von Freud und anderen mit Emotionswörtern gesättigt. Im Folgenden geht es darum, wie – nach den Vorstellungen der frühen Psychoanalyse – die kindliche Sexualität und Emotionalität aus bestimmten universellen Mustern entstanden, die sich beispielhaft in der Ödipus-Geschichte verdichteten.

Bei Freud kristallisierten sich diese Vorstellungen zuerst in seiner Selbstanalyse, vor allem seiner Träume, heraus, die dann in die *Traumdeutung* von 1899/1900 einflossen. In dieser Phase erörterte er zentrale Themen und Argumente der entstehenden Psychoanalyse in den Briefen an seinen Freund Wilhelm Fliess. Dort findet sich am 31. Mai 1897 auch die erste Formulierung des Ödipuskomplexes, allerdings noch ohne diesen Namen: Freud sprach von »feindseligen Impulse[n] gegen die Eltern«, dem »Wunsch, daß sie sterben mögen«, worin er eine wichtige Ursache der späteren Neurose erkannte. Und er fügte bereits hinzu: »Es scheint, als ob dieser Todeswunsch bei den Söhnen sich gegen den Vater, bei den Töchtern gegen die Mutter kehren würde.«[74] Einige Monate später kam er erneut auf das Thema zu sprechen: »Ich habe die Verliebtheit in die Mutter und die Eifersucht gegen den Vater auch bei mir gefunden und halte sie jetzt für ein allgemeines Ereignis früher Kindheit«.[75]

Im Anschluss daran findet sich auch der erste Bezug zu Sophokles' Drama *König Ödipus*, also der mythischen Geschichte, in der Ödipus – unwissentlich – seinen Vater Laios tötet und seine Mutter Iokaste heiratet. Solche historischen und vor allem antiken Anspielungen überraschen nicht: Freud war von der antiken Kultur seit je eingenommen. Diese Verweise sollten nicht nur ein gebildetes Publikum ansprechen, sie besaßen auch eine wissenschaftliche Funktion, auf die Freud an dieser Stelle einging: Die »griechische Sage« greife einen »Zwang« auf, den jeder anerkennt, weil er dessen Existenz in sich verspürt hat. Jeder der Hörer war einmal im Keime und in der Phantasie ein solcher Ödipus, und vor der hier in die Realität gezogenen Traumerfüllung schaudert jeder zurück mit dem ganzen Betrag der Verdrängung, der seinen infantilen Zustand von seinem heutigen trennt.[76]

König Ödipus war damit zu mehr als einem Stück antiker Literatur geworden, es verkörperte ein universelles Schicksal aller Menschen.[77] Neurotiker, die wie ihr Urahn Ödipus zu Vatermord und Inzest neigten, teilten ihr Schicksal mit allen Menschen. Der Ödipuskomplex fand sich in jeder Kindheit, wenn auch meist in abgemilderter Form. Somit waren aber auch alle Menschen von der Neurose bedroht. Die Kindheit erwies sich als Anfang bestimmter Gefühle, insbesondere von Liebe, Eifersucht und Feindseligkeit oder gar Hass.[78]

Eindeutige, abgrenzbare Gefühle waren jedoch längst nicht das einzige Emotionsthema, mit dem sich Freud intensiv beschäftigte (wenn auch nicht explizit in Form einer Emotionstheorie). Ebenso trieben ihn »gegensätzliche – oder besser gesagt: *ambivalente* – Gefühlseinstellungen« um.[79] Immer wieder erhob Freud diese Denkfigur zu einer eigenständigen psychoanalytischen Kategorie, wobei ihn besonders das Umschlagen von Liebe in Hass faszinierte. Am prominentesten geschah dies in *Totem und Tabu* von 1913. In einer weitschweifigen Spekulation über die Menschheitsgeschichte verband er biologisches, ethnologisches und religionswissenschaftliches Material, um den Anfang menschlicher Kultur und Moral offenzulegen. Das Zentrum seiner Argumentation bildete die These von der Urhorde, in der ein Leittier, der Urvater, mit seinen herangereiften Söhnen um die Frauen der Horde konkurrierte und seine jungen Gegenspieler schließlich verjagte. Damit entstand bei den Vertriebenen Ambivalenz: »Sie haßten den Vater, der ihrem Machtbedürfnis und ihren sexuellen Ansprüchen so mächtig im Wege stand, aber sie liebten und bewunderten ihn auch.«

So kam Freud bei einer klassischen Gestalt der emotionalen Ambivalenz an, die sich häufig an einer Vaterfigur entzündete, die er bei Kindern wie Neurotikern bereits entdeckt und jetzt auf die »Primitiven« erweitert hatte: auf jene in der Urhorde wie (explizit auch) jene in den nichtwestlichen Gesellschaften seiner eigenen Gegenwart. »Solche im Unbewussten versteckte Feindseligkeit hinter zärtlicher Liebe gibt es nun in fast allen Fällen von intensiver Bindung des Gefühls an eine bestimmte Person, es ist der klassische Fall, das Vorbild, der Ambivalenz menschlicher Gefühlsregungen.« Bei den Söhnen der Urhorde nahm schließlich, so glaubte Freud zu wissen, der Hass überhand, und sie ermordeten den Vater. Das verschob wiederum das ambivalente Verhältnis zugunsten der »zärtlichen Regungen« der Brüder, die nun aus Schuldgefühlen heraus Tabus und Inzestverbote errichteten, indem sie sich aus Reue die Frauen der Horde versagten.[80] Für Freud lag also im Vatermord der Anfang von menschlicher Moral und Kultur. Zugleich war seine Kulturtheorie damit im Kern eine Fantasie über die menschliche Emotionsgeschichte.

In seinem grundlegenden Mechanismus sollte der Ödipuskomplex für Jungen wie Mädchen gleich funktionieren. In den *Drei Abhandlungen zur Sexualtheorie* vertrat Freud wichtige Thesen wie die natürliche Bisexualität und die universelle polymorphe Perversität, die für beide Geschlechter gelten sollten.[81] Allerdings standen diese Argumente stets in Spannung zu den Unterschieden, die Freud und andere Psychoanalytiker zwischen den beiden Geschlechtern ausmachten. Während die

Gestalt des Komplexes für Jungen und Mädchen – als Orientierung auf das andere Elterngeschlecht – gleich blieb, differenzierte man zunehmend, was die Entstehung und den Abschluss des Komplexes anging. Hier offenbarte sich eines der schwierigsten und kontroversesten Fragen der Sexualentwicklung: Sollte man die Psychoanalyse so verstehen, dass die Geschlechtsunterschiede zunächst unwichtig und dass sowohl das weibliche als auch das männliche Geschlecht angeeignet seien? Oder war Weiblichkeit eben doch von Natur aus defizitär?

Die geschlechtlichen Unterschiede, auf die Freud ab den zwanziger Jahren immer mehr Gewicht legte, verbanden sich stets mit emotionalen Erfahrungen, welche bei den beiden Geschlechtern idealtypisch verschieden sein sollten. Ein Junge konzentriere sich in der phallischen Phase auf den Penis und merke erst allmählich, dass Mädchen keinen besitzen. Da er nun zu wissen glaube, dass man seinen Penis verlieren könne, entwickle er eine massive Angst, diesen als Strafe für Masturbation einzubüßen. Der »Kastrationskomplex« stelle, so Freud, das »stärkste Trauma seines jungen Lebens« dar.[82] Durch diese Angst gibt der Junge seine ödipale Liebe zur Mutter ebenso auf wie die Masturbation. Die phallische Phase und der Ödipuskomplex enden. Der Junge orientiert sich nun an der strafenden Instanz des Vaters und entwickelt moralische Vorstellungen in Form eines Über-Ichs. Damit erhält die Angst eine kulturbildende Funktion.

Wie der Junge bildet aus psychoanalytischer Sicht auch das Mädchen zunächst eine starke Mutterbindung aus, weil die Mutter die wichtigste Nahrungs- und Zuneigungsquelle darstellt. Der Ödipuskomplex schreibt nun aber eine libidinöse Bindung an den Vater vor, so dass die erste Bindung an die

Mutter gelöst werden muss. Beim Mädchen ist der Übergang in die ödipale Phase vom Hass auf die Mutter gekennzeichnet, weil »sie dem Kind kein richtiges Genitale mitgegeben, d. h. als Weib geboren hat«.[83] An dieser Stelle entsteht für Freud auch eine Art weiblicher Emotion: der Penisneid, der nicht zuletzt dazu führt, dass »Neid und Eifersucht im Seelenleben der Frauen eine noch größere Rolle spielen als bei Männern«. Zugleich bilde sich hier eine spezifisch weibliche Sexualität, die Freud dadurch geprägt sah, dass sich das Mädchen von seiner Klitoris, auf die es sich zunächst wie der Junge auf den Penis konzentrierte, ab- und seiner Vagina zuwendet. So kann sich mit dem Interesse für den Vater auch der Wunsch nach einem Kind einstellen: »Die weibliche Situation wird aber erst hergestellt, wenn sich der Wunsch nach dem Penis durch den nach dem Kind ersetzt.«[84] Ein letzter Unterschied ergab sich nach dieser klassischen Geschlechterordnung der Psychoanalyse, weil die ödipale Phase beim Mädchen nicht wie beim Jungen durch die Kastrationsdrohung beendet werden kann. Durch die fehlende Erfahrung der Angst ist dem Mädchen keine vergleichbare Moralentwicklung im Über-Ich möglich; Frauen bleiben gemäß dieser Lesart in gewisser Hinsicht moralisch defizitär.

Freud arbeitete seine Geschlechtertheorien aus, als in der psychoanalytischen Bewegung bereits lebhafte Debatten über diese Fragen ausgebrochen waren. Die Kontroverse hält bis heute an. Einige problematische Positionen sollten bereits deutlich geworden sein: Zwar ging Freud nicht, wie ihm gelegentlich vorgeworfen wurde, von natürlichen und körperlichen Geschlechtsunterschieden aus; dagegen sprechen seine Argumente der natürlichen Bisexualität und der polymorphen Perversität. Allerdings richtete er seine Theorie normativ auf die männliche sexuelle Aktivität aus, wodurch die Unterscheidung Penis/kein Penis für ihn zentral wurde. Damit verbunden waren die Schwierigkeiten, die Freud offenkundig mit der weiblichen Sexualität hatte, wie man an der durchgehenden Abwertung der Klitoris als weiblichen Sexualorgans sehen kann. Das dritte Problem zog sich durch die gesamte frühe Phase der Psychoanalyse (und wirkte noch lange darüber hinaus): Die Beziehung zur Mutter besaß eine natürliche Qualität, die jeden Säugling – egal welchen Geschlechts – prägte. In der präödipalen Mutterbindung, die in diesen Theorien ausgearbeitet und der immer mehr Bedeutung zugeschrieben wurde, spiegelte sich die klassische Verteilung bürgerlicher Geschlechterrollen. Die Annahme einer moralischen Unterentwicklung der Frau war zwar theoretisch konsequent, aber politisch fragwürdig. Sie forderte – kaum überraschend – die Kritik von Psychoanalytikerinnen heraus, auf die ich noch näher eingehen werde.[85] Dabei fiel der zweite Aspekt dieser vermeintlichen Fehlentwicklung weniger ins Gewicht: In ihrer Prägung durch den Penisneid bildeten Frauen – so muss man Freud verstehen – auch ein anderes emotionales Innenleben aus. Die Männer standen unter dem Eindruck der Angst, und diese Emotion ließ sie zu moralischen Personen reifen, während die Frauen Gefangene von Neid und Eifersucht bleiben mussten.

Unabhängig von den Auseinandersetzungen über diese Thesen teilte man in der psychoanalytischen Bewegung die Grundannahme des Ödipuskomplexes. Entsprechende Kapitel lassen sich in nahezu allen Einführungs- und Popularisierungsbüchern finden.[86] Ähnlich wie beim energetischen Denkstil waren den Psychoanalytikern damit auch bestimmte Überzeugungen in Bezug darauf gemeinsam, wie Emotionen im Individuum entstehen, ohne dass dies den zeitgenössischen Psychoanalytikerinnen notwendigerweise bewusst war. Die Genese der infantilen Sexualität verband sich mit Emotionen wie Liebe, Hass, Eifersucht, Angst und Neid. Kann man aber sagen, dass sich diese Emotionen dabei ebenfalls herausbildeten? Das ist eine grundsätzliche Frage: Erlernen Kinder Emotionen oder sind sie Teil der menschlichen Natur?[87] Aus der Sicht der Psychoanalyse gehören Emotionen zumindest in einem wichtigen Sinne zur menschlichen Natur. Ein Junge mag – je nach individueller Persönlichkeitsstruktur – mehr oder weniger Liebe für die Mutter bzw. Hass auf den Vater entwickeln. Liebe und Hass stellen jedoch an sich unveränderliche Zustände seines Körpers dar, die er als solche nicht erlernen muss. Es lässt sich so zusammenfassen: Die individuell jeweils unterschiedliche Konstellation des an sich universellen Ödipuskomplexes schlägt sich stets in einer individuellen Emotionsstruktur nieder, in der Emotionen jeweils gleich funktionieren.

Ich habe argumentiert, dass die Psychoanalyse im Behandlungsprozess therapeutische Emotionen produziert. Welche Rolle kam den eben beschriebenen »ödipalen Emotionen« aber im Kontext der therapeutischen zu? Den frühen Psychoanalytikerinnen war klar, dass die Übertragungsbeziehung, also die Emotionen, die der Patient in der Behandlung auf die Ärztin übertrug, sich gemäß der persönlichen Eigenart der Kranken ausprägte. In Freuds Worten sollte die Patientin »den Arzt in eine der psychischen ›Reihen‹ einfügen, die der Leidende bisher gebildet hat«.[88] Die Kranken, so kann man diesen Gedankengang verstehen, bilden während der frühen Kindheit und vor allem in der Auseinandersetzung mit den Eltern eine spezifische Emotionshaltung heraus, etwa: übertriebene Mutterliebe, starke Kastrationsangst, ausgeprägten Penisneid usw. Diese ihnen eigenen Emotionen übertragen sie in der Behandlung auf die Ärztin.

Die ödipalen Emotionen sollen sich folglich in der Behandlung erneut zeigen und so therapierbar werden. Eine psychoanalytische Heilung stellt eigentlich eine Art emotionaler Umkodierung dar. Sie bildet damit im Kern ein besonderes mimetisches Verfahren. Indem sie die Patientinnen ihre jeweils eigene emotionale Grundkonstitution an der Person des Analytikers nachahmen lässt, werden die immergleichen Emotionen ein weiteres Mal erlebbar. Zugleich soll die therapeutische Situation hier einen Unterschied im Erleben entstehen lassen: Nunmehr sind die Emotionen künstlich, zweckgebunden und rational. Es sind therapeutische Emotionen. So wird die zweite Natur der Emotionen – verkörperlicht und doch produziert zu sein – sicht- und erfahrbar.

Am Ende der psychoanalytischen Behandlung muss die emotionale Bindung an die Analytikerin gelöst werden. Idealerweise sollten also die therapeutischen Emotionen abklingen. Das erwies sich in der Praxis jedoch regelmäßig als große Schwierigkeit, so dass etwa Freud immer skeptischer wurde, was die Lösung dieser Bindung anging. Der Psychoanalytiker Franz Alexander erinnerte sich an ein Gespräch mit Freud:

Ich war nicht überrascht, ihn sagen zu hören, dass in seiner Erfahrung der Erfolg in der Mehrheit der erfolgreichen Fälle in einem erheblichen Ausmaß auf der fortgesetzten treuen Haltung des Patienten zum Analytiker basiere, auch wenn er seinen Analytiker nie wiedersehen würde. Das Ego der schwer neurotischen Personen sei zu schwach, um eine komplette Aufgabe der Abhängigkeit vom Analytiker auszuhalten […]. In seiner Fantasie trägt der Patient das Bild des Analytikers mit sich herum und hält an dieser Fantasiefigur mit der gleichen vertrauenden und abhängigen Haltung fest, die er zuvor zum Analytiker besaß.[89]

Dieses Problem bestand schon lange, schließlich hatte bereits Jung an der freudschen Psychoanalyse kritisiert, hier würde von den Patienten verlangt, ihre Bindungskräfte von der Person der Analytikerin zu lösen, ohne ihnen einen Weg aufzuzeigen, worauf sie diese libidinöse Energie nach der Therapie richten konnten. Für Jung war daher klar, dass man den Patientinnen durch moralische Unterweisung helfen müsse, eine neue Synthese für die frei gewordenen Kräfte zu finden.[90] Wie unschwer zu erkennen ist, war auch in dieser Kritik eine Vorstellung von einem konstanten Energiehaushalt wirksam. Die Frage blieb allerdings in der Tat, wie man die therapeutischen Emotionen, wenn man sie einmal in die Welt gebracht hatte, wieder loswerden konnte. Offenkundig wurde die zweite Natur allzu schnell wieder: Natur.

Boses Theorie der gegensätzlichen Wünsche

In diesem Kapitel habe ich bisher den Standpunkt vertreten, dass sich die Psychoanalyse im psychotherapeutischen Praxisfeld besonders durch eine bewusste Nutzung von Emotionen auszeichnete. Die globale Psychoanalyse lässt sich demnach durch einen bestimmten energetischen Denkstil und eine spezifisch ödipale Ursprungslogik charakterisieren. Die beiden Eigenschaften waren freilich weder statisch noch absolut: Sie begrenzten vielmehr das Phänomen der Psychoanalyse, wobei in diesem Rahmen einige Variationen möglich waren. Um diese Spannbreite ausloten zu können, bietet sich ein genauerer Blick auf Girindrasekhar Boses Theorien an. Im vorherigen Kapitel habe ich bereits gezeigt, wie Bose angesichts seiner spärlichen Kenntnisse über die praktischen wie theoretischen Grundlagen der Psychoanalyse eine eigensinnige therapeutische Praxis ausbildete, bei der er psychoanalytische mit hypnotischen und kathartischen Elementen vermischte.

Nun stellt sich die Frage, welche theoretischen Rückschlüsse Bose aus seiner Behandlungspraxis zog, wie er sich zu dem wachsenden Wissen über die psychoanalytische Theorie verhielt und welche Rolle dabei Emotionen spielten. Bose war, wie bereits beschrieben, im Zuge seiner Behandlungspraxis aufgefallen, dass in den freien Assoziationen seiner Patientinnen oft ein bestimmter Wunsch vorherrschte. Mit voranschreitender Therapie trat dieser Wunsch jedoch in den Hintergrund, und sein Gegenteil wurde in der freien Assoziation prominenter. Ein Wechselspiel gegensätzlicher Wünsche entstand, von denen stets einer unbewusst, einer bewusst war. Ein Sadist war zugleich ein unbewusster Masochist – und die beiden Rollen lösten einander im »Sehen/Gesehen-werden-Mechanismus« ab, wie es Bose nannte.

Boses Überlegungen entstammten dem begrenzten Wissen, das er über die psychoanalytischen Theorien besaß. Als er die Theorie gegensätzlicher Wünsche entwickelte – bereits *Concept of Repression* von 1921 enthielt sie in Grundzügen –, kannte er vor allem Freuds *Traumdeutung*, die *Drei Abhandlungen zur Sexualtheorie* sowie *Totem und Tabu*. Unbekannt waren ihm hingegen die technischen und metapsychologischen Schriften, mit denen Freud die Triebtheorie sowie die Bedeutung von Widerstand und Übertragung ins Zentrum rückte. Was Bose überzeugte, war vor allem die Dynamik der Wünsche, die Freud in der *Traumdeutung* entworfen und die er in der Sexualtheorie mit der Beschreibung der sexuellen Wünsche, die ein Säugling während des Stillens zuerst erlebt, weiterentwickelt hatte.[91] So konnte das Konzept der Begierde, das Freud seit seinem *Ent-*

wurf einer Psychologie von 1895 umgetrieben hatte, das er später aber eher vernachlässigte, zu einem Dreh- und Angelpunkt für Bose werden. Hinzu kam noch die Ambivalenzvorstellung, die Freud in *Totem und Tabu* besonders wichtig gewesen war und die sich bei Bose in der Gegensätzlichkeit der Wünsche wiederfindet. Bose konnte seine Theorie also durchaus in der psychoanalytischen Literatur und insbesondere bei Freud verankern.

Der zentrale Begriff für Boses Theorie lautete Wunsch (bengalisch: *icchā*), den er als »besonderes Gefühl der Aktivität und Kraft« definierte, »das eine Gruppe von vorherrschenden Wahrnehmungen in eine andere verwandelte.«[92] Für den Gefühlszustand, der sich erst einstellte, wenn ein unbewusster Wunsch ins Bewusstsein drang, benutzte er den bengalischen Begriff »anubhuti«. An einem Wunsch waren ein wünschendes Subjekt (z. B. eine Person, die schlagen will), ein Objekt, auf das sich der Wunsch (z. B. geschlagen zu werden) richtete, und eine Spannung beteiligt. »Solange der Wunsch nicht erfüllt ist, besteht eine Art von Spannung, welche entweder angenehm (Vorspiel in Sexualakten) oder unangenehm sein kann. Die Erfüllung des Wunsches resultiert in der Abfuhr der Spannung. Kurzum könnte man sagen, dass das Ende aller Wünsche die Erlangung der Befriedigung ist.«[93]

Ein Wunsch bestand somit aus einem energetisch aufgeladenen Gefühlszustand, und Bose übernahm die bereits bekannte energetische Logik von Spannung, Druck und Entladung. Wenn sich der Wunsch als Spannung erwies, konnte das Subjekt auf dieser Ebene eigentlich nur recht undefiniert Lust bzw. Unlust erfahren. Komplexere Emotionen, welche das Subjekt genauer als Liebe, Hass oder Angst benennen konnte und die Bose als »Emotion« (»prakṣābha«) bezeichnete, existierten auf der Ebene der Wünsche eigentlich noch nicht. Für Bose bildeten sich derartige Emotionen erst, wenn unterschiedliche Wünsche gegeneinanderstanden und Spannungen erzeugten. In *Shapna* argumentierte Bose, dass die Liebe einer Mutter zu ihrem Kind eigentlich aus Wünschen bestünde: das Kind zu streicheln, es zu füttern, es anzuziehen.[94] Derartige komplexere Erfahrungen nannte Bose auch »geistige Emotionen«: »mono prakṣābha«.[95]

Der wichtigste Mechanismus in Boses System war die Identifikation. Um bei dem Beispiel zu bleiben, mit dem Bose oft seine Vorstellungen erläuterte: Wenn eine Person den Wunsch hat, eine andere Person zu schlagen, dann identifiziert sie sich zugleich mit dieser Person und nimmt damit nicht nur wahr, wie es ist, geschlagen zu werden, sondern entwickelt zugleich unbewusst einen solchen Wunsch. Das schlagende Subjekt teilt sich also laut Bose auf: in einen subjektiven, bewussten Teil, der zu schlagen wünscht, und in einen objektiven, unbewussten Teil, der geschlagen werden will. Die Identifikation stellt somit eine radikalisierte Form von Empathie dar, ein immer vorhandenes Gefühl für den Anderen, der zum Teil des eigenen Selbst wird. Letztlich verstand Bose das als eine Überwindung der Trennung zwischen Subjekt und Objekt. Diese Überwindung bedeutete zugleich den Idealzustand der psychoanalytischen Therapie, also eine Art höhere Harmonie der gegensätzlichen Wünsche: das *anandam*.

Schon die erste Rezeption seiner Theorie, eine Rezension von *Concept of Repression* durch Ernest Jones, dokumentierte die Irritation über Bose und dessen Theorie gegensätzlicher Wünsche: »[E]r legt besonderen und ungewöhnlichen Nachdruck auf die Tendenz zur Polarität in der menschlichen Psyche«.[96] Die im vorherigen Kapitel ausgemachten Grundbestandteile der psychoanalytischen Behandlungsform – Gesprächstherapie mit freier Assoziation, Übertragung, Widerstand – finden sich zwar alle in Boses Werk, aber allein der Aspekt der Gesprächstherapie mit freier Assoziation prägte seine Herangehensweise durchgehend. Hinzu kam ein leicht verändertes, aber noch erkennbares psychoanalytisches Setting. In den Konzepten »Wunsch« und »Identifikation« trat hingegen die Eigenwilligkeit von Boses Theorie hervor. Beide Begriffe waren der psychoanalytischen Literatur keineswegs fremd, jedoch verwandte sie Bose auf ungewöhnliche Weise.[97]

Boses Theorie der gegensätzlichen Wünsche wirft die Frage auf, wie es zu den Unterschieden im Vergleich mit Freuds Konzeption bzw. mit dem psychoanalytischen Grundverständnis kommen konnte. Die bisherige Antwort besagte, dass Bose nur über relativ frühe Teile der Psychoanalyse informiert war und von dort aus eine eigenwillige theoretische Entwicklung genommen hat. Das erscheint angesichts der Quellenlage einleuchtend, aber erklärt es die Unterschiede vollständig? Eine andere Möglichkeit bieten seine Patientinnen. Bose argumentierte überzeugend, dass er seine Erkenntnisse aus der empirischen Beobachtung seiner Patienten gewann. Wie bei Freud und anderen war die Psychoanalyse keineswegs bloße intellektuelle Spekulation, wie manche ihrer Kritikerinnen behaupteten – und es noch immer tun. Die freie Assoziation und das psychoanalytische Setting stellten experimentelle Apparaturen dar, um klinische Beobachtungen zu ermöglichen und empirische Daten zu gewinnen. Es könnte also sein, dass die Unterschiede in Boses Theorie mit der Verschiedenheit seiner Patienten zu erklären ist. Eine andere kulturelle Konstitution würde sich dann in dem Wissen spiegeln, das er über sie entwickelte. Das ist möglich, wenn man annimmt, dass kulturelle

Unterschiede auch die Grundstrukturen der Psyche betreffen und sich somit im psychologischen Wissen niederschlagen – eine Haltung, die den Psychoanalytikerinnen in der Regel fremd war: Sie gingen von einem universalistischen Verständnis der Psyche aus.

Allerdings behandelte Bose regelmäßig auch europäische Patienten, für die seine Theorie gegensätzlicher Wünsche ebenfalls galt. An dieser Stelle gerät die Erklärung kultureller Andersartigkeit an ihre Grenzen. Noch aus einem anderen Grund erscheint diese Interpretation wenig plausibel: Sie ist wissensgeschichtlich unterkomplex, da sie postuliert, dass sich Wissen nahtlos an seinen Gegenstand anschmiegt und somit über keine Eigenmächtigkeit verfügt. Psychologisches Wissen (wie andere geistes- und sozialwissenschaftliche, ja selbst naturwissenschaftliche Forschung) ist aber nicht voraussetzungslos. Vorwissen strukturiert bereits den Gegenstand, der gewusst werden soll. In diesem konkreten Fall habe ich ja schon auf die Bedeutung von vorgelagerten Wissens- und Praxisbeständen, etwa von Hypnotismus oder Katharsis, hingewiesen. Welchen Einfluss hatte also Vorwissen auf Boses Theorieentwicklung? Oder genauer gefragt: Kann man die Besonderheiten in seiner Konzeption auch mit Wissensbeständen erklären, die er nicht mit seinen westlichen Kolleginnen teilte? Bose selbst scheint überzeugt gewesen zu sein, dass seine Vorstellung, dass das Subjekt die Trennung vom Objekt durch Identifikation überwindet, einem spezifischen Vorverständnis entstammte, das sich aus der indischen Geistes- und Kulturgeschichte ergab.

Das kann man jedenfalls seinen Aussagen zu unterschiedlichen grammatikalischen Strukturen in indischen und europäischen Sprachen entnehmen. Bose stellte häufig linguistische

Überlegungen an. So war er besonders aufmerksam für die Aktiv- und Passivsätze bei seinen Patientinnen (bei den Englisch wie bei den Bengalisch sprechenden), weil hier die jeweiligen Wunschstrukturen sichtbar wurden: schlagen oder geschlagen werden. Ganz allgemein war er darüber hinaus überzeugt, dass die Grammatik einer Sprache auch die Psyche ihrer Sprecher beeinflusste. In europäischen Sprachen (wie dem Englischen, Deutschen und Französischen) herrsche die Satzstruktur Subjekt – Prädikat – Objekt vor, wohingegen in indischen Sprachen (wie Hindi, Bengali und Sanskrit) das Schema Subjekt – Objekt – Prädikat bestimmend sei. Für Bose bot diese Einsicht Anlass für einige völkerpsychologische Überlegungen:

> Wir können sagen, dass in der indischen Psyche die Ordnung des Interesses folgendermaßen ist: Selbst, andere Person, unbelebtes Objekt und, als Letztes, Handlung. Die englische Psyche ist vor allem interessiert am Selbst, dann folgt die Handlung, dann eine andere Person und dann das unbelebte Objekt; in vielen Fällen kommt die andere Person als Letztes. Die deutsche und die französische Psyche stehen in der Mitte zwischen der englischen und der indischen Psyche: Der »anderen Person« gilt in den meisten Situationen größeres Interesse als dem Objekt. In diesem Zusammenhang können wir festhalten, dass die europäischen Völker im Allgemeinen aktiver und aggressiver sind als die indischen Völker und dass ihre Sprachen eine Vorliebe für die Handlung über das Objekt zeigen. In der bengalischen Sprache sind ganze Sätze ohne ein Verb sehr verbreitet [...].[98]

Für Bose schien folglich die Aufhebung der Subjekt-Objekt-Trennung – nicht das Angleichen wie in Freuds Konzept der Identifizierung – eine spezifisch indische und bengalische Sichtweise zu verkörpern. Boses Vorstellung von Identifikation – der zentrale Mechanismus seiner Theorie gegensätzlicher Wünsche – stellte aus dieser Perspektive ein Vorverständnis dar, das seine psychoanalytische Praxis strukturierte.

Was auch immer ablief, ob sich die psychischen Strukturen der Patienten in den Theorien über sie niederschlugen oder ob ein bestimmtes Vorwissen die Theorien über die Patientinnen beeinflusste – in jedem Fall kann man Boses Theorie gegensätzlicher Wünsche als kulturelle Anverwandlung der Psychoanalyse an die Bedingungen in Kalkutta und Bengalen beschreiben. Es war also zu einer Lokalisierung dieses Wissens gekommen. Stellte Boses Theorie die (relative) Einheit der Psychoanalyse infrage? War Bose überhaupt ein Psychoanalytiker im eigentlichen Sinne? Und wenn man das bejaht, was ist damit über das Ganze der Psychoanalyse ausgesagt? Bose lieh sich zentrale Vorstellungen und Begriffe bei Freud, etwa das Wunsch-Konzept oder die Idee ambivalenter Emotionen. Er teilte zudem ganz wesentliche Aspekte der Wissens- und Praxisstrukturen wie die Hypnose, Katharsis und den energetischen Denkstil. Zudem zeichnete ihn und seine Theorieentwicklung ein kontinuierlicher Wille aus, seine eigenwilligen Überlegungen in der psychoanalytischen Begrifflichkeit und den vorhandenen und ihm vermehrt zugänglichen Theorieangeboten zu entfalten und zu erläutern. Bose schrieb sich sozusagen in die psychoanalytische Theoriegeschichte hinein. Dass dies möglich war, demonstriert die innere Flexibilität und Kreativität des psychoanalytischen Wissens.

Ähnlich wie im Fall Freuds behandelten Boses Theorien an zentraler Stelle Emotionen, ohne diese selbst zum theoretischen Gegenstand zu erheben. Mit der Wunschdynamik legte er – quasi aus der Ferne – einen Untergrund der Begierde in Freuds Werken offen, der lange verborgen geblieben war. Dieser sollte eigentlich erst mit der Wiederentdeckung von Freuds

Entwurf einer Psychologie stärkere Beachtung finden. Den konnte Bose aber gerade nicht kennen, sondern nur dessen spätere Echos in der Traumdeutung und der Sexualtheorie. Dass er trotzdem von diesem Urgrund der Begierde her dachte, spricht ebenfalls dafür, dass der Kern des psychoanalytischen Wissens ein emotionaler war.

3. Emotionen in der psychoanalytischen Bewegung

Die aus Wien stammende Psychoanalytikerin Helene Deutsch veröffentlichte 1940, also kurz nach dem Tode Freuds, den Aufsatz »Freud and his pupils«. Der Essay mit dem Untertitel »A footnote to the history of the psychoanalytic movement« dokumentierte die Perspektive einer der ersten Frauen in der psychoanalytischen Bewegung auf einen männerbündischen Zirkel. Deutsch betonte dessen besondere Emotionalität und erklärte damit die zahllosen Spannungen und Konflikte in der Bewegung. Freud habe offenkundig eine besondere Art Mensch angezogen: Einige seiner Schüler hätten eine »intuitive Inbrunst« besessen, andere seien mit einer Neurose gekommen, weitere mit einem enormen Widerspruchsgeist und wieder andere hätten sich über die Maßen mit Freuds Außenseiterrolle identifiziert. Diese unterschiedlichen Anhänger hätten eine außergewöhnliche Verehrung und Hingabe für den Meister und dessen Sache gehegt. Die frühe Bewegung habe daher eine Art Sektencharakter ausgezeichnet, zudem habe sie eine besondere emotionale Dynamik besessen:

Allmählich kam es dazu, dass für viele in der Gruppe die objektive Wahrheit in Freuds Forschungen von geringerer Wichtigkeit war als die Befriedigung des emotionalen Bedürfnisses, von ihm geschätzt und gewürdigt zu werden. Der emotionale Aspekt, die eigene intellektuelle Freiheit dem persönlichen Element unterzuordnen, wurde zur Quelle der schärfsten Konflikte innerhalb der Grenzen dieses Affekt-beladenen Kreises. Jeder wollte der Liebling sein und jeder verlangte Liebe und Bevorzugung als Entschädigung dafür, das Opfer der Isolation eingegangen zu sein.[99]

Freud war laut Deutsch zu sehr am Fortschritt seiner Wissenschaft interessiert, als dass er diese emotionalen Ansprüche seiner Schüler hätte erfüllen können. Die vielen Konflikte und Abspaltungen innerhalb der Bewegung, schlussfolgerte die Psychoanalytikerin, waren das Ergebnis enttäuschter Liebe.

Für die sehr frühe Entwicklung, vor allem in Wien, traf Deutschs Beschreibung sicher ins Schwarze. Aber stimmt dies auch für die gesamte Welt der Psychoanalyse? Deutsch glaubte, dass die emotionalisierten Bindungen später eher abgenommen hätten: »Die Gründung des Lehrinstituts und der Poliklinik, die Ausbildung der Pädagogen, das verstärkte Interesse an der Kinderanalyse, der Zustrom ausländischer Studenten – all das veränderte grundlegend den Charakter jener Gruppe, als deren Kopf Freud in seine ersten Schlachten gezogen war.«[100] Es dürfte in der Tat schwer zu bestreiten sein, dass die persönlichen Bindungen an Freud mit der zunehmenden Größe der Bewegung lockerer wurden. Man empfand für den Gründer der Bewegung eher eine abstrakte Achtung als Liebe aus intimer Nähe. Gleichwohl sollte man die fortgesetzte Beziehung zu Freud nicht geringschätzen, schließlich wurde von allen angehenden Psychoanalytikerinnen erwartet, dem Begründer der

Lehre einen Besuch abzustatten. Freud stellte einmal entrüstet fest, dass ihn ein junger Nachwuchsanalytiker nicht besucht habe, obwohl er schon zur Psychoanalyse veröffentlicht hatte. Freud sah darin eine ambivalente Haltung ihm gegenüber, was sich später bestätigen sollte, da der Kollege ins freudkritische Lager wechselte.[101]

Zudem schuf die Struktur der Bewegungen Ersatzbeziehungen zu Vaterfiguren. In der Lehranalyse, die das sich entwickelnde Ausbildungssystem zunehmend vorsah, hatten Lehranalysandinnen eine enge emotionale Bindung an den Lehranalytiker aufzubauen, schließlich wurde aus der Lehranalyse nur durch eine Übertragungsbeziehung eine echte Analyse. Es überrascht daher kaum, dass sich Lehranalysanden nicht nur bei technischen Fragen an ihren Analytikerinnen orientierten, sondern auch deren persönliche Analysehaltung übernahmen. So lernte etwa der britische Psychoanalytiker Edward Glover – neben vielen technischen Kniffen – bei seinem Berliner Lehranalytiker Karl Abraham auch eine kühle, hoch rationalisierte Vorgehensweise. Demgegenüber erinnerte der mütterliche und mitfühlende Stil seiner Londoner Kollegin Ella Sharpe an Hanns Sachs, dessen geisteswissenschaftliche Interessen und dessen Kunstverstand in seine Analyseform eingeflossen waren.[102] Die innere Geschichte der Bewegung lässt sich daher in familiären Deutungsmustern beschreiben, das heißt nach dynastischen Abstammungsreihen, an deren Anfang der Urvater Freud stand. Damit wurde zugleich ein spezifisches emotionales Familienerbe sichtbar, das sich über die Zeit fortschrieb: Die Gefühlsbindung an den Ur-Lehranalytiker überträgt sich auf jede Psychoanalytikerin.

Es ist sicherlich von Belang, dass diese kritische Perspektive auf die Dynamik zwischen Lehrer und (männlichen) Schülern von Helene Deutsch, einer der ersten Psychoanalytikerinnen, vorgetragen wurde. Sie hatte den beständigen Zwist der Frühzeit miterlebt, der von den männlichen Teilnehmern gelegentlich selbst mit Begriffen wie »Bruderkomplex« belegt wurde.[103] Obwohl möglicherweise anders gelagert, sollte sich jedoch auch bei einer Schülerin eine emotionale Bindung an einen männlichen Lehranalytiker einstellen. Wie in einer »normalen« therapeutischen Beziehung zwischen Analytikerin und Patient stand zudem die Frage im Raum, ob und wie sich diese Übertragungsemotionen auflösen ließen. Zwar können die erheblichen Unterschiede zwischen einer Lehr- und einer therapeutischen Analyse nicht außer Acht gelassen werden, die schließlich auch darin zu sehen waren, dass die emotionale Bindung weniger problematisch erschien. Ein verehrendes Verhältnis zur Lehranalytikerin bedrohte keine Heilung im eigentlichen Sinne.

Wenn man sich die Beschreibung Deutschs zur emotionalen Dynamik zwischen Freud und seinen Schülern vor Augen führt, kann man dennoch in den ungelösten Liebesbindungen von Schülerinnen und Lehrern in der Psychoanalyse einen bewegungsimmanenten Konfliktherd lokalisieren: auch hier ein Zuviel der Liebe. Deutschs Einsichten lassen aber noch eine weitere Schlussfolgerung zu: Das psychoanalytische Verständnis von Beziehungen und von Emotionen wurde bei ihr zur Grundlage für das Verständnis der Bewegung insgesamt. Ödipale Familienmuster waren untrennbar zum Bestandteil der Geschichte der Bewegung und des Selbstverständnisses der Psychoanalytiker geworden. Es entstand ein kaum entwirrbares, tendenziell zirkuläres Systems, mit dem sich psychoanalytisches Wissen letztlich selbst unangreifbar machen wollte. Wie sich dieses Wissen über die Patientin erhob, weil es über deren

Verhalten Erkenntnisse gewann, die diese nie wirksam kritisieren oder ablehnen konnte, so war letztlich das psychoanalytische Wissen – wenn man so will – schlauer als die psychoanalytische Bewegung und ihre Mitglieder.

4. Emotionen im Publikum

Wie in der Wissenschaft waren die Reaktionen auf Freud und die Psychoanalyse im Publikum stets bemerkenswert emotional (und sind es bis heute): Sie reichten von großer Verehrung bis zu polemischer Kritik. Diese emotionalen Reaktionsmuster stellen ihrerseits einen faszinierenden Gegenstand dar. Die frühe Bewegung konnte ihr Bild in der Öffentlichkeit nur in den Emotionskategorien von Übertragung und Widerstand begreifen. Für sie ergaben sich die emotionalisierten Reaktionen quasi automatisch aus der besonderen gesellschaftlichen Bedeutung der Psychoanalyse. Dagegen erscheint es sinnvoller, ihren emotionalen Kern zu betonen, der auch auf die Art und Weise übergriff, wie sie wahrgenommen wurde. Zwischen Bewegung, Publikum und Psychoanalyse entstand ein Zirkel der Emotionalisierung.

In den Massenmedien tauchten schon in den zwanziger und dreißiger Jahren vermehrt angstbesetzte Warnungen vor der Psychoanalyse auf. So berichteten 1925 mehrere britische Blätter über den 23-jährigen Rechtsanwalt Raymond A. aus Stoke Newington, der nach einer missglückten psychoanalytischen Behandlung Selbstmord beging, indem er sich aus dem Fenster stürzte.[104] In anderen Artikeln wurde festgestellt, dass die Psy-

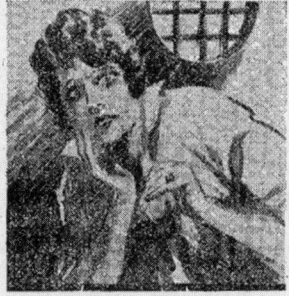

PSYCHO-ANALYSIS—A DANGER

A MEDICAL FAD WHICH DOES HARM

A LOT of nonsense—most of it mischievous — is written in favour of psycho-analysis. This can be classified among the comparatively new fashionable fads of medicine and one which

NEUROLOGISTS WHO ARE ALL AT SEA

of many months with the object of bringing the conscious mind once more to bear upon the forgotten incident.

These causes are stated to have existed in many cases as far back as early childhood, an extreme in-

Abb. 32 Ausschnitt aus dem *Daily Mirror*, 1930.

choanalyse eine sehr gefährliche Waffe sei und die Probleme einer Person oft noch verstärke.[105]

Aufschlussreich für die Wahrnehmung der Psychoanalyse war auch ein Gerichtsverfahren, dass 1925 in London gegen den US-Amerikaner Homer Lane eröffnet wurde, der in England ein Jugendheim gegründet und mit seinem pädagogischen Ansatz auch A. S. Neill, den Begründer der Reformschule Summerhill, beeinflusst hatte. Die Ermittlungen gegen Lane richteten sich offiziell auf einen angeblichen Missbrauch seiner Aufenthaltsgenehmigung in Großbritannien. Es war jedoch allgemein bekannt, dass der eigentliche Grund ein anderer war: Man hielt Lane, der in London als Psychoanalytiker eine gut gehende Privatpraxis betrieb, für einen Scharlatan, der sexuelle Beziehungen zu Patientinnen unterhalten hatte.[106] Ob die von Lane selbst in dem Prozess beschriebene therapeutische Praxis als psychoanalytisch bezeichnet werden sollte, kann man durchaus anzweifeln.[107] Der Gerichtsprozess, der mit einer Gefängnisstrafe und der Ausweisung Lanes endete, wurde allerdings in den englischen Medien trotzdem zu einem Verfahren gegen die Psychoanalyse stilisiert. Viele Artikel ergingen sich vor allem in Warnungen vor deren Missbrauch:

> Unglücklicherweise gibt es kaum etwas, was einen Scharlatan, der sich die Theorien von Freud und Coué [gemeint ist vermutlich Émile Coué, ein französischer Apotheker und Begründer der Autosuggestion, UJ] angeeignet hat, davon abhalten kann, sich als echter Psychoanalytiker zu verkleiden. Eine großzügige Wohnung, schön eingerichtet; eine Atmosphäre der Ruhe und des Überflusses; eine beeindruckende Erscheinung und eine kultivierte, gefühlvolle Stimme; und vor allem eine begeisternde Empfehlung irgendeiner Dame, die »immensen Nutzen« gezogen habe – diese Eigenschaften gehören zum festen Repertoire der »Geistesheiler«, die in London florieren.[108]

Die effekthascherische Medienberichterstattung vor allem in London hatte Folgen: Sie alarmierte die British Medical Association, die sich 1927 veranlasst sah, eine offizielle Kommission einzuberufen, um die möglichen Gefahren und den Missbrauch der psychoanalytischen Therapie zu untersuchen.[109]

Auch in der Presse in Kalkutta wurden ab Ende der zwanziger Jahre kritische Stimmen laut. Regelmäßig wurden dabei ablehnende Stellungnahmen aus der amerikanischen oder britischen Presse übernommen. Ein charakteristisches Beispiel lieferte der *Modern Review*, der 1930 einen Text des US-amerikanischen Autors Joseph Jastrow mit der Überschrift versah »The menace of Freudianism«.[110] Innerhalb einer Generation habe sich, hieß es dort, aus einigen technischen Studien zur Hysterie ein wahrer Kult entwickelt. Es sei ein psychoanalytischer Komplex entstanden, alles und jeden zu analysieren – mit unabsehbaren Tendenzen:

Die Tendenz, unsere intimen persönlichen Probleme für das freudsche diagnostische Messer zu entblößen, bei der kleinsten Provokation oder gar keiner loszurennen, um sich »analysieren« zu lassen, ist ungefähr so gesund, wie sich regelmäßig auf dem Operationstisch zu entblößen, ob das eigene Innenleben noch in Ordnung ist.[111]

An anderer Stelle hielt es dieselbe Kulturzeitschrift für nötig, vor bengalischen Literaten und Künstlern zu warnen, »die auf Freud und Jung schwören und alle unsere altehrwürdigen ethischen Vorstellungen auf den Schrotthaufen werfen«.[112]

Auch die wissenschaftlichen Debatten über Freud und die Psychoanalyse waren von vielfältigen Formen der Ablehnung und Kritik geprägt, bei denen ebenfalls eine erhebliche Emotionalisierung sichtbar wurde. Wenn man sich die Historiografie zur Psychoanalyse und insbesondere zur Biografie Freuds ansieht, kann man durchaus den Eindruck gewinnen, als herrsche diese Art der erregten Auseinandersetzung noch in der Gegenwart vor. Über die Jahre hat sich so fast ein eigenes Genre herausgebildet: das Psychoanalyse-*Bashing*, die Psychoanalyse-Schelte, deren Ursprünge sich bis in die Debatten unter den Zeitgenossen Freuds zurückverfolgen lassen. Vor allem im deutschen Sprachraum und besonders in Berlin kam es auf Fachkongressen von Psychiatern und Medizinern bereits vor dem Ersten Weltkrieg zu massiven Angriffen auf Freud. Später wurde auch in Buchform mit ihm abgerechnet.[113] In der britischen Fachöffentlichkeit entbrannten vergleichbare Diskussionen: Im *British Medical Journal* löste eine gemäßigt kritische Rezension, die ein Mediziner über ein Buch von Abraham A. Brill verfasst hatte, bereits Anfang 1914 eine Welle von Leserbriefen aus.[114] Eine Woche später beschwerte sich der Arzt Charles A. Mercier über die Zurückhaltung seines Kollegen und protestierte in deutlichen Worten gegen die »neue Pornografie«, die vom Kontinent aus England erreiche und dort trotz der zivilisierten Anständigkeit der Engländer Fuß fasse.[115]

Obwohl sich die Kritiker generell darüber beschwerten, dass Freud der Sexualität zu viel Bedeutung einräume, übernahmen sie zugleich dessen Engführung von Emotion und Sexualität. So verwies die Zuschrift eines gewissen T. Claye Shaw auf die unzüchtigen Neuerungen in der Gegenwartskultur und schlussfolgerte: »Wir scheinen in einem sexuellen Zeitalter zu leben, in dem alles getan wird, um das Anwachsen der Gefühle zu befördern.«[116] In den nachfolgenden Jahren gab es auf den Seiten des BMJ immer wieder derartige Debatten mit zumeist erbitterten Angriffen gegen die Freudianer, so etwa 1922/23 und 1924/25.

Auch die Gegenstrategie der Psychoanalytiker setzte auf eine Emotionalisierung. Die führenden Repräsentantinnen verfolgten die öffentliche Kritik an ihnen sehr genau, was sich zum Beispiel in der Zeitungsausschnittsammlung von Ernest Jones dokumentiert. Die brieflichen Nachrichten, die unter den führenden Analytikern kursierten und von dieser Kritik berichteten, enthielten auch Hinweise auf die Muster, mit denen sie auf die Vorwürfe reagierten. Schon früh fand sich der Versuch, den Kritikerinnen eine besondere Emotionalität zu unterstellen. So diagnostizierte Freud 1910 bei einem Kritiker ein »Unbehagen, das unsere Feinde empfinden angesichts des Anwachsens der Psychoanalyse«.[117] In der Regel vermischte man dabei wie die Gegner sexuelle und emotionale Beschreibungen. Direkt auf die Emotionen kam man im Umfeld Freuds etwa angesichts einer Neuerscheinung des englischen Psychologen William McDougall zu sprechen. Dieser hatte in seiner *Outline of Psychology* (1923) gegen die psychoanalytische Gleichsetzung von Liebe und Sex protestiert: Es sei keineswegs »bloße Prüderie (infolge eines verdrängten inzestuösen Verlangens)« abzustreiten, dass die Liebe zum eigenen Vater, zur Großmutter, zur eigenen kleinen Tochter oder zum Enkel sexuell sei. Dann fügte er entnervt hinzu: »Es ist sinnlos, mit einem Freudianer zu streiten; er ist ein Anhänger einer Sekte, kein Mann der Wissenschaft.«[118] Nachdem sich Jones brieflich bei McDougall beschwert hatte, warf man sich wechselseitig vor, zu keiner rationalen Argumentation mehr fähig zu sein, sondern bloß noch emotional zu reagieren.[119]

Die Psychoanalyse bot ihren Vertreterinnen zugleich ein grundlegenderes Arsenal, um sich der Vorwürfe zu erwehren und die beteiligten Emotionen in Begriffe zu fassen. Freud exerzierte es 1917 in *Schwierigkeit der Psychoanalyse* vor: Gerade die emotionalisierte Form der Angriffe beweise die Wahrheit der Psychoanalyse, da sich in ihr der unbewusste Widerstand seitens der Kritiker niederschlage. Den Psychoanalytikerinnen war damit ein Verteidigungstrick an die Hand gegeben, der fast immer eskalierend wirkte: Die gegen die Psychoanalyse gerichteten Emotionen wurden nicht entschärft, rationalisiert und beruhigt, sondern beibehalten und – mit vollem Schwung – auf den Gegner zurückgeworfen. Der emotionale Schlagabtausch wurde unentrinnbar; ruhiges Blut bewahrte im Hinblick auf die Psychoanalyse niemand.

»Dieser Mann kann die ganze Welt glücklich machen!«, titelte der *Daily Mirror* anlässlich von Freuds 80. Geburtstag.[120] Parallel zur Kritik verband sich mit Freud im Publikum nicht selten ein undifferenziertes Heilsversprechen. In der Tat mobilisierte psychoanalytisches Wissen in Berlin, London und Kalkutta vielfältige Emotionen, vornehmlich in den urbanen Mittelschichten – und das war auch ein Grund, warum es vielen

Beobachterinnen so schwerfiel, bei der Beurteilung der Psychoanalyse die Contenance zu wahren. In diesem sozialen Umfeld gab es viele Gründe, sich für die Psychoanalyse zu interessieren. Manche erscheinen vergleichsweise banal und hatten wenig mit der Behandlung von psychischen Krankheiten zu tun. Ein nicht unwesentlicher Antrieb war die Tatsache, dass die Psychoanalyse in den drei Metropolen schlicht zu einer Art Mode geworden war. Der *Daily Mirror* überlieferte 1921 den Ausspruch der britischen Lady Constance Hatch: »Spiritualismus und Psychoanalyse können Kunst jederzeit als Konversationsthema übertreffen.«[121] Nur drei Jahre später sprach man bereits von einer »Manie«: »Ob man es mag oder nicht, dieser Glaube ›Made in Germany‹ fällt auf ein trockenes Vorstadt-Herz wie Regen.«[122]

Man traf sich in geselligen Kreisen und sprach über Freud und seine Erfindung, wie dies im Hause Boses in Kalkutta der Fall war. In London-Kensington kam bei Adrian und Karin Stephens die intellektuelle Elite um die Bloomsbury-Gruppe zusammen und hörte sich die ersten englischen Vorlesungen der Psychoanalytikerin Melanie Klein an.[123] In Berlin-Lichterfelde fanden sich Ärzte, Studenten, Schriftsteller, Künstler, Monisten und Psychoanalytiker bei Heinrich Körber ein und diskutierten entsprechende Theorien.[124] Dabei befriedigte die Psychoanalyse vielfältige intellektuelle Interessen. So taugte sie besonders zur Beobachtung alltäglicher Phänomene: Träume, Fehlleistungen oder sexuelle Regungen boten viele Anlässe, um sich über die Vorgänge im eigenen oder fremden Selbst Gedanken zu machen. Gerade die wissenschaftliche Betrachtungsweise, welche die Psychoanalyse im allgemeinen Verständnis anbot, erlaubte es, auch heikle Themen und intime Details, wissenschaftlich verklausuliert, anzusprechen. »Wenn ein Mitglied der Laienöffentlichkeit über die Psychoanalyse spricht, hat es immer eine Ausrede, um einen Ausflug in verbotene Gebiete mit seinem wissenschaftlichen Interesse zu rechtfertigen.«[125]

Auf welchen thematischen Gebieten genau artikulierten sich die emotionalen Bedürfnisse, welche die Psychoanalyse im breiteren Publikum zu erfüllen versprach? Das vielleicht wichtigste und offensichtlichste stellte das Beziehungsleben dar. Als der Erfolgsregisseur G.W. Pabst für die deutsche Filmgesellschaft Ufa Mitte der zwanziger Jahre einen Stoff suchte, um psychoanalytisches Wissen in dem bereits erwähnten Spielfilm darzustellen, wählte er keineswegs zufällig Eheprobleme aus. Das Resultat – *Geheimnisse einer Seele*, der im Untertitel *Ein psychoanalytischer Film* hieß und 1926 Premiere feierte – präsentiert einen Mann, der unter der Kinderlosigkeit seiner Ehe leidet und zugleich auf seinen Vetter eifersüchtig ist. In einem Albtraum entwickelt er den unwillkürlichen Impuls, seine Frau zu erdolchen, die er eigentlich sehr liebt. Erst eine psychoanalytische Behandlung kann ihn von der daraus resultierenden Phobie gegen spitze Gegenstände heilen.[126] Die – allerdings umstrittene – Mitarbeit von Karl Abraham und Hanns Sachs deutet zumindest darauf hin, dass die offizielle Berliner Psychoanalyse Beziehungsprobleme ebenfalls für ein probates Mittel hielt, um psychoanalytisches Wissen weiter zu popularisieren.[127] Diese Einsicht muss auch den US-amerikanischen Filmtycoon Sam Goldwyn motiviert haben, Freud – den er den »größten Liebesspezialisten der Welt« nannte – für ein Filmprojekt gewinnen zu wollen, das »echte emotionale Motivation und unterdrückte Wünsche« auf die Leinwand bringen sollte. Freud lehnte jedoch ab.[128]

Auch ein Teil der Patienten kam mit Beziehungsproblemen

in die psychoanalytische Therapie. In Kalkutta schickte eine junge Näherin einen Bekannten in die Analyse, weil er sich unglücklich in sie verliebt hatte, sie mit Gedichten auf Bengalisch und Sanskrit verfolgte, sich dann, als sie ihn zurückwies, die Haare ausriss und sein Haus nicht mehr verließ.[129] Solche Fälle veranlassten Bose, öffentliche Vorträge über Ehekonflikte anzubieten.[130]

Ein verwandtes und kaum weniger emotionsgeladenes Gebiet, auf das psychoanalytisches Wissen häufig angewandt wurde, stellte die Sexualität, vor allem die kindliche dar. Ein anonymer Londoner – es soll sich um den Komponisten Cyril Scott gehandelt haben – verfasste Anfang der zwanziger Jahre eine Autobiografie seiner Kindheit als ein Verzeichnis seiner kindlichen Emotionen:

> Ich kann nicht beanspruchen, in dieser Geschichte den akkuraten Ablauf der Ereignisse wiederzugeben, und muss mich deshalb damit bescheiden, einen Bericht meiner Emotionen zu schreiben; denn diese erinnere ich in der größten Deutlichkeit, obwohl mir die genaue Zeit, als sie entstanden, keineswegs ungewöhnlicherweise aus dem Gedächtnis entschwunden ist.[131]

Zentral für das Buch war der Versuch, das Erleben kindlicher Sexualität in verschiedenen Episoden aus der Perspektive des Autors zu rekonstruieren. Die Autobiografie geriet gerade in dieser Hinsicht so offenherzig, dass die Zeitgenossen sie als skandalös empfanden; das Buch wurde verboten und von der British Library lange Jahre in einem Giftschrank für pornografische Werke aufbewahrt.

Wie sich schon bei dieser Biografie andeutete, stellte Kindheit ein hochemotionales Thema dar, das aber nicht nur Ablehnung und Skandalisierung hervorrief, sondern auch erhebliches Interesse an der neuen Expertise der Psychoanalytiker. Gerade die Emotionen von Eltern – Elternliebe, Angst und Sorge um ihren Nachwuchs etc. – erwiesen sich als wichtige Triebfeder für die Popularisierung entsprechenden Wissens. Die emotionalen Bedürfnisse von Eltern lassen sich beispielhaft an der mütterlichen Verunsicherung der späteren Psychotherapeutin und (unorthodoxen) Psychoanalytikerin, der Schottin Winifred Rushforth, ablesen. Rushforth lebte seit Anfang des 20. Jahrhunderts für mehr als zwanzig Jahre in Kalkutta und erinnerte sich in ihren Memoiren an diese Zeit:

> Da ich mit einer großen Anzahl von britischen Frauen in Kontakt stand, fiel mir auf, dass sie ähnliche Probleme wie ich mit der Erziehung ihrer Familien hatten. Aus meinem Interesse an ihnen entstand die Gründung eines Studierzirkels für Mütter mit jungen Kindern. Schnell kamen zehn oder zwölf von uns wöchentlich um den Esstisch bei uns zu Hause zusammen, um Sachen zu besprechen, die uns als Eltern verwirrten und beunruhigten.[132]

In Kalkutta waren sie jedoch, so beklagte sich Rushforth, ganz auf sich alleine gestellt: Man könne sich die weltweite Ignoranz gegenüber psychologischen Problemen, die damals geherrscht habe, kaum mehr vergegenwärtigen. Obwohl Freuds Bücher einigen Einfluss auf die Gebildeten zu entwickeln begännen, gäbe es dazu in Kalkutta kein populäres Buch, keine Artikel in Frauenzeitschriften oder Tageszeitungen. Später begriff Rushforth, dass sie selbst die psychologische Hilfe, die viele Eltern in diesem Kreis von ihr einforderten, eigentlich systematisch und professionell anbieten könnte. Nach Großbritannien zurückgekehrt, wurde sie Psychotherapeutin.

Offensichtlich hatte Rushforth keinen Kontakt zu den bengalischen Psychoanalytikern in Kalkutta. Die britischstämmigen Mitglieder der Vereinigung lebten nicht in Kalkutta, weshalb sie vielleicht von den Aktivitäten in Bengalen keine Notiz nahm. Sonst hätte sie erfahren können, dass auch in Kalkutta Erziehungsfragen mithilfe der Psychoanalyse intensiv diskutiert wurden.[133] Dieses Thema war so wichtig, dass dazu regelmäßig Vorträge stattfanden, so etwa von Manmathanath Banerji, der 1933 vor der Erziehungskonferenz für Frauen auf Bengalisch über »Schwierige Kinder und ihre Behandlung« referierte.[134] Im Rahmen der jährlich stattfindenden Gesundheitsausstellungen im Indischen Museum in Kalkutta bemühte man sich, »auf die Bedeutung psychoanalytischer Kenntnisse für Eltern und Lehrer« aufmerksam zu machen.[135] Allerdings dürfte Rushforth auch deshalb von diesen Aktivitäten nichts erfahren haben, weil diese oft in bengalischer Sprache stattfanden, um die Eltern zu erreichen, die kein Englisch sprachen.

Angesichts der offenkundigen Nachfrage von Eltern nach Wissen und Orientierung verblüfft es nicht, dass psychoanalytisches Wissen in der Pädagogik auf fruchtbaren Boden fiel. Hierbei war im deutschsprachigen Raum vor allem der in Wien und Berlin tätige Psychoanalytiker und Pädagoge Siegfried Bernfeld einer der wichtigsten Vertreter.[136] Dieses Interesse für pädagogische Fragen spiegelte sich auch in der psychoanalytischen Bewegung, wurde doch die Kinderanalyse ab den zwanziger Jahren zu einem ihrer wichtigsten Betätigungsfelder. Dabei ergab sich eine emotional besonders interessante Elternkonstellation: Viele der frühen Psychoanalytikerinnen erwählten ihre eigenen Kinder zum Analyseobjekt. Aus heutiger Perspektive mag das überraschen, weil die Analyse eines Familienangehörigen, ganz zu schweigen vom eigenen Nachwuchs, einen klaren Regelverstoß darstellt. Für die steigende Zahl von Psychoanalytikerinnen bot sich auf diesem Feld aber offensichtlich eine Qualifizierungsmöglichkeit, die zu erklären hilft, warum es in der Bewegung vergleichsweise viele Frauen gab.[137]

Ein letztes emotional besetztes Feld lieferte die Religion. Unterschiedliche religiöse Fragestellungen, deren Ungelöstsein mit erheblichen Emotionen besetzt war, mobilisierten psychoanalytisches Wissen in Berlin, London und Kalkutta. Zunächst wurden grundlegende Probleme der Religionsphilosophie und insbesondere der Religionspsychologie diskutiert: Was war Religion? Wie war sie entstanden? Welche mentalen und vor allem emotionalen Bedürfnisse befriedigte sie? War sie in der modernen Welt entbehrlich, etwa weil die Psychoanalyse die Menschen über ihre eigentlichen Bedürfnisse aufklären konnte? Freuds komplexe, von ihm als religionskritische Aufklärung verstandene Religionspsychologie rief weltweit Debatten hervor.[138] Trotz der unterschiedlichen religiösen Verhältnisse fanden sie in allen drei hier untersuchten Städten statt.[139]

Psychoanalytisches Wissen wurde jedoch noch auf ganz andere Weise mit religiösen Fragen verbunden, was angesichts von Freuds Bemühen überrascht, Religion als nur psychologisch verständliche Einbildung der Menschen zu entlarven.[140] Theologen fingen an, sich für die Psychoanalyse zu interessieren, weil sie ihnen Einsichten für die Seelsorge, also für den Umgang mit den emotionalen Nöten ihrer Gemeindemitglieder, zu versprechen schien. Das Gebiet der praktischen Theologie – als Teildisziplin selbst noch ein junges Unterfangen – war doppelt von Emotionen geprägt: Zum einen waren die Theologen offenkundig verunsichert, welche »Leistungen« man von ihnen in ihren Gemeinden erwartete. Würde der neue Berufsstand des Therapeuten zukünftig Funktionen übernehmen, die traditionell von einem Pastor oder Priester ausgefüllt worden waren? Müssten die Theologen daher zu Therapeuten werden? Freud selbst hatte in einem Brief an den protestantischen Pfarrer und Psychoanalytiker Oskar Pfister theologische Funktionen beansprucht: Er wolle die Psychoanalyse »einem Stand übergeben, der noch nicht existiert, einem Stand von *weltlichen* Seelsorgern, die Ärzte nicht zu sein brauchen und Priester nicht sein dürfen«.[141]

Die Debatten verdeutlichten zum anderen, dass man bei den Gemeindemitgliedern erhebliche emotionale Bedürfnisse vermutete, auf die man glaubte, mit verbesserter, psychologisch fundierter und systematischer Seelsorge reagieren zu müssen. Dies wurde etwa auf einer Konferenz in London 1925 sichtbar, zu der sich hochrangige Würdenträger der anglikanischen Kirche versammelt hatten, um der Herausforderung durch die »new psychology« – das war in Großbritannien ein gängiges Kürzel für die neuen psychotherapeutischen und insbesondere psychoanalytischen Theorien – zu begegnen. Die Vortragsthemen zeigen, wie praxisorientiert man zu reagieren versuchte: Man dachte nach über das Beten, den Gottesdienst, Predigten, religiöse Erlebnisse, religiöse Erziehung, moralische Entwicklung, spirituelle Heilung etc.[142] Letztlich postulierte man in diesem Kreis ein religiöses Gefühl, das nicht nur psychologisch erklärbar war, sondern auf die Existenz Gottes verwies. In diesem Sinne stellte der Lord Bishop of Southwark fest: »Religiöse Erfahrungen sollten nicht als bloß subjektiv abgetan werden; wir haben das Recht, in ihnen Argumente genauso für die Richtigkeit eines Glaubens an Gott zu finden, wie wir aus der Wahrnehmung der Realität auf die Realität der ›äußeren Umwelt‹ schließen.«[143]

Auch im deutschen Sprachraum wurden die praktischen Folgen für die Seelsorge relativ breit erörtert. Oskar Pfister hatte schon früh dafür plädiert, Gemeindemitgliedern in Not therapeutisch zu helfen.[144] So diskutierte er 1909 einen »Fall von psychoanalytischer Seelsorge und Seelenheilung« (es ging um einen 19-Jährigen, der sich auf unerklärliche Weise zur katholischen Religion hingezogen fühlte) in der Zeitschrift *Evangelische Freiheit*. Der Pastor war überzeugt, dass die Psychoanalyse im Kern gar nichts anderes sei »als eine erstaunlich verfeinerte seelsorgerische Methode, die wissenschaftliche Ausbildung eines Verfahrens, das die religiösen Seelsorger seit den frühesten Zeiten instinktiv oder bewusst, plumper oder feiner ausübten«.[145] Pfisters Vorstellung von Seelsorge sorgte schnell für Zündstoff. So erhob der katholische Pädagoge Friedrich Wilhelm Förster grundsätzlich Protest: Seelsorge solle gerade nicht das Unbewusste der Gläubigen erforschen und verbessern; es ginge allenfalls um »Besprechung, Läuterung und Beruhigung bewusster Erlebnisse und Erfahrungen«.[146] Auf seine Gemeindemitglieder solle der Theologe allenfalls rational einwirken. Geistliche Seelsorge durfte nicht zur Emotionstechnik verkommen, sondern sollte moralische Belehrung bleiben.

Dass eine bloß moralische Unterweisung reichen würde, davon schienen viele Theologen nicht überzeugt. Anders lässt sich jedenfalls der schiere Umfang der Diskussionen nicht erklären. In Deutschland erschienen in den ersten Jahrzehnten des 20. Jahrhunderts über 300 Beiträge, die sich mit dem Verhältnis von Religion und psychologischem bzw. psychoanalytischem Wissen beschäftigten.[147] In Großbritannien dürfte die Zahl kaum geringer gewesen sein, auch wenn keine systematische Bibliografie vorhanden ist.[148] Wie bei den Themen Beziehungsleben, kindliche Sexualität und Erziehung wurde somit im Bereich der Religion sichtbar, wie sich das neu aufkommende Wissen der Psychoanalyse mit emotionalen Bedürfnissen verschränkte.

5. Fazit: Die emotionale Einheit der Psychoanalyse

In Kalkutta veröffentlichte der *Modern Review* 1930 eine Satire über die sozialen Auswirkungen der neuen Sexualwissenschaft. Darin fand sich die Vision einer zukünftigen Gesellschaft, in der der Nachwuchs bereits im Kindergarten mit den neuen Erkenntnissen zu »großartigen Liebhabern der Zukunft« erzogen werde. Schließlich könne Liebe alle heilen:

> Ja, in der kommenden Zeit, in einem strahlenden sexologischen Irgendwann, wird jeder Tag ein Sonntag sein für die glücklich Liebenden. Jeder Tag wird für fast alle ein Sonntag sein. Die Welt wird sicher geworden sein für die universelle Libido. Scheidung, Frigidität unter Menschen, Bolschewismus, Verbrechen, Drogenabhängigkeit, Arbeitslosigkeit, Pferdefleischkonsum, Fußpilz und manisch-depressive Geisteskrankheit – all das wird von der neuen Sexologie geheilt worden sein. Alle werden normal sein – perfekt, unbedenklich, ganz und gar normal. Alle werden immerwährend lieben.[149]

Damit findet sich im *Modern Review* eine der Thesen, die in diesem Kapitel für eine Emotionsgeschichte der Psychoanalyse angeführt wurden – und das Zitat nimmt mit der Perspektive auf Normalität bereits eines der zentralen politischen Themen vorweg, die ich im folgenden Kapitel behandeln werde. Das *erste* Argument lautete, dass in der Geschichte der Psychoanalyse – wie in der Satire – Sexualität und Emotionen regelmäßig aufeinander bezogen, ausgetauscht und sich wechselseitig stützend benutzt wurden. Mit der Vorstellung der Psychosexualität wurde das engere Feld der Sexualitätsgeschichte verlassen. In einer Minimalperspektive konnte so der sexuelle Anteil an unterschiedlichen Nahbeziehungen sichtbar werden: Selbstliebe, Elternliebe, Kinderliebe, Geschwisterliebe, gar Freundschaften und Menschenliebe. Mit der Vorstellung von Libido schien Sexualität als energetischer Anteil in vielen, gar allen emotionalen Bindungen anwesend zu sein. Hieran schließt sich jedoch auch eine Maximalperspektive auf das Verhältnis von Sexualität und Emotionen an: In der Theoriegeschichte der Psychoanalyse tauchte die Vorstellung von einer allgemeinen psychischen Energie immer wieder und verstärkt auf. Zunächst wehrte sich Freud gegen diese Idee, weil damit eine der wichtigsten Abgrenzungen zu seinem (späteren) Konkurrenten Jung obsolet zu werden drohte. Dennoch offenbart sich in seinem Gesamtwerk eine Tendenz zur Entsexualisierung, wie zuletzt seine These vom Todestrieb demonstrierte. Damit wurde zugleich die Emotions- gegenüber einer Sexualitätsgeschichte der Psychoanalyse wichtiger, weil in den menschlichen Bindungen – positiven wie negativen – eine unspezifische Energieform am Werke war.

Das *zweite* Argument dieses Abschnittes bezieht sich auf das therapeutische Praxisfeld, das ich vor allem im vorherigen Kapitel behandelt habe. In diesem Feld war eine bestimmte Emotionslogik bereits vor der Psychoanalyse angelegt, die dann erst mit der psychoanalytischen Technik konsequent praktisch genutzt wurde. So offenbart eine Perspektive auf die therapeutische Praxis die besondere Bedeutung von Emotionen. Die relative Einheit der frühen Psychoanalyse, auch in ihrer globalen Verbreitung, kann folglich in einem spezifischen Umgang mit

Emotionen gesehen werden. Dies bestätigt auch die Theoriegeschichte: Trotz aller Veränderungen blieb ein spezifisches Verständnis von Emotionen in Freuds Werk vergleichsweise stabil. Dieses wurde hier vor allem mit dem energetischen Denkstil und den ödipalen Grundmustern umschrieben, welche die psychoanalytischen Theorien auch weit über Freud hinaus prägten. Selbst ein so eigenwilliges Gebilde wie Boses Theorie gegensätzlicher Wünsche offenbart zum großen Teil die entsprechenden Grundstrukturen und gehört somit in eine Geschichte der Psychoanalyse.

Eine *dritte* These bezieht sich auf die Wirkung von Emotionen. Auf den vergangenen Seiten habe ich argumentiert, dass die psychoanalytische Therapie nicht einfach nur eine Emotionstechnik darstellte, sondern darüber hinaus in der Übertragungsbeziehung von Analytikerin und Patient therapeutische Emotionen produzierte. Dies ließ die intendierte Heilung zum Problem werden. Idealerweise sollten die Patientinnen am Ende einer erfolgreichen Therapie in der Lage sein, die emotionalen Bindungen zu ihrem Analytiker zu lösen und damit den letzten Rest ihrer gestörten ödipalen Emotionen abzulegen. Aus Sicht der Psychoanalyse bedeutete dies die anderweitige Verwendung oder gar Auflösung der Bindungsenergie, die sich in der Übertragungsbeziehung gespeichert hatte. Offenbar hat dies oft nicht funktioniert. Aus emotionsgeschichtlicher Perspektive entpuppt sich die Psychoanalyse somit als Technik, bestimmte Emotionen zu entwickeln, die sie dann nur schwer wieder loswurde.

Schließlich – und dies stellt das *vierte* Argument dar – war die Bewegungs- und Rezeptionsgeschichte der Psychoanalyse weitgehend durch Emotionen gesteuert. Emotionale Bindungen prägten durch die Etablierung der Lehranalyse und die dabei produzierten therapeutischen Emotionen die gesamte Bewegungsgeschichte. Emotionen banden die Kritikerinnen und das Publikum der Psychoanalyse an dieselbe, weil ihr emotionaler Kern auf jede Rezeption und Popularisierung ausstrahlte. Anders gesagt: Die Übertragungsmaschine Psychoanalyse produzierte immer neue Emotionen, ohne die Sicherheit, diese wieder aus der Welt schaffen zu können.

Dalys männermordende Göttin

Die Zeichnung ist furchteinflößend. Eine blaugefärbte, gekrönte und mit Juwelen übersäte Frauenfigur hält den abgeschlagenen Kopf eines Mannes und ein blutiges Schwert in ihren vier Händen. Sie trägt eine Halskette aus männlichen Köpfen und einen Rock aus abgeschlagenen Händen. Ihre Zunge ist herausgestreckt, und auf ihrer Stirn prangt ein drittes Auge. Neben ihr auf dem Boden liegt der kopflose Leichnam eines Schwertkämpfers, einer ihrer Füße ruht auf einer weiteren, leblos erscheinenden männlichen Figur.

Die Abbildung findet sich im Nachlass des britischen Psychoanalytikers C.D. Daly, der sie auch in seinen Veröffentlichungen verwendete. Daly war vom Ersten Weltkrieg bis 1936 für die britische Armee an verschiedenen Standorten in Indien tätig, zuletzt im Rang eines Lieutenant colonel. Noch vor seiner Armeezeit erlitt er 1916 einen Nervenzusammenbruch, woraufhin Ernest Jones ihn in seiner Londoner Praxis behandelte. Er wurde zwar in den Kolonialdienst aufgenommen, musste aber auch in der Folgezeit immer wieder für Behandlungen freigestellt werden.[1] Als Freud den Offizier 1920 schließlich in Behandlung nahm, schrieb ihm Jones vorab seine wenig schmeichelhafte Einschätzung: »Es ist vor allem eine Frage dummer Charaktereigenschaften, von Eitelkeit und Mittelmäßigkeit, ein wenig hysterisch, eher ein Dummkopf, aber einfach zu handhaben.«[2]

Daly sollte ein Jahr bei Freud in Therapie bleiben, die sich nach anfänglichen Schwierigkeiten – Daly klagte, Freud kenne

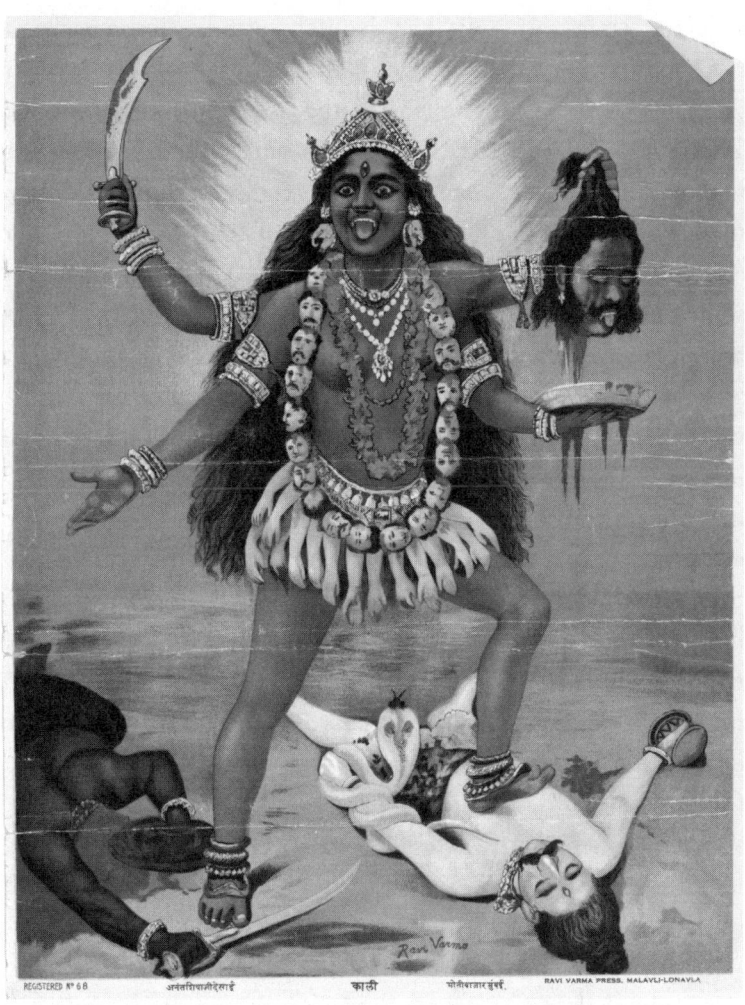

Abb. 33 Darstellung der Göttin Kali.

sich zu wenig mit indischen Namen und englischem Slang aus – positiv entwickelte: »Der Narr Daly ist viel vernünftiger als zuvor«, meldete Freud im Herbst 1920 an Jones.[3] Als die Therapie im Januar zum Abschluss kam, bilanzierte Freud: »Seine Analyse, ermüdend in den Details, war alles in allem nicht so schlecht. Er gelangte an die tiefsten Schichten seiner Ablagerungen und verstand seine passive Haltung gegenüber seinem Vater, das ist der Wunsch, kastriert zu werden.« Nun habe Daly aber den Wunsch geäußert, selbst Psychoanalytiker zu werden, was Freud nicht gerade in Entzücken versetzte: »Er mag nach einigen Jahren für praktische Erziehungsarbeit qualifiziert sein, aber er ist sicherlich nicht klug.«[4] Jones, der Daly in London traf, stimmte zu: Die Therapie habe ihm geholfen, er sei viel reifer und erwachsener: »Aber ich bin nicht sehr enthusiastisch, dass er Analytiker werden möchte.«[5] Es mag letztlich an dieser Einschätzung gelegen haben: Daly sollte jedenfalls nie als Analytiker praktizieren, sondern stand weiterhin im Dienst der britischen Kolonialarmee in Indien. 1928 wurde er jedoch offiziell Mitglied der Indischen Psychoanalytischen Gesellschaft und profilierte sich als Autor zu psychoanalytischen Themen. Seit Mitte der zwanziger Jahre konnte er seine kulturpsychologischen Artikel auch in renommierten Zeitschriften unterbringen.[6]

Die meisten seiner Arbeiten drehten sich um die Bedeutung der weiblichen Sexualität für die Entwicklung des männlichen Selbst. Vor allem von der weiblichen Menstruation war er fasziniert, deren Beobachtung durch den Sohn – so war er im Gegensatz zu Freud überzeugt – den eigentlichen Grund darstellte, die Mutter nicht mehr ödipal zu begehren. Für seine Umdeutung des Ödipuskomplexes nutzte Daly viele Ressourcen: mythologische, literarische, ethnologische, bildliche usw. Quellen;

nur verfügte er kaum über therapeutische Erfahrungen mit Patienten. So wurde die Kali-Darstellung zu einem zentralen Indiz in einer ethnopsychologischen Beweiskette.

Wie das Beispiel C. D. Dalys zeigt, konnte man psychoanalytisches Wissen auch nutzen, um kulturpsychologische Spekulationen über die indische Gesellschaft zu entwerfen. So entstanden kolonialistische Psychogramme des indischen Selbst, die in der psychoanalytischen Bewegung durchaus Beachtung fanden. Auch Dalys Kollege Owen Berkeley-Hill, der seit 1907 in Diensten des Indian Medical Service stand, die psychiatrische Klinik für europäische Patienten in Ranchi leitete und von Jones in London analysiert worden war, tat sich in diesem Kontext hervor. Beispielsweise veröffentlichte er 1921 den Aufsatz »The anal-erotic factor in the religion, philosophy and character of the Hindus« im *International Journal of Psycho-Analysis*.[7] Darin zog er Rückschlüsse aus genauestens beschriebenen religiösen Ritualen des Hinduismus. So schilderte er etwa ausführlich die Vorschriften für den Tagesablauf eines Brahmanen, ohne allerdings auf deren religiösen Sinn einzugehen, sondern um sie psychologisch zu hinterfragen. Diese ausufernden Rituale seien, da war sich Berkeley-Hill sicher, Zeichen der geschädigten Hindupsyche, mithin des zwanghaften Charakters der Anhängerinnen dieser Religion. Außerdem ging er auf ihren angeblichen Sauberkeitsfimmel ein, wegen dem sie das Kastenwesen aufgebaut hätten, um sich vor Beschmutzung durch die Unterschichten zu schützen. All diese kulturellen Phänomene ließen sich letztlich auf verdrängte analerotische Wünsche zurückführen. Damit werde auch klar, »wie der anale Erotismus der Hindus eine Anhäufung von Charaktereigenschaften hervorruft, die die Antithese zu denen der Europäer, besonders der Engländer, darstellen«.[8]

Daly wiederum veröffentlichte 1927 seine Studie *Hindu-My-thologie und Kastrationskomplex*, in der auch er die religiösen Rituale des Hinduismus behandelte, dies allerdings mit seinen Überlegungen zur weiblichen Sexualität verband. Ähnlich wie Berkeley-Hill – und natürlich Freud – zog er Parallelen zwischen der vermeintlich primitiven Kultur und neurotischen Zuständen und legte so die hinduistischen Rituale als neurotische Zwangshandlungen aus. Im Unterschied zu seinem britischen Kollegen sah er jedoch ein kollektives Kastrationstrauma als eigentlichen Grund dafür an. Die hinduistische Kultur durchziehe tiefer Ekel und Hass auf die Mutter, vor der die Inder eine ausgeprägte Kastrationsangst empfänden. Als Beweise führte er Phänomene wie die Mädchenmorde und die Witwenverbrennung (*sati*) an.[9] Zudem ließ er die bildliche Darstellung der Göttin Kali sprechen.

Kali, die besonders in Bengalen und in Kalkutta als Schutzgöttin verehrt wird, wurde in Dalys Buch zum Symbol für die bedrohliche Mutterfigur im Hinduismus, die Tod, Zerstörung und Angst verkörpere. Für Daly war eindeutig, dass er eine blutrünstige Darstellung einer Kastration vor sich hatte, ausgelöst durch den abgrundtiefen Penisneid einer Frau. Eine Kultur, in der solche Göttinnen verehrt würden, habe mit massiver Kastrationsangst zu kämpfen. Dass sie auf einer neurotischen Stufe der psychologischen Entwicklung zurückgeblieben war, stand für ihn außer Frage. In der Tat existieren viele solcher bildlichen Darstellungen; nur war Daly entgangen, dass Kali nicht nur als Göttin des Todes, sondern auch als Beschützerin der Menschen gegen Dämonen und als göttliche Mutter verehrt wird. In ihrer zerstörerischen Gestalt ist sie zudem für das Ende der Welt verantwortlich und bringt damit Erlösung.

Dalys Ansatz (weniger der Berkeley-Hills) war im Vergleich

zu Freuds, aber auch zu den anderen in der psychoanalytischen Bewegung üblichen Ansichten ungewöhnlich, vor allem weil er auf der Bedeutung der weiblichen Sexualität und mit der Menstruation auf einem selten thematisierten Gebiet beharrte. Letztlich blickte er darauf aus einer männlichen Perspektive, ging es doch stets um die psychologische Entwicklung des Jungen und Mannes, doch das war bei vielen männlichen Psychoanalytikern und auch bei Freud ähnlich. Seine Hinwendung zur Mutterfigur passte in gewisser Hinsicht zu den zeitgenössischen theoretischen Trends unter Psychoanalytikerinnen in Europa, die sich darüber, angesichts seiner merkwürdigen Gedankenkonstrukte, aber kaum gefreut haben dürften. Sein Standpunkt glich überdies dem Girindrasekhar Boses, der für die indische Kultur ebenfalls die Bedeutung der Mutterfigur und weniger Freuds allgegenwärtigen Vater hervorgehoben hatte. Die Umdeutung des Ödipuskomplexes geschah jedoch bei Daly aus einem ganz anderen Impetus, den auch Berkeley-Hill teilte: Anders als bei Bose ging es nicht um eine Korrektur der psychoanalytischen Theorie, damit sie wirklich für alle Menschen gelten konnte, auch für die mutterzentrierten Inder. Berkeley-Hill und Daly lehnten diesen Universalismus gerade aus einer kolonialen Perspektive heraus ab.

Während sich der Autodidakt Daly und der professionelle Psychiater Berkeley-Hill in ihrer Herangehensweise sehr unterschieden, was dann auch für ihre Texte galt, klangen viele ihrer Überzeugungen ähnlich. Sie identifizierten sich mit der britischen Kolonialmacht und lieferten letztlich Rechtfertigung für das imperialistische Projekt, schließlich erschienen die Hindus in ihren psychoanalytischen Ausführungen so infantil und neurotisch, dass sie von einem zivilisierten, erwachsenen Staat beherrscht werden mussten. Da beide als Kolonialbeamte im Dienst dieser Institution standen, kann ihre Haltung kaum überraschen. Allerdings muss man einräumen, dass Berkeley-Hill seine Sichtweisen zumindest partiell abmilderte, nachdem er im weiteren Verlauf der zwanziger und dreißiger Jahre vermehrt in Kontakt mit den bengalischen Psychoanalytikern, vor allem mit »meinem gute Freund und Kollegen« Bose in Kalkutta trat – einen Austausch, über den Daly so nicht verfügte.[10] In seinem Text »Hindu-Muslim unity« (1925) nahm er die Perspektive der Hindus ein und machte die Muslime für die zunehmenden Spannungen verantwortlich.[11] Aus den Berichten der Indian Psychoanalytical Society gewinnt man den Eindruck, Berkeley-Hill sei unter seinen Kollegen durchaus anerkannt gewesen. Immerhin reichte man seinen Text an den Anführer der indischen Nationalbewegung Mahatma Gandhi weiter, um mit ihm darüber zu diskutieren. Als Berkeley-Hill 1944 verstarb, schrieb Bose außerdem einen wohlwollenden Nachruf, in dem er eines der größten Psychiater des Landes gedachte, wie er sich ausdrückte. Besonders lobte er die Vorurteilsfreiheit seines Kollegen, der eine indische Frau nach brahmanischem Ritus geheiratet habe.[12]

Über Dalys männermordende Göttin urteilten die Kollegen skeptischer:

> Wenn ich auch die Bedeutung der Ideen Dalys nicht vollkommen leugne – zur Begierigkeit der Frauen in der Menstruationsperiode findet man ja auch in den Analysen Belege –, so kann ich seine Schlussfolgerungen, namentlich die allerneueste, auch nicht annehmen. [...] [W]eil die »furchtbaren« Göttinnen, auf die er sich beruft, auch ohne Menstruationsangst erklärbar und gar nicht allgemein sind [...].Unter den Primitiven die ich persönlich kenne, habe ich weder eine besondere Anziehungskraft der Menstruierenden, noch eine besondere Angst gefunden.[13]

Diese Einschätzung kam aus durchaus berufenem Mund, nämlich von Géza Róheim, der als erster ausgebildeter Psychoanalytiker ethnologische Feldforschung unternahm.

IV. POLITIK

Wie sich das psychoanalytische Selbst durchsetzte

Im Sommer 1933 spazierte die tschechische Jüdin Kitty Kurti über den Berliner Kurfürstendamm. Aus der ihr entgegenkommenden Menschenmenge ragte ein groß gewachsener, schlanker Mann heraus: »offenkundig indisch«, wie sie sich Jahre später erinnerte.[1] Selbst im vergleichsweise multiethnischen und kosmopolitischen Berlin, das die Nationalsozialisten seit einigen Monaten abzuschaffen begonnen hatten, war das eine seltene Erscheinung. Es hätte also nicht der besonderen Faszination Kurtis für indischer Spiritualität bedurft, um ihre Neugier zu wecken. Einige Tage später besuchte sie mit ihrem Ehemann, dem Ingenieur Alex Kurti, den US-amerikanischen Kulturverein, wo ein indischer Gast als abendlicher Sprecher angekündigt war. Der Redner stellte sich zur Überraschung Kurtis als ihre mysteriöse Straßenbekanntschaft heraus – und als der indische Nationalist und Politiker Subhas Chandra Bose.

Die Kurtis kamen mit dem Inder ins Gespräch und luden ihn zu einem Mittagessen in ihre Wohnung ein. Wenn man Kittys Erinnerungen an das folgende Zusammentreffen Glauben schenken darf, kam es bei dem Essen trotz der gegenseitigen Sympathie zu politischen Meinungsverschiedenheiten. Während vor allem Kitty die Nationalsozialisten als Jüdin und als Ausländerin heftig ablehnte und sie als Barbaren bezeichnete, war Bose bereit, mit ihnen zu kooperieren, um die indische Unabhängigkeit von den Briten zu befördern. Sein Berlin-Aufenthalt sollte dazu dienen, Kontakt zu Regierungskreisen aufzunehmen, wobei er damit zunächst nicht sehr erfolgreich war.[2] Angesichts der kontroversen Ansichten lenkten die Anwesenden das Gespräch auf ein unverfänglicheres Terrain und begannen, über die Psychoanalyse zu plaudern, für die sich sowohl die Kurtis als auch Bose interessierten.

Weitere Verabredungen folgten, auch bei späteren Aufenthalten Boses in Berlin. Stets drehte sich die Konversation um drei Gegenstände: Boses politische Pläne, (indische wie jüdische) Spiritualität und Psychoanalyse. Bei einer zufälligen Bekanntschaft zwischen einem jüdischen Ehepaar und einem indischen Politiker im Jahre 1933 überraschen die Themen Politik und Spiritualität wenig; aber warum sprachen sie über Psychoanalyse? Kitty hatte einige Zeit in Wien gelebt und war dort mit der Familie Freud bekannt gewesen. Sie interessierte sich, wie viele ihrer Zeitgenossen, intensiv für Spiritualität und Mystik, was sie für psychologisches Wissen empfänglich machte. Folgerichtig fühlte sie sich eher zu Jungs mystischer Gedankenwelt als zu dem Religionskritiker Freud hingezogen. Bose hatte früh begonnen, sich mit der Psychoanalyse zu beschäftigen: Er war seit Studententagen eng mit dem späteren Psychologen und Psychoanalytiker Suhritchandra Mitra befreundet, soll auch kurz Psychologie studiert und sich intensiv an der Kontrolle und Sublimierung seiner Sexualität versucht haben.[3] Er las Freud, etwa *Die Traumdeutung*, und stand im Gegensatz zu seiner Gesprächspartnerin Jung skeptisch gegenüber.[4] Wenn auch vielleicht nicht in allen Einzelheiten, muss ihm – mehr als den Kurtis – wegen seiner Freundschaft mit Mitra die globale Dimension der Psychoanalyse klar gewesen sein, obwohl die indische Psychoanalyse in ihren Gesprächen ausgespart blieb.

Auch bei späteren Treffen traten immer wieder Spannungen auf, etwa weil man geteilter Meinung über den Führer der indischen Unabhängigkeitsbewegung, Mahatma Gandhi, war. Es drängt sich also eine simple Erklärung für das Verhalten der Gesprächsteilnehmerinnen auf: Da sie bei wesentlichen politischen Fragen auf keinen gemeinsamen Nenner kamen, wichen sie regelmäßig auf unproblematische Plauderthemen aus – und redeten daher über die Psychoanalyse. Doch war diese wirklich ein so unschuldiges und unpolitisches Sujet, wie es auf den ersten Blick scheint? Stellte sie nicht vielmehr für beide Seiten ein hochpolitisches Thema dar? Für die Jüdin Kurti konnte es im Deutschland des Sommers 1933 kaum unpolitisch sein, mit einem Inder über eine bekannte Theorie zu plaudern, die, wie alle Welt wusste, von einem Juden erfunden worden war. Bose zollte dieser Tatsache Respekt: »Sicherlich, Mrs. Kurti, sie [die Juden, UJ] sind eine alte und vornehme Rasse und sie wurden traurigerweise verfolgt. Wie wir Inder sind sie von altem Ursprung, was ihnen Tiefe und Einsicht verleiht.«[5] In ihrer prekären Lage musste Kurti solche Sätze als politische Anerkennung auffassen.

Für den nationalistischen Inder wiederum hatte die Psychoanalyse ebenfalls eine eminent politische Bedeutung, und das erklärt den Vergleich mit der indischen Spiritualität, der sich wie ein roter Faden durch ihre Unterhaltung zog.

Aber vergessen Sie nicht, dass wir [die Inder, UJ] zu einer alten Kultur gehören, dass wir einen älteren und tieferen Hintergrund haben als Sie Europäer [...]. Doch die Zeiten ändern sich, und wir Inder müssen uns mit ihnen ändern. Wir werden gezwungen sein, uns zu verwestlichen, wenn wir mit Ihnen konkurrieren wollen. Wir müssen viel von Ihrer Zivilisation ausleihen. Und obwohl wir unser eigenes spirituelles Erbe weiterhin kultivieren wollen, müssen wir dennoch Ihre neuen Ideen wie zum Beispiel die Psychoanalyse aufsaugen. Wir müssen analytisch werden.[6]

Hier offenbarte sich eine Grundhaltung vieler indischer – und insbesondere bengalischer – Nationalisten, wonach eine innere Spiritualität des indischen Selbst der äußerlichen Rationalität des westlichen Selbst gegenüberstünde.[7] Obwohl es für Bose offenkundig keine Frage war, dass man die Psychoanalyse dem westlichen Wissen zuordnen musste, so ließ sich doch nicht leicht entscheiden, ob sie als spirituell oder rational zu gelten habe. Sie stand zwischen den beiden Selbstkonzepten.

Bei ihrer zufälligen Begegnung fanden sowohl die Kurtis als auch Bose Bestätigung in den randständigen Positionen, die sie 1933 in Berlin jeweils einnahmen. In diesem Gabentausch politischer Anerkennung übernahm die Psychoanalyse die Funktion, den wechselseitigen Respekt zu symbolisieren. Aus scheinbar harmlosen, wenn auch ungewöhnlichen Plaudereien war ein politischer Akt geworden. Diese Episode verweist auf die politische Dimension der Psychoanalyse, der ich mich in diesem Kapitel widmen möchte. Gab es eine politische Ausrichtung der Psychoanalyse und, wenn ja, welche? Wie passte die Psychoanalyse politisch in die drei Stadtkulturen? Für welche politischen Projekte wurde sie in Berlin, London und Kalkutta genutzt und wie? Besaß sie eine politische Logik, die sie für die Geschichte des 20. Jahrhunderts bedeutsam werden ließ? Dabei gehe ich davon aus, dass die politische Funktion der frühen Psychoanalyse darin bestand, die Konflikte in gegensätzlichen Selbstkonzepten auszutragen, diese gleichzeitig legitimierend zu stützen wie kritisch zu untergraben. Diese konträren Strukturen waren im Einzelnen:

- Rational-reserviertes vs. emotional-exzessives Selbst: Dass hinter der aufgeklärt-rationalistischen Fassade das emotional-unbewusste Selbst lauerte und seine Wahrheit nur in abwesenden Momenten enthüllte, gehörte zum Standardrepertoire der freudschen Psychoanalyse. Zugleich bestand die entsprechende Therapie, wie gezeigt, aus einer Rationalisierung von Emotionen, die im Einzelfall auch eine Emotionalisierung der Ratio zur Folge haben konnte.

– Männliches vs. weibliches Selbst: In der Psychoanalyse rangen Vorstellungen eines männlichen und eines weiblichen Selbst miteinander, wobei die eigentliche Auseinandersetzung darüber ausgetragen wurde, ob es für beide Geschlechter gemeinsame oder nach Geschlechtern getrennte psychologische Prinzipien gab.

– Aufgeklärt-universalistisches vs. indigen-partikularistisches Selbst: Eigentlich basierte die freudsche Psychoanalyse auf dem universalistischen Selbstkonzept der Aufklärung. Wie diese baute sie jedoch auf der Unterscheidung zivilisiert/primitiv auf und war damit anfällig für koloniales Denken. Zugleich konnte sie genutzt werden, um solche Verwendungen im Namen des Antikolonialismus zu kritisieren.

– Westliches vs. östliches Selbst: Bei Kurti und Bose ging es offenkundig um die Gegensätzlichkeit und gleichzeitige Komplementarität eines westlichen und eines östlichen, eines »spirituellen« und eines »materialistischen« Selbst. Auch hier konnte die Psychoanalyse genutzt werden, um die Dichotomie zu stützen oder zu unterwandern.

– Kosmopolitisches vs. nationalistisches Selbst: Die Begegnung von Kurti und Subhas Chandra Bose stand einerseits unter dem Stern eines weltgewandten kosmopolitischen Selbst, dem andererseits die nationalistische Variante des indischen Nationalismus und des deutschen Nationalsozialismus gegenüberstand.

Damit wurde psychoanalytisches Wissen in vielen politischen Debatten wichtig, die in den ersten Jahrzehnten des 20. Jahrhunderts weltweit geführt wurden: über Antifeminismus und Feminismus, Kosmopolitismus und Nationalismus sowie Kolonialismus und Antikolonialismus. In all diesen Diskussionen wurden eminente Machtfragen verhandelt: zwischen Männern und Frauen, zwischen Metropole und Kolonie, zwischen Welt und Nation. Dabei suchten die Akteure nach Wissensbeständen, um ihre Positionen zu erklären und insbesondere ihre Machtansprüche zu rechtfertigen. Die Psychoanalyse eignete sich gut für diese Bemühungen.

Sie nahm dabei stets eine komplexe Position ein: Psychoanalytisches Wissen konnte für beide Seiten der Gegensatzpaare Verwendung finden. Gelegentlich konnte sie auch genutzt werden, um die Gegensätzlichkeit selbst infrage zu stellen. Alternativ zu dieser offensichtlich politischen Rolle, welche die Psychoanalyse vor allem in der Zwischenkriegszeit spielte, geriet zunehmend eine vermeintlich unpolitische Variante in den Vordergrund. In dieser Version galt die Psychoanalyse lediglich als technisch-therapeutisches Wissen, mit dem ein krankes Selbst geheilt oder ein (halbwegs) gesundes Selbst gegen Erkrankung geschützt werden konnte. In einer längerfristigen Perspektive stellt dieses Selbstwissen jedoch das eigentliche politische Erbe der Psychoanalyse dar.

Fragen nach ihrem politischen Gehalt aufzuwerfen heißt, gegen mächtige Interpretationen der Psychoanalyse anzugehen. Eine einflussreiche Sichtweise behauptet schließlich, dass sie gänzlich unpolitisch war. Traditionell untersucht die Politikgeschichte einen bestimmten Gesellschaftsbereich, in dem professionelle Entscheidungseliten (Könige, Diktatoren, Politiker, Militärs etc.) mithilfe bestimmter Institutionen (Regierung,

Parlament, Parteien, Armee, Verwaltung etc.) Macht ausüben, Fragen des gesellschaftlichen Zusammenlebens lösen oder zwischenstaatliche Beziehungen regeln. Gegen diese Perspektive hat sich in den letzten Jahren eine neue Politikgeschichte etabliert, die das Politische über den Bereich der »eigentlichen« Politik hinaus ausgedehnt hat.[8] Dabei wird das »Politische« als Summe all jener Prozesse der Entstehung, Legitimierung, Vermittlung und Erosion von Macht- und Herrschaftsbeziehungen verstanden, die das gesellschaftliche Zusammenleben durchdringen und prägen. Um es auf den Punkt zu bringen: Für eine traditionelle Politikgeschichte wäre die Psychoanalyse höchstens dann ein Gegenstand, wenn sie zum Beispiel von marxistischen Gruppen für ihre politische Mobilisierung genutzt wurde. Für eine Geschichte des Politischen im neuen Sinne kann die Psychoanalyse hingegen als eines der wichtigsten Untersuchungsfelder gelten, auf dem das Private politisch wurde.

Die zweite mächtige Interpretation, von der ich mich in diesem Kapitel abgrenze, gibt zwar zu, dass die Geschichte der Psychoanalyse auch politische Aspekte aufweist, hält diese aber für weniger wichtig. Insbesondere wird hier behauptet, dass die politische Dimension in ihrer Geschichte nur kurzzeitig prägend gewesen sei. So habe sich die psychoanalytische Bewegung im Europa der Zwischenkriegszeit durchaus politisiert, was dann jedoch durch die erzwungene Emigration und ihre weitgehende Amerikanisierung in der Nachkriegsgesellschaft in Vergessenheit geraten, ja verdrängt worden sei.[9] Im Hintergrund solcher Debatten stand oft die Annahme, dass man Politik und Wissenschaft besser strikt voneinander trenne. Insofern sollte die Psychoanalyse, um als Wissenschaft gelten zu können, am besten nicht mit politischen Bemühungen vermischt werden. Allerdings offenbart gerade die Geschichte der Psychoanalyse, als wie komplex und miteinander verschränkt der Zusammenhang von Politisierung und Verwissenschaftlichung verstanden werden muss. Insgesamt unterscheidet sich meine Darstellung von all diesen Auffassungen nicht zuletzt dadurch, dass ich den politischen Gehalt der Psychoanalyse in dem Bereich verorte, der gemeinhin als Beleg für ihren unpolitischen Charakter angeführt wird. Gerade das vermeintlich technische, rein instrumentelle Wissen über unser Selbst, das die Psychoanalyse zur Verfügung stellte und für das Michel Foucault den treffenden Begriff der Selbsttechnologie vorgeschlagen hat, prägte die Geschichte des Politischen im 20. Jahrhundert und darüber hinaus.[10]

1. Psychoanalyse und Kosmopolitik in Berlin, London und Kalkutta

Als Subhas Chandra Bose die Kurtis in ihrer kleinen Berliner Wohnung aufsuchte, wird ihm nicht entgangen sein, wie modern und weltläufig sich das Ehepaar gab. Sie boten ihm Gemüse an, weil sie vermuteten, ihr indischer Gast könne Vegetarier sein. Sie hatten sich bereits mit verschiedenen Aspekten indischer Spiritualität beschäftigt, so dass sie von ihrem Gast Näheres über Yoga erfahren wollten. Sie waren stolz darauf, ihre Wohnung nach dem funktionalistischen Geschmack des neuen internationalen Designstils der zwanziger und dreißiger Jahre eingerichtet zu haben. Die ungewöhnliche Begegnung verweist mit all ihren Einzelheiten auf das Milieu, in dem die

Psychoanalyse in den drei Städten heimisch wurde: die kosmopolitische Kultur der metropolitanen Mittelschichten.[11] Die Tatsache, dass ein bengalischer Politiker in Berlin bei einer Essenseinladung im Haus eines jüdischen Ehepaares auf sie zu sprechen kam, verdeutlicht, dass die Psychoanalyse zu einem grenzüberschreitenden Gesprächsthema unter den Angehörigen der gebildeten Mittelschichten (fast) aller Kontinente geworden war.

Berlin, London und Kalkutta waren gleichermaßen von Migration geprägt und stellten insbesondere in der Zwischenkriegszeit multireligiöse und multiethnische Gebilde dar.[12] Zwar gab es stets auch gegenläufige Tendenzen (die beispielsweise in Berlin 1933 an die Macht gekommen waren), doch die kosmopolitische Orientierung machte jeweils einen gewichtigen Teil der Stadtkultur aus. In der kolonialen Metropole Kalkutta, wo Subhas Chandra Bose 1930/31 für einige Monate das Amt des gewählten Bürgermeisters bekleidet hatte, bestanden beste Verbindungen nach Großbritannien und vor allem nach London. Die ab Mitte des 19. Jahrhunderts forcierte Schulbildung nach britischem Vorbild hatte die lokale Mittelschicht, die *bhadralok*, entscheidend geprägt. Dies hatte insbesondere das Prestige wissenschaftlicher Bildung befördert und Kalkutta zum unangefochtenen intellektuellen Zentrum Indiens aufsteigen lassen.

Gerade im Zuge des wachsenden Antikolonialismus der indischen Nationalbewegung etablierten sich in Kalkutta neue Orientierungen, darunter vor allem solche mit einem ausgesprochen antibritischen Potenzial. Vielfältige Netzwerke verbanden die Hafenstadt mit Metropolen rund um den Indischen Ozean, was sich in der Forderung nach einem panasiatischen Kosmopolitismus niederschlug.[13] Andere, ebenfalls hervorstechende intellektuelle Kontakte bildeten sich mit dem deutschsprachigen Raum aus, der als kontinentaleuropäisches Gegenmodell zum überkommenen britischen Vorbild erschien und beachtlichen Einfluss auf die Intellektuellen Kalkuttas und Indiens insgesamt entfaltete.[14]

Diese geografischen Orientierungen stärkten die kosmopolitische Ausrichtung der bengalischen Metropole. Dafür lassen sich aus der intellektuellen Stadtkultur, die letztlich auch die lokale Variante der Psychoanalyse ermöglichte, viele Beispiele anführen: Man interessierte sich für die deutsche Avantgarde und organisierte 1922 eine Bauhaus-Ausstellung. Der Literaturnobelpreisträger Rabindranath Tagore bereiste fast den ganzen Globus und hielt sich dreimal für längere Zeit in Deutschland auf. Seine Reisen machten ihn zu einer Art literarischem Globetrotter, dessen Routen Medien aus aller Welt verfolgten. Sein Kosmopolitismus, den er nach dem Scheitern der hindu-nationalistischen Swadeshi-Bewegung als eine bengalische Mischung aus Nationalismus und Universalismus entwickelte, kann symbolhaft für diese Strömung in Kalkutta stehen.[15] Tagore, der Freud 1926 in Wien getroffen hatte, stand der Psychoanalyse zunächst kritisch gegenüber, änderte diese Einstellung jedoch gegen Ende seines Lebens.[16] Im Hintergrund spielte bei Tagores Skepsis auch das zunehmende Konkurrenzverhältnis zu jüngeren Literaten eine Rolle, die sich in Gruppen wie Kallol zusammenfanden. Sie interessierten sich für Freud (sowie Marx) und stellten Tagores ästhetischen Idealen ihren neuen literarischen Realismus gegenüber, der nicht selten Sexualität und andere Abgründe thematisierte.[17] So unterschiedlich ihre Konzepte waren, teilten sie dennoch die kosmopolitische Orientierung.

Unter jungen Intellektuellen in Teilen Europas gab es eine

vergleichbare Gefühlslage. Auch an Orten wie Wien, Berlin oder London begehrte die Generation der um 1890 Geborenen gegen die überkommenen Wertvorstellungen der urbanen Mittelschichtskultur auf. Konflikte mit den Älteren schlugen sich bei ihnen ebenfalls häufig in einer Beschäftigung mit der Psychoanalyse und mit Themen wie Sexualität nieder.[18] Kalkuttas urban-intellektuelles Profil hatte auch sonst viel mit dem europäischer Metropolen der Zwischenkriegszeit gemeinsam: In Berlin waren die transnationalen Verbindungen nach Österreich und nach Osteuropa weiterhin existent. Vor dort stammten viele Berliner Psychoanalytiker und Psychoanalytikerinnen, die wie Siegfried Bernfeld, Otto Fenichel oder Wilhelm Reich nach dem Ersten Weltkrieg aus Wien oder aus Ungarn bzw. Budapest kamen, darunter etwa Franz Alexander, Jenö Hárnick, Melanie Klein oder Sándor Radó. Sie alle prägten die Berliner Psychoanalyse, die wie viele kulturelle Bewegungen der Stadt von osteuropäischen Migranten beeinflusst war. Obwohl die kosmopolitische Modernität der Berliner Kulturszene während der Weimarer Republik fast schon zum Klischee geronnen ist, gab es sie natürlich wirklich. Die literarische und künstlerische Avantgarde der Stadt war nicht selten von psychoanalytischen Ideen durchdrungen, wie sich etwa bei Alfred Döblin, Arnold Zweig und Richard Huelsenbeck zeigen lässt.[19] Zum Sinnbild dafür, wie gut Psychoanalyse und modernistische Kosmopolitik in Berlin zusammenpassten, wurde 1926 der bereits erwähnte Film *Geheimnisse einer Seele* von Georg Wilhelm Pabst, der später auch in vielen anderen Ländern Erfolge feierte.

London war nicht nur für das britische Kolonialreich das Zentrum eines weltumspannenden Kommunikationsnetzes. Die Metropole übernahm diese Funktion – in der Person Ernest Jones' – zunehmend auch innerhalb der psychoanalytischen Bewegung, indem sie das sprachliche Verbindungsglied nach Nordamerika, Australien, Südafrika und in die britischen Kolonien bildete. Mit ihren engen Verbindungen zur Bloomsbury-Gruppe fand die Psychoanalyse nicht nur Anschluss an die Hochkultur der Stadt, sondern zugleich ein kosmopolitisches, pazifistisches und – mit Einschränkungen – sogar antikolonialistisches Umfeld.[20] Auch in andere progressive politische Kreise besaß die Psychoanalyse beste Kontakte, so insbesondere zur sozialistischen Fabian Society. David Montague Eder war als Sozialist und Psychoanalytiker in beiden Organisationen aktives Mitglied.

In verdichteten urbanen Räumen wie Kalkutta, Berlin und London stellten sich neue Fragen des gesellschaftlichen Zusammenlebens gerade für Exponenten der gebildeten Mittelschichten. Die veränderten Bedingungen der Mobilität und der Kommunikation über soziale und nationale Grenzen hinweg schufen an diesen Orten neue Selbstverhältnisse, die sich in einem literarischen und künstlerischen Kosmopolitismus niederschlugen. Hier entstand ein beachtliches Potenzial, neue Verhaltensmuster zu erlernen und ins eigene Selbstverständnis zu integrieren. In solchen sowohl von politischen Reformern (wie der Swadeshi-Bewegung in Kalkutta oder der Fabian Society in London) als auch von der intellektuellen und künstlerischen Avantgarde (wie dem Kreis um Tagore oder der Bloomsbury-Gruppe) geprägten Milieus wurde mit neuen Lebensformen experimentiert. Es herrschte ein Interesse an alternativen Wissensbeständen, die idealerweise mit dem Prestige der Wissenschaftlichkeit versehen waren, aber in populärer Form präsentiert wurden.

Psychoanalytisches Wissen bot sich in dieser Gemengelage

an. Es stellte einerseits eine wissenschaftliche Neuerung dar; andererseits versprach die Psychoanalyse vor allem praktisches Wissen über das eigene Selbst: Was bedeuten Träume? Warum begeht man Fehler? Welche Rolle spielen die Eltern für das eigene Leben? Eine Grundunterscheidung – was ist normal, was krank? – verlieh dem entsprechenden Selbstwissen seine besondere Dringlichkeit. Schließlich gründete die Psychoanalyse auf einem universalistischen Verständnis des Menschen, was dieses Wissen gerade für kosmopolitische Projekte anschlussfähig erscheinen ließ. Potenziell konnten somit alle Menschen als Adressaten dieses Wissens gelten, das sie auch tatsächlich brauchten, um sich ihrer Normalität zu versichern. Ein Wissen für alle – aber stets getrieben von der Sorge um das Selbst.

2. Das aufgeklärt-universalistische Selbst der Psychoanalyse

Am 12. Dezember 1908 diskutierte die Wiener Psychoanalytische Vereinigung über Fritz Wittels' Buch *Die sexuelle Not*, das unter dem Motto stand: »Die Menschen müssen ihre Sexualität ausleben, sonst verkrüppeln sie.«[21] Um die politische Hauptströmung zu charakterisieren, die trotz aller Gegenbewegungen (auf die ich noch eingehen werde) eine wesentliche Grundlage der globalen Psychoanalyse bildete, ist es sinnvoll, an die Wiener Ausgangslage zu erinnern. Dort entwickelte sich eine der ersten Diskussionen um die Frage, ob man Sexualität komplett ausleben dürfe oder ob sie auf eine »gesunde«

Weise im Zaum gehalten werden müsse. Freud sprach sich dafür aus, eine krankhafte von einer sinnvollen Form der Verdrängung zu unterscheiden. Nur von ersterer müsse man sich lösen; es bleibe aber eine psychische Notwendigkeit, den Sexualtrieb von einer »höheren Instanz« aus zu kontrollieren.[22] Die Utopie der sexuellen Befreiung müsse man ablehnen, da waren sich die Anwesenden schnell einig. Allerdings hatte auch Wittels in seinem Buch einen gewissen »Grad an Unterdrückung und Verschiebung« der Sexualität gerechtfertigt: »Der ungebändigte Geschlechtstrieb würde uns in den Urzustand zurückwerfen.«[23]

Aber hatten die Wiener Psychoanalytiker damit wirklich eine politische Frage besprochen? Die klassische Politikgeschichtsschreibung würde dies eher verneinen, da hier keine politischen Funktionsträger in entsprechenden Institutionen Entscheidungen trafen, Macht ausübten oder Außenpolitik betrieben. Dass es dennoch um Macht ging, kann man unter anderem daran erkennen, dass die Wiener in ihrer Diskussion vor allem an weibliche Sexualität dachten, die eine Männerrunde schlussendlich doch nicht befreit sehen wollte. Die Frage zu stellen, ob das Frauen nicht besser selbst beschließen sollten, heißt freilich, ein klassisches Machtproblem aufzuwerfen: Wer darf worüber legitimerweise entscheiden? Zugleich fand die Wiener Debatte über sexuelle Befreiung nicht im luftleeren Raum statt – und damit wird die politische Tragweite der Diskussion noch deutlicher. Revolutionäre, anarchistische und marxistische Kräfte innerhalb der Bewegung, man denke an Otto Gross oder später Wilhelm Reich, wollten Wittels' Motto zum politischen Projekt erklären, um die Sexualität mithilfe der Psychoanalyse zu befreien. Der Konsens in der Wiener Psychoanalytischen Vereinigung beseitigte keineswegs den grundlegenden Konflikt zwischen revolutionär-marxistischen und bürgerlich-liberalen Gruppen, wobei sich letztere unter Führung Freuds gegen sexuelle Ausschweifungen und für eine männliche Disziplinierung aussprachen.

Damit stand schon 1908 eine politische Grundfrage im Raum: Was war »normale«, was »krankhafte« Sexualität? Psychoanalytisches Wissen behandelte jedoch eine ganze Reihe weiterer politisierbarer Fragen: Wurden psychische Krankheiten durch die Gesellschaft verursacht? Wie konnte man die Erziehung von Kindern so gestalten, dass sich solche Erkrankungen vermeiden ließen? Darüber hinaus begegnete man in psychoanalytischen Theorien einer ganzen Menge politischer Vorstellungen: Da war viel von »Zensur«, »Repräsentation«, »Wahl«, »Widerstand« und Ähnlichem die Rede. Die Entwicklung eines Individuums vom Säugling zum Erwachsenen wirkte bei Freud gar wie ein Kampf um Macht und Anerkennung: Ausgehend von der frühkindlichen Anarchie, die er als polymorph-perverses Stadium beschrieb, konnte eine erwachsene Sexualität nur durch die »Unterordnung aller sexuellen Partialtriebe unter den Primat der Genitalien« entstehen, also durch eine Art inneren Tyrann.[24] Selbst die therapeutische Beziehung zwischen Analytikerin und Patient war nicht frei von politischen Aspekten, etwa der Asymmetrie im psychoanalytischen Setting, die Alfred Adler kritisiert hatte.

Freud und die Mehrheit der Psychoanalytikerinnen dieser Phase lassen sich dem liberalen Spektrum der Mittelschicht zuordnen, das gemäßigte Kritik an der Gesellschaftsordnung übte, für wissenschaftlich abgesicherte Reformprojekte plädierte, aber jegliche Form von revolutionären Umstürzen ablehnte. In diesem Sinne war die Psychoanalyse ein Kind der liberalen Aufklärung und Freud ein typischer Vertreter dieses gemäßigten Bürgertums des 19. Jahrhunderts. Einer politischen Indienstnahme der Psychoanalyse stand Freud skeptisch gegenüber, vor allem wenn sie von sozialistischen oder gar marxistischen Kreisen lanciert wurde. Zwar übte er durchaus scharfe Kritik an den gesellschaftlichen Bedingungen seiner Gegenwart. So polemisierte er gegen die vorherrschende Sexualmoral und war bereit, verschiedene Sexualpraktiken, inklusive der Homosexualität, nüchtern zu beschreiben und ihre Entkriminalisierung zu propagieren.[25] Diese Gesellschaftskritik war jedoch mit der Tradition des liberalen Bürgertums vereinbar. Eine darüber hinausgehende Radikalisierung lief dem Wunsch Freuds und anderer zuwider, die Psychoanalyse selbst nicht zu gefährden. Als Naturwissenschaftler glaubte Freud, dass eine zu unverhohlene Politisierung den wissenschaftlichen Anspruch seines Projekts untergraben würde.

Freuds politisches Credo drückte sich auch in seinem berühmten Bekenntnis aus, wonach er sich als wissenschaftlicher Kämpfer im Dienste der Aufklärung verstand. Als solcher habe er der »Eigenliebe der Menschheit« – nach Kopernikus und Darwin – die dritte schwere Kränkung zugefügt, und zwar mit der Erkenntnis, »daß das Ich nicht Herr sei in seinem eigenen Haus«.[26] Die Idee dieser Kränkung wurde populär und auch von anderen Autoren oft wiederholt.[27] Dabei verstand man das Freud-Zitat stets als Hinweis darauf, wie schwer es den Menschen falle, die Wahrheit der Psychoanalyse anzuerkennen, da sie ihrer Selbstwahrnehmung, ja ihrer Selbstliebe widerspräche. Weniger häufig betont wurde hingegen die scheinbare Banalität, dass Freud dabei über die ganze Menschheit sprach. Es konnte jedoch kein Zweifel daran bestehen, dass *alle* Menschen in ihrer Macht beschränkt seien, weil *die* menschliche Psyche mit einem Unbewussten ausgestattet war, dessen verborgene Wünsche in Träumen, Fehlleistungen oder in der psychoanalytischen Therapie sichtbar wurden. Freuds Werk und die klassische Psychoanalyse erwiesen sich folglich als Entwurf eines universalistischen Selbst in der Tradition der Aufklärung.

Auf paradox erscheinende Weise hatte Freuds aufgeklärter Universalismus viel mit seiner jüdischen Herkunft zu tun. Gerade die Juden des deutschsprachigen Raums fühlten sich im 19. Jahrhundert den Idealen der Aufklärung und der liberalen Mittelschichtskultur verpflichtet, mit denen sie einen besonders intensiven Glauben an Emanzipation, Bildung und Wissenschaft verbanden.[28] Genau diese Logik des Universalismus hatte Freud dazu getrieben, die Internationalisierung der Bewegung als Abkehr vom (vermeintlich) partikularen Judentum zu verstehen.[29] Dieser politische Hintergrund der Psychoanalyse, ihr aufgeklärt-liberaler Universalismus, geriet in den verschiedenen Gesellschaften ab Beginn des 20. Jahrhunderts in die Kritik. Es kann daher kaum überraschen, dass sich verschiedene Formen der Aufklärungskritik auch gegen die Psychoanalyse und ihr politisches Selbstverständnis wandten.

3. Ödipale Kritiken – Feminismus und Antikolonialismus

An Freuds Konzepten – und dabei insbesondere an der zentralen Vorstellung des Ödipuskomplexes – hat sich viel Kritik entzündet. Zeitgenössisch sind hierbei besonders zwei Varianten erwähnenswert: die feministische und die antikoloniale Kritik.

Feminismus und Psychoanalyse

Wie ich bereits angedeutet habe, waren Freuds psychoanalytische Theorien aus einer geschlechterpolitischen Perspektive problematisch. Konzepte wie Penisneid oder vaginale Sexualität riefen – und rufen – regelmäßig Kritik hervor. Vor allem in den sechziger und siebziger Jahren brach unter feministischen Autorinnen eine heftige Polemik aus.[30] Dabei wurde nicht selten die Komplexität der freudschen Argumentation ignoriert, wobei die Proteste ohnehin weniger eine direkte Reaktion auf seine Texte darstellten als vielmehr auf die gesellschaftlich populäre Psychoanalyse insgesamt. Zugleich wurden die ebenfalls hitzigen Debatten über weibliche Sexualität ausgeblendet, die bereits in der Zwischenkriegszeit unter Psychoanalytikern vor allem in Berlin, aber auch in London tobten. Schon in dieser inhaltlichen Auseinandersetzung über Weiblichkeit hatte sich ein generelles Misstrauen gegen die männliche Perspektive offenbart. Damit wurde sichtbar, dass die vorhandenen Theorien das »normale Selbst« implizit mit einem männlichen Bürger gleichsetzten, anstatt nach der – gemeinsamen

344

und separaten – psychologischen Entwicklungsfähigkeit von Männern und Frauen zu fragen.

In die Debatten der zwanziger und dreißiger Jahre griff Freud noch selbst ein, wenn seine Stimme auch zum ersten Mal eine unter vielen und keineswegs die lauteste oder auch nur die früheste war. Er dominierte die Debatte nicht mehr so stark, und in gewisser Hinsicht wurden ihm Themen aufgedrängt, die er zuvor nicht besprochen hatte. So veränderte Freud etwa seine ursprüngliche Konzeption des Ödipuskomplexes: Zunächst betonte er mit der polymorphen Perversität und der ursprünglichen Bisexualität die allgemein menschliche Qualität von Sexualität, die beide Geschlechter teilten. Während der Debatten begann er dann, die unterschiedlichen Ödipus-Konstellationen hervorzuheben: Jungen und Mädchen entwickelten sich aus ihren jeweiligen Positionen, die sich vor allem in ihrer biologisch-körperlichen Ausstattung unterschieden, zu Männern und Frauen. Allerdings blieb die Komplexität von Freuds Argumentation auf charakteristische Weise erhalten, etwa wenn es in seinen Theorien auch weiterhin möglich war, Männlichkeit und Weiblichkeit als Eigenschaften zu denken, die im Einzelnen unterschiedlich stark ausgeprägt sein konnten. Es war also durchaus denkbar, dass es weibliche Männer und männliche Frauen gibt. Letztlich schwankte Freud auch in diesem Punkt zwischen Biologismen und Kulturalismen – und man konnte (und kann) seine Geschlechtertheorien in beide Richtungen auslegen.

Unmittelbarer Auslöser der Diskussionen war aber nicht Freud, sondern der Berliner Karl Abraham, der sich auf dem sechsten Psychoanalytischen Kongress in Den Haag 1920 aus einer freudschen Perspektive Gedanken über die Geschlechterdifferenz machte. Abrahams Argument lautete folgendermaßen: Das Mädchen entdecke den Geschlechtsunterschied und neide den Jungen ihren Penis. Für den Verlust desselben mache sie ihre Mutter verantwortlich, wodurch sich ihre ursprüngliche Bindung an diese löse und sie sich dem Vater zuwende, von dem sie für den Penisverlust durch ein Kind kompensiert werden wolle. Abraham entwickelte hier viele Ideen zur geschlechtlichen Unterscheidung weiter, die in Freuds Lehre vom Ödipuskomplex bis dato höchstens angedeutet waren, denen dieser dann aber zustimmen sollte. Abrahams Überlegungen hatten politische Konsequenzen, sah er sich doch genötigt, sie auf die Frauenbewegung anzuwenden. Zur normalen Überwindung des Penisneides im Kinderwunsch geselle sich eine andere Möglichkeit, nämlich die Entwicklung weiblicher Homosexualität, also der angeblich krankhafte Wunsch, männlich zu sein. Unter seinen Zeitgenossinnen glaubte er eine sublimierte Form dieses Wunsches zu entdecken:

> Die männlichen Interessen geistiger, beruflicher und anderer Art werden bevorzugt und betont. Bewußt wird aber die Weiblichkeit nicht verleugnet; vielmehr pflegen diese Frauen zu proklamieren, die von ihnen gepflegten Interessen seien keineswegs männliche, sondern ebensowohl weibliche. Sie vertreten die Anschauung, daß die Zugehörigkeit eines Menschen zum einen oder anderen Geschlecht für seine Leistungen besonders auf geistigem Gebiet irrelevant ist. In der Frauenbewegung der neueren Zeit ist dieser Frauentyp stark vertreten.[31]

Hinter der politischen Frauenbewegung stecke also eine Art Männlichkeitskomplex. Mehr noch: Musste man Abraham nicht so verstehen, dass er hiermit auch die Motivation derjenigen Frauen, die in der psychoanalytischen Bewegung mitarbeiteten, zu beschreiben glaubte? Es ist umso überraschender,

dass er diese Gedanken in einem Vortrag auf einem psychoanalytischen Kongress äußerte. Angesichts der Tatsache, dass
viele Analytikerinnen vor ihm im Auditorium saßen, unter ihnen seine Lehranalysandinnen und späteren Kritikerinnen Karen Horney und Melanie Klein, glich dies schon einer Publi-
kumsbeschimpfung.

Gegen solche Angriffe auf Frauen und die Frauenbewegung
regte sich schnell Widerstand, insbesondere, aber nicht ausschließlich unter Berliner Psychoanalytikerinnen, die durch
die in der Stadt breit diskutierten Themen wie Feminismus
und Sexualreform für die politische Dimension solcher Fragen sensibilisiert waren. 1923 veröffentlichte die Berlinerin Karen Horney ihre Replik: *Zur Genese des weiblichen Kastrationskomplexes*. Abraham habe, so ihr Vorwurf, den Penisneid als
weibliches »Benachteiligungsgefühl« einfach vorausgesetzt,
vielleicht weil dies »dem männlichen Narzißmus als zu selbstverständlich« erscheine.[32] Sie drehte den Spieß um: Den
Frauen Penisneid zu unterstellen habe weniger mit der Realität
als mit der Selbstverliebtheit der Männer zu tun. Trotz dieses
einprägsamen Vorwurfes liest sich Horneys erste Kritik noch
gemäßigt, vor allem im Vergleich zu den Diskussionen, die
folgten, nachdem Freud 1925 in die aufkommende Debatte ein-
stieg, sich Abrahams Position zu eigen machte und sie weiter
zuspitzte. Anna Freud verlas die Überlegungen ihres Vaters
auf dem Bad Homburger Kongress im selben Jahr. Besonders
mit einem Argument polarisierte Freud die Debatte weiter:
Da bei Mädchen die Kastrationsangst fehle, breche auch der
Ödipuskomplex nie so abrupt und vollständig ab wie bei Jungen, so dass Mädchen kein komplettes Über-Ich ausbilden
könnten:

Durch den Widerspruch der Feministen, die uns eine völlige Gleichstellung und Gleichschätzung der Geschlechter aufdrängen wollen, wird man sich in solchen Urteilen nicht beirren lassen, wohl aber bereitwillig zugestehen, daß auch die Mehrzahl der Männer weit hinter dem männlichen Ideal zurückbleibt, und daß alle menschlichen Individuen infolge ihrer bisexuellen Anlage und der gekreuzten Vererbung männliche und weibliche Charaktere in sich vereinigen, so daß die reine Männlichkeit und Weiblichkeit theoretische Konstruktionen bleiben mit ungesichertem Inhalt.[33]

Dies lief auf eine Quadratur des Kreises hinaus: Die politischen Forderungen der Feministinnen nach Geschlechtergleichstellung sollten einerseits abgewehrt, andererseits sollte diese grundlegende Gleichstellung bekräftigt werden. Das mangelhafte Über-Ich bei Frauen wirkte sich laut Freud so aus:

Man zögert es auszusprechen, kann sich aber doch der Idee nicht erwehren, daß das Niveau des sittlich Normalen für das Weib ein anderes wird. Das Über-Ich wird niemals so unerbittlich, so unpersönlich, so unabhängig von seinen affektiven Ursprüngen, wie wir es vom Manne fordern. Charakterzüge, die die Kritik seit jeher dem Weibe vorgehalten hat, daß es weniger Rechtsgefühl zeigt als der Mann, weniger Neigung zur Unterwerfung unter die großen Notwendigkeiten des Lebens, sich öfter in seinen Entscheidungen von zärtlichen und feindseligen Gefühlen leiten läßt, fänden in der oben abgeleiteten Modifikation der Über-Ichbildung eine ausreichende Begründung.[34]

Horney sah sich erneut gezwungen zu antworten und tat dies 1926 mit *Flucht in die Weiblichkeit*. Männliche Psychoanalytiker, stellte sie fest, würden weibliche Sexualität mit »männlichem Maß« messen. Ihre psychoanalytischen Kategorien stimmten mit den Vorstellungen überein, »die sich der Knabe aus einer typischen Situation heraus vom Mädchen macht«. So blendeten die männlichen Psychoanalytiker das wichtigste Faktum weiblicher Sexualität aus: die Fähigkeit zur Mutterschaft. Weil sie die Frauen darum beneideten, schätzten sie auch die Rolle der Vagina in der weiblichen Sexualität – im Vergleich zur Klitoris, die dem Penis ähnele – gering. Den weiblichen Penisneid Freuds ersetzte Horney so durch den männlichen »Mutterschaftsneid«. In den Arbeiten zur Weiblichkeit von Männern finde sich »eine unbewußte männliche Entwertungstendenz«, mit der sie ihren eigenen körperlichen Mangel kompensierten, nämlich ihre fehlende Gebärfähigkeit. Die Ergebnisse aus ihren Therapien würden insbesondere die »Intensität dieses Neides auf Schwangerschaft, Gebären und Mutterschaft sowie auf die Brüste und das Stillen« belegen.[35]

Spätestens mit dieser Intervention war Horney, die zwischen 1923 und 1935 über ein Dutzend Essays zu dem Thema vorlegte, zu einer wichtigen Kritikerin Freuds geworden. Und sie erhielt Unterstützung: Kein Geringerer als Ernest Jones pflichtete ihr bei und warf den männlichen Kollegen vor, die weibliche Entwicklung »von einem übertriebenen phallozentrischen Gesichtspunkt aus« zu behandeln.[36] Melanie Klein stimmte ebenfalls in die Kritik ein.[37] Gleichwohl bildete sich eine Gruppe von Freud-Verteidigern, unter denen mit Helene Deutsch und Jeanne Lampl-de Groot auch Psychoanalytikerinnen waren. Diese Diskussionen wirkten sich auf die zukünftige Entwicklung der Theorie aus, und zwar aus zwei Gründen: Mit Horneys Intervention wandte sich die Debatte von einer angeblich mangelhaften Klitoris- hin zu einer erfüllten Vaginasexualität. Freud hatte stets die Klitoris als – im Vergleich zum Penis – mangelhaftes Organ ins Zentrum gestellt, weil er überzeugt war, dass Mädchen vor der Pubertät kein Wissen von der sexuellen Bedeutung der Vagina hätten und sich ihre sexuellen Aktivitäten daher ausschließlich auf die Klitoris richten würde. Mit der Betonung der Vaginasexualität konnten Horney und andere eine unabhängigere Weiblichkeit postulieren. Damit stellten sie das weibliche mit dem männlichen Selbstkonzept in der Psychoanalyse auf dieselbe Stufe.

Eine zweite konzeptionelle Veränderung hatte sich länger angebahnt. Bereits mit Abrahams frühen Arbeiten zur präödipalen Mutterfigur war es zu einer Verschiebung von einer Vater- zu einer Mutterzentrierung in der Psychoanalyse gekommen. Diese wurde dann von Abrahams Schülerinnen – allen voran Horney in Berlin und Klein in London – beschleunigt und sollte in den folgenden Jahren die psychoanalytischen Theoriedebatten beherrschen. Diesen neuen Akzent nahm auch Freud auf und begann, über die präödipale Mutter als das erste Objekt nachzudenken, zu dem Mädchen wie Jungen eine emotionale Bindung eingingen. Damit ergab sich eine wichtige Präzisierung des Ödipuskomplexes, der dadurch aber auch an Bedeutung verlor, weil die Phase davor und die entsprechenden Beziehungen des Kindes in den Blick gerieten. Interessanterweise zeigten die Diskussionen in Kalkutta, auf die ich in Kürze eingehen werde, in eine vergleichbare Richtung, weil die dortigen Psychoanalytiker, allen voran Girindrasekhar Bose, die Rolle der Mutter im Ödipuskomplex betonten.

Wenn man die Überzeugungen der ersten Kritikerinnen Freuds in der Zwischenkriegszeit mit den Ansichten aus den sechziger Jahren vergleicht, fallen allerdings grundlegende Unterschiede ins Auge. Die Frauen der ersten Feminismus-Bewegung und mit ihnen auch die erwähnten Psychoanalytikerinnen sprachen sich noch im Namen einer emphatischen Weiblichkeitsvorstellung gegen die Verzerrungen durch ihre

Kollegen aus, während nach dem Zweiten Weltkrieg die Idee einer klar abgrenzbaren, körperlich definierten Weiblichkeit zunehmend infrage gestellt wurde. Für die frühere Kritik ergab sich ja in der Tat die Schwierigkeit, eine Gleichstellungsforderung auf einer Psychologie der Geschlechtsunterschiede aufbauen zu müssen. So beharrten gerade die Gegnerinnen Freuds auf biologisch-körperlichen Differenzen, und ihre Texte konzentrierten sich auf Organe wie Penis, Klitoris oder Vagina. Aus demselben Grund deutete sich in den Texten von Horney, Klein und anderen eine Glorifizierung von Mutterschaft als intime weibliche Erfahrungssphäre an, die sich bis in die psychoanalytische Bindungstheorie der zweiten Hälfte des 20. Jahrhunderts fortsetzte – und die teilweise bis in die Gegenwart reicht.[38] Damit untergruben die Psychoanalytikerinnen der Zwischenkriegszeit Freuds Fixierung auf ein männliches Selbst aber nur teilweise, da die Polarität der geschlechtlichen Selbstkonzepte erhalten blieb.

Kolonialismus und Psychoanalyse

Anti- und postkoloniale Kritik an der Psychoanalyse nahm in der Regel an Überlegungen Freuds Anstoß, die er 1913 in *Totem und Tabu* – Untertitel: *Einige Übereinstimmungen im Seelenleben der Wilden und der Neurotiker* – präsentiert hatte. Freud entlieh hierfür Annahmen aus der evolutionsbiologischen Anthropologie des späten 19. Jahrhunderts, wonach primitive Kulturen der Gegenwart einer früheren und einfacheren Stufe der Menschheitsentwicklung entsprächen.[39] Demgegenüber war mit der europäischen Hochkultur – eine selbstverständliche Überzeugung in diesen Debatten – eine spätere, komplexere Stufe erreicht worden. Freud übertrug derartige Vorstellungen in ein psychologisches Muster: Die Psyche des Einzelnen hatte sich von primitiven, infantilen Urformen zu einem vielschichtigen erwachsenen Ich zu entwickeln. Dabei bestand stets die Gefahr, den ersehnten Endzustand nicht zu erreichen und auf einer simpleren Stufe zurückzubleiben, das heißt, es drohte eine Neurose:

> [E]s leben Menschen, von denen wir glauben, daß sie den Primitiven noch sehr nahe stehen, viel näher als wir, in denen wir daher die direkten Abkömmlinge und Vertreter der früheren Menschen erblicken. Wir urteilen so über die sogenannten Wilden und halbwilden Völker, deren Seelenleben ein besonderes Interesse für uns gewinnt, wenn wir in ihm eine gut erhaltene Vorstufe unserer eigenen Entwicklung erkennen dürfen. Wenn diese Voraussetzungen zutreffend sind, so wird eine Vergleichung der »Psychologie der Naturvölker«, wie die Völkerkunde sie lehrt, mit der Psychologie des Neurotikers, wie sie durch die Psychoanalyse bekannt geworden ist, zahlreiche Übereinstimmungen aufweisen müssen [...].[40]

Somit wurden Analogieschlüsse möglich: normales Ich = Europäer = Erwachsener = Mann = Bürger. Oder die gegenteilige Gleichung: Neurotiker = Wilder = Kind = Weib = Unterschicht. Auf diese Weise wurden kolonialistische Konzepte Bestandteil der freudschen Psychoanalyse, was aber erst in den neunziger Jahren des 20. Jahrhunderts im vollen Umfang sichtbar gemacht wurde. Entscheidend waren dabei die postkolonialen Theorien und deren Kritik am kolonialen Denken.[41]

Trotz der Unterscheidung von Neurotikern bzw. Primitiven und normalen Erwachsenen hielt Freud an einem fundamentalen Universalismus fest: Alle Menschen funktionierten nach den gleichen Entwicklungsprinzipien und unterlagen den glei-

chen Grundkonflikten, die sie als Einzelne und als (fortschritt-
liche oder primitive) Gruppe unterschiedlich zu lösen in der
Lage waren. Das zentrale Moment in der Menschwerdung lieferte auch in *Totem und Tabu* der Ödipuskomplex. Hatte Freud
bereits häufiger auf die Bedeutung hingewiesen, welche der
Ödipuskomplex in der individuellen Moralgenese spielte, so vermutete er nun, »daß vielleicht die Menschheit als Ganzes ihr
Schuldbewußtsein, die letzte Quelle von Religion und Sittlich-
keit, zu Beginn ihrer Geschichte am Ödipuskomplex erworben
hat«.[42] Mit dieser Grundthese, dass der Ödipuskomplex das
universelle Entwicklungsmuster schlechthin verkörpere, legte
Freud den zentralen Grundstein für seine Kulturtheorie, die
ihn in seiner späteren Schaffensphase weitgehend in Beschlag
nahm. Zugleich schuf Freud damit die Möglichkeit, mittels
eines universell verstandenen Ödipuskomplexes verschiedene
Kulturen zu vergleichen und zu verstehen. Hier entstand die
Ethnopsychoanalyse, deren Anfänge und globale Ausmaße keineswegs ausreichend erforscht sind.[43]

Wie zuvor in Bezug auf das Verhältnis von Ödipuskomplex
und Weiblichkeit entbrannten in den zwanziger und dreißiger
Jahren nun auch in diesem Kontext umfangreiche Debatten.
Eröffnet wurden sie durch die Kritik, die der polnischstämmi-
ge, in London tätige Ethnologe Bronislaw Malinowski gegen
Freuds eurozentrische Vorstellungen lancierte.[44] Seiner Meinung nach konnte man nicht davon ausgehen, dass der Ödipuskomplex universelle Gültigkeit besitze, weil Familien in verschiedenen Gesellschaften unterschiedlich aufgebaut seien.
Malinowski griff dafür auf seine ethnologischen Studien in
der (angeblich) matriarchalen Kultur der Trobriander in Pa-
pua-Neuguinea zurück. Der Ethnologe hatte bei diesem Volk
nicht die gleiche sexualisierte Liebe gefunden, welche ein Jun-

ge in Freuds Vorstellungswelt für seine Mutter empfand, und damit logischerweise auch nicht den Hass auf den Vater. Daher müsse ein Junge seine sexuellen Impulse nicht wie in den patriarchalen Gesellschaften des Westens unterdrücken. Zudem nehme der Vater eine andere Rolle ein; er sei nicht die strafende Autorität und der Rivale um die Liebe der Mutter, sondern für die Jungen eine liebende und sorgende Instanz. Die autoritäre Rolle übernehme bei den Trobriandern der Bruder der Mutter, die Rolle des mütterlichen Liebesobjekts spiele wiederum die eigene Schwester, weshalb sich in dieser Kultur ein markantes Inzestverbot finden lasse. Malinowskis Kurzformel gegen Freuds Modell lautete, »daß im Ödipuskomplex der verdrängte Wunsch vorhanden ist, den Vater zu ermorden und die Mutter zu heiraten, während in der matrilinearen Gesellschaft der Trobriander der verdrängte Wunsch darin besteht, die Schwester zu heiraten und den mütterlichen Onkel zu ermorden«.[45]

Für Malinowski zogen andere Familienstrukturen folglich andere psychische Entwicklungen nach sich. In den abweichenden Liebes- und Hassstrukturen glaubte der Ethnologe zudem eigene Emotionsformationen matriarchaler Gesellschaften gefunden zu haben. Damit fiel für Malinowski der universelle Erklärungsanspruch des freudschen Modells in sich zusammen:

> Der Kernkomplex, wie ihn ausschließlich die Freud-Schule kennt und als universal annimmt, ich meine den Ödipuskomplex, entspricht im Wesentlichen unserer arischen Familie: patriarchal mit ausgeprägter väterlicher Gewalt, gestützt durch das römische Recht sowie die christliche Moral und verstärkt durch den modernen europäischen Industrialismus des wohlhabenden Bürgertums.[46]

354

Malinowskis Kritik konnte kaum unwidersprochen bleiben. Kein Geringerer als der Vorsitzende der British Psycho-Analytical Society persönlich nahm sich des Angriffs aus dem akademischen Establishment Londons an. Ernest Jones warf dem Ethnologen vor, nicht verstanden zu haben, dass der Onkel und die Schwester bei den Trobriandern eigentlich nur Abwandlungen der Vater- und Mutterfiguren darstellten, die ursprünglicher seien, aber umso mehr verdrängt werden mussten. Der eigentliche Vorwurf Jones' lautete damit Oberflächlichkeit. Hinter der Vielfältigkeit sozialer Erscheinungsformen, etwa in den Familienstrukturen, liege eine tiefere Einheit, welche die Psychoanalyse mit dem Ödipuskomplex beschreiben könne, während sie den Ethnologinnen und Soziologen zumeist verborgen bleibe.[47]

Damit entpuppte sich die Meinungsverschiedenheit als eine fundamentale Frage: Wie tief reicht das Politische in das Selbst hinein? Wo beginnt die Biologie, wo endet die Politik? Und was ist eigentlich politischer: Wenn man annimmt, dass das Innere des Selbst – und letztlich sogar die Trennung zwischen Innen und Außen – ein Produkt der politischen Geschichte ist, mithin einer Geschichte, die sich in die Körper einschreibt? Oder wenn man davon ausgeht, dass diese Einschreibungen nur Oberflächenphänomene darstellen und das Innere ein allen gemeinsames universelles Erbe verkörpert, das damit auch vor (oder hinter) jeder Politik und Geschichte liegt? Dieser Streit hält bis heute an, zumal sich der grundlegende Disput – wie stark ist unser Sexual- und Emotionsleben von Politik oder aber von Biologie geprägt? – eher verstärkt hat.

Mit diesem Schlagabtausch war die Debatte über die ethnologische Bedeutung des Ödipuskomplexes aber keineswegs beendet. In seinen Bemühungen, eine marxistisch-sozialistische

Kapitalismuskritik mit einer unorthodoxen Freud-Kritik zu verbinden, griff der Berliner Wilhelm Reich auf Malinowskis Erkenntnisse über die Trobriander zurück und politisierte dessen Einwände gegen Freuds eurozentrische Sichtweise zusätzlich. In seiner Schrift *Der Einbruch der Sexualmoral* von 1932 kontrastierte er eine »primitive« und eine »entwickelte« oder, in Reichs Worten, eine mutterrechtliche, urkommunistische und eine patriarchale, bürgerliche und kapitalistische Gesellschaftsform. Dieser Unterschied manifestiere sich im jeweiligen Umgang mit Sexualität, die für Reich möglichst frei und ungehindert ausgelebt werden musste:

> [D]ie Herstellung der vollen genitalen Organisation und der genitalen Befriedigung erwies sich vielmehr als der wesentlichste und unerlässliche heilende Faktor. Ist doch die genitale Befriedigung allein imstande, im Gegensatz zu den nichtgenitalen sexuellen Antrieben die sexuelle Stauung zu beheben und dadurch den neurotischen Symptomen die Energiequelle zu entziehen.[48]

Reich stellte sich damit gegen Freud, der, wie ich oben beschrieben habe, eine »vernünftige« Einschränkung der Sexualität befürwortete. Bei den Trobrianderinnen finde man »ungestörtes Sexualleben der Kinder und der heranwachsenden Jugend und volle Befriedigungsfähigkeit der genital Herangereiften, das heißt orgastische Potenz der Masse der Individuen«. Weil bei ihnen keine Verdrängung der Sexualität existiere, würden sich auch keine Neurosen bilden, wobei sich Reich hier direkt auf Malinowski berufen konnte, der bei dem Südseevolk keine hysterischen oder neurasthenischen Erkrankungen vorgefunden hatte. Reich zog daraus den Schluss, Neurosen seien »Erscheinungen der patriarchalischen, privateigentümlichen Gesellschaftsordnung«.[49] Zudem bemühte sich Reich, die historische Entwicklung aufzuzeigen, mit der die kapitalistische Ordnung in die Welt gekommen war. Der Einbruch des Patriarchats habe die Ehe und das Eigentum hervorgebracht, wodurch sich die sexualitätsfeindliche Moral und die privatwirtschaftliche Ordnung durchgesetzt hätten.

Im Gegensatz zu Malinowski, der seine Behauptungen zumindest auf ethnologische Beobachtungen stützen konnte, boten Reichs Ausführungen viel Anlass zu Kritik. So durchzog seinen Text das Vorurteil des sexuell potenten Wilden. Wie er einen primitiven, aber besseren Naturzustand idealisierte, hatte zudem wenig mit den Beschreibungen Malinowskis oder gar der Lebenswelt der Trobriander zu tun. Die »primitiven« Trobrianderinnen fanden sich in Reichs Darstellung in einer Zwitterstellung wieder: Sie bildeten zugleich eine Alternative zur *und* die Vorform der kapitalistisch-bürgerlichen Welt von Sexualitätsfeindschaft und Ausbeutung. Letztlich unterschieden sich Reich mit seiner matriarchalen Utopie und Freud mit seiner Urhorden-These nicht unbedingt voneinander: Beide blendeten die komplexen Verhältnisse in ihnen unbekannten Gesellschaften zugunsten einer eurozentrischen Fantasie über die Wilden aus. Hinter diesen Vorstellungen standen bei beiden letztlich politische Überzeugungen, wie Gesellschaften organisiert werden sollten. Freud wie Reich politisierten damit das psychoanalytische Wissen, wenn auch in entgegengesetzter Richtung. Ihren letztlich kolonialen Selbstkonzepten ließ sich aber auch in der Kritik Malinowskis kaum ein antikoloniales Selbst entgegenstellen.

Antikolonialismus und Universalismus aus
bengalischer Sicht

Anfang 1929 schickte Girindrasekhar Bose Freud aus Kalkutta einige seiner Aufsätze, darunter sowohl fachliche wie populäre Abhandlungen, die sich zum Teil auch kritisch mit Freuds Theorie auseinandersetzten. Dabei attackierte er Freud, wohl ohne es zu wissen, genau an jener Flanke, die Malinowski kurz zuvor in Europa eröffnet hatte. Er habe den Ödipuskomplex, so wie Freud ihn in seinen Werken beschrieb, nur bei seinen europäischen, nicht aber bei seinen indischen Patientinnen finden können: »Ich habe bereits darauf hingewiesen, dass Kastrationsdrohungen in Indien sehr verbreitet sind, aber meine indischen Patienten zeigen nicht im gleichen Ausmaß Kastrationssymptome wie meine europäischen Fälle. Die Begierde, weiblich zu werden, ist bei indischen Patienten viel einfacher ans Licht zu bringen als bei europäischen.« Zudem spiele die Mutter bei seinen indischen Patientinnen eine viel größere Rolle als der Vater: »Die Ödipus-Mutter ist sehr oft eine kombinierte Elternvorstellung, und das ist eine Tatsache von großer Wichtigkeit. Ich habe Gründe zu glauben, dass die Motivation für Mutter-Gottheiten sich nicht zuletzt aus dieser Quelle speist.«[50]

Bose befand sich in einer privilegierten Position, um eine derartige Kritik am psychoanalytischen Grundkonzept des Ödipuskomplexes zu lancieren. Kaum ein anderer Analytiker hatte so viel Erfahrung in der Behandlung außereuropäischer und europäischer Patienten. Die einzige Ausnahme von dieser Regel stellt in den von mir untersuchten Kontexten Owen Berkeley-Hill dar, der jedoch als Leiter einer entsprechenden Anstalt hauptsächlich mit europäischen Patienten gearbeitet hat.

Über die Behandlung seiner mutmaßlich wenigen indischen Patientinnen ist kaum etwas bekannt, außer dieser kurze Bericht Freuds: »[E]in englischer Nervenarzt in Zentralindien (*Berkeley-Hill*) ließ mir durch einen distinguierten Kollegen, der nach Europa reiste, mitteilen, daß die mohammedanischen Hindus [sic!], an denen er die Analyse ausübte, keine andere Ätiologie ihrer Neurosen erkennen ließen als unsere europäischen Patienten.«[51]

Freud selbst hatte viele der Argumente, die mit dem Konzept des Ödipuskomplexes verbunden waren, entweder seiner Beobachtung europäischer und fast ausschließlich bürgerlicher Patientinnen oder jenem Wissen entnommen, das er sich aus den Werken von »Lehnstuhl-Ethnologen« angelesen hatte. Malinowskis Kritik war ja auch deswegen so bedeutsam, weil sie auf ethnologischer Feldforschung beruhte. Mit Bose stellte nun ein überzeugter Psychoanalytiker mit erheblicher therapeutischer Erfahrung den Ödipuskomplex infrage.

Zunächst schien Boses Kritik auf eine räumlich-kulturelle Begrenzung der psychoanalytischen Theorie hinauszulaufen, die nun nicht mehr für alle Menschen Geltung beanspruchen konnte. Allerdings war auch Bose ein universalistischer Denker. Zwar bemerkte er weitere Unterschiede, etwa in den Träumen: Wenige Inder träumten davon, nackt herumzulaufen, während das unter Europäerinnen oft vorkomme.[52] Zugleich erörterte er Symbole, die offenkundig alle Menschen teilten: So lasse sich die Angst vor einer Ratte bei einer indischen Analphabetin genauso finden wie bei einer gebildeten Europäerin. Es gäbe somit, zeigte sich auch Bose überzeugt, Tiefenschichten der menschlichen Psyche, die von der kulturellen Umgebung unberührt blieben.[53] Freuds These vom Ödipuskomplex sei zudem nicht falsch, verbleibe aber letztlich an der Oberfläche:

Bei den europäischen Patienten ist es schwieriger, bei der Analyse bis zu dieser Ebene durchzudringen, so dass es so erscheint, als sei die Kastrationsvorstellung die ursprüngliche. Aber mit ausreichender Sorgfalt und Anstrengung war ich in der Lage, den Ursprung der Kastrationsvorstellung selbst bei den Europäern zu den Vorgängen des weiblichen Verlangens zurückzuverfolgen. Bei Frauen ist die entsprechende Begierde das Verlangen, ein Mann zu sein [...].[54]

So beschrieb Bose, wie er bei einem europäischen Patienten, der von depressiven Schüben und einer ausgeprägten Sexualverweigerung geplagt wurde, zunächst auf die Kastrationsangst vor dem Vater stieß. Erst bei einer genaueren Analyse konnte er den Wunsch aufdecken, eine Frau zu sein.[55] Damit glaubte er sich auf dem vertrauten Terrain seiner Theorie gegensätzlicher Wünsche, sah er doch nun ein Wechselspiel der Wünsche vor sich, Mann oder Frau zu sein.

Bose erweiterte Freuds Dynamik von Wunsch und Befriedigung, welche dieser anhand des wonnesaugenden Kleinkindes veranschaulicht hatte, zu einem gleichrangigeren ödipalen Dreieck: Ein Kind, egal welchen Geschlechts, wolle von der Mutter gefüttert werden. Es schaue sich die Handlung des Fütterns ab und entwickele den Wunsch, die Mutter zu füttern. Das beschrieb Bose als Handlungsidentität. Es komme aber auch zu einer Ich-Identität: Das Kind setze sich an die Stelle der Mutter und beginne, eine Puppe zu füttern. Es habe also gelernt, die Welt mit den Augen der Mutter zu sehen, wodurch der Vater interessant werde. Bemerkenswerterweise hielt es Bose für möglich, dass sich der Vater genauso innig um das Kind kümmerte wie die Mutter. Auch hier entstehe dann eine Identität der Handlung, so dass das Kind den Vater umsorge. Wenn sich zudem eine Ich-Identität bilde, schaue das Kind wie der

Vater auf dessen Liebesobjekt, also auf die Mutter. Das Kind habe eine Triade der Empathie gelernt:

> Von seinem eigenen Standpunkt aus weiß es, wie ein Kind sich gegenüber dessen Mutter fühlt und wie unterschiedlich sich die beiden Eltern ihm gegenüber fühlen. Aus dem Blickwinkel der Mutter weiß es, was eine Frau gegenüber ihrem Kind und Ehemann empfindet und umgekehrt. Vom Standpunkt des Vaters aus weiß es, wie ein Mann gegenüber seiner Ehefrau und seinem Sohn fühlt und umgekehrt.[56]

Das stellte aus Sicht Boses allerdings nur den Idealfall dar. Wenn es zu sexuellen Aufladungen komme, werde die Triade-Beziehung oft empfindlich gestört. Einerseits könne dann beim Jungen der klassische ödipale Wunsch entstehen: also das männliche Verlangen nach der Mutter, welche die Rivalität des Vaters und die Angst vor Kastration durch ihn nach sich ziehe. Zugleich glaubte Bose aber auch, dass sich beim Jungen der Wunsch nachweisen ließ, als Frau Sex mit dem Vater zu haben, was eigentlich meine, kastriert und eine Frau zu werden. Der Junge habe folglich nicht nur Angst vor der Kastration, er wünsche sie sich zugleich, wie Bose vor allem an bengalischen Kindern beobachtet haben wollte:

> [B]ei indischen Kindern ist von einem sehr frühen Alter an ein echtes Wissen über die männlichen und weiblichen Geschlechtsorgane vorhanden. Daher ist ein Kastrationswunsch eine natürliche Folge der Begierde, eine Frau zu sein. Das Kind bittet manchmal spielerisch seine Mutter, sich wie eine erwachsene Frau anziehen zu dürfen, und es spielt die Rolle der Ehefrau mit anderen Kindern oder sogar mit Erwachsenen. Dieses Spiel, das »bow bow khela« oder »die Ehefrau spielen« genannt wird, ist hierzulande unter Jungen und unter Mädchen eines bestimmten Alters äußerst verbreitet.[57]

Gegen diese Kritik Boses an Freuds Konzept des Ödipuskomplexes liefen Jones' Einwände, die er gegen Malinowski erhoben hatte, ins Leere. Bose beanspruchte für sich die gleiche analytische Tiefenschärfe, die Jones den Ethnologen abgesprochen hatte. Nur warf er eben Freud vor, wegen seiner kulturellen Beschränkung nicht gründlich genug analysiert zu haben und somit an der Oberfläche der Kastrationsangst verblieben zu sein.

Wieso waren all dies politische Auseinandersetzungen? Letztlich ging es dabei ja um das Problem, wie sehr sich die Struktur einer Gesellschaft in die Psyche ihrer individuellen Mitglieder einschreibt. Gibt es eine gemeinsame menschliche Grundlage oder unterscheiden sich Menschen auch in ihrem Inneren? Im Kern stand der aufgeklärte Universalismus der Psychoanalyse auf dem Prüfstand. Dieser war aber nicht zuletzt deshalb umstritten, weil die Psychoanalyse – mangels transkultureller Vergleiche – ihren Anspruch, die Grundlage der menschlichen Psyche gefunden zu haben, selbst nur erheben, aber kaum verteidigen konnte. An dieser Stelle war sie anfällig für die ethnologische Kritik.

Lassen sich die kritischen Anfragen mit anti- oder gar postkolonialen Einwänden vergleichen, die später gegen die Psychoanalyse erhoben werden sollten? Zunächst fanden diese Auseinandersetzungen nicht unter postkolonialen Bedingungen statt, da die europäischen Kolonialreiche noch existierten und ihr baldiges Ende auch kaum absehbar war. Auch lag es Freud-Kritikern wie Reich, Malinowski oder Bose fern, die Entstehung der psychoanalytischen Theorie aus dem Geist des Kolonialismus zu kritisieren. Wenn überhaupt, so beanstandeten sie wie Bose die Selbstverständlichkeit, mit der Beobachtungen an Europäerinnen zu Erkenntnissen über das menschliche Selbst als solches stilisiert wurden.

Reichs Theorien lassen sich als eine weitere koloniale Fantasie über vermeintlich primitive Völker ansehen, wenn auch diesmal in Form des edlen Wilden, der keine sexuelle Unterdrückung kennt. Malinowskis ethnologische Einwände anti- oder postkolonial zu nennen wäre sicher falsch, versuchte er doch lediglich, die Techniken seiner Wissenschaft auf eine spekulative Theorie anzuwenden, die an der Lebenswirklichkeit nichteuropäischer Völker vorbeizielte. Lässt sich schließlich Boses Sichtweise als Anti- oder gar Postkolonialismus avant la lettre verstehen? Boses Denken war stark vom indischen Nationalismus und von dessen Grundüberzeugungen geprägt, weshalb sich in seinem Werk eine gegensätzliche Struktur von Selbstkonzepten wiederfinden lässt: westlich/östlich, wissenschaftlich/spirituell, universell/partikular etc. Wenn man postkoloniale Theorie als Kritik an solchen Gegenüberstellungen versteht, dann gehört Bose kaum in diese Traditionslinie. Wenn man Postkolonialismus aber als eine Suche nach Wissensalternativen charakterisiert, die sich der kolonialen Ordnung entziehen oder sie herauszufordern versuchen, dann passt Bose vielleicht doch hierher. Schließlich war er bemüht, die Konzepte eines indischen und eines europäischen Selbst auf die gleiche Weise zu berücksichtigen, ohne dabei den Anspruch der Psychoanalyse aufzugeben, eine universelle Theorie zu sein.

Hier kann man eine vergleichbare Diskussion über die Kritik anschließen, welche die Psychoanalytikerinnen an den Weiblichkeitskonzepten äußerten: Waren deren Einwände Feminismus? Die Antwort wird ähnlich ausfallen. Wenn man Feminismus als Infragestellung von Geschlechterrollen versteht, wie sie sich die zweite feministische Bewegung ab Mitte des 20. Jahrhunderts auf die Fahne schrieb, dann passte die psychoanalytische Kritik am Ödipuskomplex kaum dazu. Dafür verwandten die Psychoanalytikerinnen in den zwanziger und dreißiger Jahren viel zu bereitwillig Selbstzuschreibungen, etwa einer spezifisch weiblichen Sexualität oder der besonderen Rolle von Mutterschaft. Gleichwohl entlarvten sie durch ihre Polemiken, dass viele psychoanalytische Konzepte und generell die Vorstellung einer gesunden Entwicklung unausgesprochen auf ein männliches Selbst ausgerichtet waren. In diesem Sinne gehören sie und ihre Stellungnahmen in die Geschichte des Feminismus.

All diese Formen von Kritik waren dadurch gekennzeichnet, dass sie in letzter Konsequenz an dem Ideal eines universalistischen Selbst festhielten, auf dem die freudsche Psychoanalyse basierte. Damit erschienen ihnen allen die psychischen Fundamente des Menschen gleich, egal ob Mann, Frau, »Zivilisierter«, »Primitive«, Europäerin oder Inder. Historisch kam es in diesen Debatten nicht zu einer grundlegenden Kritik am aufgeklärten Humanismus. Zudem muss festgehalten werden: Die Psychoanalyse war keineswegs, wie es dabei allzu oft erscheinen mag, nur eine Kulturtheorie, sondern eine Behandlungsform, und als solche versprach sie Heilung. Damit drohte die Figur des »Primitiven« oder des »Weiblichen« immer wieder in die Theorie hineinzurutschen, schließlich stand der Zustand des Primitiven und des Weiblichen angeblich der Neurose näher. Frauen und Primitive konnten als solche eigentlich kein vollgültiges Über-Ich ausbilden, wie es letztlich nur westlichen Männern möglich war. In der Psychoanalyse bedeutete Heilung, einen schweren Kampf gegen die Kräfte der Regression zu führen, den man nur mit männlicher und westlicher Reife, Rationalität und Normalität gewinnen konnte. Freud hatte die Psychoanalyse als Unterfangen verstanden, das dem modernen Ich die Gewissheit rauben sollte, »Herr in seinem eigenen Haus« zu sein. Die Debatten über Feminismus und Kolonialismus in der frühen Psychoanalyse zeigen zumindest, dass dieser Herr viel zu oft als rationaler Mann und als normaler Europäer verstanden wurde.

5. Politische Varianten: Marxismus und Nationalismus

Bisher habe ich vor allem Formen von Kritik behandelt, die sich am liberal-aufgeklärten Projekt der Psychoanalyse entzündeten, die den Bannkreis dieses politischen Rahmens vielleicht erweitern, ihn aber nicht hinter sich lassen wollten. Die Psychoanalyse war aber nicht nur in einer aufgeklärt-liberalen Form denkbar. Für die Zwischenkriegszeit lassen sich nationalistische Varianten in Kalkutta und Berlin dokumentieren. Zudem entwickelte sich eine entschieden linksfreudianische, marxistische Variante der Psychoanalyse, auf die ich am Beispiel Reichs bereits kurz hingewiesen habe.[58]

Die marxistische Variante in Berlin

Berlin erwies sich am Ende der Weimarer Republik als besonders fruchtbarer Boden, da die Stadt generell (und so auch die dortigen Psychoanalytikerinnen) eine erhebliche Politisierung erlebte. Siegfried Bernfeld und Otto Fenichel waren allerdings bereits früher – vor dem Ersten Weltkrieg bzw. Anfang der zwanziger Jahre – in bürgerlichen und jüdischen Jugendbewegungen aktiv gewesen, die eine sozialistische Orientierung besessen hatten.[59] Wilhelm Reich, der seit Weltkriegstagen zum engen Freundeskreis von Fenichel gehört hatte und lange Jahre eng mit ihm kooperierte, war ab 1927 in Wien politisch aktiv, wo er zunächst innerhalb der Sozialdemokratischen Partei Österreichs und dann ab 1930 kurz auch in der Kommunistischen Partei Österreichs mitarbeitete.[60] In Berlin gründete er die sogenannte Sexpol-Bewegung und versuchte, sie in der KPD als politische Plattform für Sexualaufklärung in Arbeiterkreisen zu etablieren, was allerdings misslang. Unter anderem richtete Reich eine Sexualberatungsstelle in Charlottenburg ein, wo auch andere linke Psychoanalytikerinnen wie Edith Jacobson beschäftigt waren.

Anfang der dreißiger Jahre bildete sich unter den Berliner Psychoanalytikern ein informeller Kreis von Linksfreudianerinnen um Reich und Fenichel, der nach Verbindungen zwischen Marxismus und Psychoanalyse suchte. Mitglieder waren unter anderem Annie Reich, Erich Fromm, Georg Gerö und Jacobson. Den Kreis trieb auch die antipsychoanalytische Kritik von sowjetmarxistischer Seite an, die seit Mitte der zwanziger Jahre immer lauter wurde und gegen die diese jungen Mitglieder ihre Psychoanalyse verteidigen wollten.[61] So war innerhalb der Deutschen Psychoanalytischen Vereinigung eine oppositionelle Gruppe entstanden, die allerdings nur kurz existierte: Mit der Machtübernahme durch die Nationalsozialisten gingen alle Mitglieder – außer Jacobson – ins Exil, wobei sie versuchten, den Kreis zusammenzuhalten und sich per Rundbriefen auf eine gemeinsame Vorgehensweise in der Internationalen Psychoanalytischen Vereinigung zu verständigen.[62] Diese Gruppe von Linksfreudianerinnen entwickelte nicht einfach ein politisches Programm, das zulasten des wissenschaftlichen Anspruchs oder der therapeutischen Praxis gegangen wäre. Das Verhältnis von Politik, Wissenschaft und Therapie war viel komplexer.[63] Der Hauptvorwurf gegen die etablierten, liberalen Psychoanalytiker bestand darin, die gesellschaftlichen Bedingungen zu ignorieren, unter denen psychische Erkrankungen entstünden. Dafür konzentrierte sich die Kritik der Linksfreudianerinnen besonders auf Freuds Todestrieb-These.[64] Das Konzept des Todestriebs, der dem Eros, also den Sexual- und Selbsterhaltungstrieben, gegenüberstand, wirke wie ein inneres Hindernis gegen das Ausleben der Sexualität, das Reich als das zentrale Problem kapitalistischer Gesellschaften ausgemacht hatte. Freud hatte ja bereits in der Debatte mit Wittels eine gesunde Verdrängung des Sexualtriebes für notwendig erklärt. In der Kritik am spekulativen Charakter der Todestrieb-Vorstellung, welche die Linksfreudianer vorbrachten, mischte sich also stets der politisch aufgeladene Wunsch nach befreiter Sexualität.

Zugleich besaß diese Polemik eine wissenschaftliche Spitze: Gegen die geisteswissenschaftlich-bürgerliche Spekulation Freuds reklamierten die Linksfreudianer um Reich und Fenichel eine »Naturwissenschaft der Seele« für sich.[65] Zugleich behaupteten sie, die besseren Praktikerinnen zu sein, indem sie versuchten, der um sich greifenden kulturtheoretischen Spekulation klinische Studien entgegenzustellen, mit denen sie zugleich ihre politischen Argumente durch therapeutisches Material zu untermauern gedachten. Die Linksfreudianerinnen vermengten somit auf eigenwillige Weise therapeutische Arbeit, naturwissenschaftlichen Anspruch und linke Politik miteinander. Durch die erzwungene Emigration entwickelte sich die Gruppe auseinander: Während Reich weiterhin eine politische Alternative innerhalb der IPV bilden wollte, was 1934 auf dem Psychoanalytischen Kongress von Luzern zu seinem Rauswurf führte, konzentrierten sich Fenichel und andere auf die klinische Arbeit, bei der politische Argumente nicht mehr direkt sichtbar waren. Trotzdem blieb die marxistische Version der Psychoanalyse innerhalb der psychoanalytischen Bewegung eine Option, die in den sechziger Jahren im Umfeld der Studentenbewegung auch wieder auf beachtliches Interesse stoßen sollte.[66] Diese Kontinuitätslinie basierte allerdings weniger auf dem marxistischen Gehalt dieser Theorien als vor allem auf dem Versprechen eines sexualisierten Selbst, das gegen die bürgerliche Reserviertheit einen ungeheuren Erfahrungshunger stillen wollte.

Die nationalistische Variante in Kalkutta

Schon Subhas Chandra Bose wollte die Psychoanalyse in ein nationalistisches Programm eingliedern, mit dem Indien unabhängig und modern werden sollte. Die Inder müssten westlicher werden, und dafür hoffte Bose, wie indische Nationalisten generell, vor allem auf die Hilfe europäischer Wissenschaften.[67] Damit offenbarte er aber zugleich ein instrumentelles Verständnis von Wissenschaft, die man einsetzen wollte, um ein Land voranzubringen, das man in vielerlei Hinsicht als rückschrittlich betrachtete. Dem stand eine indische Spiritualität gegenüber, die eine totale Modernisierung verhindern sollte. Die Psychoanalyse spielte dabei eine interessante Rolle, war sie doch weder eindeutig den Wissenschaften noch der Spiritualität zuzuordnen. Die Gespräche der Kurtis mit Bose wechselten ständig zwischen diesen beiden Sichtweisen hin und her. Damit wiesen beide der Psychoanalyse eine einzigartige Stellung zu: als Wissen der Verwestlichung dienlich zu sein und zugleich vor ihr bewahren zu können.

Auch in Kalkutta regten sich psychoanalytisch inspirierte Diskussionen über das indische Selbst, die sich von den kolonialpsychologischen Auffassungen von Daly oder Berkeley-Hill deutlich unterschieden.[68] Doch dies war keineswegs die einzige Frontstellung, für welche das psychoanalytische Wissen in dieser Phase genutzt wurde, schließlich hatten diese Debatten stets eine deutlich hinduistische und antiislamische Ausrichtung, weshalb sich die Muslime Kalkuttas nur in Ausnahmefällen für die psychoanalytische Bewegung interessierten.[69] Zugleich ermöglichte psychoanalytisches Wissen in einigen Fällen einen kritischen Blick auf die Moderne, wie das Beispiel des Psychoanalytikers Manmathanath Banerji zeigt. In seiner Argumentation, mit der er die Grundannahmen von Malinowski und Bose bestätigte, legte er dar, dass die hinduistische Religion den Aufbau der indischen Familie geprägt habe, die deshalb eine andere Struktur aufweise als die westliche. Dies verhindere nicht zuletzt psychische Krankheiten:

Das Beharren auf der Heirat, insbesondere in einem jungen Alter für das Mädchen, die Existenz eines ausgefeilten Systems von Tabus in Bezug auf sexuelle Beziehungen, Essen und freizügigen Umgang miteinander, inklusive der Anerkennung von Prostitution als Sicherheitsventil für sexuelles Verlangen – all das sorgte weitgehend dafür, dass unter den Hindus die Häufigkeit offener Homosexualität und anderer Perversionen minimiert ist.

Die in der Regel gut angepassten Mitglieder der indischen Gesellschaft würden außerdem seltener soziale und politische Unruhen anzetteln. Der Einfluss des Westens verändere nun diese Bedingungen; die spirituelle Lebensauffassung der hinduistischen Kultur gerate in Konflikt mit einer materialistischen Kultur. Die Selbstsucht breite sich aus, und die Inder würden sich immer weniger für ihre Religion interessieren. Die vom westlichen Einfluss beförderte Unabhängigkeit der Frauen führe zu immer späteren und nur noch selten arrangierten Ehen. So gerate die indische Familienstruktur unter Druck, die nach psychoanalytischen Standards eigentlich vorteilhafter sei, wie es Banerji etwa anhand der Kleinkinderziehung behauptete:

> Es gibt kein frühes Abstillen, das orale Frustration und deren psychische Folgewirkungen verursacht, keine verfrühten Versuche, regelmäßige und reinliche Gewohnheiten hinsichtlich des Urinierens und des Stuhlgangs durchzusetzen, kein Bedecken der Geschlechtsorgane bei Kindern bis zum Alter von vier bis fünf Jahren, um die phallische Phase hervorzurufen, keine Virulenz der Kastrationsdrohung und kein verfrühtes Tabu sexueller Angelegenheiten.[70]

So gefährde der Einfluss des Westens die günstigere Struktur des Ödipuskomplexes in Indien, in der – auch hier eine Parallele zu Malinowski – die Rolle der Eltern häufiger von Ersatzpersonen (Onkel, Brüder, Tanten, Schwestern, Bedienstete etc.) übernommen werde. Durch die moderne Wissenschaft der Psychoanalyse, an der Banerji als Gründungsmitglied der Indian Psychoanalytical Society Anteil hatte, konnte er überhaupt erst den Unterschied zwischen der indischen und der westlichen Gesellschaft erkennen, der durch die Modernisierung gerade verloren zu gehen schien. Bemerkenswerterweise erkannte Banerji dabei in der Psychoanalyse keinen Agenten der von ihm beklagten Verwestlichung.

Die Psychoanalyse schuf zugleich einen neuen Rahmen, um die von der Moderne angeblich bedrohte indisch-hinduistische Kultur anders und neu zu verstehen. Seit der Wende zum 20. Jahrhundert hatten hindustämmige Nationalisten – unter ihnen viele Bengalen – versucht, in den klassischen Texten des Hinduismus Begründungen für ihre politischen Projekte zu finden. So war im Umfeld der bengalischen Swadeshi-Bewegung die Bhagavad Gita als ein politischer Text interpretiert worden, um radikale und sogar gewalttätige Aktionen religiös zu rechtfertigen.[71] In den zwanziger Jahren wandte sich Mahatma Gandhi gegen diese extremen Interpretationen und las die Bhagavad Gita als Dokument für seine Politik der Gewaltfreiheit.[72] Auch Bose wandte sich in dieser Phase den Grundschriften des Hinduismus zu und legte eine Deutung der Bhagavad Gita sowie der Puranas und der Yoga Sutras vor.[73] Obwohl er als junger Mann von den nationalistischen Idealen der Swadeshi-Bewegung beeinflusst worden war und Gandhis Wirken positiv bewertete, ging es ihm dabei zunächst nicht um nationalistische Politik, zumindest nicht in diesem offensichtlichen Sinne.[74]

Sein Vorgehen beschrieb er 1930 auf dem Indischen Philosophiekongress in einem Vortrag, den er kurz darauf sowohl an öffentlichkeitswirksamer Stelle im *Modern Review* als auch im Fachjournal *Indian Journal of Psychology* publizierte.[75] Für ihn offenbarte sich in den zentralen Texten des Hinduismus, vor allem in den Veden und den Upanishaden, eine psychologische Weltanschauung. Alle mystisch klingenden Passagen müssten als psychologische Reflexionen der Weisen (Sanskrit: *rishis*) verstanden werden, die dabei zugleich zentrale Erkenntnisse der modernen Psychologie vorwegnahmen. Auch wenn sie nicht immer die richtigen Mittel dazu besessen hätten, seien die *rishis* durch wissenschaftliche Neugier motiviert gewesen, »genauso wie jeder von uns«. Selbst die unerklärlichen Kulte in den Veden müsse man nur mit den Ritualen vergleichen, die Neurotikern und Psychotikern vollführten und welche die Psychoanalyse erhellen könne, um zu einer rationalen Erklärung zu gelangen. Die indische Philosophie, die Bose so aus den religiösen Schriften des Hinduismus herauspräparierte, habe einen rationalen Urgrund und würde nur dann als Mystik missverstanden, wenn man nicht über genügend psychologisches Wissen verfüge. In ihrem Wesen sei die indische Philosophie damit dem westlichen Wissen überlegen: »Anders als die meisten philosophischen Systeme des Westens ist das Ziel aller philosophischen Ideen der Hindus im Kern praktisch. Die Hinduphilosophie lehrt Methoden, alle Arten von Schmerzen in dieser Welt dauerhaft zu überwinden und einen Zustand perfekten Glücks zu erlangen.«[76]

Mit seinem Vorhaben schloss Bose an bereits vorhandene Versuche vieler indischer Wissenschaftler an, in der hinduistischen Vergangenheit Vorbilder für ihre Disziplinen zu finden. Seit Prafulla Chandra Rays *A History of Hindu Chemistry* (1902-1908) waren solche Bemühungen populär.[77] Dabei wurde insbesondere in den verwandten Arbeiten von Jagadish Chandra Bose, mit dem Girindrasekhar Bose befreundet war, deutlich, dass die hinduistische Kultur sogar manche Vorteile gegenüber dem kruden Materialismus der westlichen Wissenschaft besitze, etwa weil sie die Einheit aller Formen von Existenz kenne. Der Zusatz Hindu war für die zumeist brahmanischstämmigen Wissenschaftler zentral, betonte es doch, dass sie nicht nur auf eine nichtwestliche, sondern zugleich auf eine nichtislamische Tradition zurückgreifen wollten.

Wie bei dem zu Beginn des vorherigen Kapitals erwähnten Suhritchandra Mitra, der den Zustand der Glückseligkeit (*ananda*) ins Zentrum seiner psychoanalytischen Emotionstheorie stellte, gipfelten Boses Ausflüge in die religiösen Schriften des Hinduismus in derselben Harmonievorstellung. Körperpraktiken wie Yoga sollten es, das führte Bose in seiner Schrift über die Yoga Sutras aus, dem Selbst erlauben, »Glückseligkeit« und »reines Bewusstsein« zu erlangen.[78] Mitras und Boses gemeinsame Erkenntnis lautete: Die alten fernöstlichen *rishis* wussten bereits, dass das Ziel aller religiösen Rituale und aller modernen Psychotherapie darin bestehen müsse, ein emotionales Gleichgewicht im Selbst herzustellen. Daher konnte mithilfe der Psychoanalyse ein »östliches« spirituelles Wissen neu entdeckt werden, das sich gegenüber dem westlichen als überlegen erwies. Die religiösen Schriften des Hinduismus wurden zu Vorläufern des modernen psychologischen und psychotherapeutischen Wissens, wobei die Modernen die darin enthaltenen Weisheiten anscheinend noch nicht wieder erreicht hatten. Ein wichtiges intellektuelles Versprechen der Hinduwissenschaft und des indischen Nationalismus, nämlich den Wert der eigenen religiösen Traditionen gerade in Zeiten der Modernisierung und Verwestlichung herauszuheben sowie die unübertroffene indische Spiritualität zu betonen, wurde somit von Bose eingelöst.

Die nationalsozialistische Machtübernahme im Januar 1933 wirkte sich auf die Berliner psychoanalytische Bewegung unmittelbar und einschneidend aus.[79] Trotzdem existierte die Bewegung offiziell noch bis 1936, als die verbliebenen Psychoanalytikerinnen in das Deutsche Institut für psychologische Forschung und Psychotherapie (auch »Göring-Institut« genannt) eingegliedert wurden.[80] In der Zwischenphase glaubten viele Psychoanalytiker – nicht nur in Berlin –, dass sie ein Arrangement mit den nationalsozialistischen Machthabern erzielen könnten, wenn sie die Deutsche Psychoanalytische Gesellschaft umstrukturierten. So kamen nach dem Exodus der jüdischen Mitglieder, unter denen sich mit Max Eitingon und Ernst Simmel auch die bisherige Führung der DPG befand, Felix Boehm und Carl Müller-Braunschweig ins Amt und bemühten sich aktiv um ein Auskommen mit dem Regime. Dabei verfolgten sie eine Doppelstrategie: Entpolitisierung auf der einen und, was paradox klingen mag, Re-Politisierung auf der anderen Seite.

Die Entpolitisierung bestand darin, die therapeutische Wirksamkeit der Psychoanalyse zu betonen und ihr damit einen unpolitischen Anstrich zu verleihen. Boehm versuchte, von ehemaligen Patienten, die sich mittlerweile als überzeugte Nazis herausgestellt hatten, Bekenntnisse zu erhalten, in denen sie versicherten, den Wert der psychoanalytischen Therapie am eigenen Leib erfahren zu haben.[81] Im Zusammenhang mit dem Wunsch, sich von marxistischen Spielarten zu distanzieren, ist auch Wilhelm Reichs Rauswurf aus der DPG 1933 zu sehen. Freud hatte hierfür die Marschroute vorgegeben: »Wenn die Psychoanalyse verboten wird, so soll sie als Psa. verboten werden, aber nicht als das Gemisch von Politik und Analyse, das Reich vertritt.«[82] Gleichzeitig nahm die DPG-Führung um Boehm und Müller-Braunschweig eine politische Neuausrichtung der Psychoanalyse vor und pries diese den nationalsozialistischen Machthabern an. Dem dienten vor allem Müller-Braunschweigs Artikel »Psychoanalyse und Weltanschauung«, der im Oktober 1933 in der NS-Zeitschrift *Reichswart* erschien, sowie ein ominöses »Memorandum«, mit dessen Abfassung Boehm Müller-Braunschweig beauftragte und das die Psychoanalyse dem neuen Regime erläutern sollte.[83]

In den beiden Quellen wurde – teilweise mit identischen, in einer sehr anbiedernden Sprache verfassten Passagen – die politische Nützlichkeit der Psychoanalyse unterstrichen. So behauptete Müller-Braunschweig in seinem *Reichswart*-Text, dass die Psychoanalyse keineswegs undeutsch sei (also nicht etwa jüdisch, was bei solchen Formulierungen stets mitgedacht wurde). Durch ihre therapeutische Hilfe leiste sie vielmehr hervorragende Erziehungsarbeit. Zudem sei sie in der Lage, »den gerade jetzt neu herausgestellten Linien einer heroischen, realitätszugewandten, aufbauenden Lebensauffassung wertvoll zu dienen«.[84] Mit dieser Wortwahl versuchte sich Müller-Braunschweig von all jenen abzugrenzen, die der Psychoanalyse einen angeblich jüdisch-zersetzenden, analytischen und nichtganzheitlichen Charakter vorhielten, und den Nationalsozialisten gegenüber die ideologische Unbedenklichkeit der Psychoanalyse zu betonen.[85] Zudem verschoben sich die Akzente fast unmerklich: Was bei Freud stets der Gesundheit und dem Wohle des einzelnen Individuums gedient hatte, sollte nun das Wohlergehen des ganzen Volkskörpers sichern. Müller-Braunschweig trieb diese Neuorientierung sehr weit, sprach er doch immer öfter von einer Psychoanalyse mit »spezifisch deutschem Gepräge« oder einer »erneuerten deutschen Psychoanalyse«.[86]

Boehm und Müller-Braunschweig ergriffen damit zweifelsohne auch eine persönliche Chance, die DPG nach ihren Vorstellungen umzugestalten. Dies war mit den (oft) linken und jüdischen Analytikerinnen – Ernst Simmel hatte als Vorsitzender des Vereins sozialistischer Ärzte im DPG-Vorstand gesessen – nicht möglich gewesen. Die Kompromissbereitschaft gegenüber dem Regime dürfte zumindest bei Müller-Braunschweig keine bloße Taktik gewesen sein, schließlich hatte er innerhalb der DPG schon vor 1933 eine konservativere Position eingenommen, etwa in der Debatte über Freuds Religionskritik, der er nicht folgen wollte.[87] Die nationalistische Umdeutung der Psychoanalyse nach 1933 erinnert dabei an die Manöver, die andere nationalkonservative Kräfte vollzogen, um sich mit dem NS-Regime zu arrangieren. Müller-Braunschweig stand mit seinem Versuch denn auch keineswegs alleine da, trafen sich seine Interessen doch mit denen anderer Intellektueller. So hatten sich zum Beispiel Hermann Graf Keyserling oder Oscar A. H. Schmitz intensiv mit der Psychoanalyse beschäftigt; sie traten allerdings für eine ganzheitliche und spirituelle Variante ein und scheuten dabei auch nicht vor gelegentlichen Ausflügen in völkisch-rassistische Argumentationen zurück.[88]

War die neuausgerichtete Berliner Psychoanalyse – mit ihrem Akzent auf der Therapie und dem »deutschen Gepräge« – noch Psychoanalyse? Oder lag hier eine Abkehr von deren Grundlagen vor? Für Reich gab es keinen Zweifel:

Die politische Reaktion identifiziert schon die Psychoanalyse mit dem Kulturbolschewismus, und zwar mit Recht. Die Entdeckungen der Psychoanalyse widersprechen restlos der nationalsozialistischen Ideologie und bedeuten eine Gefahr für deren Bestand. Es ist vollkommen gleichgültig, ob die Vertreter der Psa. nunmehr diese oder jene Schutzmassnahme ergreifen, ob sie sich von der wissenschaftlichen Arbeit zurückziehen oder diese den herrschenden Verhältnissen anpassen werden. Der soziologisch-kulturpolitische Charakter der Psychoanalyse lässt sich durch keinerlei Massnahme aus der Welt schaffen.[89]

Nicht wenigen Psychoanalytikern fällt eine historische Einordnung bis heute schwer, vor allem weil die Frage nach der Rolle der DPG im frühen NS-Regime eng mit ihrem Selbstverständnis verbunden ist.[90] Nimmt man eine globalgeschichtliche Perspektive ein, verändert sich jedoch die Problemstellung: Wenn man die deutsche (und vor allem die Berliner) Psychoanalyse der Zwischenkriegszeit als kosmopolitisches, politisch links orientiertes Gebilde kennzeichnet, akzentuiert dies den Bruch von 1933, was den Schluss nahelegt, dass diese Psychoanalyse auswandern musste.[91] Schon Reich hatte das letztlich so gesehen. Allerdings war die Berliner Psychoanalyse bereits vor 1933 ein komplexes Gebilde gewesen, in dem es unterschiedliche Gruppen gab, unter denen die Linksfreudianerinnen um Reich nur eine zwar sichtbare und einflussreiche, aber zugleich kleine Fraktion bildeten. Wenn man zwischen 1933 und 1936 unter der Leitung Boehms und Müller-Braunschweigs weiterarbeiten konnte, die »eigentliche« Psychoanalyse aber ins Exil gezwungen worden war, mit was waren die in Berlin verbliebenen Psychoanalytikerinnen dann beschäftigt? Widmeten sie ihre Arbeit, ob nun mit »deutschem Gepräge« oder ohne, nicht doch der Psychoanalyse? Stellte die eingedeutschte Variante nicht einfach eine andere Form der Anpassung an lokale Bedingungen dar, vergleichbar den Versuchen, mit denen man in Kalkutta die Psychoanalyse für ein nationalistisches Projekt einspannen wollte?

Wenn man nicht die Linksfreudianer, sondern die offiziellen Vertreterinnen der psychoanalytischen Bewegung gefragt hätte, wäre ihre Antwort eindeutig gewesen: »Sonst wird in Deutschland noch immer Psychoanalyse ausgeübt«, hieß es schlicht im Bericht des Zentralvorstands auf dem Luzerner Kongress 1934.[92] Wie zur Bekräftigung des möglichst unpolitischen Charakters der Psychoanalyse entschloss sich die Mehrheit der Kongressteilnehmerinnen, Reich nach der Deutschen auch aus der Internationalen Psychoanalytischen Vereinigung auszuschließen und ihn damit endgültig aus der psychoanalytischen Bewegung zu entfernen.

Ein entscheidender Unterschied ist zwischen der globalen Psychoanalyse und den Berliner bzw. deutschen Aktivitäten zu erkennen. Für Anna Freud lag Müller-Braunschweigs Bestreben auf der Hand: Mit seinem *Reichswart*-Artikel hatte er den internationalen Charakter der Bewegung gegenüber dem nationalsozialistischen Regime verleugnet: »Übrigens gibt es auch eine andere Möglichkeit: daß nämlich die Regierung den internationalen Charakter der Analyse besser durchschaut als Müller und sich nicht beschwichtigen lässt.«[93] Das war des Pudels Kern. Subhas Chandra Bose hatte geglaubt, man müsse psychoanalytisches Wissen für die Modernisierung Indiens nutzen: »Wir müssen analytisch werden.«[94] Aus Sicht eines indischen Nationalisten musste die Psychoanalyse also notfalls in das spezifische kulturelle Koordinatensystem des Landes eingepasst werden. Zugleich konnte es für Bose keinen Zweifel geben, dass man an einem internationalen System, wie es die globale Psychoanalyse darstellte, teilhaben wollte. Globalität und Nationalismus schlossen sich für ihn nicht gegenseitig aus.

Demgegenüber wird bei der Entwicklung der Berliner Psychoanalyse nach 1933 eine andere Tendenz sichtbar: Gerade die (als jüdisch gebrandmarkte) Internationalität der Psychoanalyse stellte das zentrale Problem dar, das die neue DPG-Leitung bei ihren Bemühungen verleugnen musste, sich dem nationalsozialistischen Regime anzudienen. Insofern war die »erneuerte deutsche Psychoanalyse« nach 1933 nicht länger Bestandteil der globalen Bewegung. Die Beschwichtigungs- und Anbiederungsversuche der DPG-Führung fruchteten freilich nicht; die nationalsozialistischen Machthaber zeigten keinerlei Interesse an einer veränderten Psychoanalyse, so dass die Deutsche Psychoanalytische Gesellschaft 1936 aufgelöst wurde. Die Psychoanalyse mit »deutschem Gepräge« stellte nicht länger eine Alternative zur liberal-aufgeklärten Hauptströmung dar.

Auch das Schicksal der linksfreudianischen Alternative war mit Reichs Rauswurf faktisch besiegelt. Zwar verblieben viele Vertreterinnen wie Otto Fenichel oder Edith Jacobson in der psychoanalytischen Bewegung und waren auch im Exil sehr produktiv. Sie sahen ihre Zukunft jedoch nicht in einem expliziten politischen Engagement wie noch in der Zwischenkriegszeit, sondern in einem ausgeprägten Interesse für klinische Studien und therapeutisch-praktische Fragen, deren politische Grundierung im Exil immer mehr verblasste. Sie durchliefen damit die gleiche Entwicklung wie die gesamte Bewegung, eine Tendenz, die man zunächst als Entpolitisierung verstehen kann. In den politisierten, teilweise erbitterten Auseinandersetzungen, die in den zwanziger und dreißiger Jahren zwischen einem aufgeklärten Humanismus und seinen nationalistischen und marxistischen Konkurrenten tobten, drängte sich verschiedenen Akteuren allmählich ein Ausweg auf: sich auf die therapeutische und/oder die rein wissenschaftliche Seite der Psychoanalyse zu konzentrieren. Das Exil mit seiner neuen, unbekannten politischen Landschaft verstärkte diese Neigung nur weiter. In einer längerfristigen Perspektive auf das 20. Jahrhundert ist diese Entwicklung allerdings nicht mit einer Entpolitisierung gleichzusetzen. Vielmehr hing sie auf komplexe, bisher kaum verstandene Weise mit einer grundlegenden Veränderung des Politischen selbst zusammen.

Im Konflikt um Reich 1933/34 wiederholte sich eine bereits bekannte Neigung der psychoanalytischen Bewegung: Personen, die ihrem machtpolitischen »Zentrum« nahestanden, wurden theoretische und politische Abweichungen nicht verziehen. Reich selbst begriff seine »Abweichung« nicht als Regelverstoß; wie Jung entwickelte er sich auch erst danach intellektuell in eine völlig andere Richtung.[95] Davor hatte er noch den Standpunkt verteidigt, er vertrete »die wohlverstandene, konsequente, völlig in der Linie der analytischen Klinik liegende Technik und Theorie der Therapie«, und betont, »dass ich zumindest nicht mehr und nicht gefährlichere Abweichungen vertrete, als die, die bei jedem Analytiker anzutreffen sind«.[96] Schon früh hatte Reich den Mechanismus innerhalb der Bewegung verstanden, mit dem die faktisch existierende Vielfalt an Meinungen geleugnet wurde:

> Ich habe mir in einer Unterredung mit Professor Freud über die analytische Therapie die Ueberzeugung geholt, dass unendlich viele Ansichten als solche des Professors verbreitet werden (z. B. bzgl. Passivität), die entweder ihm fälschlicherweise zugeschrieben werden oder, wenn sie geäussert wurden, falsch verstanden wurden. Woher stammt diese für die Psychoanalyse und die Existenz des Einzelnen so gefährliche Scheu der Besprechung unserer Therapie?[97]

Aus bewegungspolitischen Gründen wurde mit Reichs Kaltstellung das umfangreiche und vielschichtige therapeutische Feld der Psychoanalyse erneut verengt, wie dies bereits in den Auseinandersetzungen mit Jung, Adler, Stekel und Rank der Fall gewesen war. Im Fall Reichs kommt allerdings die bis heute vielen Psychoanalytikern unangenehme Einsicht hinzu, bei seinem Ausschluss den äußeren Zwang der Nationalsozialisten internalisiert zu haben.

5. Die politische Energetik der Psychoanalyse

Meine bisherige Darstellung lief darauf hinaus, dass die liberal-humanistische Hauptströmung in der globalen Psychoanalyse des frühen 20. Jahrhunderts aus verschiedenen politischen Richtungen angegriffen und kritisiert wurde, beispielsweise aus feministischen, antikolonialen, marxistischen und nationalistischen Perspektiven. Die politischen Kontroversen der Zwischenkriegszeit flauten notgedrungen ab, als sich die psychoanalytische Bewegung durch Vertreibung und Emigration grundlegend veränderte. Die Neigung, den wissenschaftlichen und therapeutischen Charakter der Psychoanalyse zu betonen, schien das Erbe der politischen Auseinandersetzungen angetreten zu haben. Für viele lag die Schlussfolgerung nahe, dass die Psychoanalyse damit zu ihrer eigentlich unpolitischen Mission zurückkehren konnte. Genau dieser Einschätzung schließe ich mich jedoch nicht an.

Mir geht es vielmehr um die politische Dimension, die in

der technisch-therapeutischen Ausrichtung der Psychoanalyse, mithin genau in ihrem vermeintlich unpolitischen Charakter zu sehen ist. Um dies zu erkennen, gilt es, sich die politischen Logiken des psychoanalytischen Wissens zu vergegenwärtigen. Die Politisierung der Zwischenkriegszeit beruhte nämlich auf der bereits thematisierten Sprache der Energetik, wie die vermeintliche Entpolitisierung in der zweiten Hälfte des 20. Jahrhunderts auf einer Logik der Selbsttechnologie basierte. Während die energetische Sprache in der Geschichte der Psychoanalyse allmählich verblasste, wurde der Aspekt der Selbsttechnologie, der bereits im frühen 20. Jahrhundert angelegt war, immer einflussreicher.

Der energetische Denkstil der Psychoanalyse rief fast automatisch politische Assoziationen hervor. Wer beständig dem Drängen des Unbewussten ausgesetzt war, dessen psychische Normalität hing von der Fähigkeit ab, die permanenten Triebregungen zu kontrollieren. Zugleich konnte das erregte Selbst nie den Wunsch loswerden, die psychischen Ventile zu öffnen und den Trieben freien Lauf zu lassen. Jedes Hindernis für diese Triebentladung – etwa in Form eines gesellschaftlichen Verbots – produzierte eine politische Sehnsucht nach Selbstentfaltung. Dabei offenbarte sich zugleich ein grundlegendes Dilemma für derartige Vorhaben: Die Triebe waren in der freudschen Psychoanalyse einerseits die »fremde« Energie, deren sich das Selbst durch Befriedigung, Verdrängung oder Sublimierung entledigen wollte, um ein psychisches Gleichgewicht zu erlangen: die Harmonie und Glückseligkeit oder das »Ananda« aus den Texten Boses und Mitras. Zugleich waren die Triebe aber auch der Ort der Eigenheit, weil sich das Selbst ja in diesen Theorien durch seine Sexualität und Emotionalität definierte. Zusammen gedacht meinte dies, dass sich das Selbst quasi von sich selbst befreien musste. Die Wahrheit des Selbst wurde folglich in solchen energetischen Metaphern stets außerhalb der Reichweite des (bewussten) Selbst platziert. Jede politische Sehnsucht, sich der Triebe, der Sexualität, der Affekte etc. zu bemächtigen, wurde durch die Unerreichbarkeit des inneren Fremden, der »radikalen Alterität« problematisiert, die das freudsche Konzept des Unbewussten im Kern ausmachte.[98] Das Streben nach einem authentischen Selbst war damit stets zum Scheitern verurteilt, wodurch es jedoch immer wieder aufs Neue befeuert wurde.

Freud war sich der Möglichkeiten bewusst, seine Psychoanalyse politisch zu interpretieren, nicht zuletzt weil er selbst dieser Versuchung zeitweise erlegen war. Um diese Tendenz zu unterbinden, betonte er die notwendige Verdrängung der Sexualität. Selbst seine höchst spekulative These vom Todestrieb ergab in diesem Zusammenhang Sinn, schließlich stand dieser den Sexual- und Lebenstrieben entgegen und verhinderte quasi von innen heraus deren ungehindertes Ausbrechen. Der Sehnsucht nach Befreiung und Befriedigung stand die Rückkehr ins Anorganische, der Tod gegenüber. Welch ironische, ja ketzerische Wendung bürgerlicher Selbstkontrolle! Aber schützten diese theoretischen Dämme vor einer Politisierung? Wenn man sich die frühe Theoriegeschichte der Psychoanalyse ansieht, kann man das kaum bejahen. Gerade ihre energetische Logik lief immer wieder auf eine – wie auch immer geartete – Politisierung hinaus. Zuerst ließ sich das bei dem Münchner Anarchisten und Psychoanalytiker Otto Gross beobachten, einem Advokaten der sexuellen Befreiung und Ausschweifung.[99] Am besten lässt sich die Logik jedoch am Beispiel des bereits häufiger erörterten Linksfreudianers Wilhelm Reich studieren.

Seine theoretischen Überlegungen gründete Reich vor allem auf das Konzept der Aktualneurose, mit dem er neurotische Erkrankungen direkt auf sexuelle Frustration zurückführen konnte. Jede Neurose – sei es eine Angstneurose, zwanghaftes Verhalten oder eine Phobie – war für Reich letztlich durch eine Unterdrückung der Sexualität verursacht. In *Die Funktion des Orgasmus* von 1927 beschrieb Reich neurotische Störungen als »ein somatisches Geschehen«, dessen »Energiequelle« ein »pathologischer körperlicher Erregungsvorgang (die Libidostauung)« war.[100] Um diese Stauung zu beseitigen, müsse der Arzt und Therapeut eigentlich regelmäßigen Geschlechtsverkehr verschreiben. Nur so sei die »orgastische Potenz« zu erreichen, deren Idealverlauf Reich grafisch darzustellen versuchte (Abb. 34).

Genitale Befriedigung stellte für Reich im Kern aber ein politisches Problem dar. In seinen bereits erörterten Ausführungen über die Trobriander zeigte sich Reich überzeugt, dass die kapitalistische Gesellschaftsordnung Sexualität notwendigerweise unterdrücke und über Institutionen wie die monogame Ehe und die bürgerlich-patriarchale Familie kontrolliere. Auch hier funktioniert der Text über die energetische Metaphorik: »Die sexuelle Misere in der privatwirtschaftlich-patriarchalischen Gesellschaft ist eine Folge der zu ihr gehörigen Sexualverneinung und -unterdrückung, welche zunächst sexuelle Stauungen bei allen ihr unterworfenen Individuen und auf diesem Wege Neurosen, Perversionen und Sexualverbrechen erzeugt.«[101]

Sogar Aggressionen seien im Kern ein Resultat mangelnder genitaler Befriedigung: »Der Haß hängt von der Stärke der Liebesversagung, der Destruktionstrieb von der Intensität der Libidostauung ab.«[102] In Fortsetzung dieser Gedanken führte

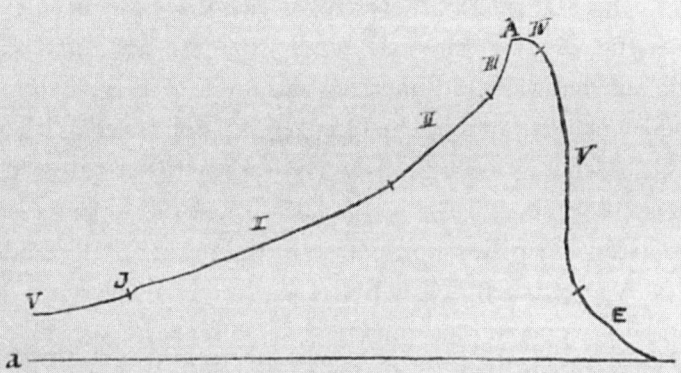

Figur 5:

Die typischen Phasen des Geschlechtsaktes mit orgastischer Potenz bei beiden Geschlechtern

V Vorlust; *J* Immissio; *I* Phase der willkürlichen Beherrschung der Reizsteigerung und der noch unschädlichen Protrahierung; *II* (6 a—d) Phase der unwillkürlichen Muskelkontraktionen und der automatischen Reizsteigerung; *III* (7) plötzlicher und steiler Anstieg zur Akme (*A*); *IV* (8) Orgasmus; *V* (9—10) steiles Sinken der Erregung; *E* Ermattung; Dauer ca. 5—20 Minuten

Abb. 34 Reichs Zeichnung der typischen Phasen des Geschlechtsaktes mit orgastischer Potenz.

Reich dann auch den aufkommenden Faschismus auf unterdrückte genitale Sexualität zurück.[103] Sexualität war damit in einer doppelten Weise reduziert. Reich fasste sie einerseits als »normalen« genitalen heterosexuellen Akt, so dass andere sexuelle Praktiken tendenziell als krankheitsfördernd gelten mussten. Andererseits wurde Sexualität enger an materialistisch-körperliche Prozesse gebunden, als dies selbst bei Freud der Fall gewesen war.

Die Selbstermächtigung und der damit einhergehende Wunsch, sich selbst in größtmöglicher Unmittelbarkeit und Authentizität zu erleben, vertrugen sich jedoch nicht mit einer Sprache, die das Selbst als durch Einflüsse bestimmt begriff, die aus dem tiefsten Innersten stammten und der Selbstkontrolle entzogen waren. Die Grenzen der Politisierung lagen somit in der Logik des psychoanalytischen Wissens als solchem: Das Außen des Selbst – ergo: das Innen des Unbewussten – ließ stets einen Rest von Selbst-Entfremdung übrig, wodurch der Wunsch nach Selbst-Befreiung immer wieder aufs Neue hervorgerufen werden musste. Hier offenbarte sich eine Art Endlosschleife, in die derartige Authentizitätssehnsüchte münden konnten.

Wie die obigen Zitate und die Grafik veranschaulichen, teilte Reich mit Freud – und auch mit Otto Gross – die Metaphorik des Drängens, Treibens, Drückens und Entlastens zur Beschreibung der wesentlichen Eigenschaften der Psyche. Dieser energetische Denkstil lieferte die sprachliche Grundlage, aus der die Politisierung des psychoanalytischen Wissens ein erhebliches Maß an Plausibilität erhielt, ohne selbst konzeptionell thematisiert werden zu müssen. Zwar konnte sich Freud der expliziten Politisierung immer wieder enthalten oder sie gar – wie im Falle Reichs 1934 – mit dem Bannstrahl des Ausschlusses belegen. Die energetische Sprache hingegen blieb in der frühen Psychoanalyse ein strukturierendes Element der Theoriebildung. Erst mit den theoretischen Weiterentwicklungen nach Freud kamen dessen Triebtheorie und damit letztlich auch die energetische Metaphorisierung der Psyche allmählich aus der Mode. Bereits in der frühen Psychoanalyse entwickelte sich parallel dazu eine andere Logik, die bis heute höchst wirksam ist.

6. Die politische Logik der psychoanalytischen Selbsttechnik

Kitty Kurti hatte sich für das spirituelle Wissen interessiert, über das in ihren Augen sowohl die westliche Psychoanalyse als auch die östliche Weisheit Indiens verfügte. Subhas Chandra Bose schrieb wissenschaftlichem Wissen einen hohen Wert für das neue, unabhängige Indien zu, das er aufbauen wollte. Beide erlagen offenkundig der gleichen quasireligiösen Kraft des Wissens, das Kurti aus einer spirituellen, Bose aus einer politischen Krise erlösen sollte. Zugleich hatte Wissen für beide einen hohen Gebrauchswert. Besonders Bose betonte den technisch-instrumentellen Charakter, den wissenschaftliches Wissen aus dem Westen für sein nationales Projekt besaß. Aber auch Kurti dachte an ein Wissen, das der Selbstbefragung und -erkenntnis dienlich sein sollte. In ihren Gesprächen bauten sie die Psychoanalyse zu einer Quelle für ein universelles Wissen über das Selbst auf: Wie kann ich mich selbst verstehen? Wie kann ich mich verbessern? Auch wenn beide es vermutlich so nicht gesagt hätten: In ihrem Verständnis verkörperte die Psychoanalyse bereits eine Selbsttechnologie, die global wirksam werden konnte.

Im frühen 20. Jahrhundert kam es zu einer Durchdringung alltäglicher Lebenszusammenhänge mit verschiedenen Formen von psychologischem Selbstwissen. Die Orientierung dieser Wissensformen auf das Selbst manifestierte sich in Beratungs- und Therapeutisierungspraktiken. Eine wichtige Rolle spielte dabei psychoanalytisches Wissen, obwohl es zu keinem Zeitpunkt der einzige Einfluss war; vielmehr entwickelte sich ein vielschichtiger und differenzierter Markt an Therapieangeboten und psychologischem Beratungswissen: So entstand nach dem Ersten Weltkrieg allmählich die psychosomatische Medizin, und Johannes H. Schultz entwickelte das autogene Training.[104] Besonders im urbanen Milieu des Berlins der Weimarer Republik bildeten sich zudem viele unorthodoxe Therapieformen heraus, die wie etwa verschiedene Formen der Körper- oder der Gestalttherapie später einflussreich werden sollten.[105]

In Kalkutta kam die Mental-Hygiene-Bewegung auf, die sich organisatorisch vor allem in der Person Owen Berkeley-Hills mit der psychoanalytischen Bewegung überlappte und die ebenfalls eigene Formen des Beratungs- und Therapiewissen entfaltete.[106] Besonders bemerkenswert war dabei das Angebot von Eheberatung, etwa in der in Bombay erscheinenden Zeitschrift *Marriage Hygiene*.[107] Auch in London existierte eine verwirrende Vielfalt von Psychowissen: Während und unmittelbar nach dem Ersten Weltkrieg wurde der »Pelmanism« William Joseph Ennevers populär – eine Art psychologisches Training zur Verbesserung der geistigen Leistungsfähigkeit, das durch das (nach Christopher Louis Pelman benannte) »Pelman Institute« propagiert wurde. In London residierte zudem die Psycho-Therapeutic Society, die etablierte Traditionen des Mesmerismus und des Hypnotismus mit einem populären Okkultismus vermischte und in der Stadt eine gut gehende Klinik unterhielt. In den zwanziger Jahren entstanden nicht nur in London, sondern in ganz England Clubs für Praktische Psychologie, die Vorträge sowie Kurse anboten und sogar Bibliotheken unterhielten.[108]

In diesem psychotherapeutischen Feld schien sich das psychoanalytische Wissen durch eine eigene Qualität auszuzeichnen, die auch Girindrasekhar Bose klar vor Augen stand:

> Psychoanalytische Erkenntnisse vermitteln uns intimere Einsichten als unsere irdischen Besitztümer. Und wenn jemand erfährt, dass seine eigene Persönlichkeit von Kräften bedroht und geformt ist, über die er wenig oder kein Wissen besitzt und über die er hier und da fragmentarische Anzeichen erhält, kann er sicher nicht unbeteiligt bleiben.[109]

Psychoanalyse wirkte demnach wie ein geheimnisvolles Wissen, das besondere Erkenntnisse über das eigene Selbst und dessen Inneres versprach – Erkenntnisse, die an das Unwissbare grenzten, weshalb die Psychoanalyse nicht nur von Kurti mit spirituellen Wissensbeständen verglichen wurde. Zugleich besaß die Psychoanalyse eine praktische Seite; sie vermittelte Handlungsweisen, die man im Alltag auf das eigene Selbst anwenden konnte. Aus Sorge um sich griff man daher zu Büchern, aus denen man psychologische Formen der Alltagsbeobachtung und entsprechende Praktiken lernen konnte.

An dieser Stelle eröffnete sich ein Anwendungsgebiet für Beratungswissen, das auch aus der Psychoanalyse stammen konnte. Zweifelsohne stellte das Ratgeben eine alte kulturelle Praxis dar, die sich mit den Möglichkeiten der modernen Buchproduktion auch in einem neuen Medium niederschlug: der Ratgeberliteratur.[110] Anfang des 20. Jahrhunderts begann die psychologische Literatur – und dies vor allem in ihren populären Varianten – die Beratungsfähigkeit und -bedürftigkeit des Selbst zu betonen. Das offenkundigste Beispiel lieferte dafür die Sexualratgeberliteratur, die in den zwanziger Jahren aufkam und sogleich hohe Auflagenzahlen erreichte. Hier wurde die Leserschaft über sexuelle Fragen aufgeklärt, in der Regel indem der Rat in die Darstellung alltäglicher Situationen und direkter Gespräche verpackt wurde. Besonders die Bücher des deutschen Arztes Max Hodann sind in diesem Zusammenhang aufschlussreich.[111] Auch in Kalkutta kam solche Literatur auf: So veröffentlichte der Privatgelehrte und Sexualforscher Nripendrakumār Basu detailreiche Sexualratgeber.[112] Auch sein Buch über Prostitution in Indien, dessen Titel *Prema o Kāma-Bijñana* (Liebe und Sexualwissenschaft) und Cover (Abb. 35) auf den psychosexuellen Zusammenhang von Emotionen und Sexualität hinwies, bereitete umfangreich psychoanalytisches und sexualwissenschaftliches Wissen auf.[113]

Generell wurden in der Ratgeberliteratur ganz unterschiedliche Wissensbestände genutzt; psychoanalytisches Wissen kam dabei nur teilweise zur Anwendung. Die psychoanalytische Popularisierungsliteratur im engeren Sinne entwickelte jedoch ebenfalls einen Hang zur Beratung. Ihre Leserschaft erhielt so eine breite Palette an nutzbarem Selbstwissen. Besonders sichtbar war dies auf dem Feld des Beziehungslebens. André Tridon, ein unermüdlicher Autor aus New York, der mit vielen populären Einführungen auf dem ganzen englischsprachigen Markt präsent war, beklagte in seinem Buch *Psychoanalysis and Love* von 1922, dass man das Studium der Liebe den Literaten oder Filmregisseuren überlassen habe: »Es ist deshalb höchste Zeit, das Thema der Liebe von einem unvoreingenommenen Blickwinkel, von einem rein wissenschaftlichen Standpunkt aus zu betrachten.« Mit seinem Buch wollte er Männern wie Frauen Handreichungen liefern, um den richtigen Partner zu finden. Zudem klärte er seine Leser über ein ganzes Arsenal

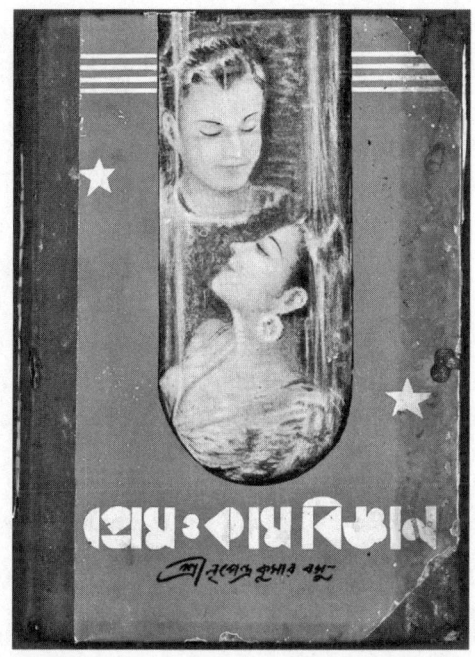

Abb. 35 Titelbild des Buches *Prema o Kāma-Bijñana*
von Nripendrakumār Basu, 1938.

von Phänomenen auf, die ihr Liebesleben betreffen konnten:
Fetische, Inzest, freie Liebe, Prostitution, Eifersucht, Homose-
xualität, Sadismus, die »neue Frau«, Verhütungsmittel usw. Das
Buch endet mit einer Beschreibung der »perfekten ehelichen
Anpassung«.[114]

In Kalkutta teilte Bose dieses Interesse; auch er vermittelte
Wissen über das Beziehungsleben. So enthielt sein alltagsnahes
Einführungsbuch *Everyday Psychoanalysis* ein ausführliches
Kapitel über Eheprobleme.[115] In dem einzigen Text, den er
einem breiteren westlichen Publikum zugänglich machen
konnte, beschäftigte sich Bose mit einem sexualwissenschaft-

lichen Problem, nämlich der Dauer des Geschlechtsverkehrs. Der Text war mit Empfehlungen gespickt, wie man den Sex verbessern konnte, wobei er sich vor allem an Männer wandte. Dabei präsentierte Bose Sex als lebenspraktisches Problem, »wie man ihre Befriedigung sicherstellt, die für das eheliche Glück so entscheidend ist«. Wie eindeutig der Text eine Selbsttechnologie propagierte, zeigte sich an seinem Ideal des perfekten Sex:

> Perfekter Sex ist, wenn beide Personen gleichzeitig befriedigt sind, das heißt, wenn der männliche Orgasmus mit dem weiblichen zeitlich zusammentrifft. Die Wichtigkeit des perfekten Beischlafes, um Zufriedenheit und Glück in das eheliche Leben zu bringen, haben die modernen Psychologen und Sexualwissenschaftler, befürchte ich, noch nicht richtig begriffen [...].[116]

Ein weiteres mit Beratungswissen gesättigtes Gebiet stellten die psychoanalytischen Erziehungsratgeber dar. Hier entstanden viele wichtige Veröffentlichungen, die zum Teil breit rezipiert wurden. Das galt etwa für das Buch *Nursery Years. The Mind of the Child From Birth to Six Years* (1929) der Psychoanalytikerin Susan Isaacs, die seit 1923 Mitglied der British Psycho-Analytical Society war. Auf charakteristische Weise sprach sie sich dafür aus, sich bei der Kindererziehung nicht länger auf traditionelles Wissen, sondern auf wissenschaftliche Erkenntnisse zu verlassen. Die vielen alltäglichen Situationen, in die sich die Erziehungsarbeit untergliedere, müssten konsequent wissenschaftlich verstanden werden. So begann Isaacs ihren Ratgeber mit solchen Alltagsereignissen, um dann festzustellen: »Es gibt nur wenige Vorkommnisse zwischen uns und unseren Kindern, die nicht der Erforschung bedürfen.«[117] Hier offenbarte sich ein grundlegender Mechanismus der Ratgeberliteratur und des Ratgebens insgesamt: Das Alltägliche wird zum fremdartigen Problem erklärt, das nur durch spezielles Wissen gelöst werden kann. Das entsprechende Wissen vom Selbst stellt dann der Ratgeber zur Verfügung. Insofern schafft die Ratgeberliteratur den Bedarf, den sie befriedigt.

In Kalkutta wurde für Erziehungsfragen ebenfalls psychoanalytisches Wissen aufbereitet. So entstanden auch auf Bengalisch Texte, die zunächst ein psychoanalytisches Grundverständnis für die Kindheit schufen und mit Empfehlungen an die Adresse der Eltern endeten. So trat Bose für das Abhärten der Kinder ein, etwa indem man sie im Dunkeln schlafen lassen sollte, und warnte vor zu viel Zuneigung.[118]

Auch für andere Themengebiete boten Psychoanalytiker einen Reichtum an Selbstwissen an, mit dem man diverse alltägliche Situationen angeblich besser bewältigen konnte. Von besonderer Bedeutung waren dabei Traumtheorien und -deutungen. Freuds *Traumdeutung* gehörte zwar selbst nicht zu den Büchern, die sich für eine internationale Popularisierung besonders gut eigneten, da das Buch keine leichte Lektüre darstellte und die Übersetzung Schwierigkeiten bereitete. Allerdings wurden Freuds Überlegungen auch durch die Kurzfassung »Über den Traum« von 1901 verbreitet, die 1914 ins Englische übertragen wurde.[119] So konnte man sich in London noch vor dem Ersten Weltkrieg anhand von psychoanalytischem Wissen über Träume unterhalten. Die englischen Ausgaben fanden auch in Kalkutta Verwendung; tatsächlich gehörte die *Traumdeutung* zu den ersten Freud-Texten, die Bose in einer englischen Fassung lesen konnte. Das Deuten von Träumen besaß in den meisten Kulturen eine lange Tradition, auch in Indien.[120]

Dieses psychoanalytische Verfahren hatte den Vorteil, nicht

an die Therapie im engeren Sinne gekoppelt zu sein. *Die Traum-deutung* bestand ja in wesentlichen Teilen aus Freuds Deutung seiner eigenen Träume, was seine Leser leicht übernehmen und in ihren Alltag überführen konnten. Auch Bose verbreitete entsprechendes Selbstwissen in seinen ersten bengalischen Texten. Dabei war er bemüht, einfache Fragen zu beantworten: Was sind Träume? Warum träumen wir? Was bedeuten Träume? Dafür nutzte er das neue psychoanalytische Wissen Freuds und anderer Autoren, griff aber auch auf Traumwissen aus hinduistischen Quellen zurück, vor allem aus den Veden und den Upanishaden. Zudem erläuterte er den Sinn einiger typischer Träume, wie etwa vom Fliegen, Nackt-Herumlaufen oder vom Herunterfallen.[121] Zugleich führte er dieses Wissen als Technik vor, indem er zum Beispiel von der Deutung eines Traumes einer seiner Freunde berichtete und dabei detailliert alle Assoziationen auflistete, die sein Freund mit dem Traum verband. Dramatischerweise stellte sich heraus, dass sein Freund im Traum unbewusst den Tod seines eigentlich geliebten Vaters herbeisehnte.[122]

Auf diese Weise motivierte Bose seine bengalische Leserschaft, über ihre Träume nachzudenken und neue Einsichten in ihr Unbewusstes zu erlangen. Zugleich vermittelte er ihnen eine Deutungspraxis, die sie auf sich selbst oder auf andere Personen anwenden konnten. Weil in den psychoanalytischen Quellen immer wieder angesprochen wurde, wie zum Beispiel Aufschreibetechniken das Träumen der Patienten verändern konnten, lässt sich auch für Kalkutta annehmen, dass diese neue Aufmerksamkeit, die Bose dem Thema verlieh, das Träumen seiner bengalischen Leserschaft veränderte.[123]

Selbstwissen und -techniken lehrte die Psychoanalyse auch auf andere Weise. So gehörte Freuds Buch über alltägliche Fehlleistungen, die *Psychopathologie des Alltagslebens* (1901), international ebenfalls zu den erfolgreichsten Büchern der frühen Psychoanalyse.[124] In vielen englischen Büchern, in denen entsprechendes Wissen popularisiert werden sollte, finden sich neben Traumkapiteln auch Passagen über Fehlleistungen.[125] In Kalkutta spielte bei der Verbreitung solcher Ideen nicht nur Bose eine Rolle; entsprechende Kapitel finden sich auch in bengalischsprachigen Einführungswerken.[126] So behandelte Suhritchandra Mitra in seinem Buch *Manasamīksaṇ* (Psychoanalyse) von 1941 nicht nur Freud und das Unbewusste, sondern auch alltagsnahe Themen.[127] Sogar in anderen Medien fand diese lebenspraktische Dimension Verwendung, so im Film *Geheimnisse der Seele*, in dem Fehlleistungen und Träume eine auch darstellungstechnisch wichtige Rolle spielten.

In den ersten Texten der frühen Psychoanalyse deutete sich außerdem eine neue Aufmerksamkeit für Körpertechniken an, die in den psychologisch gestützten Selbsttechnologien im weiteren Verlauf des 20. Jahrhunderts immer wichtiger werden sollten.[128] Das gilt auch in Europa vor allem für Yoga-Praktiken, die oft zusammen mit psychoanalytischem Wissen Verbreitung fanden. So verglich die von Jungs analytischer Psychologie beeinflusste Geraldine Coster nicht nur westliche Psychotherapie mit dem Yoga-System von Patanjali, sondern betonte auch die Körpertechniken, die beim Yoga vermittelt wurden.[129] In Deutschland ergaben sich ähnliche Verbindungen von Yoga und Psychoanalyse, etwa in einem Buch von Oscar A. H. Schmitz, der sich nach seiner Analyse bei Abraham selbst zum Psychoanalytiker ernannt hatte.[130] In dem in Kalkutta verfassten Essay bereitete Bose den philosophischen Hintergrund der Yoga Sutras auf und richtete seinen Blick dabei besonders auf die selbsttransformierenden Anteile.[131] In seinem der Dauer des Geschlechtsverkehrs gewidmeten Artikel im *International Journal of Psycho-Analysis* befasste sich Bose dann ausführlicher mit anderen Körpertechniken als mit Yoga.[132] Im Zentrum standen in beiden Texten psychologische Weisheiten der klassischen indischen Philosophie, die Bose heranzog, um zu unterstreichen, wie wichtig es sei, den Körper bestmöglich einzusetzen:»Ich bin deshalb der Meinung, dass bei einem normalen Paar und mit angemessener Rücksicht auf die individuellen Besonderheiten ein Geschlechtsverkehr von anderthalb bis zu fünf Minuten komplette Befriedigung bei beiden Partnern herbeiführen sollte.«[133]

Den entscheidenden Grund, warum psychoanalytisches Selbstwissen in all diese Alltagsgebiete dringen sollte, um Verhaltensänderungen anzuregen oder zumindest eine bessere Beobachtungsposition zu ermöglichen, legte Bose in seinem Ratgeber *Everyday Psychoanalysis* (1945) offen. Das Buch setzte sich aus verschiedenen Vorträgen zusammen, die er in den zwanzig Jahren zuvor vor einem Laienpublikum gehalten hatte. Psychoanalytisches Ratgeben konnte also offenkundig auch Teil einer öffentlichen Kommunikation werden, bei der das Wissen von Spezialisten in komplexen Wechselwirkungen mit den Interessen des Publikums stand. In Boses Vorträgen kamen uns bereits bekannte Themen vor, so zum Beispiel Ehekonflikte, Sexualität oder Träume. Gleichwohl finden auch ungewöhnlichere Gegenstände Erwähnung, etwa das Psychogramm eines Geschäftsmanns oder die psychologischen Aspekte von Verbrechen.

Am Ende seiner Darstellung dachte der bengalische Psychoanalytiker über Normalität nach. Es lasse sich, so führte er aus, keine klare Grenze zwischen normalem und abnormalem Verhalten ziehen, da diese letztlich sozial ausgehandelt werde. Der objektive Wissenschaftler könne Abnormalität nur statistisch als Abweichung von einer Norm beschreiben, was stets mit einem gewissen Grad an Willkür behaftet sei. Zudem falle es selbst den Wissenschaftlern schwer, zwischen körperlichen und geistigen Abweichungen zu unterscheiden. Genauso gäbe es eigentlich keine rein »körperliche« oder rein »geistige« Therapie. Mit diesem Gedanken stellte Bose die noch heute geläufige Gegenüberstellung einer pharmakologischen und einer psychotherapeutischen Behandlung infrage. Grundlegender war jedoch die Einsicht, dass jede psychische Krankheit, jede Perversion Bestandteil des normalen Verhaltens sei: »Ein geringer Grad an Sadismus und Masochismus ist Bestandteil des normalen sexuellen Lebens; jeder von uns hat ein gewisses Ausmaß an Exhibitionismus oder sein Gegenteil, Voyeurismus, in seinem Naturell. Deshalb nennt Freud jedes Kind ein polymorph-perverses Individuum.«[134] Seine Zuhörer- und Leserschaft musste sich somit stets die Frage stellen: Wie pervers bin ich? Wie kann ich das feststellen? Wie kann ich normaler werden?

Hier offenbart sich der Mechanismus von Ratgebern: die Leserinnen zu verunsichern, ihnen aber zugleich zu vermitteln, dass es Abhilfe in Form des Ratgebers gibt. Theoretisch ausgedrückt: Das psychoanalytische Selbstwissen wurde zu einer Technologie der Selbstoptimierung. Dies stellte einen wesentlichen Aspekt in der Geschichte der globalen Psychoanalyse dar: Das Verhältnis von normal und abnormal verschob sich. Psychische Krankheiten wurden als beständige Möglichkeit der normalen Entwicklung verstanden. Das bedeutete einerseits, dass psychische Erkrankungen, welche die Psychiatrie seit dem 19. Jahrhundert ja in der Regel als vererbte Schicksale verstanden hatte, nun nicht mehr so stark stigmatisiert waren. Andererseits – und diesen Aspekt sollte man nicht unterschätzen –

war psychische »Normalität« damit stets von Krankheit bedroht; sie musste quasi von jetzt an in Anführungszeichen gesetzt werden. Jeder musste sich um sich selbst sorgen, um das eigene Innere, die eigene geistige Gesundheit. Auch diese Erkenntnis lässt sich theoretisch ausdrücken: Das Selbst wird im 20. Jahrhundert zunehmend zu einem Gegenstand von Normalisierung und Therapeutisierung, so dass jeder beständig aufgerufen war, sich selbst zu optimieren und anzupassen. Die Psychoanalyse brachte damit eine Selbsttechnologie hervor.

Diese psychoanalytische Selbsttechnologie lässt sich anhand vieler Beispiele schon in der ersten Hälfte des 20. Jahrhunderts nachweisen. Die Bedeutung entsprechender Formen von Selbstwissen und Beratungsangeboten nahm in den Nachkriegsgesellschaften weiter zu. In der Regel hat die Geschichtsschreibung deren Einfluss allerdings erst für den späteren Zeitraum festgestellt.[135] Es ist jedoch eher von einem kontinuierlichen Anwachsen auszugehen, im Zuge dessen sich die Anforderungen an das Selbst häuften, die eigene Psyche normal und funktionsfähig zu erhalten. In dem Maße, in dem die Psychoanalyse der expliziten Politik immer stärker entsagte und sich auf ihre technisch-therapeutische Seite zurückzog, verstärkte sie die bereits bestehende Tendenz zur Selbsttechnologie. Die energetische Logik verlor hingegen im weiteren Verlauf des 20. Jahrhunderts viel von ihrer früheren Plausibilität, was nicht zuletzt daran lag, dass sich die wissensgeschichtlich relevanten Modelle änderten: Weniger physikalisch-thermodynamische als vielmehr kybernetische und informationstechnologische Vorstellungen begannen das Bild zu prägen, welches die psychologischen Wissenschaften von der Psyche entwickelten.[136] In der psychoanalytischen Theoriebildung schlug sich das insofern nieder, als die Triebmodelle Freuds zunehmend aus der Mode gerieten.[137] Die Politisierung der Psychoanalyse in der Zwischenkriegszeit büßte somit nicht nur ihren politischen und sozialgeschichtlichen Hintergrund ein, als sich die Gesellschaften mit dem Zweiten Weltkrieg grundlegend wandelten. Ihr fehlte auch zunehmend die wissensgeschichtliche Grundlage. Angesichts der subtileren Politik der Selbsttechnologie kann dennoch nicht die Rede davon sein, dass sich die Psychoanalyse entpolitisierte.

7. Fazit: Psychoanalyse als globale Selbsttechnologie

Ende der dreißiger Jahre bekam Ajita Chakraborty – damals ein aufgewecktes Kalkuttaer Mädchen von zwölf oder dreizehn Jahren – ein seltsames bengalisches Buch in die Hände: *Maner Khela* (zu Deutsch Gedankenspiele). Verfasst hatte es Bijoylal Chattopadhyay, ein bengalischer Schriftsteller und großer Verehrer des Literaturnobelpreisträgers Rabindranath Tagore. Chattopadhyay nutzte darin freudsche Konzepte wie das Unbewusste, Verdrängung, Zensur etc., um Figuren aus bekannten Werken der bengalischen Literatur besser zu verstehen.[138] Als Ajita Chakraborty mit über achtzig Jahren auf ihr Leben als Psychiaterin – und erste indische Frau auf diesem Gebiet – zurückblickte, erinnerte sie sich an den Eindruck, den das Buch bei ihr als Mädchen hinterlassen hatte: »Ich war fasziniert und wusste sofort, dass das mein Thema ist; das war es, was ich machen wollte.« Sie befand sich damals auf der Erkenntnissuche

einer Heranwachsenden und hatte sich bereits mit philosophischen Büchern beschäftigt, die sie aber nicht recht verstand:
»Ich suchte herum, versuchte Antworten zu finden auf mein
Bedürfnis nach Wissen, oder vielleicht einen Code, eine Struktur, die mir die Dinge erklären würde.«[139] So begann sie ihre
Selbstanalyse, um dann einige Zeit später eine Analyse bei De-
biprasad Chattopadhyay in Angriff zu nehmen, einem marxistischen Philosophen, der mit Untersuchungen zum klassischen
indischen Denken berühmt werden sollte.

Ajita Chakraborty wandte sich – wie auch ihr Lehranalytiker
Chattopadhyay – bald enttäuscht von der indischen Psychoanalyse ab, da diese sich zu orthodox an die Vorgaben Freuds
gehalten und von dem Weg Girindrasekhar Boses abgewandt
habe, dessen psychoanalytische Theorien besser zu den indischen Gegebenheiten passten.[140] Durch ihre psychiatrische
Ausbildung im London der fünfziger Jahre lernte sie die Nach-
kriegsentwicklungen auf dem Feld psychologischer, psychoanalytischer und psychiatrischer Wissensformen kennen: die
Humanistische Psychologie, die Selbstpsychologie, die Anti-
psychiatriebewegung und die Ansätze der transkulturellen Psychiatrie. Ihre lebenslange Beschäftigung damit und ihre Erfahrungen als Psychiaterin mündeten schließlich in die Ansicht,
dass den psychologischen Theorien jeweils unterschiedliche
Annahmen über die Psyche zugrunde lägen, die nur auf die historischen Konstellationen angewendet werden sollten, in denen und für die sie entwickelt worden seien. Man könne nicht
von einem stabilen, universellen Selbst ausgehen, dass sich
überall auf der Welt in allen Kulturen finden und ggf. auf dieselbe Weise behandeln lasse. Daher sei auch die freudsche Psychoanalyse von begrenztem Wert, da sie auf die Menschen des
Westens zugeschnitten sei: »Psychoanalyse oder die daraus ab-

geleitete westliche Psychotherapie ist für andere Kulturen genau aus diesem Grund unbrauchbar; sie basiert auf dem Individuum.«

Ajita Chakraborty war überzeugt, dass das indische Selbst, anders als im individualistischen Westen, traditionell eng in das Familiensystem eingebunden sei. Daher müsse man jeweils nach anderen Ansätzen suchen. Chakraborty vergaß nicht zu erwähnen, dass in Indien eine eigenständige Tradition mit psychologischem Wissen und therapeutischen Praktiken existierte, an denen man sich orientieren solle:

Anleitungen für den Weg zur geistigen Stabilität sind ein wichtiges Ziel der indischen Philosophie; das religiöse und soziale Hindu-Leben ist voll von Rezepten für geistige Gesundheit. Gurus und Ratgeber, die als Ersatz-Therapeuten agieren, sind leicht zu finden, *kathokatha* (religiöses Geschichtenerzählen), Pilgerreisen, *pujas* (Gottesdienst), Rituale, Beichten und Erneuerungen und, mehr als alles andere, Meditation – all dies hat eine tiefe psychotherapeutische Wirkung, zusätzlich zu der allgemeinen religiösen Bedeutung.[141]

Natürlich habe die Moderne erheblichen Einfluss auf Indien gehabt. Nur hätten Kolonialismus und Verwestlichung das traditionelle Selbstverständnis nicht völlig verschwinden lassen; vielmehr habe sich ein inneres von einem äußeren, modernisierten Selbst abgetrennt. Während das äußerliche Selbst mit den vielen Anforderungen der modernen Welt konform gehe, erlaube allein das indische Selbst, davon war Chakraborty überzeugt, Intimität und Wahrhaftigkeit: »Inder haben keine Probleme, starke Gefühle ›im intimen Kreis‹ auszudrücken. Sonst verstecken sie diese, bis ein passendes Umfeld gefunden ist.«[142] Für diese These eines verborgenen indischen Selbst konnte sie auf umfangreiche Forschungsliteratur aus Anthropologie und Psychoanalyse zurückgreifen.[143] Im Prinzip erinnerte ihre Argumentation sogar an jene Unterscheidung eines individualistisch-materialistischen Westens von einem kollektivistischen und spirituellen Indien, die schon Nationalisten wie Subhas Chandra Bose umgetrieben hatte.

Chakraborty griff damit auf ein politisches Muster zurück, das ich in diesem Kapitel behandelt habe. Das generelle Ziel dieses letzten Hauptteils meiner Studie bestand darin, die globale Psychoanalyse der Frühzeit in eine Geschichte des Politischen im 20. Jahrhundert zu integrieren. Dabei lässt sich Politik aus meiner Sicht nicht auf den Bereich regierungsamtlicher Handlungen beschränken, sondern muss als jene Arena verstanden werden, in der Gesellschaften Macht aushandeln, regulieren und produzieren. Insofern ist die Psychoanalyse ein politisches Thema und muss von der Politikgeschichtsschreibung behandelt werden. Selbst die Kritik an Freud und der Psychoanalyse, wie ich sie hier referiert habe, stützt dieses Argument. Die zwei Polemiken gegen die zentrale Vorstellung des Ödipuskomplexes – die feministische und die postkoloniale – scheinen mir ebenso sinnvoll wie berechtigt. Wenn jedoch haltbare Kritik an einem Wissenssystem (auch) politisch motiviert ist (und keine davon den Vorwurf erhebt, das betreffende Wissenssystem sei unpolitisch), dann muss wohl angenommen werden, dass das angegriffene Wissenssystem selbst als zutiefst politisch verstanden werden muss. Es ist im Rückblick auf die Geschichte des 20. Jahrhunderts einfacher, diese These zu formulieren, weil sich in dessen Verlauf das, was als politisch verstanden wurde, von der Politik zum Politischen verschoben hat. Daran hatte die hier beschriebene Geschichte der Psychoanalyse Anteil, führte doch gerade die Politisierung der Sexualität, wie sie unter anderen Wilhelm Reich propagierte, letztlich zu einer solchen Ausweitung des Politischen.

Es überrascht aus dieser Perspektive keineswegs, dass die Geschichte der globalen Psychoanalyse von vielfältigen politischen Konflikten und Projekten geprägt war. Ihre frühe Hauptströmung lässt sich der humanistisch-universalistischen Tradition der Aufklärung zuordnen, der sich vor allem Freud trotz aller Kritik an bürgerlicher Scheinheiligkeit verpflichtet fühlte und die er auch theoretisch verteidigte. Eine der wichtigsten Herausforderungen für diese Haltung lieferten die marxistischen Linksfreudianerinnen. Gerade weil sie eine politische Kritik mit einer naturwissenschaftlichen Theorie und mit klinischer Praxis kombinierten, wären sie ein schwieriger Gegner geblieben, hätten die Nationalsozialisten sie nicht ins Exil gezwungen. Indem sie die spekulativen Theorieteile im Werk Freuds – insbesondere den Todestrieb – beanstandeten, entlarvten sie zugleich die politischen Interessen, die Freud mit seinen theoretischen Volten verfolgte, etwa die Verteidigung einer Verdrängung von Sexualität.

Zugleich spiegelte sich gerade diese spekulative und leicht mystische Seite Freuds in den politischen Debatten unter den indischen Psychoanalytikern. Schließlich konnten sie Freuds Todestrieb-These und dessen Nirwana-Prinzip aufgreifen, wenn sie aus nationalistischen Interessen für die Bedeutung der indischen Philosophie und ihres psychologischen Erbes warben. Auch die Diskussion um eine Psychoanalyse mit »deutschem Gepräge«, die vor allem Müller-Braunschweig lancierte, nachdem die nationalsozialistische Machtübernahme 1933 ihm und Felix Boehm dazu die Möglichkeit bot, lässt sich als nationalistische Interpretation verstehen. Gleichwohl drohten sie den Bereich ihres Wissenssystems zu verlassen, weil sie sich mit der Propagierung einer deutschen Alternative gegen die universalistischen Grundlagen der globalen Psychoanalyse wandten. Ein indischer Nationalist hatte hingegen stets das Bestreben, trotz aller Nationalismen legitimer Teil einer internationalen Bewegung zu sein und zu bleiben.

In all diesen Unterfangen sehe ich zwei Logiken am Werk. Die energetische Sprache in den Theorietexten erhielt dabei eine Bedeutung, die weit über die Rolle einer simplen Metapher hinausging. Der psychoanalytische Denkstil entfachte eben auch – zumindest in der Frühzeit – eine bestimmte politische Dynamik, die zugleich zum Scheitern verurteilt war. Sosehr ein authentisches Selbst politische Sehnsüchte befeuern konnte, so unerreichbar musste es doch bleiben, weil für die Psychoanalyse ein Rest an Selbstentfremdung – im unbekannten Inneren – konstitutiv war.

Als eigentlich politisches Erbe der Psychoanalyse bis in die Gegenwart kann allerdings die Logik der Selbsttechnologie gelten. So lebhaft die verschiedenen explizit politischen Debatten der Zwischenkriegszeit waren, sie verstellen eher den Blick auf die längerfristige politische Dimension der globalen Psychoanalyse. Das Gleiche gilt für die Wiederbelebung des Linksfreudianismus nach 1945, in der Bundesrepublik oder anderswo. Demgegenüber steht die lange Erfolgsgeschichte eines vermeintlich unpolitischen, technisch-therapeutischen Verständnisses, das von den Hauptströmungen der immer medizinischer werdenden Psychoanalyse der Nachkriegszeit propagiert wurde, insbesondere in den USA. Die Dialektik von Normalität und Krankheit, wie sie der Bengale Girindrasekhar Bose schon früh auf den Punkt brachte, half, eine Vorstellung von Abnormalität im Alltag zu verankern. Zugleich wurde es dadurch für jeden zum Projekt, ein normales Selbst zu haben oder zumindest anzustreben. Von nun an konnte niemand die Selbstoptimierung stoppen, die durch ratgeberartiges Wissen und therapeutische Selbstversuche befeuert wurde. Das Selbst im 20. Jahrhundert erbte von der Psychoanalyse einen Kampf um sich selbst, den es wegen der ständigen Bedrohung nicht aufgeben, aber angesichts der inneren Selbstentfremdung nie gewinnen konnte.

Auch Ajita Chakraborty hatte ihre Erinnerungen offenkundig nach einem politischen Interpretationsmuster geordnet. Das so indische Selbst mit seinen eigenen psychologischen Traditionen wurde von der Moderne beständig gezwungen, individueller, eigenständiger und unabhängiger zu werden, das heißt, sich zu verwestlichen: »Wandel steht vor der Tür, man muss sich der materiellen Welt stellen und sich anpassen, und es ist notwendig geworden, dass wir durch ein westliches Selbst funktionieren.«[144] Dieser Druck wurde, so ihre Vorstellung, zwar letztlich durch den Kolonialismus und die kapitalistische Moderne erzeugt; dadurch war jedoch zugleich das westliche Wissen ins Land gekommen – und damit auch die Psychoanalyse.

Allerdings war es das psychoanalytische Wissen – und das ist die verborgene Seite dieser Interpretation –, durch das es überhaupt möglich wurde, den Zusammenhang von Selbst, Tradition und Moderne zu erkennen. Die Psychoanalyse musste zunächst einmal in den bengalischen Kontext integriert werden, bevor sie die Unterschiede in den psychologischen Selbstkonzepten in Indien und im Westen sichtbar werden lassen konnte. Als die kleine Ajita in ihrem ersten psychoanalytischen Buch blätterte, las sie nicht etwa Freud, waren dessen Bücher auf Bengalisch damals doch noch gar nicht erhältlich. Es handelte sich vielmehr um eine Anwendung freudscher Ideen, um bekannte Charaktere aus der literarischen Tradition Bengalens besser zu verstehen. Am Beginn ihrer lebenslangen Faszination für (und ihrer Kritik an) der Psychoanalyse hatte diese eine Beobachterposition ermöglicht, von der aus Ajita Chakraborty ihr bengalisches Selbst besser in Augenschein nehmen konnte.

Freud und das Gefühl für den indischen Ozean

Am 2. März 1933 verließ Freud während einer Analysestunde mit der Dichterin H. D. – das Namenskürzel der US-amerikanischen Avantgardistin Hilda Doolittle – seinen Behandlungsraum und ging zu seinem Schreibtisch im angrenzenden Arbeitszimmer. Freud schrieb seine Texte dort inmitten seiner »alten und dreckigen Götter«, wie er die Sammlung antiker Statuen nannte, von denen er seine Lieblingsobjekte auf dem Tisch drapiert hatte.[1] Er ergriff eine seiner Statuen und zeigte sie H. D., die ihm in den Nebenraum gefolgt war. Wie sich die Schriftstellerin später erinnerte, stand das Objekt im Zentrum der symmetrisch angeordneten Figuren: »aufgrund eines Vorrechts oder einer Vorliebe oder wegen seiner Form«. Freud reichte ihr eine Elfenbeinfigur des Gottes Vishnu, der auf der mehrköpfigen Schlange Shesha saß (Abb. 36). Sie stach aus der Sammlung heraus, weil sie keine griechische oder römische Statue war wie die meisten anderen.

H. D. war immer ein wenig verwirrt, wenn Freud auf diese Weise die Analysestunden unterbrach, um ihr etwas zu zeigen. Geschah dies, um sie abzulenken, um ihr – der Dichterin – zu imponieren, oder verfolgte er damit einen Behandlungsplan? Auch die fremdartige Statue in ihren Händen schüchterte sie ein: Vielleicht war es die Schlange, deren Köpfe sich über Vishnu wie zu einem Schirm aufspannten? Lag es am merkwürdigen Kontrast zu dem schönen geschnitzten Elfenbein? Vielleicht wusste sie auch nicht, wie sie nun reagieren sollte. Schließlich schien diese merkwürdige Figur Freud besonders wichtig zu

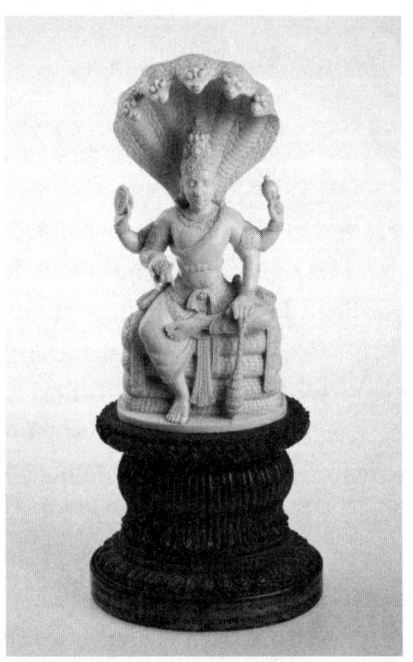

Abb. 36 Vishnu-Statue im Freud-Museum in London.

sein: im Zentrum seines Schreibtisches positioniert, »fast wie ein Hochaltar im Allerheiligsten«. H. D. fragte: »Jene Elfenbeinplastik – was stellt sie dar? Sie ist offensichtlich indisch. Sie ist sehr schön.«

Er sagte, wobei er den hübschen Gegenstand kaum anblickte: »Sie wurde mir von einer Gruppe meiner indischen Schüler geschickt.« Er fügte hinzu: »Im großen Ganzen, glaube ich, ist die Reaktion meiner indischen Schüler auf meine Lehren am wenigsten zufriedenstellend.« So viel zu Indien, so viel zu seinen indischen Schülern. Das war nicht sein Lieblingsstück, diese orientalische, leidenschaftliche, aber kalte Abstraktion.[2]

In der Tat hatte Freud die Vishnu-Statue 1931 als offizielles Geschenk zu seinem 75. Geburtstag von der Indischen Psychoanalytischen Gesellschaft erhalten. In Kalkutta hatte man eigens ein Komitee damit beauftragt, ein geeignetes Präsent zu finden. Dieses war an den Philologen und Kunsthistoriker Suniti K. Chatterji herangetreten, der wiederum die Figur nach dem Vorbild einer alten Steinstatue herstellen ließ. Die Verzierungen auf der Statue und den dunklen Sockel hatte Jatindra Kumar Sen besorgt, also jener Künstler, der Freud, wie am Anfang dieses Buches berichtet, zweimal gezeichnet hatte.[3] Freud hatte sich über das Geschenk gefreut und der Statue einen »Ehrenplatz auf meinem Schreibtisch« versprochen, den sie dann ja auch erhielt.[4]

Warum war Freud dann später so unzufrieden mit seinen indischen Kollegen? Warum glaubte er, dass sie seine Lehren missverstanden hatten? Über die Jahre hatte Freud bei mehreren Gelegenheiten sein Bedauern ausgedrückt, dass keine engere Verbindung nach Kalkutta entstanden war. Er hatte sicherlich gehofft, dass indische Ausbildungskandidatinnen nach Wien oder zumindest nach Europa reisen würden, um dort eine umfassende psychoanalytische Ausbildung zu absolvieren. Unausgesprochen stand damit die Frage der Kontrolle über die so fernen Kollegen im Raum, an der es nicht nur nach Freuds Ansicht mangelte.

Hatten Freud und Jones – Letzterer in seiner Rezension – noch wohlwollend auf Boses Buch *Concept of Repression* (1921) reagiert und diesen wegen dieser Leistung zum Mitherausgeber des *International Journal of Psycho-Analysis* gekürt, so wurde Freud über die Jahre skeptischer, wie sein Briefwechsel mit Bose offenbart. Anfang 1929 erhielt er von Bose mehrere unveröffentlichte, englischsprachige Manuskripte sowie ein Exemplar von *Shapna*, das dieser gerade auf Bengalisch veröffentlicht hatte. Freud las die Manuskripte komplett, aber sie überzeugten ihn nicht, wie er keine sechs Wochen später an Bose schrieb. »Ihre Theorie der gegensätzlichen Wünsche scheint mir eher ein formales Element als einen dynamischen Faktor zu betonen. Ich denke immer noch, dass Sie die Effizienz der Kastrationsangst unterschätzen.« Allerdings gestand er sogleich zu, dass man diese »knifflige Ödipus-Materie« noch nicht wirklich durchschaut habe.[5] Als Bose in seiner Antwort darauf verwies, dass er die Kastrationsangst in der Analyse indischer Patienten nicht in dem Ausmaß finde und er sie deshalb für eine europäische Eigenschaft halte, schien Freud einzulenken: »Ich bin von dem Unterschied bei der Kastrationsreaktion zwischen indischen und europäischen Patienten sehr beeindruckt.«[6]

Wenige Wochen vor besagter Analysestunde mit H. D. hatte Freud erneut Gelegenheit, Boses Theorien zu studieren. Er erhielt aus Kalkutta dessen theoretisches Hauptwerk *Theory of Mental Life* und las es sofort, wie er in seinem ersten Brief des Jahres 1933 nach Bengalen meldete. Freud schrieb diesmal noch vorsichtiger und freundlicher im Ton, in der Sache aber blieb er bei seiner Ablehnung. Boses Ansatz sei ungewöhnlich, »praktisch unbekannt unter uns und niemals erwähnt oder besprochen«. Seine Theorie der gegensätzlichen Wünsche komme ihm »etwas weniger dynamisch als vielmehr morphologisch« vor. »Sie erscheint mir sozusagen flach, sie scheint einer dritten Dimension zu entbehren. Ich denke nicht, dass sie in der Lage ist, Angst oder das Phänomen der Verdrängung zu erklären.«[7] Das war natürlich ein drastischer Einwand, und Bose sollte sich in seiner Antwort dagegen wehren. Aber Freud wollte die Tür für die Bengalen nicht zuschlagen und bat Bose, seine fremdartige Theorie als Aufsatz zeitgleich in der *Interna-*

tionalen Zeitschrift für Psychoanalyse und im *International Journal of Psycho-Analysis* zu veröffentlichen. Er wollte sogar für die deutsche Übersetzung Sorge tragen.

Dazu sollte es so jedoch nicht kommen: Zwar veröffentlichte Bose 1937 einen Text im englischen Journal. Dieser hatte jedoch kaum theoretischen Gehalt, sondern behandelte, wie bereits diskutiert, ein sexualwissenschaftliches Thema, nämlich die Dauer des Geschlechtsverkehrs.[8] Es mag den schwierigen Umständen nach dem faktischen Ende der Berliner und der deutschen psychoanalytischen Bewegung geschuldet gewesen sein, aber zu einer Übersetzung und prestigeträchtigen Veröffentlichung auf Deutsch kam es nicht mehr. Mehr noch: Bose versuchte in der Folgezeit, eine Sammlung seiner Arbeiten auf Englisch zu veröffentlichen, und kontaktierte hierfür mehrfach Ernest Jones, der ihn erst vertröstete und dann nicht mehr reagierte.[9] Die von Freud befürwortete Rezeption von Boses Ideen im Westen wurde so letztlich vereitelt.

Als Freud H. D. – wenige Wochen nach dieser letzten inhaltlichen Konfrontation – die Vishnu-Figur zeigte und von seiner Enttäuschung über seine indischen Schüler berichtete, dürfte er vor allem an Bose gedacht haben. Vielleicht aber hatte er auch ein viel grundlegenderes Problem im Kopf, das seinem Unverständnis über die Inder zugrunde lag: die Frage des ozeanischen Gefühls.

1927 hatte der bekannte Literaturnobelpreisträger und Schwärmer für indische Philosophie und Weisheit, Romain Rolland, Freuds Religionskritik angezweifelt. Rolland versuchte gegen Freud die Bedeutung der Religiosität zu verteidigen, nicht zuletzt weil er sich damals intensiv mit dem Hinduismus beschäftigte und zwei Bücher – eines über den hinduistischen Mystiker Ramakrishna und eines über den hinduistischen Mönch und Gelehrten Swami Vivekananda (beide aus Bengalen) – verfassen wollte.[10] Für Rolland verdichtete sich Religiosität in einem Gefühl von Ewigkeit:

> Was ich meine, ist: komplett unabhängig von allem Dogma, allem Bekenntnis, allen Kirchenorganisationen, allen Heiligen Büchern, aller Hoffnung auf persönliches Überleben etc. die einfache und direkte Tatsache des Gefühls des »Ewigen« (was natürlich nicht ewig sein kann, aber einfach ohne wahrnehmbare Grenzen, und, sozusagen, wie ozeanisch).[11]

Freud wiederum ließ dieser Einwand keine Ruhe, wie er Rolland fast zwei Jahre später gestand.[12] Aus diesem Grund begann er 1930 seine Schrift *Das Unbehagen in der Kultur* mit einer Erörterung dieses ozeanischen Gefühls. In einer charakteristischen Wendung versuchte er, Rollands emotionalen Zustand auf psychische Ursachen zurückzuführen: Ein »primäres Ichgefühl«, das sich im Seelenleben vieler Menschen erhalten habe, verursache Vorstellungen der »Unbegrenztheit und der Verbundenheit mit dem All«, das Rolland als »ozeanisches Gefühl« auffasse.[13]

Freud war klar, dass es sich bei diesem ozeanischen Gefühl um etwas handelte, das Rolland vor allem bei seinen indischen Studienobjekten gefunden hatte. Vielleicht gar um etwas Ähnliches wie jenes rätselhafte Phänomen, das als Nirwana-Prinzip durch die internen Debatten der Psychoanalytikerinnen geisterte, seit Barbara Low es 1920 zuerst erwähnt hatte. Kein Wunder, das es Freud keine Ruhe ließ, verband sich dieses Gefühl doch mit seiner umstrittenen Todestrieb-These. Sollten die Bengalen um Bose etwa über Einsichten verfügen, die nicht an den Rand der psychoanalytischen Theoriediskussion gehörten, sondern an deren Kern rührten?

Sosehr Freud das ozeanische Gefühl zu beunruhigen schien, er blieb bei seiner Ablehnung. Wenn wir einem der ersten und letzten Besucher aus Kalkutta Glauben schenken dürfen, so bewahrte sich der alternde Gelehrte diese grundlegende emotionale Distanz zu indischen Theorien. Freud hatte sich – der vielen Besuche schon lange überdrüssig – zunächst geweigert, Professor Suniti Chatterji zu empfanden. Ein Empfehlungsschreiben Boses führte schließlich dazu, dass sich die Tür in der Berggasse 19 am 11. Juni 1936 öffnete. Vielleicht war das ein Fehler, denn der bengalische Gast wollte mit dem berühmten Wiener über Mystik und »das höchste Wesen« sprechen:

Wenn wir beginnen zu denken, entwickeln wir uns im Allgemeinen zu Agnostikern. Aber wenn wir versuchen, durch das Herz auf die Dinge zu schauen, und nach einer Art von Vorstellung streben, dann schießen verschiedene Gefühlsströme durch unseren Kopf, und wir werden Menschen des Gefühls, Mystiker, Bewunderer der Schönheit, Gläubige.

Freud winkte ab:

Das alles ist irreal. All das ist eine Selbsttäuschung von Menschen, die emotional sind und die nur über Einbildungskraft und nichts anderes verfügen [...]. Wissen Sie, möglicherweise sind Sie daran gewöhnt zu denken wie ein Mann Ihres Volkes, und Sie sprechen genau wie einer von Ihnen. Aber ich erkenne diese Art von Gefühl oder Erkenntnis nicht an. All das ist eine Umwandlung unserer Emotionen.

Wohl aus Höflichkeit zeigte Freud Chatterji auch die Vishnu-Statue, die dieser freilich sehr gut kannte, hatte er ihre Herstellung doch selbst beaufsichtigt, was er – wohl aus einer anderen Art von Höflichkeit – verschwieg. Immerhin bemerkte der

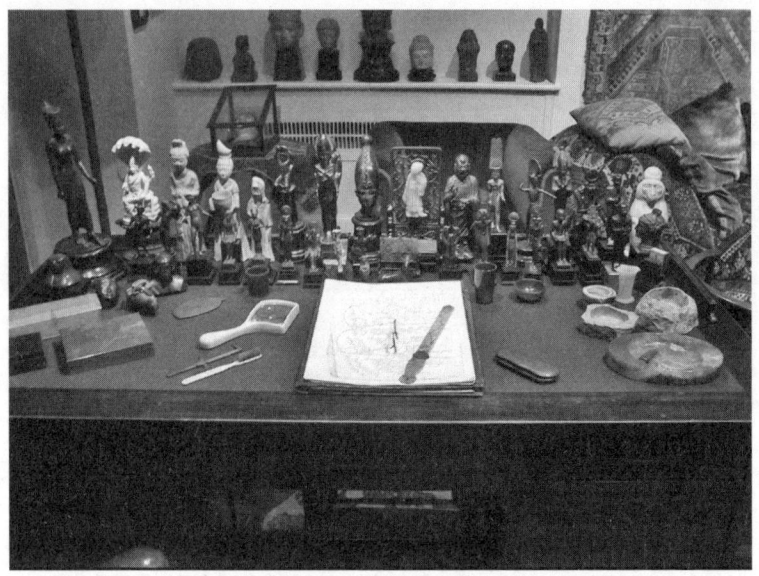

Abb. 37 Freuds Schreibtisch im Londoner Freud-Museum.

bengalische Gast zufrieden, dass Freud die Statue direkt »vor seinen Augen auf dem Schreibtisch, Seite an Seite mit einigen ausgewählten ägyptischen, griechischen und chinesischen Figuren« platziert hatte.[14]

Als der Fotograf Edmund Engelman 1938 – kurz vor der erzwungenen Abreise – Freuds Wiener Wohnung fotografierte, hatte dieser die Vishnu-Statue allerdings in die linke Ecke des Schreibtisches verbannt. Dort, am Rand der psychoanalytischen Welt, steht sie im Londoner Exil noch heute (Abb. 37).

SCHLUSSBETRACHTUNGEN
Zuviel der Liebe

Der britische Schriftsteller, Publizist und Pazifist Max Plowman veröffentlichte im Oktober 1930 die kritische Betrachtung »Beauty and … Freud« in der Kulturzeitschrift *Adelphi*.[1] Es war der erste Artikel, den Plowman als frisch gekürter Mitherausgeber beisteuerte. Die Zeitschrift verfügte über enge Kontakte zur Bloomsbury-Gruppe, stand der Independent Labour Party nahe und vertrat eine pazifistische Haltung. Einige Jahre später sollte Plowman das Adelphi Centre gründen, eine frühe Kommune auf einem Bauernhof in Essex. In seinen Erinnerungen an den Ersten Weltkrieg hatte er beschrieben, wie er in einem Infanterieregiment nahe der Somme gekämpft hatte.[2] Als Folge dieser Erfahrungen diagnostizierte man bei ihm eine Kriegsneurose, und er wurde von dem Psychiater, Neurologen und Ethnologen W. H. R. Rivers behandelt. Rivers nutzte für die Therapie von Kriegsneurosen Versatzstücke der psychoanalytischen Behandlungsmethode, obwohl er Freud und insbesondere der Betonung des Sexualtriebs kritisch gegenüberstand. Vor allem aber basierte seine Therapie auf einer emotionalisierten Übertragungsbeziehung zu seinen Soldaten-Patienten.

Als Patient von Rivers hatte Plowman also am eigenen Leib die therapeutischen Emotionen erfahren, welche die psychoanalytische Behandlungsform – in seinem Fall freilich eine unorthodoxe Variante – produzieren konnte. Über ein Jahrzehnt später fragte er sich in seinem Aufsatz, warum Freud – im Unterschied zu Darwin – so stark gehasst werde, und er gab sich selbst eine Antwort, die ich diesem Buch als Motto vorangestellt habe. Sie sei hier in meiner deutschen Übersetzung vollständig wiederholt:

Es ist kein Wunder, dass Freud instinktiv gehasst wird. Liebe ist die spontanste Emotion, zu der wir fähig sind; sie ist natürlicher und kommt schneller auf als Hass, ist sie doch der ursprüngliche Instinkt, von dem alles Leben abhängt. Aus dieser blitzartigen Emotion hat Freud einen Zeitlupenfilm gemacht, um dem Opfer die Mechanik von etwas zu zeigen, was ihm angeborener erscheint als sein eigener Atem, integraler für seine Konstitution als die Bewegung seines Blutes. Mehr als das: Freud hat eine Technik entwickelt, mit der diese Emotion künstlich hergestellt und ins Spiel gebracht werden kann – jene Technik also, die der entscheidende Bestandteil dessen ist, was – in einem krassen Missbrauch der Begriffe – die Wissenschaft der Psychoanalyse genannt wird. Die künstliche Stimulierung von Gefühlen für den Analytiker im Patienten nennt man technisch, glaube ich, »Übertragung«. Übertragung ist Liebe, und es ist jetzt viel dieser künstlich erzeugten Übertragung in der Welt, die einem einzelnen ungeeigneten Empfänger anhaftet, und die beide – der Analytiker wie der Patient – gerne los wären: Aber sie schaffen es nicht. Es ist kein Wunder, das Freud nicht allgemein gelobt wird.[3]

Ob Plowman an dieser Stelle seiner eigenen Abneigung gegen die Psychoanalyse Ausdruck verlieh, erscheint mir nicht entscheidend. Freud und andere Psychoanalytiker hätten das womöglich angenommen, um seine Aussagen weniger als bedenkenswerte Einsichten verstehen zu müssen denn als Reste des Widerstandes, den Plowman während der therapeutischen Behandlung seiner Kriegsneurose entwickelt habe. Diese Strategie, mit der sich die Psychoanalyse gegen Kritik selbst immunisierte, erscheint mir oft wohlfeil. Demgegenüber möchte ich betonen, dass der britische Publizist hier genau jenen Widerspruch formulierte, der die Rolle von Emotionen in der psychoanalytischen Therapie charakterisierte. Demnach stelle die Liebe eine natürliche, spontane, ja instinktive Emotion dar, welche die Psychoanalyse gleichwohl künstlich erzeugen könne. Besonders eindrücklich ist dabei Plowmans Sinnbild, wonach Freud Liebe in einen Zeitlupenfilm verlangsame, so dass dem »Opfer« etwas vorgeführt werde, was es sonst so unwillkürlich erlebe wie den Kreislauf des eigenen Blutes. Die Psychoanalyse führt die Eigenschaft von Emotionen vor, zweite Körpernatur zu sein: produziert und doch unwandelbar, flexibel und doch stabil. Plowmans zweiter Gedanke war nicht weniger plausibel: Die einmal produzierten Emotionen könne man nicht einfach wieder loswerden. Sie waren eben auch zur Natur geworden. So brachte die Psychoanalyse immer mehr künstlich erzeugte Übertragungsgefühle in die Welt.

Plowmans Überlegungen stimmen mit vielen der emotionsgeschichtlichen Einsichten überein, zu denen ich im Zuge der Arbeit an diesem Buch gelangt bin. Die Studie hat in zwei weitere Forschungsfelder interveniert: in die Geschichte der Psychoanalyse sowie in die globale Ideen- und Wissenschaftsgeschichte. Was die Historiografie zur Psychoanalyse angeht, verschiebt dieses Buch die Blickrichtung, indem sie globale Prozesse beleuchtet. Dabei habe ich verschiedene Elemente hervorgehoben, die für die Verbreitung der Psychoanalyse hilfreich oder sogar notwendig waren. An den verschiedenen Orten mussten psychotherapeutische Vorformen etabliert sein. Wissen über Hypnose, Mesmerismus und Suggestion wie auch sexualwissenschaftliche Erkenntnisse und entsprechende Interessen ermöglichten erst die Expansion der Psychoanalyse. Selbst sehr alte Wissenstraditionen wie die Humoralpathologie unterstützten deren Verbreitung. Selbstredend waren Kenntnisse der Psychiatrie, Medizin und Psychologie entscheidend, um eine moderne Diagnostik von psychischen Krankheiten zu ermöglichen.

Ein breites Netz an psychiatrischen Institutionen wie Kliniken, Sanatorien und psychotherapeutischen Privatpraxen, das etwa in Berlin und London tatsächlich existierte, war dagegen nicht so wichtig. Dies verdeutlicht der Fall Kalkuttas, wo derartige Einrichtungen – zumindest für Inder – kaum vorhanden waren, als die Psychoanalyse sich dort auszubreiten begann. Sozialhistorisch war der urbane Kontext einer Mittelschichtskultur wesentlicher, aus der nicht nur die meisten Patientinnen für die Psychoanalyse rekrutiert wurden. Sie bildete auch das Publikum für das psychoanalytische Selbstwissen, das durch Ratgeber und Popularisierungsliteratur verbreitet wurde. Die Angehörigen dieser Schicht brachten in der Regel zugleich das notwendige Maß an Kosmopolitismus mit, um sich für Wissen zu interessieren, das anderswo auf der Welt entstanden war. Wie ich gezeigt habe, war dieses Interesse viel weniger in die kolonialen Wissensstrukturen, zum Beispiel des britischen Empire, eingebunden, als lange Zeit gedacht. Vielmehr stieg gerade die Faszination von geistigen Entwicklungen jenseits der überkommenen kolonialen Routen an.

Die Psychoanalyse war viel dezentraler, als es bisher schien – das ist eines der wichtigsten Ergebnisse meiner Studie. Zudem besaß die psychoanalytische Wissensproduktion eine komplexere Geschichte, als der etablierte Fokus auf Freud uns glauben machen will. Meine provokante These lautet: Die Psychoanalyse wurde an verschiedenen Orten parallel, wenn auch zeitversetzt erfunden. Girindrasekhar Boses psychoanalytische Theorien können demnach nicht als Abweichung von oder Weiterentwicklung der freudschen Psychoanalyse verstanden werden, sondern müssen als eigenwillige Entdeckung gelten.

Gleichwohl kann es natürlich keinen Zweifel an Freuds Urheberschaft der Psychoanalyse geben. Dennoch lohnt es, sich die vielschichtigen Wissensprozesse vor Augen zu führen, die dafür sorgten, dass die Psychoanalyse in kulturell sehr unterschiedlichen Kontexten funktionieren konnte. Bose auf diese Weise in die Geschichte der Wissensproduktion einzuordnen erlaubt es, seine Theorie gegensätzlicher Wünsche als eigenes und eigensinniges Gebilde zu würdigen, ohne es von der psychoanalytischen Theorieentwicklung abzutrennen.

Gleichzeitig möchte ich die Dezentrierung nicht zu weit treiben, etwa im Sinne eines Arguments à la: Jeder psychoanalytische Praktiker hat letztlich nach eigenem Gusto therapiert. Das globale Wissenssystem der Psychoanalyse hatte durchaus Konturen und Grenzen, auch wenn diese anders aussahen als gedacht und der Spielraum, den sie erlaubten, größer war als angenommen. Für die relative Einheit gibt es dennoch viele Argumente. Die beachtliche Verbreitung der energetischen Sprache, deren komplexe Funktion für die Psychoanalyse hier an verschiedenen Stellen herausgestellt wurde, ist nur ein Aspekt. Gerade die Regelhaftigkeit der verschiedenen »Abweichungen« und lokalen Innovationen verdeutlicht die Einheit der Psychoanalyse. Symbolhaft steht hierfür das psychoanalytische Setting. Obwohl nicht überall eine Couch zum Einsatz kam und obwohl gelegentlich alternative Praktiken wie geschlossene Augen oder eine abgedunkelte Atmosphäre genutzt wurden, war das Setting stets wiedererkennbar. Eine historische Definition dessen, was wir als Psychoanalyse verstehen, sieht anders und vielfältiger aus, als wir bisher dachten, aber eine solche Bestimmung ist möglich und bleibt sinnvoll.

Ein weiteres Resultat stellt die Neubewertung der politischen Dimension der globalen Psychoanalyse dar. Die politische Kritik an dem bei Freud oft untergründig wirksamen liberal-aufgeklärten Selbstverständnis entzündete sich an Fragen, die man lange Zeit nicht für politisch hielt: Fragen der Geschlechterordnung und des kolonialen Weltsystems. Sowohl der Feminismus als auch der Antikolonialismus mussten ihr Anliegen erst in der politischen Arena etablieren. Die Auseinandersetzung mit der Psychoanalyse spielte in diesem Kampf durchaus eine wichtige Rolle. Der Versuch verschiedener Akteurinnen, die Psychoanalyse für eine Reihe alternativer Politikentwürfe – nationalistisch, marxistisch, kolonialistisch – zu verwenden, bestimmte vor allem die Debatten der Zwischenkriegszeit. Bemerkenswert in diesen unterschiedlichen Debatten war immer wieder die Funktion des psychoanalytischen Wissens: Wenn sich dabei konträre Selbstkonzepte wie rational/emotional, reserviert/exzessiv, westlich/östlich, weiblich/männlich etc. gegenüberstanden, konnte es für beide Seiten zur Begründung und Stabilisierung der jeweiligen Haltung in Beschlag genommen werden. Das funktionierte aber nie vollständig, da das psychoanalytische Wissen stets die binäre Struktur zu unterwandern drohte. Die Psychoanalyse konnte mithin genutzt werden, um ein klar abgegrenztes Selbstkonzept emphatisch zu vertreten; sie konnte aber genauso mobilisiert werden, wenn es galt, solche politischen Eindeutigkeiten zu unterlaufen und zu destabilisieren.

Sosehr die Psychoanalyse von vielen Vertreterinnen der Zwischenkriegszeit politisch verstanden wurde, so häufig versuchte sich die offizielle psychoanalytische Bewegung von solchen Bemühungen zu distanzieren. Dadurch gelang es der Bewegung letztlich, ihr eigenes politisches Projekt – das eines liberal-bürgerlichen Universalismus – erfolgreich zu »verdrängen«. Zugleich pries sie sich in solchen Abgrenzungen als unpolitische Technik an, die lediglich therapeutisches Wissen zur Verfügung stelle. In einer längerfristigen Perspektive auf die Rolle, welche die Psychoanalyse in der Geschichte des 20. Jahrhunderts und darüber hinaus spielte, erweist sich aber gerade dieses vermeintlich unpolitische Wissen als ihr wirkmächtigeres politisches Erbe. Die Politisierungsversuche der Zwischenkriegszeit waren bedeutsam und hätten bei einem anderen Verlauf der europäischen Geschichte möglicherweise größere Entwicklungen anstoßen bzw. die psychoanalytische Bewegung nachhaltiger prägen können. So aber wurde die politische Logik der Selbsttechnologie einflussreicher. Die nur graduelle Abgrenzung eines normalen von einem kranken Selbst entwickelte für die Geschichte individueller Selbstverhältnissen eine ungeahnte Dynamik, bei der es zunehmend auf beständige Selbstprüfung und -optimierung ankam: Wie krank bin ich? Wie kann ich meine Gesundheit befördern? Wie sorge ich mich um mich selbst?

Für das Gebiet der globalen Ideen- und Wissenschaftsgeschichte ermöglichte dieses Buch ebenfalls einige neue Erkenntnisse. Dabei wurde insbesondere die Bedeutung von Wissenstransfers auch über lange Distanzen und Zeiträume sichtbar. Dass Freuds Theorien einer intensiven Auseinandersetzung mit den bekannten psychotherapeutischen Praktiken und Theorien – vor allem des Hypnotismus, aber auch des Mesmerismus – entstammten, war schon länger bekannt. Auch die Zwischenstufe der kathartischen Methode ist bereits einige Male beschrieben worden, wenn auch eher selten in der nötigen Deutlichkeit und Abgrenzung gegenüber Freuds späteren Überlegungen. Dass diese Wissensbestände gleichwohl bereits global zur Verfügung standen und das Feld psychotherapeutischer Praktiken auch an entfernten Orten mitprägten, ist jedoch eine neue Erkenntnis. Diese globale Verbreitung erlaubte es mir, nach der Entstehung der Psychoanalyse in verschiedenen Kontexten zu fragen.

Hieran schlossen sich drei Argumente an, die für die globale Ideen- und Wissenschaftsgeschichte von grundlegender Bedeutung sind. Erstens betonte dieses Buch die globale Verflechtung. Dass sich die Psychoanalyse relativ schnell an kulturell so verschiedenen Orten ausbreiten konnte, lag auch an vielen früheren Transfers, die zum Teil weit zurückreichten: neben Mesmerismus und Hypnotismus ist hier auch die Humoralpathologie zu nennen. Letztlich ergibt sich mit derartigen Einsichten ein anderes Verständnis wissensgeschichtlicher Transfers. Sie sind selten originär, sondern bauen auf einer Vielzahl vorgelagerter Austauschprozesse auf, die sich nur mühsam in die Vergangenheit zurückverfolgen lassen. Die verflochtenen Kulturen – auch das sei noch einmal betont – waren damit keine separaten Entitäten, die sich erst durch die wirtschaftliche Globalisierung im 19. Jahrhundert auf gänzlich neue Weise verbinden konnten. Sie standen schon immer in komplexen Austauschbeziehungen, auf denen die neuzeitliche Globalisierungswelle aufbauen konnte, um, wenn überhaupt, die Verflechtungsgeschwindigkeit zu erhöhen. Die Suche nach »reinen« Anfängen führt nicht ans Ziel.[4]

Zweitens plädiere ich mit dieser Studie dafür, diese komplexen globalen Entwicklungen nicht simplifizierend mit Hybridisierungskonzepten zu beschreiben. In der Welt der Psychoanalyse gab es sicherlich viele Beispiele, wo Wissen an die lokalen Kontexte angepasst wurde. Die marxistische Indienstnahme der Psychoanalyse durch Reich, Fenichel und andere passte zu den Erfordernissen im sich politisierenden Berlin der Weimarer Republik. Ähnliches gilt für Girindrasekhar Boses Begriff von Identifikation, mit dem er eine bestimmte Interpretation der indischen Geistesgeschichte verband und die Psychoanalyse kulturell zu verankern vermochte. Gleichzeitig besitzt spezifisches Wissen immer spezifische Logiken, die weniger dem jeweiligen lokalen Kontext geschuldet, sondern vielmehr in der Lage sind, diesen zu verändern. Um nur ein markantes Beispiel für diesen Aspekt der psychoanalytischen Reisekultur zu wiederholen: Die Psychoanalyse propagierte – zumeist implizit – ein Konzept einer energetischen Psyche. Auf frühere Transfers aufbauend, konnte sich diese Vorstellung in Berlin, London und Kalkutta etablieren, was aber eben auch hieß, dass sich dort spezifische Vorstellungen ausbreiteten, wie eine Psyche funktioniert, worunter sie leiden und wie man sie beeinflussen kann. Vorstellungen des Drängens, Stauens und Entladens standen so in allen drei Metropolen für ein modernes Konzept vom Selbst zur Verfügung. Ich ziehe daraus die grundlegendere Schlussfolgerung, dass, wer globale ideen- und wissenschaftsgeschichtliche Transfers beschreiben will, stets von parallel ablaufenden Universalisierungs- wie Lokalisierungseffekten sprechen muss.

Schließlich erwies sich, drittens, die Praxis als besonders bedeutsam. Die Psychoanalyse muss in einem Zusammenhang mit dem psychotherapeutischen Feld betrachtet werden, aus dem sie entstand und in das sie rückwirkte. Auch wenn psychoanalytische Erkenntnisse von kulturellen Vorannahmen und wissenschaftlichem Vorwissen – wie sollte das anders sein? – mitgeformt wurden, so erscheint es mir fragwürdig, ihr den Status als Beobachtungsform einer spezifischen Behandlungspraxis abzusprechen. Wie ich an der entsprechenden Stelle herausgearbeitet habe, waren Girindrasekhar Boses Theorien von einem spezifischen Verständnis der Subjekt-Objekt-Beziehung vorgeprägt, das mit der indischen Kultur-, Geistes- und Sprachgeschichte verwoben war. Das heißt aber nicht, dass er seine Theorien nicht auf Erkenntnisse aus seiner Behandlungspraxis gründen konnte – und es heißt noch weniger, dass er nicht in der Lage gewesen wäre, mit seiner Behandlungspraxis, die er anhand seiner Theorien verfeinerte und optimierte, Effekte bei seinen Patientinnen zu erzielen.

Die Betonung der psychotherapeutischen Praxis erscheint mir gerade für eine Globalgeschichte der Psychoanalyse sinnvoll, schließlich werden entscheidende Aspekte ihrer Verflechtungsgeschichte nur so verständlich. Wie konnten Juliusburger in Berlin, Groddeck in Baden-Baden oder Bose in Kalkutta die Psychoanalyse anwenden, ohne von ihren komplexen Theorien detailliert Kenntnis zu haben? Meine Antwort lässt sich folgendermaßen zusammenfassen: Weil sich bereits vorher eine psychotherapeutische Praxis – vor allem in Form des Hypnotismus – global verbreitet hatte, standen Juliusburger und die anderen zeitversetzt vor denselben behandlungspraktischen Problemen, mit denen sich Freud einige Jahre zuvor konfrontiert gesehen hatte. Mit spärlichem, aber wachsendem Wissen ausgestattet, folgten sie der Praxislogik und kamen zu vergleichbaren, von ihm beeinflussten, aber nicht identischen Lösungen wie ihr berühmterer Kollege vor ihnen. Die Behandlungspraxis wanderte folglich zuerst, die psychoanalytischen Theorien folgten ihr.

Die Psychoanalyse- und die globale Ideengeschichte treffen in dieser Arbeit auf eine Historiografie der Emotionen. An dieser Schnittstelle findet sich Max Plowmans ebenso kurze wie brillante Analyse der Psychoanalyse, welche die Zeitgenossen auch in Kalkutta beeindruckte. Seine Kritik an der psychoanalytischen Verwendung von Emotionen wurde nämlich im

Februar 1931, also nur vier Monate nach der Erstpublikation im Londoner *Adelphi*, unter der Überschrift »Freud« im *Modern Review* aus Kalkutta in ausführlichen wörtlichen Zitaten wiedergegeben.[5] Zehn Jahre nach der Gründung der Indischen Psychoanalytischen Gesellschaft gab es offensichtlich auch dort genügend Anlass, über die nichtintendierten emotionalen Folgewirkungen der Psychoanalyse nachzudenken.

In der Tat nahm Plowman zentrale emotionsgeschichtliche Argumente dieses Buches vorweg: die Produktion therapeutischer Emotionen sowie die Schwierigkeit, mit diesen einmal entstandenen Emotionen umzugehen, sie gar wieder loszuwerden. Die Erzeugung von Emotionen in der Behandlungssituation funktionierte mimetisch. In dem künstlichen Setting eines Experiments sollten auf eine geordnete Weise die emotionalen Muster des Patienten nachgeahmt werden, so dass seine bereits seit der Kindheit bestehenden Probleme sichtbar wurden. So ließen sich das alltägliche Leben und die emotionalen Reaktionen darauf imitieren; eine Patientin konnte ausprobieren, welche anderen emotionalen Erfahrungen ihr möglich waren. Bedingung dafür war aber, dass sich die therapeutischen Emotionen am Psychoanalytiker entzündeten. Die Imitation musste also funktionieren, die künstlichen Emotionen mussten zugleich real und natürlich werden. Die Grenze zwischen therapeutischer und echter Emotion verschwamm allzu leicht, und die Liebe zur Therapeutin (oder deren Reaktion) drohte romantisch zu werden.

So konnte in der Welt der Psychoanalyse jenes Zuviel der Liebe (oder einer anderen therapeutischen Emotion) entstehen, von dem Plowman schrieb. Dieses Zuviel umfasst drei Aspekte: Zunächst verdoppelten sich die Emotionen. So entwickelte sich neben der bekannten Form der romantischen Liebe eine therapeutische, wobei sich beide – der Theorie nach – ausschließen sollten, wenn man sich die beschriebenen Fälle von Übertragung und Gegenübertragung vor Augen führt. Zudem erfuhren Patienten und – gelegentlich auch – Analytikerinnen diese neuen Emotionen als quantitatives Problem: Sie ertrugen sie nicht mehr, sie wurden ihnen zu viel. Das war in der Regel dann der Fall, wenn sich therapeutische und »alltägliche« Emotionen nicht mehr trennen ließen und sich konfliktreich miteinander verschlangen. Das passierte öfter, als der Psychoanalyse lieb sein konnte, wie das Beispiel Sándor Ferenczis gezeigt hat. Drittens strahlte dieses Zuviel aus: Die psychoanalytische Bewegung, ja die Rezeption und Popularisierung in den verschiedenen Gesellschaften sowie Stadtkulturen, die ich hier untersucht habe, zeichneten sich nicht zuletzt deswegen durch einen hohen Grad an Emotionalisierung aus.

Die neurowissenschaftliche Forschung hat ihre bildgebenden Verfahren im letzten Jahrzehnt auf die unterschiedlichsten Gegenstände der menschlichen Psyche angewandt. Ein bedeutender Anteil der unzähligen Untersuchungen beschäftigte sich mit Emotionen.[6] So kann es kaum überraschen, dass sich eine Subdisziplin herausgebildet hat, die sich mit der Neurobiologie der Liebe beschäftigt.[7] Bei zwei der entsprechenden Experimente wurden weiblichen Versuchspersonen im fMRI-Scanner, mit dem sich die Gehirnaktivität messen lässt, Fotos gezeigt: einmal von ihrem geliebten Partner und einmal von einem ihrer Kinder (neben Fotos von Personen, mit denen sie lediglich bekannt waren).[8] Die Neurowissenschaftlerinnen interpretierten die Ergebnis der Studien dahingehend, dass die romantische Liebe auf den fast identischen Gehirnaktivitäten beruht wie Mutterliebe – ein Ergebnis, das in einigen Folgeexperimenten verfeinert, aber im Wesentlichen bestätigt wurde.[9] Ab-

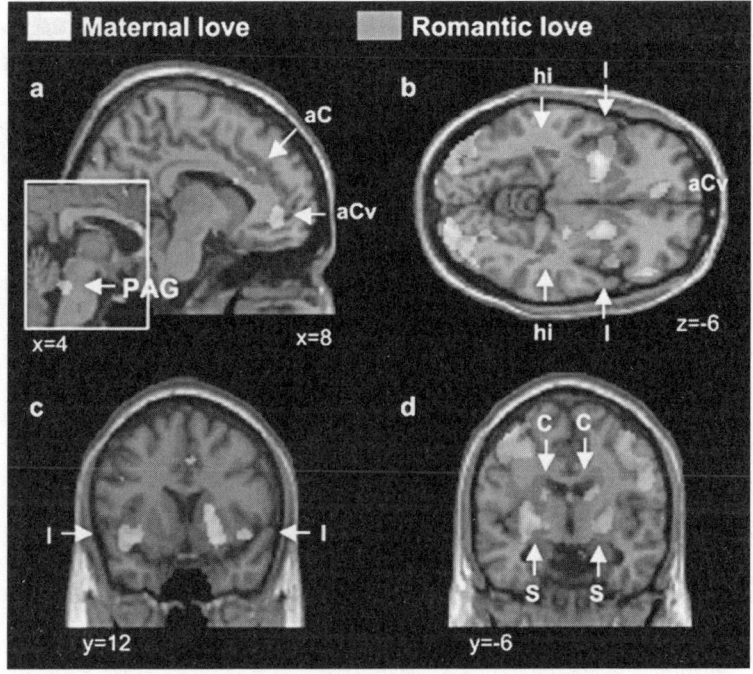

Abb. 38 fMRI-Scans, die romantische und Mutterliebe im Gehirn
weiblicher Personen zeigen.

bildung 37 veranschaulicht, wie im Gehirn dieselben Regionen
aktiv sind, wenn die Versuchsperson romantische oder aber Mutterliebe erlebt.

Welche Gehirnaktivitäten würde ein fMRI-Scanner wohl
aufzeichnen, wenn wir ein Bild unserer Psychoanalytikerin gezeigt bekämen?

Angaben zur Transkription

Zitate aus im Original nicht deutschsprachigen Quellen habe ich selbst übersetzt, wenn keine Übersetzungen vorliegen. Bei bengalischen Quellen und Sekundärliteratur habe ich auf Verweise in bengalischer Schrift verzichtet, stattdessen die im deutschen Bibliothekswesen übliche Umschrift genutzt. Verwirrung könnte die Schreibweise der Namen stiften. In der bengalischen Alltagssprache werden Personen über ihren Vornamen identifiziert. Wenn man über »Bose« spricht, stößt man oft auf Unverständnis, während er unter seinem Vornamen Girindrasekhar in Kalkutta teilweise noch heute bekannt ist. Gleichwohl verwende ich die Familiennamen, da dies in der wissenschaftlichen Literatur die Regel ist, obwohl es dazu auch Ausnahmen gibt, gerade unter bengalischen Historikern und Historikerinnen. Eine zusätzliche Schwierigkeit besteht darin, dass sich die bengalische und die »englische« Schreibweise von Eigennamen oft deutlich unterscheiden. Um auch hier den prominentesten Vertreter der indischen Psychoanalyse als Beispiel zu nehmen: Sein »englischer« Name »Bose« wird auf Bengalisch »Baschu« ausgesprochen – und in der üblichen Transkription »Basu« geschrieben. Folglich finden sich im Quellenverzeichnis die bengalischen Texte dann unter »Basu« – und nicht unter »Bose«, wo ich seine englischen Veröffentlichungen aufgelistet habe. Auch andere bengalische Autoren haben aus demselben Grund zwei separate Einträge im Literaturverzeichnis erhalten.

Anmerkungen

Anmerkungen zur Einleitung

1   Girindrasekhar Bose, *The Concept of Repression*, Kalkutta 1921.

2   Siehe *The Beginnings of Psychoanalysis in India. Bose-Freud Correspondence*, herausgegeben von der Indischen Psychoanalytischen Gesellschaft, 3. Aufl., Kalkutta 1999 [1964], S. 1. Das Original dieses ersten Briefes scheint nicht erhalten zu sein; für eine Abschrift siehe Sigmund Freud Papers, Sigmund Freud Collection, Manuscript Division, Library of Congress, Washington, D.C. (im Folgenden abgekürzt als SFP-DC), Kasten 18, Mappe 16.

3   Siehe den Brief Freuds an Bose vom 29. Mai 1921 (ebd.).

4   Siehe den undatierten Brief Boses an Freud (ebd.).

5   Siehe den Brief von Bose an Freud vom 26. Januar 1922 (ebd.). Erwähnt wird diese Geschichte kurz in: Christiane Hartnack, *Psychoanalysis in Colonial India*, Oxford 2001, S. 4, sowie in Shruti Kapila, »The ›godless‹ Freud and his Indian friends: An Indian agenda for psychoanalysis«, in: Sloan Mahone/Megan Vaughan (Hg.), *Psychiatry and Empire*, Basingstoke 2007, S. 124-152, S. 128.

6   Die *bhadralok* entstanden in Bengalen und vor allem in Kalkutta als Schicht, die eine Mittlerfunktion zwischen der britischen Kolonialmacht und der lokalen Bevölkerung einnehmen sollte. Ihre Angehörigen erhielten eine westliche Erziehung und waren später eine der Hauptträgergruppen des indischen Nationalismus in Bengalen. Weil diese Gruppe aus Hindus bestand, verband sich in der Wahrnehmung der Zeitgenossen Hochkultur eng mit der hinduistischen Religion. Die *bhadralok* bildeten sich zudem in der Regel aus höheren Kasten, vor allem aus Brahmanen oder, wie im Falle Boses, aus Angehörigen der Schreiberkaste *kayastha* (vgl. zur Geschichte der *bhadralok* im 20. Jahrhundert: Joya Chatterji, »The decline, revival and fall of Bhadralok influence in the 1940s: A historiographic review«, in: Sekhar Bandyopadhyay [Hg.], *Bengal: Rethinking History. Essays in Historiography*, Neu-Delhi 2001,

S. 297-315; Amit Kumar Gupta, *Crises and Creativities. Middle-Class Bhadralok in Bengal 1939-1952*, Hyderabad 2009, sowie allgemein Indra Sengupta, »Kolonialstadt und bürgerliche Kultur: Die Bhadralok von Kolkata«, in: Ravi Ahuja/Christiane Brosius [Hg.], *Mumbai – Delhi – Kolkata. Annäherungen an die Megastädte Indiens*, Heidelberg 2006, S. 269-282).

7   Vgl. zur *adda* Dipesh Chakrabarty, *Provincializing Europe: Postcolonial Thought and Historical Difference*, Princeton 2000, S. 181-183 (in der deutschen Übersetzung [*Europa als Provinz. Perspektiven postkolonialer Geschichtsschreibung*, aus dem Englischen von Robin Crackett, Frankfurt am Main/New York 2010] ist dieser Abschnitt nicht enthalten).

8   Siehe den Brief Freuds an Bose vom 1. März 1922, SFP-DC, Kasten 18, Mappe 16. Wahrscheinlich spielte Freud hier auf das an, was er für sein jüdisches Aussehen hielt.

9   Siehe *Sigmund Freud – Lou Andreas-Salomé: Briefwechsel*, herausgegeben von Ernst Pfeiffer, 2. Aufl., Frankfurt am Main 1980, S. 125.

10 Vgl. Jacques Revel (Hg.), *Jeux d'échelles. La micro-analyse à l'expérience*, Paris 1996.

11 Siehe die Erinnerungen Yabes an sein Treffen mit Freud, SFP-DC, Kasten 114, Mappe 62, Blatt 10/11.

12 Siehe den Brief Freuds an Abraham vom 29. Mai 1918, in: *Sigmund Freud – Karl Abraham: Briefwechsel*, herausgegeben von Ernst Falzeder und Ludger M. Hermanns, Bd. 2: *1915-1925*, Wien 2009 (im Folgenden abgekürzt als Briefe SF-KA), S. 592.

13 Siehe den Brief Abrahams an Freud vom 10. November 1909, in: *Briefe SF-KA*, Bd. 1, S. 190, den Brief Jones' an Freud vom 19. November 1913, in: *The Complete Correspondence of Sigmund Freud and Ernest Jones, 1908-1939*, herausgegeben von Andrew Paskauskas, Bd. 1, Cambridge, MA/London 1993 (im Folgenden abgekürzt als Briefe SF-EJ), S. 241, sowie Fritz Moellenhoff, »Hanns Sachs 1881-1947. The creative unconscious«, in: Franz Alexander/Samuel Eisenstein/Martin Grotjahn (Hg.), *Psychoanalytic Pioneers*, New York/London 1966, S. 180-199, S. 188.

14 Vgl. Sunīlcandra Biśī/Asit Kumār Rāy̆, *Phreẏḍ o Manaḥsamīkṣaṇ* (Freud und Psychoanalyse), Kalikātā 1353 (1946).

15 Hierbei handelte es sich um das Foto, das Freud bei solchen Anfragen regelmäßig verschickte.

16 Siehe den Brief Jungs an Freud vom 11. April 1907, in: *Sigmund Freud – C. G. Jung: Briefwechsel*, herausgegeben von William McGuire und Wolfgang Sauerländer, Zürich 1976 (im Folgenden abgekürzt als Briefe SF-CGJ), S. 32.

17 Siehe Magnus Hirschfeld, *Die Weltreise eines Sexualforschers*, Brugg 1933, S. 213.

18 Siehe das Protokoll der Sitzung vom 6. Mai 1931, Bibliothek der Indischen Psychoanalytischen Gesellschaft in Kalkutta.

19 Schon Freuds erste Schriften fanden fast sofort internationale Beachtung (vgl. Norman Kiell [Hg.], *Freud Without Hindsight: Reviews of His Work, 1893-1939*, Madison 1988).

20 Der Historiker und Ethnologe James Clifford hat in dem wichtigen Aufsatz »Traveling cultures« die Fixierung der Ethnologie auf konkrete Orte kritiert und ihre Öffnung für Phänomene des Reisens und der Migration eingefordert. Clifford konzentrierte sich dabei auf wandernde Personen (wie den Informanden, die Übersetzerin, den Reisenden etc.) und auf Übergangsräume (wie das Hotel): James Clifford, »Traveling cultures«, in: Lawrence Grossberg/Cary Nelson/Paula A. Treichler (Hg.), *Cultural Studies*, London 1992, S. 96-116.

21 Angesicht des Booms der Globalgeschichtsschreibung in den letzten Jahren mahnt der Historiker Frederick Cooper, Phänomene transnationaler Verflechtung nicht leichtfertig »global« zu nennen. Eine Globalgeschichte, so kann man ihn verstehen, setze einen Gegenstand voraus, der den ganzen Globus umfasse (siehe Frederick Cooper, »How global do we want our intellectual history to be?«, in: Samuel Moyn/Andrew Sartori (Hg.), *Global Intellectual History*, New York/Chichester 2013, S. 283-294). Ich halte die Psychoanalyse jedoch für einen solchen Gegenstand.

22 Dies ist besonders deutlich bei: Edith Kurzweil, *Freud und die Freudianer. Geschichte und Gegenwart der Psychoanalyse in Deutschland, Frankreich, England, Österreich und den USA*, Stuttgart 1993; George Makari, *Revolution der Seele. Die Geburt der Psychoanalyse*, aus dem Englischen von Antje Becker, Gießen 2011. Die dritte Gesamtgeschichte erwähnt immerhin kurz die nichtwestlichen

433

Entwicklungen: Eli Zaretsky, *Freuds Jahrhundert. Die Geschichte der Psychoanalyse*, aus dem Englischen von Klaus Binder und Bernd Leineweber, Wien 2006, S. 270-274.

23 Siehe Makari, *Revolution der Seele*, a. a. O., S. 10.

24 Es gibt inzwischen Einzelforschungen zu vielen westlichen Ländern. Daher liefere ich hier nur eine Auswahl: Vgl. zu den USA Nathan G. Hale, *Freud and the Americans. The Beginnings of Psychoanalysis in the United States 1876-1917*, New York/Oxford 1971; Nathan G. Hale, *Rise and Crisis of Psychoanalysis in the United States: Freud and the Americans 1917-1985*, New York/Oxford 1995; zu Großbritannien Graham Richards, »Britain on the couch: The popularization of psychoanalysis in Britain 1918-1940«, in: *Science in Context* 13/2 (2000), S. 183-230; zu Frankreich Elisabeth Roudinesco, *Wien – Paris. Die Geschichte der Psychoanalyse in Frankreich*, 2 Bde., aus dem Französischen von Brigitta Restorff, Weinheim/Berlin 1994; zu Deutschland Anthony D. Kauders, *Der Freud-Komplex. Eine Geschichte der Psychoanalyse in Deutschland*, Berlin 2014; zu Österreich Marina Tichy/Sylvia Zwettler-Otte, *Freud in der Presse. Rezeption Sigmund Freuds und der Psychoanalyse in Österreich 1895-1938*, Wien 1999; zu Ungarn Ágnes Berger et al. (Hg.), *Der psychoanalytische Aufbruch Budapest – Berlin 1918-1920*, Frankfurt am Main 2011; zu Russland bzw. der frühen Sowjetunion Alexander Etkind, *Eros des Unmöglichen. Die Geschichte der Psychoanalyse in Rußland*, aus dem Russischen von Andreas Tretner, Leipzig 1996; Martin A. Miller, *Freud and the Bolsheviks: Psychoanalysis in Russia and the Soviet Union*, New Haven 1998.

25 Auch diese Liste kann keinen Anspruch auf Vollständigkeit beanspruchen: Jingyuan Zhang, *Psychoanalysis in China. Literary Transformations 1919-1949*, Ithaca, NY, 1992; Mariano Ben Plotkin, *Freud in the Pampas: The Emergence and Development of a Psychoanalytic Culture in Argentina*, Stanford 2001; Joy Damousi, *Freud in the Antipodes. A Cultural History of Psychoanalysis in Australia*, Sydney 2005; Rubén Gallo, *Freud's Mexico: Into the Wilds of Psychoanalysis*, Cambridge, MA/London 2010; Eran Rolnik, *Freud auf Hebräisch. Geschichte der Psychoanalyse im jüdischen Palästina*, aus dem Hebräischen von David Ajchenrand, Göttingen 2013;

Omnia El Shakry, *The Arabic Freud: Psychoanalysis and Islam in Modern Egypt*, Princeton/Oxford 2017.

26   Vgl. Joy Damousi Mariano/Ben Plotkin (Hg.), *The Transnational Unconscious: Essays in the History of Psychoanalysis and Transnationalism*, London 2009; Warwick Anderson/Deborah Jenson/Richard C. Keller (Hg.), *Unconscious Dominions. Psychoanalysis, Colonial Trauma, and Global Sovereignties*, Durham, NC, 2011; vgl. für ein eigenständiges Vergleichsprojekt Christopher Harding, »Sigmund's Asian fan-club? The Freud franchise and independence of mind in India and Japan«, in: Robert Clarke (Hg.), *Celebrity Colonialism: Fame, Power and Representation in Colonial and Postcolonial Cultures*, Newcastle upon Tyne 2009, S. 73-90.

27   Siehe den Brief Freuds an Abraham vom 20. November 1908, in: *Briefe SF-KA*, S. 153.

28   Die meisten Freud-Biografien lieferten damit stets Geschichten der Psychoanalyse. Das Grundmuster entstand in: Ernest Jones, *Das Leben und Werk von Sigmund Freud*, 3 Bde., Bern/Stuttgart 1960-1962.

29   Die Logik von Norm und Abweichung zieht sich bis in jüngste Zeit durch sehr viele Werke zur Psychoanalyse (vgl. etwa Marina Leitner, *Ein gut gehütetes Geheimnis. Die Geschichte der psychoanalytischen Behandlungs-Technik von den Anfängen in Wien bis zur Gründung der Berliner Poliklinik im Jahr 1920*, Gießen 2001).

30   Vgl. für den ersten Angriff in den USA Frederick Crews, »The unknown Freud«, in: *The New York Review of Books* 40 (1993), S. 55-66. Gekonnt analysiert werden diese Auseinandersetzungen in: John Forrester, *Dispatches from the Freud Wars: Psychoanalysis and Its Passions*, Cambridge, MA/London 1997; vgl. auch Uffa Jensen, »Neuere Forschungen zur Geschichte der Psychoanalyse«, in: *Archiv für Sozialgeschichte* 52 (2012), S. 765-800, v. a. S. 769-771.

31   Dies ist besonders deutlich in den Arbeiten von Peter Swales, so z. B. ders., »Freud, Minna Bernays and the conquest of Rome: New light on the origins of psychoanalysis«, in: *The New American Review* 1 (1982), S. 1-23. Aber auch andere kritische Werke sind von diesem Biografismus nicht frei: Catherine Meyer/Mikkel Borch-Jacobsen (Hg.), *Le livre noir de la psychanalyse: Vivre, penser et aller mieux sans Freud*, Paris 2005, v. a. Teil I.

32 Vgl. Sarah Winter, *Freud and the Institution of Psychoanalytic Knowledge*, Stanford 1999.

33 Diese Studie ist noch immer sehr lesenswert und findet auch in dieser Arbeit an verschiedenen Stellen Verwendung: Henri F. Ellenberger, *Die Entdeckung des Unbewussten. Geschichte und Entwicklung der dynamischen Psychiatrie von den Anfängen bis zu Janet, Freud, Adler und Jung*, aus dem Englischen von Gudrun Theusner-Stampa, 2. Aufl., Zürich 2005 [1973].

34 Vgl. für ihr Programm Lydia Marinelli/Andreas Mayer, »Forgetting Freud? For a new historiography of psychoanalysis«, in: *Science in Context* 19 (2006), S. 1-13.

35 Dies ist besonders deutlich in: Andreas Mayer, *Mikroskopie der Psyche. Die Anfänge der Psychoanalyse im Hypnose-Labor*, Göttingen 2002.

36 Vgl. Lydia Marinelli, *Psyches Kanon. Zur Publikationsgeschichte rund um den Internationalen Psychoanalytischen Verlag*; dies., *Tricks der Evidenz. Zur Geschichte psychoanalytischer Medien*, beide in: *Lydia Marinelli – Schriften zur Geschichte der Psychoanalyse*, herausgeben von Andreas Mayer, Wien 2009.

37 Mit Michel Foucault lässt sich Freud als ein besonderer Autor, ein Diskursbegründer verstehen (vgl. Michel Foucault, »Was ist ein Autor?« [1969], aus dem Französischen von Hermann Kocyba, in: ders., *Schriften zur Literatur*, herausgegeben von Daniel Defert und François Ewald unter Mitarbeit von Jacques Lagrange, Frankfurt am Main 2003, S. 234-270).

38 Letzteres hat sich in einigen Aufsätzen niedergeschlagen, die er z. T. zusammen mit seiner dritten Ehefrau, Suzanne, verfasst hat und die noch heute zitiert werden: Siegfried Bernfeld, »Freud's earliest theories and the school of Helmholtz«, in: *Psychoanalytic Quarterly* 3 (1944), S. 341-362; Siegfried Bernfeld und Suzanne Cassirer-Bernfeld, »Freud's early childhood«, in: *Bulletin of the Menninger Clinic* 8 (1944), S. 107-115; Siegfried Bernfeld, »Freud's scientific beginnings«, in: *American Imago* 6 (1949), S. 163-196; Siegfried Bernfeld und Suzanne Cassirer-Bernfeld, »Freud's first year in practice, 1886-1887«, in: *Bulletin of the Menninger Clinic* 16 (1952), S. 37-49.

39 Das Manuskriptfragment befindet sich in Bernfelds Nachlass in

der Library of Congress in Washington, D.C., trägt nur seinen Namen, ist undatiert, wurde aber in Menton – Bernfelds Wohnort im französischen Exil 1934-37 – verfasst. Zu dem Plan eines Lehrbuches vgl. Bernfelds Notizen in: Johannes Reichmayr und Karl Fallend, »Wanderschaft und Emigration: Menton, London, San Francisco«, in: dies. (Hg.), *Siegfried Bernfeld oder Die Grenzen der Psychoanalyse. Materialien zu Leben und Werk*, Basel/Frankfurt am Main 1992, S. 264-287, S. 277f.

40 Siegfried Bernfeld, »Die Glaubwürdigkeit der Psychoanalyse«, Siegfried Bernfeld Papers, Manuscript Division, Library of Congress, Washington, D.C., Kasten 10, 1. Teil, S. 1, S. 2f. u. S. 7 (im Folgenden als SBP-DC abgekürzt).

41 Zu dem generellen Trend ähnlich gelagerter Versuche in den Geistes- und Sozialwissenschaften vgl. Uffa Jensen/Daniel Morat (Hg.), *Rationalisierungen des Gefühls. Zum Verhältnis von Wissenschaft und Emotionen 1880-1930*, München 2008.

42 Bernfeld, »Die Glaubwürdigkeit der Psychoanalyse«, SBP-DC, 1. Teil, S. 8.

43 Ute Frevert hat sich dieser Frage zuerst zugewandt, indem sie herausarbeitete, wie in der Moderne bestimmte Emotionen »verloren« gingen, andere hingegen neu »gefunden« wurden: Ute Frevert, *Vergängliche Gefühle*, Göttingen 2013.

44 Vgl. Thomas Fuchs, »Are mental illnesses diseases of the brain?«, in: Suparna Choudhury/Jan Slaby (Hg.), *Critical Neuroscience. A Handbook of the Social and Cultural Contexts of Neuroscience*, Malden, MA/Oxford 2012, S. 331-344.

45 Vgl. Suparna Choudhury/Jan Slaby (Hg.), *Critical Neuroscience. A Handbook of the Social and Cultural Contexts of Neuroscience*, Malden, MA/Oxford 2012. Für die Notwendigkeit, die Dichotomie zwischen Biologie und Kultur sowie zwischen Lebens- und Geisteswissenschaften zu überwinden, vgl. Jan Plamper, *Geschichte und Gefühl. Grundlagen der Emotionsgeschichte*, München 2012.

46 Vgl. z. B. Jill L. Kays/Robert A. Hurley/Katherine H. Taber, »The dynamic brain: Neuroplasticity and mental health«, in: *Journal of Neuropsychiatry and Clinical Neuroscience* 24 (2012), S. 118-124.

47 Vgl. Suparna Choudhury/Laurence J. Kirmayer, »Cultural neuroscience and psychopathology: Prospects for cultural psychiatry«,

in: Juan Y. Chiao (Hg.), *Cultural Neuroscience. Cultural Influences on Brain Function*, New York 2009, S. 263-279.

48 Vgl. Kenneth S. Kendler, »Explanatory models for psychiatric illness«, in: *American Journal of Psychiatry* 165 (2008), S. 695-702.

49 Vgl. Laurence J. Kirmayer, »Beyond the ›new cross-cultural psychiatry‹: Cultural biology, discursive psychology and the ironies of globalization«, in: *Transcultural Psychiatry* 43 (2006), S. 126-144. Dabei besteht allerdings die Gefahr, die in dieser Forschung gemessenen Unterschiede zwischen Gruppen durch kulturelle Stereotypen zu essentialisieren.

50 Vgl. Craig Morgan/Kwame MacKenzie/Paul Fearon, *Society and Psychosis*, Cambridge 2008. Diese Debatte über die biologischen wie kulturellen Ursachen von Schizophrenie hat eine lange Geschichte und wurde auch während des Untersuchungszeitraums geführt. Der an der Psychoanalyse interessierte Psychiater Eugen Bleuler, von dem der Ausdruck »Schizophrenie« stammt, mit dem er sich gegen die Bezeichnung »Dementia praecox« von Emil Kraepelin wandte, betonte die Beeinflussbarkeit dieser Erkrankung.

51 Vgl. Ian Hacking, *Was heißt »soziale Konstruktion«? Zur Konjunktur einer Kampfvokabel in den Wissenschaften*, aus dem Englischen von Joachim Schulte, Frankfurt am Main 1999.

52 Vgl. Alessio Barsaglini et al., »The effects of psychotherapy on brain function: A systematic and critical review«, in: *Progress in Neurobiology* 114 (2014), S. 1-14.

53 Vgl. für Ersteres Luiz Pessoa, »Emergent processes in cognitive-emotional interactions«, in: *Dialogues in Clinical Neuroscience* 12 (2010), S. 271-286; vgl. für die ältere Sicht Paul Ekman, »Basic emotions«, in: Tim Dalgleish/Michael J. Power (Hg.), *Handbook of Cognition and Emotion*, New York 1999, S. 45-60; vgl. für eine wissenschaftshistorische Kritik daran Ruth Leys, *The Ascent of Affect: Genealogy and Critique*, Chicago, London 2017.

54 Vgl. Lisa Feldman Barrett/James A. Russell (Hg.), *The Psychological Construction of Emotion*, New York 2015.

55 Vgl. James A. Russell, »Core affect and the psychological construction of emotion«, in: *Psychological Review* 110 (2003), S. 145-172.

56 Für die hier vorgestellten Konzepte einer Psyche und eines Kör-

pers, die in ihrer materiell-körperlichen Struktur wandelbar sind, verwende ich im Rahmen dieser Arbeit den Begriff des Selbst, das damit logischerweise auch eine Geschichte besitzt.

57 Vgl. Bettina Hitzer, »Emotionsgeschichte – Ein Anfang mit Folgen«, in: *H-Soz-u-Kult* 2011, online verfügbar unter: {http://hsozkult.geschichte.hu-berlin.de/forum/2011-11-001} (Stand September 2018).

58 Vgl. Monique Scheer, »Are emotions a kind of practice (and is that what makes them have a history)? A Bourdieuan approach to understanding emotion«, in: *History and Theory* 51 (2012), S. 193-220.

59 Seit den siebziger Jahren hat die aufkommende Emotionsethnologie dafür viele Hinweise geliefert (vgl. z. B. Jean L. Briggs, *Never in Anger: Portrait of an Eskimo Family*, Cambridge, MA, 1970).

60 Vgl. Pascal Eitler/Monique Scheer, »Emotionsgeschichte als Körpergeschichte. Eine heuristische Perspektive auf religiöse Konversionen im 19. und 20. Jahrhundert«, in: *Geschiche und Gesellschaft* 35 (2009), S. 282-313.

61 Vgl. Margrit Pernau, »Epilogue. Translating books, translating emotions«, in: Ute Frevert et al. (Hg.), *Learning How to Feel. Children's Literature and the History of Emotional Socialization, 1870-1970*, Oxford 2014, S. 245-258.

62 Vgl. zum Konzept der Mimesis und des emotionalen Lernens Pascal Eitler/Stephanie Olsen/Uffa Jensen, »Introduction«, in: Frevert et al. (Hg.), *Learning How to Feel*, a. a. O., S. 1-20, v. a. S. 7-9.

63 Für die Berliner und deutsche Entwicklung habe ich vor allem von den Forschungen Anthony Kauders profitiert: Kauders, *Der Freud-Komplex*, a. a. O. Allgemein zum Thema vgl. außerdem Hannah S. Decker, *Freud in Germany. Revolution and Reaction in Science, 1893-1907*, New York 1977; Karen Brecht et al. (Hg.), *»Hier geht das Leben auf eine sehr merkwürdige Weise weiter ...«: Zur Geschichte der Psychoanalyse in Deutschland*, Hamburg 1985; Thomas Müller, »Zur Etablierung der Psychoanalyse in Berlin«, in: ders. (Hg.), *Psychotherapie und Körperarbeit in Berlin. Geschichte und Praktiken der Etablierung*, Husum 2004, S. 53-95; Ulrike May, »Psychoanalyse in Berlin: 1920-1936«, in: *Jahrbuch der Psychoanalyse* 57 (2008), S. 13-39.

64 Zu den englischen und Londoner Abläufen liegen weniger Forschungen vor: Dean Rapp,»The early discovery of Freud by the British general educated public, 1912-1919«, in: *Social History of Medicine* 3 (1990), S. 217-243; Robert Douglas Hinshelwood, »Psychoanalysis in Britain: Points of cultural access, 1893-1918«, in: *International Journal of Psycho-Analysis* 76 (1995), S. 135-151; Richards,»Britain on the Couch«, a. a. O. Eine wichtige, aber leider unveröffentlichte Ressource ist zudem: Sandra Ellesley, *Psychoanalysis in Early Twentieth-Century England: A Study in the Popularization of Ideas*, Ph. D.-Arbeit, University of Essex 1995.

65 Die Entwicklungen in Indien/Kalkutta wurden zuerst von Christiane Hartnack ausführlich untersucht (vgl. dies., *Psychoanalysis in Colonial India*, a. a. O.). Ihre Pionierarbeit leistete sie zudem zu einem Zeitpunkt, als noch recht wenig über die globale Verbreitung der Psychoanalyse bekannt war. In meiner Arbeit konnte ich von ihren Forschungen sehr profitieren. Besonders für die biografischen Forschungen zu Bose ist zudem wichtig: Ashis Nandy, »The savage Freud: The first non-Western psychoanalyst and the politics of the secret selves in colonial India«, in: ders., *The Savage Freud and Other Essays on Possible and Retrievable Selves*, Oxford/ New York 1995, S. 81-144. Die Studien von Amit Ranjan Basu sind gerade für die bengalischen Debatten unerlässlich: Amit Ranjan Basu,»Girindrasekhar Basu and the coming of psychology in colonial India«, in: *Theoretical Perspective* 6 (1999), S. 26-55; Amit Ranjan Basu,»Emergence of a marginal science in a colonial city: Reading psychiatry in Bengali periodicals«, in: *Indian Economic and Social History Review* 41 (2004), S. 103-141; vgl. zudem Kapila,»The ›godless‹ Freud and his Indian friends«, a. a. O.

Anmerkungen zu Schlüssellochtext A

1 Anna G. hinterließ ein Tagebuch über ihre Analyse bei Freud: Anna Koellreuter (Hg.), *»Wie benimmt sich der Prof. Freud eigentlich?«: Ein neu entdecktes Tagebuch von 1921 historisch und analytisch kommentiert*, 2. Aufl., Gießen 2010.

2 Siehe Koellreuter, *»Wie benimmt sich der Prof. Freud eigentlich?«*,

a.a.O., S. 42. Ich habe die Zeilenumbrüche des Originals übernommen.

3   Ebd., S. 55.

4   Ebd., S. 67.

Anmerkungen zu Kapitel I: Institutionen

1   Man darf hierbei allerdings nicht außer Acht lassen, dass die Karte nur offizielle Vereinigungen verzeichnete. Es gab durchaus Regionen, in denen die Psychoanalyse rezipiert und sogar Freuds
Werke übersetzt wurden, wo man sich aber nicht um eine offizielle
Anbindung an die Internationale Psychoanalytische Vereinigung
bemühte.

2   Die offiziellen Gespräche sind protokolliert in: *Protokolle der Wiener Psychoanalytischen Vereinigung*, herausgegeben von Herman
Nunberg und Ernst Federn, Bd. 1: *1906-1908*, Frankfurt am Main
1976 (im Folgenden abgekürzt als PWPV), S. 87-96.

3   Siehe Hilda C. Abraham, *Karl Abraham. Sein Leben für die Psychoanalyse*, München 1976, S. 59f.

4   Vgl. C.G. Jung, »Diagnostische Assoziationsstudien. VI. Beitrag:
Psychoanalyse und Assoziationsexperiment«, in: *Journal für Psychologie und Neurologie* 7 (1906), S. 1-24.

5   Siehe den Brief Freuds an Jung vom 2. Januar 1910, in: *Briefe SF-
CGJ*, S. 310.

6   Siehe das Tagungsprogramm in: SFP-DC, Kasten 49, Mappe 13.

7   Siehe Sándor Ferenczi, »Zur Organisation der psychoanalytischen
Bewegung« (1910), in: *Sándor Ferenczi – Schriften zur Psychoanalyse I*, herausgegeben von Michael Balint, Gießen 2004, S. 48-58
(im Folgenden abgekürzt als SF-S), S. 50 u. S. 52.

8   In diesen Worten wird der emotionale Ausbruch Freuds erinnert
in: Fritz Wittels, *Sigmund Freud: Der Mann, die Lehre, die Schule*,
Leipzig/Wien/Zürich 1924, S. 124.

9   Siehe den Brief Freuds an Brill vom 14. November 1910, SFP-DC,
Kasten 18, Mappe 23. »Ψα« lautete die häufig auftauchende griechische Kurzformel für Psychoanalyse.

10   Siehe Sigmund Freud, »Zur Psychopathologie des Alltagslebens

(Über Vergessen, Versprechen, Vergreifen, Aberglaube und Irrtum)«
(1901), in: *Sigmund Freud – Gesammelte Werke*, Bd. 4, London 1941.

11 Siehe Otto Rank, »Bericht über die II. private psychoanalytische
Vereinigung in Nürnberg am 30. und 31. März 1910«, in: *Jahrbuch
für psychoanalytische und psychopathologische Forschungen* 2 (1910),
S. 731-742.

12 Siehe den Brief Jones' an Freud vom 12. Februar 1910, in: *Briefe
SF-EJ*, S. 44.

13 Marinelli und Mayer betonen zu Recht, dass sich mit der Idee der
Sammlungsforschung auch eine Objektivierung und Verallgemei-
nerung der eigentlich eng an die Person Freud gebundenen »Traumdeutung« erreichen ließ: Lydia Marinelli/Andreas Mayer, *Träume
nach Freud. Die »Traumdeutung« und die Geschichte der psychoanalytischen Bewegung*, a. a. O., S. 66.

14 Vgl. Ludger M. Hermanns (Hg.), *Spaltungen in der Geschichte der
Psychoanalyse*, Tübingen 1995.

15 Vgl für diese Sichtweise z. B. Phyllis Grosskurth, *The Secret Ring:
Freud's Inner Circle and the Politics of Psychoanalysis*, Toronto 1991.

16 Siehe den Brief Abrahams an Freud vom 6. Oktober 1907, in: *Briefe SF-KA*, S. 65.

17 Siehe den Brief Abrahams an Freud vom 13. Oktober 1907, ebd.,
S. 67.

18 Siehe den Brief Freuds an Abraham vom 8. Oktober 1907, ebd.,
S. 66.

19 Vgl. u. a. Jens-Uwe Teichler, »*Der Charlatan strebt nicht nach Wahrheit, er verlangt nur nach Geld«. Zur Auseinandersetzung zwischen
naturwissenschaftlicher Medizin und Laienmedizin im deutschen
Kaiserreich am Beispiel von Hypnotismus und Heilmagnetismus*,
Stuttgart 2002.

20 Vgl. Abrahams Brief an Max Eitingon vom 1. Januar 1908, in: Abraham, *Karl Abraham*, a. a. O., S. 72-74.

21 Für die Untersuchung der frühen Rezeption vgl. Decker, *Freud in
Germany*, a. a. O.

22 Siehe den Brief Abrahams an Freud vom 6. Juni 1910, in: *Briefe
SF-KA*, S. 209.

23 Siehe für einen entsprechenden Bericht den Brief Abrahams an
Freud vom 4. April 1908, ebd., S. 102.

24 Siehe den Brief Abrahams an Freud vom 10. November 1909, ebd., S. 186.

25 Siehe die Briefe Abrahams an Freud vom 9. Januar und 18. Dezember 1908, ebd., S. 120 u. S. 148f.

26 Siehe z. B. den Brief Abrahams an Freud vom 4. April 1920, ebd., S. 652.

27 Siehe den Brief Abrahams an Freud vom 28. April 1910, ebd., S. 205.

28 Siehe den Brief Abrahams an Freud vom 18. Dezember 1908, ebd., S. 148f.

29 Siehe den Brief Freuds an Abraham vom 20. Dezember 1908, ebd., S. 153.

30 Mit *splendid isolation* ist die Phase zwischen Freuds 1893 gemeinsam mit Breuer verfasster Hysterie-Studie bis zur beginnenden Züricher Rezeption 1906-07 gemeint, in der Freud in der Tat vielen Anfeindungen von Neurologen und Psychiatern ausgesetzt war. Freud bezeichnete diese Phase selbst so (siehe seinen Brief an Jung vom 19. April 1908, in: *Briefe SF-CGJ*, S. 157).

31 Siehe den Brief Abrahams an Freud vom 18. Oktober 1910, in: *Briefe SF-KA*, S. 217.

32 Siehe Makari, *Revolution der Seele*, a. a. O., S. 159-218.

33 Der Monismus war eine vor allem Ende des 19. Jahrhunderts populäre philosophische Richtung, die alle Phänomene der Welt auf ein gemeinsames Grundprinzip zurückführte.

34 Vgl. Kapitel II.

35 Siehe Otto Juliusburger, »Schopenhauer und die Psychotherapie der Gegenwart«, in: *Jahrbuch der Schopenhauer-Gesellschaft* 14 (1927), S. 53-73.

36 Siehe Karl Abraham, *Giovanni Segantini. Ein psychoanalytischer Versuch*, Leipzig/Wien 1911.

37 Möglicherweise war Abraham seine theoretische Eigenständigkeit auch gar nicht bewusst. In der Forschung wird sein Beitrag zur Theoriegeschichte der Psychoanalyse inzwischen gewürdigt (vgl. Ulrike May, »Karl Abrahams Revolution: Vom Wonnesaugen zum oral-aggressiven Vernichtungswunsch«, in: *Luzifer-Amor. Zeitschrift zur Geschichte der Psychoanalyse* 23 [2010], S. 58-85).

38 Vgl. Kapitel II.

39 Vgl. Brenda Maddox, *Freud's Wizard: The Enigma of Ernest Jones*,

London 2006, S. 35-48; Ernest Jones, »Reminiscent notes on the early history of psychoanalysis in English-speaking countries«, in: *International Journal of Psycho-Analysis* 26 (1945), S. 8-11 (im Folgenden abgekürzt als IJPA).

40 Siehe Ernest Jones, *Free Associations: Memories of a Psychoanalyst*, New York 1959, S. 159. Vgl. Sigmund Freud, »Bruchstück einer Hysterie-Analyse«, in: *Monatsschrift für Psychiatrie und Neurologie* 18 (1905), S. 285-310 u. S. 408-467.

41 Vgl. James Jackson Putnam, »Recent experiences in the study and treatment of hysteria at the Massachusetts General Hospital: With remarks on Freud's method of treatment by ›Psycho-Analysis‹«, in: *Journal of Abnormal Psychology* 1 (1906), S. 26-41.

42 Siehe den Brief Jones' an Freud vom 18. Mai 1914, in: *Briefe SF-EJ*, S. 281.

43 Siehe Ernest Jones, »Mechanism of severe briquet attack as contrasted with that of psychasthenic fits«, in: *Journal of Abnormal Psychology* 2 (1907), S. 218-227.

44 Vgl. den brieflichen Bericht Jungs an Freud vom 11. September 1907, in: *Briefe SF-CGJ*, S. 95.

45 Freud sollte Eder, sehr zum Ärger Jones', als ersten Psychoanalytiker Großbritanniens bezeichnen: *David Eder: Memoirs of a Modern Pioneer*, herausgegeben von Joseph Burton Hobman, London 1945, S. 9.

46 Siehe Edward Glover, »Eder as psycho-analyst«, ebd., S. 89-116.

47 Siehe David Montague Eder, »Freud's method of psycho-analysis«, in: BMJ 2 (1911), S. 959.

48 Vgl. Frederic W.H. Myers, »The subliminal consciousness«, in: *Proceedings of the Society for Psychical Research* 9 (1893), S. 14-15.

49 Siehe Sigmund Freud, »A note on the unconscious in psychoanalysis«, in: *Proceedings of the Society for Psychical Research* 26 (1912), S. 312-318.

50 Vgl. Elizabeth R. Valentine, »A brilliant and many-sided personality‹: Jessie Margaret Murray. Founder of the medico-psychological clinic«, in: *Journal of the History of the Behavioral Sciences* 45 (2009), S. 145-161.

51 Zu Gross vgl. Uffa Jensen, »Die Utopie der Authentizität und ihre Grenzen. Die Politisierung der Psychoanalyse im frühen 20. Jahr-

hundert«, in: Maik Tändler/Uffa Jensen (Hg.), *Das Selbst zwischen Anpassung und Befreiung. Psychowissen und Politik im 20. Jahrhundert*, Göttingen 2012, S. 39-59.

52 Siehe den Brief Jones' an Freud vom 18. Mai 1914, in: *Briefe SF-EJ*, S. 281.

53 Davon berichtet Jones selbst in einem Brief an Freud vom 8. Februar 1911 (in: *Briefe SF-EJ*, S. 87f.). Jones sah sich häufiger mit Anschuldigungen wegen sexueller Übergriffe konfrontiert. Bereits 1906 war er in London wegen der sexuellen Belästigung von Minderjährigen vor Gericht gelandet (vgl. Philip Kuhn, »›Romancing with a wealth of detail‹. Narratives of Ernest Jones's 1906 trial for indecent assault«, in: *Studies in Gender and Sexuality* 3 [2002], S. 344-378).

54 Siehe den Brief Freuds an Jones vom 5. März 1913, in: *Briefe SF-EJ*, S. 194 (Kursivierung im Original).

55 Siehe die Briefe Jones' an Freud vom 4. Oktober 1913 und vom 3. November 1913, in: *Briefe SF-EJ*, S. 229 u. S. 233.

56 Siehe den Brief Jones' an Freud vom 13. März 1914, in: *Briefe SF-EJ*, S. 266f.

57 Genau diese Reaktion hatte Freud herbeiführen wollen (siehe Sigmund Freud, »Zur Geschichte der psychoanalytischen Bewegung«, in: *Jahrbuch für psychoanalytische und psychopathologische Forschungen* 6 [1914], S. 207-260).

58 Derartige Zahlen können irreführend sein. Sie erfassen nur Mitglieder offizieller Vereinigungen. Erst im Laufe der Zeit unterschieden die verschiedenen Vereinigungen zwischen ordentlichen und außerordentlichen Mitgliedern, wobei dafür in den Zweigvereinigungen z. T. recht unterschiedliche Kriterien galten. Hinzu kommt, dass es durchaus Länder mit starkem Interesse an der Psychoanalyse gab, in denen – aus z. T. ganz unterschiedlichen Gründen – erst spät eine offizielle Vereinigung gegründet wurde. Dies galt beispielsweise in Südamerika: Obwohl das Interesse an Psychoanalyse in Argentinien zeitlich weiter zurückreicht, entstand die Asociación Psicoanalítica Argentina erst 1942 in Buenos Aires (vgl. Plotkin, *Freud in the Pampas*, a. a. O.).

59 Siehe z. B. N. N., »Korrespondenzblatt der Internationalen Psychoanalytischen Vereinigung«, in: *Internationale Zeitschrift für*

Psychoanalyse 3 (1915), S. 184 (im Folgenden abgekürzt als Korrespondenzblatt).

60 Siehe den Brief Freuds an Jones vom 25. Dezember 1914, in: *Briefe SF-EJ*, Bd. II, S. 18. Mit Alfred Adler war 1911 ein alter Mitstreiter Freuds und Gründungsmitglied des Freud-Zirkels aus der Wiener Psychoanalytischen Vereinigung ausgetreten.

61 Vgl. für die zeitgenössischen Überlegungen der Psychoanalytiker: Karl Abraham et al. (Hg.), *Zur Psychoanalyse der Kriegsneurosen*, Leipzig 1919.

62 Vgl. David Montague Eder, *War-Shock. The Psycho-Neuroses in War Psychology and Treatment*, London 1917, S. 128.

63 Siehe den Brief Jones' an Freud vom 9. Januar 1919, in: *Briefe SF-EJ*, S. 328.

64 Siehe Douglas Bryan, »History of the British psycho-analytical society«, in: IJPA 1 (1920), S. 115-118.

65 Siehe den Brief Freuds an Delgado vom 19. November 1919, SFP-DC, Kasten 21, Mappe 6.

66 Zu Sutherland siehe den Brief Freuds an Brill vom 20. März 1911, SFP-DC, Kasten 18, Mappe 24.

67 Auch wenn Freud ihn in dem entsprechenden Brief vom 14. Mai 1911 noch »Dr. Hunt« nannte (in: *Briefe SF-EJ*, S. 101; vgl. auch Owen Berkeley-Hill, *All Too Human. An Unconventional Autobiography*, London 1939, S. 76).

68 Zu Ranchi vgl. Hartnack, *Psychoanalysis in Colonial India*, S. 29-42; Waltraud Ernst, *Colonialism and Transnational Psychiatry. The Development of an Indian Mental Hospital in British India, c. 1925-1940*, London/New York/Delhi 2013, S. 9-11.

69 Siehe seinen Brief an Freud vom 27. Juli 1914, in: *Briefe SF-EJ*, S. 296.

70 Siehe den Brief Jones' an Freud vom 15. Januar 1917, ebd., S. 321. Es könnte sich dabei um C. D. Daly gehandelt haben, der später bei Freud eine weitere Analyse erhielt.

71 Berkeley-Hill besuchte zwischen 1923 und 1935 nachweislich zehn Sitzungen der Indischen Psychoanalytischen Gesellschaft. Obwohl seine Texte ab 1928 mehrfach in Abwesenheit verlesen und kontrovers diskutiert wurden, nahm Daly, der zunächst nicht in Kalkutta stationiert war, erst 1935 zum ersten Mal an einer Sit-

zung teil und kehrte laut der offiziellen Berichte auch nur noch einmal zurück. Die Gesellschaft traf sich normalerweise zu vier bis sechs formalen Sitzungen im Jahr. Informelle Treffen fanden viel häufiger statt, bis zu zweimal im Monat. Von daher sollte man den Einfluss der beiden Briten nicht überbewerten (vgl. dazu auch Christiane Hartnack, »Colonial dominions and the psychoanalytical couch: Synergies of Freudian theory with Bengali Hindu thought and practices in British India«, in: Anderson/Jenson/ Keller (Hg.), *Unconscious Dominions*, a.a.O., S. 97-111).

72 Vgl. zu Bose – neben der genannten Literatur – Tarun Chandra Sinha, »A short life sketch of Girindrasekhar Bose«, in: *Samiksa*, Sonderausgabe (o.J.), S. 62-74; Debajyoti Dāś, *Girīndraśekhar Basu*, Kalikātā 1378 (1972).

73 Siehe Sailendra Krishna Law, »Girindrasekhar Bose«, in: *Samiksa*, Sonderausgabe (o.J.), S. 9-11, S. 9.

74 Vgl. Chakrabarty, *Provincializing Europe*, a.a.O., S. 181-183.

75 Siehe Law, »Girindrasekhar Bose«, a.a.O., S. 9.

76 Für diese Episode siehe Bāridabaraṇ Ghash, *Byaṅgacitraśilpī Yatīndrakumār Sen racanāsaṃgraha*, Kalikātā 2001, S. 159f.

77 Siehe den Brief Boses an Jones vom 15. Juli 1921, Ernest Jones Collection, Archives of the British Psychoanalytical Society (im Folgenden abgekürzt als EJC-PBS), P04-C-B-10.

78 Siehe den Brief Jones' an Bose vom 9. August 1921, ebd.

79 Siehe N.N., »Bericht über den VII. Internationalen Psychoanalytischen Kongreß in Berlin (25.-27. Sept. 1922)«, in: *Internationale Zeitschrift für Psychoanalyse* 8 (1922), S. 478-505, v.a. S. 500-503 (im Folgenden abgekürzt als IZfP).

80 Vgl. Ernst, *Colonialism and Transnational Psychiatry*, a.a.O.

81 So lautet die Formulierung in dem Bericht für den Berliner Kongress: N.N., »Zur psychoanalytischen Bewegung«, in: IZfP 8 (1922), S. 521-527, S. 521 u. S. 522.

82 Vgl. Gyan Prakash, *Another Reason. Science and the Imagination of Modern India*, Princeton 1999.

83 Vgl. Kris Manjapra, *Age of Entanglement. German and Indian Intellectuals Across Empire*, Cambridge, MA, 2014.

84 Siehe N.N., »Bericht über den VII. Internationalen Psychoanalytischen Kongreß«, a.a.O., S. 500 u. S. 502.

85 Zu Frankreich vgl. Roudinesco, *Wien – Paris*, a. a. O.

86 Freud hatte bereits 1911 Kontakt zu Samuel Jankélévitch aufgenommen, der *Zur Psychopathologie des Alltagslebens* ins Französische übersetzen sollte. Dazu kam es aber nicht (siehe den Brief Freuds vom 13. November 1911, SFP-DC, Kasten 30, Mappe 22).

87 Vgl. zu Japan u. a. Shigeyuki Mori, »Der Weg der Psychoanalyse nach Japan«, in: *Forum der Psychoanalyse* 28 (2012), S. 109-116, sowie zu China Zhang, *Psychoanalysis in China*, a. a. O. Auch im arabischsprachigen Raum kam es zu einer Rezeption der Psychoanalyse, vgl. El Shakry, *The Arabic Freud*, a. a. O.

88 Siehe die Mitgliederliste in: »Korrespondenzblatt«, in: IZfP 8 (1922), S. 107-117, S. 108.

89 Siehe die Mitgliederliste: ebd., S. 111.

90 Siehe Nellie L. Thompson, »Early women psychoanalysts«, in: *International Review of Psychoanalysis* 14 (1987), S. 391-407.

91 Vgl. Astrid Kerl-Wienecke, »Kinderanalyse und Frauen«, in: *Luzifer-Amor. Zeitschrift zur Geschichte der Psychoanalyse* 13 (2000), S. 47-63.

92 Vgl. Plotkin, *Freud in the Pampas*, a. a. O.

93 Siehe den Brief Abrahams an Freud vom 14. März 1910, in: *Briefe SF-KA*, S. 203.

94 Siehe den Brief Abrahams an Freud vom 13. Januar 1909, ebd., S. 157.

95 Siehe den Brief Abrahams an Freud vom 23. Februar 1919, ebd., S. 613.

96 Vgl. für einen Bericht der Treffen bei Körber vor dem Ersten Weltkrieg Hans Blüher, *Werke und Tage. Geschichte eines Denkers*, München 1953, S. 252-254, sowie für eine Beschreibung seiner psychotherapeutischen Praxis Adrien Turel, *Bilanz eines erfolglosen Lebens*, Frauenfeld 1976, S. 87.

97 Zu Horneys Praxis vgl. Janet Sayers, *Mothering Psychoanalysis: Helene Deutsch, Karen Horney, Anna Freud and Melanie Klein*, London 1991, S. 73-78.

98 Jedenfalls konnte Long bereits 1913 in einem Aufsatz auf ihre Erfahrungen mit Patienten zurückgreifen: Constance Long, »Introduction to the study of Psycho-Analysis«, in: C. Lloyd Tuckey (Hg.), *Treatment by Hypnotism and Suggestion or Psycho-Therapeutics*, London 1913, S. 353-377.

99 Vgl. Suzanne Raitt, »Early British psychoanalysis and the medico-

psychological clinic«, in: *History Workshop Journal* 58 (2004), S. 63-85, S. 81.

100 Siehe die Briefe Jones' an Freud vom 27. März 1916 sowie vom 25. November 1919, in: *Briefe SF-EJ*, S. 315 u. S. 358.

101 Siehe Maddox, *Freud's Wizard*, a. a. O., S. 119.

102 Siehe Nandy, »The savage Freud«, a. a. O., S. 93.

103 Für Boses unentgeltliche Therapie vgl. Ghash, *Byangacitrasilpī Yatīndrakumār Sen*, a. a. O., S. 166 f.

104 Siehe Hans Lampl, »Die Sprechstunde der Poliklinik«, in: *Zehn Jahre Berliner Psychoanalytisches Institut*, herausgegeben von der Deutschen Psychoanalytischen Gesellschaft, Wien 1930, S. 45-47, S. 47.

105 Vgl. zu den drei Regionen u. a. Cornelia Brink, *Grenzen der Anstalt. Psychiatrie und Gesellschaft in Deutschland 1860-1980*, Göttingen 2010; Joseph Melling/Bill Forsythe, *The Politics of Madness: The State, Insanity and Society in England, 1845-1914*, London 2006; Waltraud Ernst, *Mad Tales From the Raj: The European Insane in British India, 1800-1858*, London 1991.

106 Siehe Sigmund Freud, »Wege der psychoanalytischen Therapie« (1919), in: *Sigmund Freud – Studienausgabe* (im Folgenden abgekürzt als SF – StA), herausgegeben von Alexander Mitscherlich, James Strachey, Angela Richards, Ergänzungsband: *Schriften zur Behandlungstechnik*, Frankfurt am Main 1989, S. 239-249, S. 248 f.

107 Von einer solchen »breiten Revision« spricht: Elizabeth Ann Danto, *Freud's Free Clinics: Psychoanalysis and Social Justice, 1918-1938*, New York 2005, S. 13.

108 Vgl. dazu die Berliner Ausbildungsrichtlinien, SFP-DC, Kasten 51, Mappe 8.

109 Vgl. dazu auch die Werbebroschüre »Psychoanalytische Klinik in Tegel«, in: Ernst Simmel Papers, Sigmund Freud Collection, Manuscript Division, Library of Congress, Washington, D.C., Kasten 1, Mappe 3, S. 7-9.

110 Siehe Ernst Simmel, »Die psychoanalytische Behandlung in der Klinik«, in: IZfP 14 (1928), S. 352-370, S. 361.

111 Zu der Klinik vgl. u. a. Theophilus Boll, »May Sinclair and the medico-psychological clinic of London«, in: *Proceedings of the American Philosophical Society* 106 (1962), S. 310-326.

449

112 Boll zitiert z.T. ausführlich aus den raren Originalquellen (ebd., S. 317).
113 Ebd. In seiner psychologischen Analyse setzte der Franzose Pierre Janet besonders auf die Hypnose. Der US-Amerikaner Morton Prince behandelte ähnlich. Der Schweizer Arzt Paul Dubois verstand neurotische Störungen als Einbildung und versuchte, die Willenskraft der Patienten mit einer Selbsterziehung zu stärken; der Franzose Jules Dejerine war sein Schüler (vgl. dazu Ellenberger, *Die Entdeckung des Unbewussten*, a.a.O., S. 496-511 u. S. 1057f.).
114 Siehe den Bericht von Mr High Lett und Sir Harold Wernher aus dem April 1937, Tavistock Clinic, Applications for Grants 1928-1937, London Metropolitan Archives, A/KE/534/006.
115 Siehe Owen Berkeley-Hill,»A note on the psycho-analytic polyclinic in Berlin«, in: *The Indian Medical Gazette* 58 (1923), S. 383-384.
116 Siehe Owen Berkeley-Hill,»A plea for the inception of a mental hygiene movement in India«, in: *The Indian Medical Gazette* 58 (1923), S. 242-244. Im offiziellen Bericht der Bengalen über die Klinik heißt es, dort würden»vorwiegend psychoanalytische Methoden verwendet« (siehe»Korrespondenzblatt«, in: IZfP 21 [1935], S. 112-163, S. 136).
117 Siehe N.N., *Lumbini Park Silver Jubilee*, Kalkutta 1966.
118 Taylors Gutachten floss in den»Bhore Committee Report« von 1946 ein. Das Gutachten und der Bericht sind abgedruckt in: S.P. Agarwal et al. (Hg.), *Mental Health. An Indian Perspective 1946-2003*, Neu-Delhi 2004, für das Zitat siehe: S. 362.
119 Siehe»Korrespondenzblatt«, in: IZfP 11 (1925), S. 501-528, S. 516.
120 Für ein Exemplar der Berliner Ausbildungsrichtlinien siehe SFP-DC, Kasten 51, Mappe 8. Vgl. Michael Schröter,»Die Ausbreitung des Berliner Modells der Analytikerausbildung. Eine Skizze der Internationalen Unterrichtskommission 1925-1938«, in: *Jahrbuch der Psychoanalyse* 57 (2008), S. 133-158.
121 Vgl. Michael Schröter,»Zur Frühgeschichte der Laienanalyse. Strukturen eines Kernkonflikts der Freud-Schule«, in: *Psyche* 50 (1996), S. 1127-1175.
122 Siehe»Korrespondenzblatt«, in: IZfP 16 (1930), S. 525-560, S. 528.

123 Siehe die Auflistungen für Kalkutta, Berlin und London, ebd., S. 525-530.

124 So wurde Kalkutta nicht in der »Luzerner Satzung« der anerkannten Ausbildungsinstitute aufgeführt, die sich die Internationale Ausbildungskommission 1934 auf dem dortigen Kongress gab (vgl. »Korrespondenzblatt«, in: IZfP 21 [1935], S. 306-329, S. 309).

125 Siehe N. N., »Notes and news«, in: *Samiksa* 4 (1950), S. 243. Die Einrichtung musste aufgrund finanzieller Schwierigkeiten 1965 von der Vereinigung wieder geschlossen werden.

126 Siehe Freuds Brief vom 20. Oktober 1919, SFP-DC, Kasten 21, Mappe 6.

127 Eine Ahnung von dem Aufwand, den Freud – neben seiner beachtlichen Tätigkeit als Autor – in seiner Briefkommunikation trieb, erhält man anhand des Freud-Nachlasses, der sich im Besitz der Library of Congress in Washington, D.C., befindet.

128 Die Mitglieder des Geheimen Komitees waren 1920 Karl Abraham, Max Eitingon, Sándor Ferenczi, Ernest Jones, Otto Rank, Hanns Sachs und Sigmund Freud.

129 Siehe den Rundbrief vom 20. September 1920, in: *Die Rundbriefe des »Geheimen Komitees«*, herausgegeben von Gerhard Wittenberger und Christfried Tögel, Bd. 1, Tübingen 1999, S. 47.

130 Vgl. *Rundbriefe des »Geheimen Komitees«*, Bd. 1, a. a. O., S. 10-26.

131 Vgl. Mark Ravinder Frost, »›That great ocean of idealism‹: Calcutta, the Tagore circle and the idea of Asia, 1900-1920«, in: Shanti Moorthy/Ashraf Jamal (Hg.), *Indian Ocean Studies. Cultural, Social, and Political Perspectives*, New York/London 2010, S. 251-279, v. a. S. 252.

132 Vgl. »Korrespondenzblatt«, in: IZfP 11 (1925), S. 501-528.

133 Siehe den Brief Jones' an Freud vom 19. September 1925, in: *Briefe SF-EJ*, S. 580.

134 Freud beschrieb deren Vorteile bereits 1912: Sigmund Freud, »Ratschläge für den Arzt bei der psychoanalytischen Behandlung« (1912), in: SF – StA, Ergänzungsband, a. a. O., S. 169-180, S. 177.

135 Freud bat in seinen Briefen an Jones regelmäßig um die Vermittlung zahlungskräftiger Patientinnen, wozu er sich durch die wirtschaftliche Lage in Wien nach dem Krieg gezwungen sah (vgl.

z. B. die Briefe Freuds an Jones vom 8. März und 12. Oktober 1920, in: *Briefe SF-EJ*, S. 373 u. S. 393).

136 Siehe den Brief Freuds an Abraham vom 31. Oktober 1920, in: *Briefe SF-KA*, S. 672.

137 Siehe den Brief von M. N. Banerji an Ernest Jones vom 12. Dezember 1936, EJC-BPS, P04-C-F-02.

138 Siehe den Brief von Jones an Banerji vom 23. Dezember 1936, EJC-BPS, P04-C-F-02.

139 Siehe ebd.

140 Für Jones' Befürchtungen in dieser Hinsicht vgl. seine Briefe an Freud vom 31. Dezember 1918, 2. Mai 1919 und 24. April 1920, in: *Briefe SF-EJ*, S. 327f., S. 343f. u. S. 374. Tannenbaum gründete dann tatsächlich die – allerdings kurzlebige – Zeitschrift *Eros and Psyche* noch einige Monate vor dem *International Journal*.

141 Siehe den Brief G. Boses an Anna Freud vom 10. April 1946, Box 12, Folder 1, Anna Freud Papers, Sigmund Freud Collection, Manuscript Division, Library of Congress, Washington, D.C.

142 Siehe Tarun Chandra Sinha, »Psycho-analysis in India«, in: N. N., *Lumbini Park Silver Jubilee*, a. a. O., S. 61-77, S. 73.

143 Boses entsprechende Anfragen finden sich in: EJC-BPS, P04-C-B-10. Dort lagern auch seine zwölf für diese Veröffentlichung vorgesehenen Texte: ebd., P04-D-01.

144 Bose fragte am 28. März 1945 erneut bei Jones an, ob eine Publikation möglich sei, erhielt aber anscheinend keine Antwort.

145 Siehe Marinelli, *Psyches Kanon*, a. a. O., S. 104.

146 Siehe ebd., S. 154-176.

147 Siehe den Brief Freuds an Jones vom 16. November 1924, in: *Briefe SF-EJ*, Bd. II, S. 32.

148 Vgl. Veronika Fuechtner, *Berlin Psychoanalytic. Psychoanalysis and Culture in Weimar Republic Germany and Beyond*, Berkeley/Los Angeles/London 2011.

149 Vgl. May, *Psychoanalyse in Berlin*, S. 15.

150 Siehe Michael Schröter, »›Hier läuft alles zur Zufriedenheit, abgesehen von den Verlusten ...‹ Die Deutsche Psychoanalytische Gesellschaft 1933-1936«, in: *Psyche* 63 (2009), S. 1085-1130.

151 Siehe das Exemplar vom April 1938, in: Paul Feder Papers, Sig-

mund Freud Collection, Manuscript Division, Library of Congress, Washington, D.C., Kasten 22, Mappe 8.

152 Siehe den Brief von Jones an Freud vom 23. Februar 1937, in: *Briefe SF-EJ*, S. 755 (das kursivierte Wort im Original deutsch, UJ).

153 Siehe z. B. den alarmierten Brief von Lawrence S. Kubie an Franz Alexander vom 10. Januar 1939, in: Princess Marie Bonaparte Papers, Sigmund Freud Collection, Manuscript Division, Library of Congress, Washington, D.C., Kasten 3, Mappe 14.

154 Siehe Samuel A. Guttmann/Randall L. Jones/M. Stephen Parrish, *The Concordance to the Standard Edition of the Complete Psychological Works of Sigmund Freud*, Boston 1980.

155 Siehe den Brief Brills an Freud vom 18. Juli 1908, SFP-DC, Kasten 19, Mappe 7.

156 Vgl. die Briefe Freuds an Brill vom 26. Februar und 20. März 1911, SFP-DC, Kasten 18, Mappe 24.

157 Jones hielt sowohl Brills Deutsch- als auch seine Englischkenntnisse für mangelhaft. Für die Entscheidung siehe den Brief Freuds an Brill vom 5. Oktober 1919, SFP-DC, Kasten 18, Mappe 26. Der Brief beendet das Thema mit der bezeichnenden Dankesformel: »Ihnen danke ich herzlich für alle Mühe, die Sie sich mit den Übersetzungen gemacht haben u nehme wol [sic!] an, daß Ihre Zeit jetzt zu wertvoll geworden ist für solche Verwendung.« Dass Freud überrascht und verärgert reagierte, als Brill danach zeitweilig in Schweigen verfiel und ihm wortlos bereits übersetzte Manuskripte zuschickte, nimmt hingegen wunder.

158 Siehe Sigmund Freud, *Dream Psychology. Psychoanalysis for Beginners*, New York 1921. Jones und Freud diskutierten in ihren Briefen das juristische Vorgehen gegen McCann: vgl. die Briefe vom 30. November 1921, 26. Januar 1922 und 5. Februar 1922, in: *Briefe SF-EJ*, S. 444 f., S. 454-457 u. S. 458.

159 Vgl. Bruno Bettelheim, *Freud und die Seele des Menschen*, aus dem Englischen von Karin Graf, Düsseldorf 1984. Vgl. demgegenüber den Verteidigungsversuch in: Emmett Wilson, »Did Strachey Invent Freud?«, in: *International Review of Psychoanalysis* 14 (1987), S. 299-319.

160 Vgl. Riccardo Steiner, »Endliches und unendliches Exil‹. Zur Frage der Übersetzung von Freuds Werken ins Englische«, in: *Forum der Psychoanalyse* 15 (1999), S. 360-373.

161 Siehe *Glossary for the Use of Translations of Psycho-Analytical Works*, herausgegeben von Ernest Jones, *Supplement to the International Journal of Psycho-Analysis*, Bd. 1, London 1925, S. 2.

162 Siehe den Brief Jones' an Freud vom 15. Dezember 1921, in: *Briefe SF-EJ*, S. 448.

163 Siehe den Brief Jones' an Freud vom 7. Mai 1920, in: ebd., S. 378.

164 Siehe den Brief Jones' an Freud vom 10. August 1921, in: ebd., S. 436.

165 Siehe *Glossary for the Use of Translations*, a.a.O.

166 Vgl. dazu Kapitel II.

167 Ein Exemplar besitzt das Archiv des Centre for Studies of Social Science (CSSSC) in Kalkutta.

168 Siehe Girīndraśekhar Basu, *Sbapna* (Träume) (1929), a.a.O., S. 3.

169 Siehe ebd., S. 122f. Bose veröffentlichte 1953 eine solche Liste für psychologische Fachbegriffe als Monografie. Vgl. Dāś, *Girīndraśekhar Basu*, a.a.O., S. 64f. Siehe Rājśekhar Basu, *Calāntikā*, Kalikātā 1389 (1983), Anhang. Vgl. zu Boses terminologischen Bemühungen Dāś, *Girīndraśekhar Basu*, a.a.O., S. 29f.

170 Siehe Basu, *Calāntikā*, Anhang, a.a.O.

171 Siehe Jogesh-Chandra Ray, »Sayaji scientific terminology«, in: *Modern Review* 32 (1922), S. 191-198.

172 Das konnte durchaus zeitgenössische Kritik hervorrufen: Sudipta Kaviraj, »The two histories of literary culture in Bengal«, in: Sheldon Pollock (Hg.), *Literary Cultures in History. Reconstructions from South Asia*, Berkeley/Los Angeles/London 2003, S. 503-566, S. 544.

173 Siehe Girīndraśekhar Basu, »Manobyākaran« (Grammatik des Geistes), in: *Prabāsī* 25 (1332 [1925]), S. 851-854, v.a. S. 852f.

174 Siehe Suhṛtcandra Mitra, *Manasamīksaṇ* (Psychoanalyse), Kalikātā 1348 (1941), S. 1f.

175 Vgl. Stefan Ecks, *Eating Drugs. Psychopharmaceutical Pluralism in India*, New York 2014, S. 3. Bei Ecks findet sich eine reichhaltige Analyse des heutigen Sprachgebrauchs und eine präzise Einordnung des Begriffs in die dahinterstehende Sprach- und Philosophietradition.

176 Siehe *Glossary for the Use of Translations*, a.a.O., S. 2.

177 Ecks kann zeigen, welche Rolle das Wort im heutigen Bengalen etwa in der Verschreibungspraxis von Psychopharmaka spielt. In-

teressant ist dabei, dass »mon« auch hier wie eine Art Übergangs-
begriff funktioniert, der zwischen einem wissenschaftlich-medizi-
nischen Verständnis und Alltagsvorstellungen vermittelt, in denen
nicht zuletzt noch erhebliche Anteile hinduistisch-philosophischer
Körpervorstellungen zirkulieren (vgl. Ecks, *Eating Drugs*, a. a. O.).
178 Siehe N. N., »Varia. Zur psychoanalytischen Bewegung«, in: *Inter-*
nationale Zeitschrift für ärztliche Psychoanalyse 1 (1913), S. 101-103,
S. 101; Brief Abrahams an Freud vom 16. Mai 1909, in: *Briefe*
SF-KA, S. 177.
179 Siehe »Korrespondenzblatt«, in: IZfP 5 (1919), S. 142-149, S. 146;
»Zur psychoanalytischen Bewegung«, in: IZfP 7 (1921), S. 101-
110, S. 107.
180 Siehe »Korrespondenzblatt«, in: IZfP 9 (1923), S. 545-552, S. 550;
N. N., »Psychoanalytische Bewegung. Indien«, in: IZfP 12 (1926),
S. 577; »Korrespondenzblatt«, in: IZfP 16 (1930), S. 267-281, S. 273.
181 Siehe den Brief Abrahams an Freud vom 6. Juni 1910, in: *Briefe*
SF-KA, S. 209.
182 Siehe »Korrespondenzblatt«, in: IZfP 9 (1923), S. 545-552, S. 550.
183 Siehe den Brief Jones' an Freud vom 7. Februar 1909, in: *Briefe SF-*
EJ, S. 15.
184 Siehe Sinha, *Psycho-analysis in India*, a. a. O., S. 73.
185 Siehe den Brief Boses an Jones vom 30. März 1922, EJC-BPS,
P04-C-B-10.
186 Die Bibliothek in Kalkutta besteht bis heute in dem ehemaligen
Haus der Familie Bose in der Parsibagan Lane 14. Sie enthält inzwischen viele tausend Bücher zur Psychoanalyse und dürfte in
Indien, wenn nicht in weiten Teilen Asiens einzigartig sein.
187 Siehe »Korrespondenzblatt«, in: IZfP 21 (1935), S. 112-163, S. 142.

Anmerkungen zu Schlüssellochtext B

1 Für den Krankenbericht vgl. Girindrasekhar Bose, »A new theory
of mental life«, in: IJP 8 (1933), S. 37-157; Girīndraśekhar Basu,
»Bhaŷ« (Angst), in: *Prabāsī* 29 (1336 [1929]), S. 47-51. Für Berkeley-Hills Diskussionsgrundlage vgl. Owen Berkeley-Hill, »Hindu-Muslim unity«, in: IJPA 6 (1925), S. 282-287. Für die Debatte

mit Gandhi vgl. Mahatma Gandhi, *The Collected Works*, Bd. 28: *August-November 1925*, Ahmedabad 1968, S. 109f. Für die gewalttätigen Zusammenstöße 1926 vgl. P.K. Dutta, »War over music: The riots of 1926 in Bengal«, in: *Social Scientist* 18 (1990), S. 38-48.

2 Siehe Bose, »A new theory of mental life«, a.a.O., S. 92f.

3 Siehe Berkeley-Hill, »Hindu-Muslim unity«, a.a.O., S. 287.

4 Siehe Gandhi, *The Collected Works*, Bd. 28, a.a.O., S. 110.

Anmerkungen zu Kapitel II: Behandlungen

1 Siehe Otto Juliusburger, »Beitrag zur Lehre von der Psychoanalyse (mit anschl. Diskussion)«, in: *Allgemeine Zeitschrift für Psychiatrie und psychisch-gerichtliche Medizin* 64 (1908), S. 1002-1010, S. 1002.

2 Siehe ebd., S. 1003.

3 Vgl. zu den zeitgenössischen Debatten darüber Detlef Briesen, *Warenhaus, Massenkonsum und Sozialmoral: Zur Geschichte der Konsumkritik im 20. Jahrhundert*, Frankfurt am Main 2001, v.a. Kap. 3.

4 Siehe Juliusburger, »Beitrag zur Lehre von der Psychoanalyse«, a.a.O., S. 1004.

5 Der Begriff der Suggestion hat sich seit Mitte des 19. Jahrhunderts in der psychologischen Literatur eingebürgert, um Formen der Einflussnahme auf das Denken und Fühlen einer Person durch eine andere (oft einen Arzt, Hypnotiseur, Therapeut etc.) zu beschreiben. Suggestion wird häufig mit Hypnose in Verbindung gebracht, kann aber auch in anderer Form angewandt werden.

6 Vgl. den Schlüssellochtext A.

7 Viele solcher Abweichungen von der eigenen Norm hat Ulrike May herausgearbeitet: dies., »Freuds Patientenkalender: Siebzehn Analytiker in Analyse bei Freud (1910-1920)«, in: *Luzifer-Amor* 19 (2006), S. 43-97; dies., »Neunzehn Patienten in Analyse bei Freud. Zur Dauer von Freuds Analysen«, in: *Psyche* 61 (2007), S. 590-625; dies., »Neunzehn Patienten in Analyse bei Freud. Zur Frequenz von Freuds Analysen und weiterer Beobachtungen«, in: *Psyche* 61 (2007), S. 686-709; dies., »Freud arbeitete anders. Bemerkungen zum Analysetagebuch von Anna Guggenbühl«, in: Koellreuter (Hg.), *»Wie benimmt sich der Prof. Freud eigentlich?«*, a.a.O., S. 155-174.

8 Ein zusätzliches Problem ist gerade für die in diesem Kapitel behandelten Fragen die ungleiche Überlieferungsdichte der Quellen. Insbesondere für London existiert nach meinen Recherchen zu vielen der im Folgenden diskutierten Aspekte kein oder nur unzureichendes Material. Vor allem fehlen vergleichbare statistische Angaben zu den Patienten, die für Berlin und Kalkutta von der jeweiligen Vereinigung gesammelt wurden.

9 Vgl. z. B. Johannes Cremerius, »Freud bei der Arbeit über die Schulter geschaut. Seine Technik im Spiegel von Schülern und Patienten«, in: Ulrich Ehebald/Friedrich-Wilhelm Eickhoff (Hg.), *Humanität und Technik in der Psychoanalyse, Jahrbuch der Psychoanalyse* – Beiheft, Bd. 6, Bern/Stuttgart/Wien 1981, S. 123-158. Ein breiterer Blick auf entsprechende Diskussionen findet sich hingegen in: André Haynal, *Die Technik-Debatte in der Psychoanalyse. Freud, Ferenczi, Balint*, aus dem Französischen von Elke vom Scheidt, Frankfurt am Main 1989; siehe auch Leitner, *Ein gut gehütetes Geheimnis*, a. a. O.

10 Vgl. für die wichtigsten Berichte: Adolph Stern, »Some personal psychoanalytical experiences with Prof. Freud«, in: *New York State Journal of Medicine* 22 (1922), S. 21-25; Smiley Blanton, *Tagebuch meiner Analyse bei Sigmund Freud*, Frankfurt am Main 1975; John M. Dorsey, *An American Psychiatrist in Vienna, 1935-1937, and his Sigmund Freud*, Detroit 1976; Abram Kardiner, *Meine Analyse bei Freud*, München 1979; Joseph Wortis, *Meine Analyse bei Freud*, Wien 1994. Andere Quellen über die Analysesituation sind selten, in Bezug auf Freud eigentlich nur: Koellreuter (Hg.), »*Wie benimmt sich der Prof. Freud eigentlich?*« (a. a. O.), sowie – mit großen Einschränkungen, verschuldet durch den Herausgeber – Manfred Pohlen (Hg.), *Freuds Analyse. Die Sitzungsprotokolle Ernst Blums von 1922*, Reinbek bei Hamburg 2006. Vgl. für Material aus späteren Interviews Paul Roazen, *Wie Freud arbeitete. Berichte von Patienten aus erster Hand*, aus dem Englischen von Anni Pott, Gießen 1999. Noch seltener ist Material über Therapien von anderen Psychoanalytikern der Frühzeit; vgl. eigentlich nur Elizabeth Lunbeck/Bennett Simon, *Family Romance, Family Secrets. Case Notes from an American Psychoanalysis 1912*, New Haven/London 2003.

11 Vgl. N. N., »Berichte über einen Vortrag von Otto Juliusburger

mit anschl. Diskussion im Psychiatrischen Verein Berlin am 14. Dezember 1907«, in: *Neurologisches Centralblatt* 27 (1908), S. 89-91; »Berichte über einen Vortrag von Otto Juliusburger mit anschl. Diskussion im Psychiatrischen Verein Berlin am 14. Dezember 1907«, in: *Zentralblatt für Nervenheilkunde und Psychiatrie* 31 (1908), S. 186-188.

12 Vgl. Ellenberger, *Die Entdeckung des Unbewussten*, a. a. O.

13 Siehe Alan Gauld, *A History of Hypnotism*, Cambridge/New York 1992, S. 12 f.

14 Siehe Heinz Schott, »Mesmers Heilungskonzept und seine Nachwirkungen in der Medizin«, in: ders. (Hg.), *Franz Anton Mesmer und die Geschichte des Mesmerismus*, Stuttgart 1985, S. 233-252, S. 239.

15 Zum Mesmerismus vgl. Ellenberger, *Die Entdeckung des Unbewussten*, a. a. O., S. 89-134.

16 Diese Praxis Puységurs wird beschrieben in: ebd., S. 115.

17 Vgl. Gauld, *A History of Hypnotism*, a. a. O.

18 Vgl. zur experimentellen Ausrichtung der Hypnoseforschung Mayer, *Mikroskopie der Psyche*, a. a. O.

19 Vgl. zur Popularität des Mesmerismus in Frankreich Robert Darnton, *Der Mesmerismus und das Ende der Aufklärung in Frankreich*, aus dem Englischen von Martin Blankenburg, München/Wien 1983.

20 Vgl. dazu Heather Wolffram, *The Stepchildren of Science: Psychical Research and Parapsychology in Germany, 1870-1939*, New York 2009, S. 85-88.

21 Den besten Überblick – allerdings nur über die europäische und nordamerikanische Entwicklung – liefert: Gauld, *A History of Hypnotism*, a. a. O.

22 Vgl. für die populäre wie die medizinische Rezeption Teichler, »Der Charlatan strebt nicht nach Wahrheit, er verlangt nur nach Geld«, a. a. O.; Wolffram, *The Stepchildren of Science*, a. a. O., S. 83-121.

23 Vgl. Alison Winter, *Mesmerized: Powers of Mind in Victorian Britain*, Chicago 1998.

24 Siehe die Beschreibung in: James Esdaile, *Mesmerism in India and its Practical Application in Surgery and Medicine*, London 1846. Vgl. dazu auch Waltraud Ernst, »»Under the Influence‹ in British In-

dia: James Esdaile's mesmeric hospital in Calcutta, and its critics«, in: *Psychological Medicine* 25 (1995), S. 1113-1123.

25 Siehe James Esdaile, *The Introduction of Mesmerism (With the Sanction of the Government) into the Public Hospitals of India*, 2. Aufl., London 1856.

26 Vgl. zur bengalischen Rezeption Waltraud Ernst, »Colonial psychiatry, magic and religion: The case of Mesmerism in India«, in: *History of Psychiatry* 15 (2004), S. 57-71.

27 Siehe Umakant Desai, »Hypnotism«, in: *Indian Review* (1910), S. 416-420.

28 So etwa in der *Times of India* vom 25. Oktober 1890, S. 4.

29 Siehe z. B. *Times of India* (3. Dezember 1907), S. 3.

30 Siehe *Times of India* (4. April 1903), S. 5.

31 Siehe *Times of India* (11. Oktober 1892), S. 3.

32 Siehe die entsprechende Anzeige in: *Times of India* (20. November 1905), S. 3.

33 Siehe die entsprechende Anzeige in: *Statesman and Friend of India* (24. Dezember 1920), S. 4.

34 Siehe Sigmund Freud, »Die Freudsche psychoanalytische Methode«, in: SF – StA, Ergänzungsband, S. 99-106, S. 102.

35 Siehe Dumeng Bezzola, »Zur Analyse psychotraumatischer Symptome«, in: *Journal für Psychologie und Neurologie* 8 (1907), S. 204-219.

36 Die kathartische Methode wurde begründet in: Josef Breuer/Sigmund Freud, *Studien über Hysterie*, Leipzig/Wien 1895; vgl. Christina Schröder, *Der Fachstreit um das Seelenheil. Psychotherapiegeschichte zwischen 1880 und 1932*, Frankfurt am Main et al. 1995, S. 99-162; Paul Leuzinger, *Katharsis. Zur Vorgeschichte eines therapeutischen Mechanismus und seiner Weiterentwicklung bei J. Breuer und in S. Freuds Psychoanalyse*, Opladen 1997.

37 Siehe Bezzola, »Zur Analyse psychotraumatischer Symptome«, a. a. O., S. 207.

38 Siehe den Brief Freuds an Jung vom 7. April 1907, in: *Briefe SF-CGJ*, S. 29-32, S. 31. Freuds Kritik war allerdings unsauber, da er ignorierte, dass sich auch Bezzola von der kathartischen Methode entfernt hatte.

39 Eine frühe Zusammenfassung und Begründung seiner Kritik fin-

det sich in: Freud, »Die Freudsche psychoanalytische Methode«, SF – StA, Ergänzungsband, a. a. O., S. 102 f.

40 Vgl. Jungs Brief an Freud vom 11. September 1907, in: *Briefe SF-CGJ*, S. 93.

41 Siehe den Brief Abrahams an Freud vom 14. Februar 1909, in: *Briefe SF-KA*, S. 163 f.

42 Siehe den Brief Abrahams an Freud vom 7. April 1909, ebd., S. 173.

43 Siehe den Brief Abrahams an Freud vom 24. November 1909, ebd., S. 191.

44 Siehe Jones, *Free Associations*, a. a. O., S. 159. Vgl. Freud, »Bruchstück einer Hysterie-Analyse«, a. a. O.

45 Siehe Jones, »Reminiscent notes on the early history of psychoanalysis in English-speaking countries«, a. a. O., S. 9.

46 Siehe den Brief Jones' an Freud vom 18. Mai 1914, in: *Briefe SF-EJ*, S. 281.

47 Siehe Jones, »Mechanism of severe briquet attack as contrasted with that of psychasthenic fits«, a. a. O., S. 222.

48 Siehe ebd., S. 224. Mit der bemerkenswerten Formulierung »zukünftige Erinnerung« (»future memory«) dürfte Jones gemeint haben, dass er dem Patienten mittels Suggestion und Hypnose neue Erinnerungen an die vergangenen Erlebnisse einzupflanzen versuchte, die der Patient dann in der Zukunft an diese Ereignisse haben sollte.

49 Vgl. den brieflichen Bericht Jungs an Freud vom 11. September 1907, in: *Briefe SF-CGJ*, S. 95.

50 Vgl. zu den Ergebnissen Ellesley, *Psychoanalysis in Early Twentieth-Century England*, a. a. O., S. 132 f.

51 Siehe »Korrespondenzblatt«, in: IZfP 6 (1920), S. 376-402, S. 385.

52 Freuds Exemplar, das die Widmung enthält, befindet sich heute in der Bibliothek des Londoner Freud-Museums, was bedeutet, dass Freud dieses Buch mit ins Exil nach London genommen und nicht wie andere Werke aussortiert hat.

53 Siehe Girindrasekhar Bose, *The Concept of Repression*, a. a. O., S. v.

54 Siehe D. Ganguly, »Girindrasekhar«, in: *Samiksa*, Sonderausgabe (o. J.), S. 35-39.

55 Vgl. zu den entsprechenden Vorstellungen von »natural magic« Winter, *Mesmerized*, a. a. O., S. 38.

56 Vgl. dazu John Durham Peters, *Speaking Into the Air. A History of the Idea of Communication*, Chicago 1999. Auch Freud erwog diesen Gedanken: Sigmund Freud, »Traum und Telepathie« *(1922)*, in: GW 13, S. 163-191.

57 Siehe Ernst, »Colonial psychiatry«, a. a. O.

58 Siehe Esdaile, *Mesmerism in India and its Practical Application in Surgery and Medicine*, a. a. O., S. 21.

59 Siehe Kapitel I.

60 1900 existierten in Kalkutta, Bombay und Madras zusammen nur 200 Privatpraxen, von denen wiederum nur ein Drittel unter indischer Leitung stand (siehe David Arnold, *Science, Technology and Medicine in Colonial India*, Cambridge 2000, S. 65).

61 Zur Bedeutung des Calcutta Medical College vgl. Harald Fischer-Tiné, *Pidgin-Knowledge. Wissen und Kolonialismus*, Zürich/Berlin 2013, S. 38-41.

62 Siehe Nandy, *The Savage Freud*, a. a. O., S. 92.

63 Vgl. Prakash, *Another Reason*, a. a. O.; David Arnold, »A time for science: Past and present in the reconstruction of Hindu science, 1860-1920«, in: Daud Ali (Hg.), *Invoking the Past: The Uses of History in South Asia*, Neu-Delhi/Oxford 1999, S. 156-177, sowie Kapitel IV in diesem Buch.

64 Laut anderer Quellen begann Bose erst 1912, mit einer psychoanalytisch inspirierten Therapie zu arbeiten (vgl. Sinha, *Girindrasekhar Bose*, a. a. O.). Dies wäre aber immer noch ein früher Zeitpunkt, zu dem in Kalkutta wenig bis kein verlässliches Wissen über die neue Technik vorhanden war.

65 Siehe Bose, *The Concept of Repression*, a. a. O., S.v.

66 Zu Groddeck und seiner komplexen Beziehung zu Freud und zur Psychoanalyse vgl. Fuechtner, *Berlin Psychoanalytic*, a. a. O., S. 66-92.

67 Siehe den Brief Groddecks an Freud vom 27. Mai 1917, in: *Briefwechsel Sigmund Freud – Georg Groddeck*, herausgegeben von Michael Kiefer, Frankfurt am Main/Basel 2008, S. 45-56, S. 46.

68 Siehe ebd., S. 47.

69 Vgl. z. B. den Artikel eines Arztes am Royal Hants County Asylum: Hugh Wingfield, »Four cases illustrative of certain points in psycho-analysis«, in: BMJ 2 (1911), S. 256-257.

70 Siehe Bernard Hart, »The psychology of Freud and his school«, in: *The Journal of Mental Science* 56 (1910), S. 431-452.

71 Siehe David Forsyth, »On Psycho-Analysis«, in: BMJ 2 (1913), S. 13-17.

72 Siehe David Forsyth, *The Technique of Psycho-Analysis*, London 1922, S. viii.

73 Siehe Oskar Pfister, *Die psychoanalytische Methode. Eine erfahrungswissenschaftlich-systematische Darstellung*, Leipzig 1913; ders., *The Psychoanalytic Method*, aus dem Deutschen von Charles Rockwell Payne, London 1917.

74 Die wichtigsten technischen Schriften Freuds, der ursprünglich ein eigenes Buch zu dem Thema geplant hatte, das aber nie erschien und dessen Entwürfe nicht überliefert sind, lauten: Sigmund Freud, »Handhabung der Traumdeutung« (1911), in: SF – StA, Ergänzungsband, S. 149-156; ders., »Zur Dynamik der Übertragung« (1912), ebd., S. 157-168; »Ratschläge für den Arzt bei der psychoanalytischen Behandlung« (1912), a. a. O.; »Zur Einleitung der Behandlung« (1913), ebd., S. 181-203; »Erinnern, Wiederholen und Durcharbeiten« (1914), ebd., S. 205-215; »Bemerkungen über die Übertragungsliebe« (1915), ebd., S. 217-230.

75 Siehe Sigmund Freud, *Clinical Papers. Papers on Technique*, aus dem Deutschen von Joan Riviere, London 1924.

76 Siehe Owen Berkeley-Hill, »Psycho-analysis and the general practitioner«, in: *The Indian Medical Gazette* 56 (1921), S. 443-445. Zur Abhilfe lieferte er Lektürehinweise.

77 Vgl. zur Psychoanalyse in der Münchner Boheme Kauders, *Der Freud-Komplex*, a. a. O., S. 58-65.

78 Vgl. zu Schmitz Wolfgang Martynkewicz, »Die dunklen Seiten eines Dandys. Der Schriftsteller Oscar A. H. Schmitz in der Analyse bei Karl Abraham«, in: *Jahrbuch der Psychoanalyse* 55 (2007), S. 113-142.

79 Siehe Oscar Adolf Hermann Schmitz, *Durch das Land der Dämonen. Tagebücher*, herausgegeben von Wolfgang Martynkewicz, Bd. 3: *1912-1918*, Berlin 2007, S. 173 (Kursivierung im Original).

80 Vgl. Lisa Appignanesi und John Forrester, *Die Frauen Sigmund Freuds*, aus dem Englischen von Brigitte Rapp und Uta Szyszkowitz, München/Leipzig 1994.

81 Siehe Wilhelm Stekel, *Nervöse Angstzustände und deren Behandlung*, Berlin/Wien 1908, S. 288.
82 Siehe den Brief Abrahams an Freud vom 19. November 1914, in: *Briefe SF-KA*, S. 448.
83 Vgl. Kapitel I.
84 Siehe Lampl,»Die Sprechstunde der Poliklinik«, a.a.O., S. 46.
85 Allerdings verschiebt sich das Bild, wenn man diese Zahlen in Bezug zur gesamten Sozialstruktur Berlins setzt, in der der Anteil von Arbeitern wesentlich höher und von Bürgerinnen niedriger ausfiel. Gemessen an ihrem Bevölkerungsanteil kamen somit in der Tat deutlich mehr Bürger als Arbeiterinnen in die psychoanalytische Klinik. Dennoch bleibt festzuhalten, dass es Patientinnen aus nichtbürgerlichen Schichten gab.
86 Siehe N. N., *Lumbini Park Silver Jubilee*, a.a.O., S. 26.
87 Siehe Girindrasekhar Bose,»A new theory of mental life«, a.a.O., S. 87.
88 Siehe Boses Bericht vom 18. Dezember 1924, in: Correspondence with G. Bose and the Indian Psychoanalytical Society, EJC-BPS, P04-C-B-10.
89 Um seine detaillierten Aufzeichnungen über die Analysestunden ordnen zu können, vergab Bose für jeden Patienten eine Nummer. Demnach behandelte er mehr als 800 Personen. Leider sind die Notizen, die bei einigen Fällen mehrere hundert Seiten lang gewesen sein sollen, nicht auffindbar.
90 Vgl. Schlüssellochtext A.
91 Vgl. Kapitel I.
92 Vgl. Clarence P. Oberndorf, *A History of Psychoanalysis in America*, New York 1953, S. 155f.
93 Siehe Otto Fenichel,»Statistischer Bericht über die therapeutische Tätigkeit 1920-1930«, in: *Zehn Jahre Berliner Psychoanalytisches Institut*, herausgegeben von der Deutschen Psychoanalytischen Gesellschaft, Wien 1930, S. 13-19, S. 16.
94 Siehe Lampl,»Die Sprechstunde der Poliklinik«, a.a.O., S. 46.
95 Für London lassen sich keine entsprechenden Quellen finden.
96 Vgl. Volker Roelcke,»Psychiatrische Diagnosen im Wandel: Soziale und kulturelle Dimensionen bei der Deutung und Prävalenz psychischer Störungen in historischer Perspektive«, in: Holger

Freytag et al. (Hg.), *Psychotraumatologische Begutachtung*, Frankfurt am Main 2012, S. 25-48.

97 Sicherlich floss allgemeines psychiatrisches und medizinisches Wissen in die Praxis der Diagnostik und der Behandlung in der Poliklinik ein, zumal das dortige Personal in aller Regel ein entsprechendes Studium abgeschlossen hatte. Im Unterschied zu den gängigen psychiatrischen Überblicksdarstellungen – insbesondere dem Standardwerk von Kraepelin – kann man an Fenichels Buch die besondere Perspektive der Psychoanalytikerinnen auf das Problem der Diagnose studieren. Hierbei treten die Neurosen in den Vordergrund, während in den psychiatrischen Werken die Psychosen den Schwerpunkt bildeten.

98 Siehe Fenichel, »Statistischer Bericht über die therapeutische Tätigkeit 1920-1930«, a. a. O., S. 14.

99 Siehe Otto Fenichel, *Hysterien und Zwangsneurosen. Psychoanalytische spezielle Neurosenlehre*, Wien 1931.

100 Siehe Otto Fenichel, *Perversionen, Psychosen, Charakterstörungen. Psychoanalytische spezielle Neurosenlehre*, Wien 1931.

101 Siehe Fenichel, *Hysterien und Zwangsneurosen*, a. a. O., S. 57f.

102 Siehe »Bulletin of the International Psycho-Analytical Association«, in: IJPA 12 (1931), S. 384-395, S. 390. Folgende Lehrbücher tauchen in der Liste auf: Emil Kraepelin, *Lectures on Clinical Psychiatry*, 3. Aufl., New York 1913; W. H. B. Stoddart, *Mind and its Disorders. A Textbook for Students and Practitioners of Medicine*, 3. Aufl., London 1919; William A. White, *Outlines of Psychiatry*, New York 1907; Paul Schilder, *Psychotherapy*, London 1938; Franz Gabriel Alexander, *The Psychoanalysis of the Total Personality: The Application of Freud's Theory of the Ego to the Neuroses*, New York 1930.

103 Darüber hinaus dachte Simmel über eine Art Psychosenprophylaxe nach, also die Möglichkeit, Psychosen im Frühstadium mit psychoanalytischen Mitteln zu behandeln, um ihren vollen Ausbruch zu verhindern (siehe Simmel, »Die psychoanalytische Behandlung in der Klinik«, a. a. O., S. 359).

104 Freud äußerte immer wieder seine Skepsis, ob eine Ausweitung der psychoanalytischen Behandlungsweise auf den Bereich psychotischer Krankheiten sinnvoll sei, da er glaubte, dass die Über-

tragung – der Kern der psychoanalytischen Technik – bei »psychotischen« Patientinnen nicht funktioniere. So begründete er diese Überzeugung bereits 1906 auf der Sitzung vom 21. November (PWPV, Bd. 1, S. 57f.).

105 Vgl. Jal Edulji Dhunjibhoy, »A brief résumé of the types of insanity commonly met with in India, with a full description of ›Indian Hemp Insanity‹ peculiar to the country«, in: *The Journal of Mental Science* 76 (1930), S. 254-264; vgl. zu Dhunjibhoy und der Vorstellung einer indischen »cannabis insanity« Ernst, *Colonialism and Transnational Psychiatry*, a. a. O.

106 Siehe Fenichel, *Hysterien und Zwangsneurosen*, a. a. O., S. 12.

107 Solche Rückkoppelungseffekte hat Ian Hacking am Beispiel der Schizophrenie einleuchtend beschrieben (Hacking, *Was heißt »soziale Konstruktion«?*, a. a. O.).

108 Auch hierzu finden sich in den mir zugänglichen Quellen keine Angaben zu London.

109 Als »Mepacrine Psychosis« angeführt. Mepacrine ist ein 1931 von Bayer entwickeltes Medikament, das zunächst zur Malariabehandlung eingesetzt wurde.

110 Siehe N. N., »Medical report of Lumbini Park Mental Hospital for the year 1950«, in: *Samiksa* 5 (1951), S. 51-54, S. 52.

111 Dies galt umso mehr für eine Institution mit einer stationären Abteilung wie das Lumbini Park Mental Hospital (vgl. N. N., *Lumbini Park Silver Jubilee*, a. a. O., S. 25f.). Zudem war der Andrang von Patientinnen mit körperlichen, nichtpsychischen Gebrechen so groß, dass im Gründungsjahr eine zusätzliche allgemeinmedizinische ambulante Abteilung eröffnet werden musste, welche die lokale Bevölkerung unentgeltlich medizinisch versorgte.

112 Arikhas historischer Überblick zur Säftelehre zeigt diese Verbindungslinien zu Freud, aber auch zum Mesmerismus und Hypnotismus bereits auf (vgl. Noga Arikha, *Passions and Tempers. A History of the Humours*, New York 2007 sowie Kapitel III).

113 Siehe Juliusburger, »Beitrag zur Lehre von der Psychoanalyse«, a. a. O., S. 1004.

114 Vgl. Abram de Swaan, »Zur Soziogenese des psychoanalytischen ›Settings‹«, in: *Psyche* 32 (1978), S. 793-826; Harold Stern, *Die Couch. Ihre Bedeutung für die Psychoanalyse*, aus dem Englischen

von Hartmut Ade, Frankfurt am Main 1983; Karin Knorr-Cetina, »The couch, the cathedral, and the laboratory: On the relationship between experiment and laboratory in science«, in: Andrew Pickering (Hg.), *Science as Practice and Culture*, Chicago 1992, S. 113-138; Wilma C. Mangabeira, »On the textuality of objects in disciplinary practice: The couch in psychoanalysis«, in: *Psychoanalytic Studies* 1 (1999), S. 327-354; Andreas Mayer, »Zur Genealogie des psychoanalytischen Settings«, in: *Österreichische Zeitschrift für Geschichtswissenschaft* 14 (2003), S. 11-42; Monika Krause und Michael Guggenheim, »The couch as a laboratory? The spaces of psychoanalytic knowledge-production between research, diagnosis and treatment«, in: *European Journal of Sociology* 54 (2013), S. 187-210.

115 Andreas Mayer hat in seiner Forschung diese Entwicklungslinie vom Hypnotismus bis zu Freud nachgezeichnet und dabei auch die Herausbildung des psychoanalytischen Settings detailliert erforscht. Ich beziehe mich hier auf seine Arbeiten, möchte jedoch über sie hinausgehen, da mich weniger die Entwicklung des Settings bei Freud interessiert als vielmehr dessen globale Verbreitung (vgl. Mayer, »Zur Genealogie des psychoanalytischen Settings«, a. a. O.). Zu meinem älteren Interesse an der Couch vgl. Uffa Jensen, »Die Couch«, in: Alexa Geisthövel/Habbo Knoch (Hg.), *Orte der Moderne. Erfahrungswelten des 19. und 20. Jahrhunderts*, Frankfurt am Main/New York 2005, S. 345-354.

116 Vgl. die zeitgenössischen Illustrationen in Leon Chertok/Raymond de Saussure, *Naissance du psychanalyste: De Mesmer à Freud*, Paris 1973; Darnton, *Der Mesmerismus*, a. a. O.; Judith Pintar/Steven Jay Lynn, *Hypnosis. A Brief History*, Chichester 2008.

117 Vgl. Mayer, *Mikroskopie der Psyche*, a. a. O.

118 Siehe August Forel, *Der Hypnotismus. Seine psycho-physiologische, medicinische, strafrechtliche Bedeutung und seine Handhabung*, 2. Aufl., Stuttgart 1891, S. 112f.

119 Siehe Leopold Löwenfeld, *Der Hypnotismus. Handbuch der Lehre von der Hypnose und der Suggestion, unter besonderer Berücksichtigung ihrer Bedeutung für Medizin und Rechtspflege*, Wiesbaden 1901, S. 108.

120 Siehe Freud, »Die Freudsche psychoanalytische Methode«, SF – StA, Ergänzungsband, a. a. O., S. 102f.

121 Siehe ebd.

122 Vgl. Ernst Siebel, *Der großbürgerliche Salon 1850-1918. Geselligkeit und Wohnkultur*, Berlin 1999, S. 144-175.

123 Vgl. Siegfried Giedion, *Mechanization Takes Command. A Contribution to Anonymous History*, New York 1948, S. 413-418, sowie mit direktem Bezug zur Psychoanalyse Mayer, »Zur Genealogie des psychoanalytischen Settings«, a. a. O., S. 21.

124 Vgl. für ein Beispiel Rudolf Urbantschitsch, *Wiener Cottage-Sanatorium*, Wien 1910, S. 72.

125 Siehe Freud, »Zur Einleitung der Behandlung«, a. a. O., S. 193.

126 Ebd.

127 Vgl. Stern, *Die Couch*, a. a. O.

128 Siehe Freud, »Zur Einleitung der Behandlung«, a. a. O., S. 194.

129 Vgl. Kapitel III.

130 Siehe Freud, »Ratschläge für den Arzt bei der psychoanalytischen Behandlung«, in: SF – StA, Ergänzungsband, a. a. O., S. 171.

131 Ob man sein Verhalten als Verstoß eines schlechten oder als Flexibilität eines guten Analytikers werten muss, ist in der Literatur zu Freud umstritten (vgl. für die beiden Gegenpositionen Leitner, *Ein gut gehütetes Geheimnis*, a. a. O.; sowie May, »Neunzehn Patienten in Analyse bei Freud. Zur Frequenz von Freuds Analysen und weiteren Beobachtungen«, a. a. O.).

132 Siehe Muriel Gardiner (Hg.), *Der Wolfsmann vom Wolfsmann. Sigmund Freuds berühmtester Fall*, Frankfurt am Main 1972, S. 174.

133 Ebd.

134 Siehe Freud, »Zur Einleitung der Behandlung«, in: SF – StA, Ergänzungsband, a. a. O., S. 194.

135 Siehe Wilhelm Stekel, *Nervöse Angstzustände und deren Behandlung*, Berlin/Wien 1908, S. 288.

136 Ebd.

137 Vgl. dazu Lydia Marinelli, »Wie psychoanalytische Bücher Träume und Psychoanalysen Bücher verändern können«, in: *Österreichische Zeitschrift für Geschichtswissenschaft* 14 (2003), S. 43-69, v. a. S. 58f.

138 Siehe Jung, »Diagnostische Assoziationsstudien«, a. a. O., S. 14.

139 Vgl. zur Problematik der Assoziationstests und der dabei deutlich

werdenden Unterschiede zwischen den Wienern und den Zürichern Marinelli/Mayer, *Träume nach Freud*, a.a.O., S. 49.

140 Siehe Alfred Adler,»Technik der Behandlung« (1932), in: *Alfred Adler Studienausgabe*, herausgegeben von Karl Heinz Witte, Bd. 3, Göttingen 2010, S. 541-549, S. 543.

141 Vgl. Kapitel III.

142 Zu Ernst Freuds Architektur vgl. Danto, *Freud's Free Clinics*, a.a.O., S. 53-55.

143 Siehe Simmel,»Die psychoanalytische Behandlung in der Klinik«, a.a.O., S. 361 (Kursivierungen im Original).

144 Siehe Jones,»Mechanism of severe briquet attack as contrasted with that of psychasthenic fits«, a.a.O.

145 Siehe Mayer,»Zur Genealogie des psychoanalytischen Settings«, a.a.O., S. 13.

146 Siehe Forsyth, *The Technique of Psycho-Analysis*, a.a.O., S. 34.

147 Ebd., S. 35.

148 Von dieser Entwicklung berichtete seine ehemalige Patientin und spätere Psychoanalytikerin: Sylvia M. Payne,»Memorandum on her technique (November 24th, 1943)«, in: Pearl King/Riccardo Steiner (Hg.), *The Freud-Klein Controversies 1941-45*, London 1991, S. 648-652, S. 650.

149 Zwei der britischen Mitglieder der Indischen Psychoanalytischen Vereinigung waren in Europa analysiert worden: Owen Berkeley-Hill von Jones und C. D. Daly von Freud. Es ist jedoch unklar (und auch zweifelhaft), ob sie direkt Einfluss auf das technische Behandlungswissen ihrer Vereinigungskollegen nahmen.

150 Schon 1859 tauchten zwei Couchs in der Testamentsverfügung eines Bengalisch sprechenden Rechtsanwalts auf (vgl. Swati Chattopadhyay, *Representing Calcutta. Modernity, Nationalism, and the Colonial Uncanny*, London/New York 2005, S. 221).

151 Vgl. Supriya Chaudhuri,»Phantasmagorias of the interior: Furniture, modernity, and early Bengali fiction«, in: *Journal of Victorian Culture* 15 (2010), S. 173-193.

152 Zu Boses Setting vgl. v. a. Hartnack, *Psychoanalysis in Colonial India*, a.a.O., S. 121-127.

153 Siehe Girindrasekhar Bose,»The free association« method in psycho-analysis«, in: IJP 1 (1926), S. 187-199, S. 190.

154 Siehe Basu, *Shapna* (Träume), a. a. O., S. 6.

155 Siehe Girindrasekhar Bose, »The psychological outlook in Hindu philosophy«, in: IJP 5 (1930), S. 119-146, S. 145.

156 Freuds technische Schriften erschienen 1924 in englischer Übersetzung: Freud, *Clinical Papers*, a. a. O. Jedoch wurde die Sammlung erst 1928 von der Indischen Psychoanalytischen Gesellschaft angeschafft, was die ungenauen Kenntnisse Boses erklären würde (vgl. zu der Anschaffung »Korrespondenzblatt«, in: IZfP 15 [1929], S. 362-392, S. 369).

157 Siehe Bose, »A new theory of mental life«, a. a. O., S. 87.

158 Ebd.

159 Ebd.

160 Siehe Breuer/Freud, *Studien über Hysterie*, a. a. O., S. 23.

161 Siehe Freud, »Die Freudsche psychoanalytische Methode«, in: SF – StA, Ergänzungsband, a. a. O., S. 103.

162 Siehe Barbara Low, *Psycho-Analysis: A Brief Account of the Freudian Theory*, London 1920, S. 140.

163 Siehe Freud, »Ratschläge für den Arzt bei der psychoanalytischen Behandlung«, in: SF – StA, Ergänzungsband, a. a. O., S. 171.

164 Siehe Forsyth, *The Technique of Psycho-Analysis*, a. a. O., S. 67.

165 So erinnerte es etwa der spätere Analytiker Adolph Stern: ders., »Some personal psychoanalytical experiences with Prof. Freud«, a. a. O., S. 23.

166 Siehe Forsyth, *The Technique of Psycho-Analysis*, a. a. O., S. 7.

167 Siehe Pfister, *Die psychanalytische Methode*, a. a. O., S. 366.

168 Vgl. für eine längere Liste mit möglichen Widerstandsformen der Patienten Forsyth, *The Technique of Psycho-Analysis*, a. a. O., S. 108 ff.

169 Die erste klare Formulierung des Übertragungskonzeptes findet sich bereits in der Sitzung der Wiener Psychoanalytischen Vereinigung von 21. November 1906 (vgl. PWPV, Bd. 1, S. 57 f.). Obwohl schon früh von ihm beobachtet, rückte die Analyse des Widerstands dann vor allem in den technischen Schriften in den Vordergrund (zuerst in: Freud, »Zur Einleitung der Behandlung«, in: SF – StA, Ergänzungsband, a. a. O., S. 197 ff.).

170 Siehe Freud, »Bemerkungen über die Übertragungsliebe« (1915), in: SF – StA, Ergänzungsband, a. a. O., v. a. S. 221 ff.

171 Siehe Freud,»Bemerkungen über einen Fall von Zwangsneurose« (1909), in: SF – StA, Bd. 7: *Zwang, Paranoia und Perversion*, S. 31-103, S. 73.

172 Dieses überraschende Eingeständnis findet sich sogar im offiziellen Bericht: Fenichel,»Statistischer Bericht über die therapeutische Tätigkeit 1920-1930«, a.a.O., S. 429.

173 In *Sbapna* (1929) empfiehlt er die Psychoanalyse vor allem für nichthypnotisierbare Patienten, woraus man den Rückschluss ziehen kann, dass er die Hypnose weiter anwandte (siehe Basu, *Sbapna*, a.a.O., S. 7f.).

174 Vgl. z.B. für die Entrüstung der Berliner Jones, *Leben und Werk von Sigmund Freud*, Bd. III, a.a.O., S. 78f., sowie allgemein zu den Konflikten Marina Leitner, *Freud, Rank und die Folgen. Ein Schlüsselkonflikt für die Psychoanalyse*, Wien 1998, v.a. S. 67-81.

175 Der entsprechende Teil stammte von Ferenczi, der darin für eine »fraktionierte Katharsis« eintrat. Zudem wollte er auch hypnotische Verfahren wieder gewürdigt wissen (siehe Sándor Ferenczi/Otto Rank, *Entwicklungsziele der Psychoanalyse. Zur Wechselbeziehung von Theorie und Praxis*, Leipzig/Wien/Zürich 1924, S. 39 u. S. 61f.).

176 Boses Aufsätze zur Traumdeutung erschienen in den wichtigsten bengalischsprachigen Kulturzeitschriften: Girīndraśekhar Basu, »Sbapna« (Träume), in: *Bhāratbarṣa* 10 (1329 [1922/23]), S. 1-10, S. 161-165, S. 333-338, S. 494-504, S. 641-645 u. S. 817-820; ders., »Sbapna« (Träume), in: *Prabāsī* 22 (1329 [1923]), S. 480f. Daraus entstand 1929 diese Buchveröffentlichung: ders., *Sbapna*, a.a.O. Auf Englisch erschien der Aufsatz »Dream«, in: IJP 5 (1930), S. 37-86.

177 Siehe ders., *Sbapna*, a.a.O., S. 5.

178 Vgl. den Schlüssellochtext B.

179 Siehe Bose, *The Concept of Repression*, a.a.O., S. 113.

180 Er berief sich dabei direkt auf Sándor Ferenczi, der die aktive Therapie zuerst 1919 propagiert hatte (Ferenczi,»Technische Schwierigkeiten einer Hysterieanalyse« [1919], in: *SF-S*, Bd. 2, a.a.O., S. 3-10; ders.,»Weiterer Ausbau der ›aktiven Technik‹ in der Psychoanalyse« [1921], ebd., S. 74-91)

181 Siehe Girindrasekhar Bose,»Opposite fantasies in the release of

repression. A new psycho-analytic technique«, in: IJP 10 (1935), S. 29-41.

182 Ebd., S. 32.

183 Die Methode der freien Assoziation tauchte in fast jeder Veröffentlichung Boses auf und prägte eindeutig sein Vorgehen (vgl. Bose, »The free association method in psycho-analysis«, a.a.O.).

184 Siehe Girindrasekhar Bose, »The genesis and adjustment of the Oedipus wish«, in: *Samiksa* 3 (1949), S. 222-240, S. 237.

185 Vgl. Hacking, *Was heißt »soziale Konstruktion«?*, a.a.O.

186 Vgl. Einleitung.

187 Der Brief befindet sich in: SBP-DC. Namensangaben aus der Quelle wurden ebenso anonymisiert wie die Angaben zum Verfasser des Briefes. Zu Bernfeld vgl. Einleitung.

188 Hiermit wird nicht etwa angenommen, dass es eine dem Wissen vorgelagerte, unschuldige, vordiskursive und »reine« Erfahrung gäbe. Vielmehr gilt auch hier: Wissen ermöglicht Erfahrungen, wie diese wieder Grundlage für Wissen werden können. Vgl. zur immer noch aktuellen Kritik eines naiven Erfahrungsbegriffes Joan Wallach Scott, »The evidence of experience«, in: *Critical Inquiry* 17 (1991), S. 773-797; Harold Mah, »The predicament of experience«, in: *Modern Intellectual History* 5 (2008), S. 97-119.

189 Das war keineswegs ungewöhnlich. Viele Analysen, vor allem bei Freud, waren in der Frühzeit langwierig, aufreibend und teuer (für ein extremes Beispiel vgl. Ulrike May, »Fourteen hundred hours of analysis with Freud. Viktor von Dirsztay: A biographical sketch«, in: *Psychoanalysis and History* 13 [2011], S. 91-137).

190 Siehe den Brief James Stracheys an Lytton vom 6. November 1920, zitiert in: *Bloomsbury/Freud. The Letters of James and Alix Strachey, 1924-1925*, herausgegeben von Perry Meisel und Walter Kendrick, London 1986, S. 29 f.

191 Siehe Marinelli, »Wie psychoanalytische Bücher Träume und Psychoanalysen Bücher verändern können«, a.a.O.; Marinelli/Mayer, *Träume nach Freud*, a.a.O., S. 49-59.

192 Siehe SF – StA, Bd. 2: *Die Traumdeutung*, v.a. S. 172-174.

193 Siehe Wilhelm Stekel, *Nervöse Angstzustände und ihre Behandlung*, 2. Aufl., Bd. 1, Berlin/Wien 1912, S. 642. »Parapathiker« stellte Stekels begriffliche Alternative zu »Neurotiker« dar.

194 Siehe H.D. (Hilda Doolittle), *Tribut an Freud*, aus dem Englischen von Michael Schröter, Basel/Weil 2008, S. 64f.

195 Siehe ihren Brief an Bryher vom 1. März 1933, in: *Analyzing Freud. Letters of H.D., Bryher, and Their Circle*, herausgegeben von Susan Stanford Friedman, New York 2002, S. 34.

196 Vgl. zu Freuds entsprechenden Vorstellungen Sigmund Freud, »Das Unheimliche« (1919), in: SF – StA, Bd. 4: *Psychologische Schriften*, S. 241-274.

197 In der postkolonial inspirierten Kritik an der Psychoanalyse ist es Konsens, von einer »indigenous practice of psychoanalysis« im Westen zu sprechen (siehe Celia Brickman, *Aboriginal Populations in the Mind: Race and Primitivity in Psychoanalysis*, New York/Chichester 2003, S. 10).

198 Vgl. Nandy, »The savage Freud«, a.a.O.; Hartnack, *Psychoanalysis in Colonial India*, a.a.O.

199 In den beiden Genealogien der kritischen Auseinandersetzungen mit Freuds kolonialem Denken wird so verfahren: Ranjana Khanna, *Dark Continents: Psychoanalysis and Colonialism*, Durham, NC/London 2003; Mrinalini Greedharry, *Postcolonial Theory and Psychoanalysis: From Uneasy Engagements to Effective Critique*, Basingstoke 2008.

Anmerkungen zu Schlüssellochtext C

1 Für die Darstellungen der Geschehnisse vgl. André Haynal, »Einleitende Bemerkungen«, in: *Sigmund Freud – Sándor Ferenczi. Briefwechsel*, Bd. 1.1, Wien/Köln/Weimar 1993, S. 17-41 (im Folgenden abgekürzt als Briefe SF-SF); Ernst Falzeder, »Einleitung«, in: *Briefe SF-SF*, Bd. 1.2, S. 7-25; Emanuel Berman, »Sándor, Gizella, Elma: A biographical journey«, in: *International Journal of Psychoanalysis* 85 (2004), S. 489-520. Für Elmas Erinnerungen an die Vorkommnisse vgl. die Briefe in: Judith Dupont, »The story of a transgression«, in: *Journal of the American Pschoanalytical Association* 43 (1995), S. 823-834. Für die relevanten Briefe von Freud und Ferenczi vgl. *Briefe SF-SF*, Bd. 1.1 sowie Bd. 1.2. Aufschlussreich für die langfristigen Konflikte zwischen Freud und Ferenczi

ist vor allem: Sándor Ferenczi, *Ohne Sympathie keine Heilung. Das klinische Tagebuch von 1932*, herausgegeben von Judith Dupont, Frankfurt am Main 1988, darin auch das Vorwort der Herausgeberin. Zu Ferenczis späterem Verständnis der psychoanalytischen Behandlungstechnik vgl. auch John A. Friedman, »Ferenczi's clinical diary: On loving and hating«, in: *International Journal of Psycho-Analysis* 76 (1996), S. 957-975.

2 Siehe den Brief Ferenczis an Freud vom 5. April 1910, in: *Briefe SF-SF*, Bd. 1.1, S. 238.

3 Siehe den Brief Ferenczis an Freud vom 26. Oktober 1909, in: *Briefe SF-SF*, Bd. 1.1, S. 153. Die Unterstreichung befindet sich im Original.

4 Siehe den Brief Freuds an Ferenczi vom 8. Februar 1911 sowie den Brief Ferenczis an Freud vom 7. Februar 1911, in: *Briefe SF-SF*, Bd. 1.1, S. 350 u. S. 351.

5 Siehe den Brief Ferenczis an Freud vom 14. November 1911, ebd., S. 420.

6 Siehe den Brief Freuds an Ferenczi vom 2. November 1912, in: *Briefe SF-SF*, Bd. 1.2, S. 30.

7 Siehe den Brief Ferenczis an Freud vom 23. April 1912, ebd., S. 80.

8 Siehe den Brief Ferenczis an Freud ohne Datumsangabe, ebd., S. 101.

9 Siehe den Brief Ferenczis an Freud ohne Datumsangabe, ebd., S. 99.

10 Siehe den Brief Ferenczis an Freud ohne Datumsangabe, ebd., S. 100.

11 Siehe den Brief Ferenczis an Freud vom 27. Mai 1912, ebd., S. 87f.

12 Siehe den Brief Freuds an Ferenczi vom 20. Juli 1912, ebd., S. 112.

13 Siehe den Brief Ferenczis an Freud ohne Datumsangabe, ebd., S. 133.

14 Siehe den brieflichen Bericht von Ferenczi an Georg Groddeck vom 27. Februar 1922, in: *Briefwechsel Sándor Ferenczi – Georg Groddeck*, herausgegeben von Michael Giefer, Frankfurt am Main/Basel 2006, S. 62.

15 Siehe die Übersetzung eines Briefes von Elma Pálos an Michael Balint vom 7. Mai 1966, in: Dupont, »The story of a transgression«, a.a.O., S. 830.

16 Siehe den Brief Freuds an Jung vom 7. Juni 1909, in: *Briefe SF-CGJ*, S. 254 f.

17 Siehe dazu den Eintrag vom 7. Januar 1932 in Ferenczis Tagebuch, das für seine späteren Überlegungen zur psychoanalytischen Behandlungstechnik von großer Bedeutung ist: Ferenczi, *Ohne Sympathie keine Heilung*, S. 39-43.

Anmerkungen zu Kapitel III: Emotionen

1 Siehe Suhṛtcandra Mitra, *Anicchākṛta. Manobidyā Biṣaŷe Sahaja Bhāṣāŷ Lekhā Prabandhābalī* (Das Unbewusste. Aufsatzsammlung zur Psychologie in einfacher Sprache), Kalikātā 1946, Frontispiz.

2 Der Text ist doppelt überliefert: Er wurde 1933 im *Indian Journal of Psychology* veröffentlicht und dann 1948 erneut (mit einer kleinen Titeländerung) in *Samiksa*. Hier wird die frühere Version verwendet: Suhrit Chandra Mitra, »Suggestions for a new theory of emotion«, in: IJP 8 (1933), S. 1-36; ders., »A suggestion for a new theory of emotion«, in: *Samiksa* 2 (1948), S. 53-80.

3 Zu Mitra vgl. Amit Ranjan Basu, »The birth of psychology in India«, in: *Psychology and Psychoanalysis*, herausgegeben von Girishwar Mishra, Neu-Delhi 2010, S. 91-115.

4 Dieser Text wurde am 5. April 1932 als Radioansprache gesendet: Suhrit Chandra Mitra, »Some problems in psycho-analysis«, in: *The Calcutta Review* 44 (1932), S. 33-44. Vgl. zudem auf Bengalisch ders., *Manasamīksaṇ*, a. a. O.

5 Vgl. Martin Luther Reymert (Hg.), *Feelings and Emotions. The Wittenberg Symposium*, Worcester, MA 1928.

6 Siehe Mitra, »Suggestions for a new theory of emotion«, a. a. O., S. 17.

7 Siehe Sigmund Freud, »Das Unbehagen in der Kultur« (1930), SF – StA, Bd. 9: *Fragen der Gesellschaft. Ursprünge der Religion*, S. 191-270, S. 198.

8 Siehe Helen Lewis, *Freud and Modern Psychology*, New York/ London 1981, S. 2-5; vgl. auch André Green, »Conceptions of affect«, in: *International Journal of Psycho-Analysis* 58 (1977), S. 129-156.

9   Siehe Mitra, »Suggestions for a new theory of emotion«, a.a.O.,
    S. 28 (Kursivierung im Original).
10 Vgl. Uffa Jensen, »Freuds unheimliche Gefühle. Zur Rolle von
    Emotionen in der Freudschen Psychoanalyse«, in: Uffa Jensen/
    Daniel Morat (Hg.), *Rationalisierungen des Gefühls. Zum Verhält-
    nis von Wissenschaft und Emotionen 1880-1930*, S. 135-152.
11 Siehe German E. Berrios, *The History of Mental Symptoms. De-
    scriptive Psychopathology Since the Nineteenth Century*, Cambridge
    1996, S. 289.
12 Den Begriff führt er ein in: Sigmund Freud, »Die Verdrängung«
    (1915), in: SF – StA, Bd. 3: *Psychologie des Unbewußten*, S. 103-
    118, S. 113.
13 Vgl. dazu auch Jensen/Morat (Hg.), *Rationalisierungen des Gefühls*,
    a.a.O.
14 Derartige Definitionen finden sich in Freuds Werk immer wieder;
    dies ist eine der frühesten: Sigmund Freud, »Über ›wilde‹ Psycho-
    analyse« (1910), in: SF – StA, Ergänzungsband, S. 133-141, S. 136f.
15 Siehe Breuer/Freud, *Studien über Hysterie*, a.a.O., S. 17f.
16 Ebd., S. 23.
17 Freud, »Bemerkungen über einen Fall von Zwangsneurose«, in:
    SF – StA, Bd. 7, a.a.O., S. 41 (Kursivierung im Original).
18 Ebd., S. 96.
19 Siehe Sigmund Freud, »Vorlesungen zur Einführung in die Psy-
    choanalyse« (1916-1917), in: SF – StA, Bd. 1: *Vorlesungen zur Ein-
    führung in die Psychoanalyse und Neue Folge*, S. 34-445, S. 390.
20 Siehe Forsyth, *The Technique of Psycho-Analysis*, a.a.O., S. 6.
21 Siehe Freud, »Neue Folge der Vorlesungen zur Einführung in die
    Psychoanalyse«, in: SF – StA, Bd. 1, S. 447-608, S. 582.
22 Siehe Sándor Ferenczi, *Introjektion und Übertragung (1909)*, in:
    Sándor Ferenczi – Schriften zur Psychoanalyse I, herausgegeben
    von Michael Balint, Gießen 2004, S. 12-47, S. 13.
23 Ebd., S. 19.
24 Vgl. Kapitel II.
25 Siehe den Eintrag vom 30. Januar 1907, PWPV, Bd. 1, S. 95f.
26 Siehe Carl Gustav Carus, *Psyche: Zur Entwicklungsgeschichte der
    Seele*, Pforzheim 1846, S. 221f.
27 Vgl. Ernest Jones, *Papers on Psycho-Analysis*, London 1913, S. 272.

28 Siehe Sigmund Freud, »Über Psychoanalyse« (1910), in: GW 8, S. 1-60, S. 55.
29 Siehe den Eintrag vom 9. März 1910, in: PWPV, Bd. 2, S. 407.
30 Vgl. den Schlüssellochtext A.
31 Siehe Stern, »Some personal psychoanalytical experiences with Prof. Freud«, a. a. O., S. 23.
32 Siehe Sergej Pankejeff, »Meine Erinnerungen an Sigmund Freud«, in: Gardiner (Hg.), *Der Wolfsmann vom Wolfsmann*, a. a. O., S. 169-189, S. 171 u. S. 173.
33 Siehe Dorsey, *An American Psychiatrist in Vienna, 1935-1937, and his Sigmund Freud*, a. a. O., S. 18.
34 Siehe den Brief von H. D. an Bryher vom 1. März 1933, in: *Analyzing Freud*, a. a. O., S. 34.
35 Vgl. Lunbeck/Simon, *Family Romance, Family Secrets*, a. a. O., S. 34-38.
36 Siehe Freud, »Bemerkungen über einen Fall von Zwangsneurose« (1909), in: SF – StA, Bd. 7, a. a. O., S. 73.
37 Siehe Freud, »Zur Dynamik der Übertragung« (1912), in: SF – StA, Ergänzungsband, a. a. O., S. 164.
38 Siehe »Korrespondenzblatt«, in: IZfP 14 (1928), S. 282-296, S. 286.
39 Siehe Forsyth, *The Technique of Psycho-Analysis*, a. a. O., S. 67.
40 Siehe Freud, »Bemerkungen über die Übertragungsliebe« (1915), in: SF – StA, Ergänzungsband, a. a. O., S. 227-228.
41 Ebd., S. 314 f.
42 Vgl. zur Problematik der Grenzüberschreitungen in der psychoanalytischen Praxis Glen O. Gabbard/Eva P. Lester (Hg.), *Boundaries and Boundary Violations in Psychoanalysis*, New York 1995.
43 Siehe Freud, »Ratschläge für den Arzt bei der psychoanalytischen Behandlung«, in: SF – StA, Ergänzungsband, a. a. O., S. 175.
44 Siehe Forsyth, *The Technique of Psycho-Analysis*, S. 7 f.
45 Siehe Sándor Ferenczi, »Zur psychoanalytischen Technik« (1919), in: *Sándor Ferenczi – Schriften zur Psychoanalyse*, Bd. 1, a. a. O., S. 272-283, S. 280 f.
46 So erinnerten sich jedenfalls seine Schüler Martin Grotjahn und Edward Glover: Siehe Martin Grotjahn, »Karl Abraham 1877-1925. The first German psychoanalyst«, in: Franz Alexander/Samuel Eisenstein/Martin Grotjahn (Hg.), *Psychoanalytic Pioneers*,

New York/London 1966, S. 1-13, S. 10. Glovers Äußerung ist zitiert nach: Ken Robinson, »Der Einfluß der Psychoanalyse in Berlin während der Zwischenkriegszeit auf die Entwicklung der Theorie und klinischen Praxis in Großbritannien«, in: *Jahrbuch der Psychoanalyse* 57 (2008), S. 41-55, S. 46.

47 Siehe Hanns Sachs, »Psychotherapy and the pursuit of happiness«, in: *American Imago* 2 (1941), S. 356-365.

48 Siehe Brief Jungs an Freud vom 11. April 1907, in: *Briefe SF-CGJ*, S. 32; vgl. Kapitel I.

49 Hier einen vollständigen Überblick über Freuds Werk oder gar die psychoanalytische Theoriegeschichte zu liefern wäre ein unmögliches Unterfangen. Freuds theoretische Entwicklung wird kompetent und in der nötigen Komplexität nachgezeichnet in: Thomas Köhler, *Das Werk Sigmund Freuds: Entstehung, Inhalt, Rezeption*, Lengerich 2000; ders., *Freuds Schriften zu Kultur, Religion und Gesellschaft. Eine Darstellung und inhaltskritische Bewertung*, Gießen 2006. Unverzichtbar ist zudem: Jean Laplanche/Jean-Bertrand Pontalis, *Das Vokabular der Psychoanalyse*, aus dem Französischen von Emma Moersch, 11. Aufl., Frankfurt am Main 1992. Einen Überblick über die gesamte Theoriegeschichte (auch nach Freud) liefern: Stephen A. Mitchell/Margaret J. Black, *Freud and Beyond: A History of Modern Psychoanalytical Thought*, London 1995.

50 Vgl. José Brunner, *Psyche und Macht. Freud politisch lesen*, aus dem Englischen von Helga Haase, Stuttgart 2001.

51 Vgl. Mai Wegener, *Neuronen und Neurosen. Der psychische Apparat bei Freud und Lacan. Ein historisch-theoretischer Versuch zu Freuds Entwurf von 1895*, Paderborn 2004.

52 Siehe Mitra, »Suggestions for a new theory of emotion«, a.a.O., S. 28.

53 Vgl. Heinrich Feldt, »Vorstellungen von physikalischer und psychischer Energie zur Zeit Mesmers«, in: Schott (Hg.), *Franz Anton Mesmer und die Geschichte des Mesmerismus*, a.a.O., S. 31-43.

54 Vgl. Anson Rabinbach, *Motor Mensch. Kraft, Ermüdung und die Ursprünge der Moderne*, aus dem Englischen von Erik Michael Vogt, Wien 2001.

55 Siehe Sigmund Freud, »Entwurf einer Psychologie« (1895), in:

GW Nachtragsband, S. 373-477, v. a. S. 410-415; SF – StA, Bd. 2: *Die Traumdeutung*, v. a. S. 538-541.

56 Wie noch zu diskutieren sein wird (vgl. Kapitel IV), führte diese vermeintliche Selbstverständlichkeit des sozialen Zusammenlebens zu der Vorstellung der präodipalen Mutterbindung.

57 Siehe Sigmund Freud, »Entwurf einer Psychologie«, in: GW Nachtragsband, a. a. O., S. 415.

58 Siehe Sigmund Freud, »Drei Abhandlungen zur Sexualtheorie« (1905), in: SF – StA, Bd. 5: *Sexualleben*, S. 37-145, S. 91.

59 Diese Passage findet sich in dem Unterkapitel »Libidotheorie«, das Freud 1915 den »Drei Abhandlungen zur Sexualtheorie« hinzufügte (vgl. ders., »Drei Abhandlungen zur Sexualtheorie«, in: SF – StA, Bd. 5, a. a. O., S. 121).

60 Siehe Sigmund Freud, »Jenseits des Lustprinzips« (1920), in: SF – StA, Bd. 3: *Psychologie des Unbewußten*, a. a. O., S. 213-272, S. 248.

61 Ebd., S. 247.

62 Ebd., S. 264.

63 Vgl. Low, *Psycho-Analysis*, a. a. O., S. 75.

64 Vgl. dazu Yehuda Elkana, *Anthropologie der Erkenntnis. Die Entwicklung des Wissens als episches Theater einer listigen Vernunft*, aus dem Englischen von Ruth Achlama, Frankfurt am Main 1986, S. 376-397.

65 Siehe Otto Gross, »Die Einwirkung der Allgemeinheit auf das Individuum«, in: *Die Aktion* 3 (1913), S. 1091-1095, S. 1093.

66 Siehe Girindrasekhar Bose, *The Concept of Repression*, 2. Aufl., Kalkutta 2009, S. 1.

67 Vgl. seine in Großbritannien gedruckten Werke: Jagadish Chandra Bose, *Comparative Electro-Physiology. A Physico-Physiological Study*, London 1907; ders., *The Physiology of the Ascent of Sap*, London 1923.

68 Siehe Bose, »A new theory of mental life«, a. a. O., S. 47.

69 Siehe N. N., »Sex in human life«, in: *The Modern Review* 61 (1937), S. 706 f.

70 Vgl. zur Begrifflichkeit Ludwik Fleck, *Entstehung und Entwicklung einer wissenschaftlichen Tatsache. Einführung in die Lehre vom Denkstil und Denkkollektiv*, Basel 1935.

71 Vgl. Arikha, *Passions and Tempers*, a. a. O.

72 Wer jetzt denkt, dass ich neue Beweise dafür liefere, dass die Psychoanalyse ein unwissenschaftliches Hirngespinst darstellt, indem ich sie mit einem scheinbar mittelalterlichen Denken in Verbindung bringe, der sollte sich Folgendes vor Augen führen: Erstens waren als un- oder pseudowissenschaftlich gebrandmarkte Wissensbestände für die Wissenschaftsentwicklung stets sehr produktiv (vgl. Dirk Rupnow et al. [Hg.], *Pseudowissenschaft. Konzeptionen von Nichtwissenschaftlichkeit in der Wissenschaftsgeschichte*, Frankfurt am Main 2008); zweitens lassen sich die Spuren von Humoralvorstellungen bis in gegenwärtige natur- und vor allem neurowissenschaftliche Diskussionen nachzeichnen (vgl. Arikha, *Passions and Tempers*, a. a. O., S. 271-305).

73 Zwar sind noch nicht alle Wissenstransfers, die hierbei vermutlich eine Rolle gespielt haben, restlos geklärt, aber es besteht ein weitgehender Konsens, dass sich die antike Humoralpathologie bis nach Indien verbreitet hatte und sowohl die muslimische Unani-Medizin als auch die hinduistische Ayurveda-Tradition geprägt hat (vgl. Margrit Pernau, »The Indian body and Unani medicine: Body history as entangled history«, in: Alex Michaels/Christoph Wulf [Hg.], *Images of the Body in India*, London 2011, S. 97-108).

74 Siehe das Manuskript N, das Freud seinem Brief an Fliess vom 31. Mai 1897 beifügte: *Sigmund Freud – Briefe an Wilhelm Fliess*, herausgegeben von Jeffrey Moussaieff Masson, Frankfurt am Main 1985, S. 267.

75 Siehe den Brief Freuds an Fliess vom 15. Oktober 1897, ebd., S. 293.

76 Ebd.

77 Vgl. Kapitel II.

78 Direkt vom Hass spricht Freud dann in der Ödipus-Passage der *Traumdeutung*: vgl. SF – StA, Bd. 2, S. 265-268.

79 Siehe Freud, »Vorlesungen zur Einführung in die Psychoanalyse« (1916-1917), in: SF – StA, Bd. 1, a. a. O., S. 327 (Kursivierung im Original).

80 Siehe Sigmund Freud, »Totem und Tabu. Einige Übereinstimmungen im Seelenleben der Wilden und der Neurotiker« (1912/13), in: SF – StA, Bd. 9, S. 287-444, S. 351 u. S. 427.

81 Siehe Freud, »Drei Abhandlungen zur Sexualtheorie«, in: SF – StA, Bd. 5, a. a. O., S. 97 u. S. 124.

82 Siehe Freud, »Abriss der Psychoanalyse« (1938), in: GW 17, S. 117.

83 Siehe Sigmund Freud, »Über die weibliche Sexualität« (1931), in: SF – StA, Bd. 5, S. 273-292, S. 283.

84 Siehe Sigmund Freud, »Die Weiblichkeit«, in: SF – StA, Bd. 1, S. 544-565, S. 556 u. S. 558. Es handelt sich um die Wiedergabe einer Sitzung aus der »Neuen Folge der Vorlesungen zur Einführung in die Psychoanalyse«, ebd.

85 Vgl. Kapitel IV.

86 Um nur zwei Beispiele zu nennen: Abraham Arden Brill, *Psychoanalysis. Its Theories and Practical Applications*, Philadelphia, London 1912, Kap. 9; Girindrasekhar Bose, *Everyday Psychoanalysis*, Kalkutta 1945, Kap. 8.

87 Vgl. – neben der Einleitung zu diesem Buch – insbesondere die Einleitung von Eitler, Olsen und Jensen in: Ute Frevert et al. (Hg.), *Learning How to Feel*, a. a. O., S. 1-20.

88 Siehe Freud, »Zur Dynamik der Übertragung«, in: SF – StA, Ergänzungsband, a. a. O., S. 160.

89 Siehe Franz Alexander, »Recollections of Berggasse 19«, in: Hendrik M. Ruitenbeek (Hg.), *Freud as We Knew Him*, Detroit 1973, S. 132-139, S. 138.

90 Siehe C. G. Jung, »Der therapeutische Wert des Abreagierens« (1921), in: *C. G. Jung – Gesammelte Werke*, herausgegeben von Marianne Niehus-Jung, Lena Hurwitz-Eisner und Franz Riklin, Bd. 16: *Praxis der Psychotherapie*, Zürich/Stuttgart 1958, S. 137-147.

91 Siehe SF – StA, Bd. 2, v. a. S. 538-541; sowie Freud, »Drei Abhandlungen zur Sexualtheorie«, in: SF – StA, Bd. 5, a. a. O., S. 87-91.

92 Siehe Girindrasekhar Bose, »Nature of the wish«, in: IJP 10 (1935), S. 145-158, S. 148.

93 Ebd., S. 150.

94 Siehe Basu, *Shapna*, a. a. O., S. 22 f.

95 Ebd., S. 22.

96 Siehe Ernest Jones, »The Concept of Repression« (Rezension), in: *International Journal of Psycho-Analysis* 2 (1921), S. 453.

97 Nicht nur das Wunsch-Konzept kam bei Freud vor; er arbeitete auch mit einem Konzept der Identifizierung, das allerdings nicht ganz identisch war mit Boses Vorstellung von Identifikation. Da

es vor allem in seinen späteren Werken eine wichtigere Rolle einnimmt, ist fraglich, ob Bose seine Ideen detaillierter denen Freuds entlehnt hat, obwohl diese bereits in der *Traumdeutung* auftauchten (siehe Freud, *Die Traumdeutung*, GW 2-3, S. 165f.). Später definierte Freud Identifizierung als eine »Angleichung eines Ichs an ein fremdes, in deren Folge dies erste Ich sich in bestimmten Hinsichten so benimmt wie das andere, es nachahmt, gewissermaßen in sich aufnimmt« (siehe Freud, »Neue Folge der Vorlesungen zur Einführung in die Psychoanalyse«, in: SF – StA, Bd. 1, a. a. O., S. 501). Damit blieben graduelle Unterschiede bestehen: Während Freud die Beziehung der beiden Ichs stets lediglich als »ein ›gleichwie‹« verstand, ging Bose von einer Identität, mithin einer echten Wesenseinheit zwischen Subjekt und Objekt aus (siehe SF – StA, Bd. 2, S. 166).

98 Siehe Girindrasekhar Bose/Sailendra Krishna Law/D. Ganguly, »Psychological study of language I«, in: *Samiksa* 4 (1950), S. 216-229, S. 222.

99 Siehe Helene Deutsch, »Freud and his pupils: A footnote to the history of the psychoanalytic movement«, in: *Psychoanalytic Quarterly* 9 (1940), S. 184-194, S. 189f.

100 Ebd., S. 193.

101 Vgl. Alexander, »Recollections of Berggasse 19«, a. a. O., S. 133.

102 Vgl. Robinson, »Der Einfluß der Psychoanalyse in Berlin während der Zwischenkriegszeit auf die Entwicklung der Theorie und klinischen Praxis in Großbritannien«, a. a. O.

103 Siehe etwa den Brief Ferenczis an Freud vom 5. April 1910, in: *Briefe SF-SF*, S. 238.

104 Vgl. »Psycho-analysis«, in: *The Times* (31. Dezember 1925). Dieser Artikel löste die Untersuchung der British Medical Association aus, auf die ich gleich zurückkommen werde.

105 Siehe N. N., »Dangerous weapon in hands of many people«, in: *The Daily Mirror* (29. Dezember 1925).

106 Vgl. die Beschreibung des Verfahrens in: W. David Wills, *Homer Lane. A Biography*, London 1964, S. 216-242.

107 Ebd., S. 227f.

108 Siehe Frank E. Farncombe, »Dangerous meddlers in psycho-analysis«, in: *The Greenock Telegraph* (25. Mai 1925).

481

109 Für den Abschlussbericht siehe N.N., »Report of psycho-analysis committee«, in: BMJ *Supplement* (1929), S. 262-270.

110 Siehe N.N., »The menace of Freudianism«, in: *The Modern Review* 47 (1930), S. 121f. Der Ausgangstext war 1929 mit leicht anderem Titel erschienen: Joseph Jastrow, »The Freudian temper and its menace to the lay mind«, in: *The Century* 119 (1929), S. 29-38.

111 Siehe N.N., »The menace of Freudianism«, a.a.O., S. 121.

112 Siehe N.N., »Self-expression vs. repression in psycho-analysis«, in: *The Modern Review* 46 (1929), S. 613. Mit den bengalischen Literaten und Künstlern dürfte die Kallol-Gruppe von jungen bengalischen Autoren gemeint gewesen sein (vgl. Kris K. Manjapra, »From imperial to international horizons: A hermeneutic study of Bengali modernism«, in: *Modern Intellectual History* 8 [2011], S. 327-359).

113 Vgl. z.B. Arthur Kronfeld, *Über die psychologischen Theorien Freuds und verwandte Anschauungen. Systematik und kritische Erörterung*, Leipzig 1912; A. Wohlgemuth, *A Critical Examination of Psychoanalysis*, London 1923.

114 Siehe N.N., »Reviews: Psycho-analysis«, in: BMJ 1 (1914), S. 90f.

115 Siehe Charles A. Mercier, »Psycho-analysis« (Leserbrief), in: BMJ 1 (1914), S. 172f.

116 Siehe T. Claye Shaw, »Psycho-analysis«, in: BMJ 1 (1914), S. 275f., S. 275.

117 Vgl. den Brief Freuds an Jones vom 3. Juli 1910, in: *Briefe SF-EJ*, S. 65.

118 Siehe William McDougall, *Outline of Psychology*, New York/Chicago/Boston/Atlanta/San Francisco 1923, S. 432.

119 McDougall beklagte sich wiederum in einem Brief an Jones über dessen Vorwürfe: Vgl. den Brief vom 17. März 1925, Ernest Jones Papers, Sigmund Freud Collection, Manuscript Division, Library of Congress, Washington, D.C., Kasten 1, Mappe 8.

120 Siehe N.N., »This man could make the whole world happy!«, in: *The Daily Mirror* (6. Mai 1936).

121 Siehe The Rambler, »To-day's gossip. News and views about men, women, and affairs in general«, in: *The Daily Mirror* (19. November 1921).

122 Siehe Cyril Stern, »Why it is so popular«, in: *The Daily Mirror* (25. Februar 1924).

123 Vgl. Elizabeth Abel, *Virginia Woolf and the Fictions of Psychoanalysis*, Chicago 1989, S. 13.

124 Vgl. Blüher, *Werke und Tage*, a.a.O., S. 252-254.

125 Siehe Girindrasekhar Bose, »Sex in psycho-analysis«, in: IJP 2 (1927), S. 107-126, S. 107.

126 Siehe die detaillierte Nacherzählung der Filmhandlung aus psychoanalytischer Sicht in: Hanns Sachs, *Psychoanalyse. Rätsel des Unbewussten*, Berlin 1926.

127 Vgl. Paul Ries, »›Geheimnisse einer Seele‹: Wessen Film und wessen Psychoanalyse?«, in: *Jahrbuch der Psychoanalyse* 39 (1997), S. 46-80.

128 Siehe Peter Gay, *Freud. Eine Biographie für unsere Zeit*, Frankfurt am Main 1995, S. 510.

129 Siehe Ghash, *Byaṅgacitraśilpī Yatīndrakumār Sen*, a.a.O., S. 166f.

130 Überliefert ist ein solcher Vortrag aber nur in Patna im Jahr 1933, vor der beachtlichen Kulisse von 2000 Zuhörern (vgl. »Korrespondenzblatt«, in: IZfP 21 [1935], S. 112-163 u. S. 155). Später wurde daraus ein Kapitel in seiner populären Abhandlung (Bose, *Everyday Psychoanalysis*, a.a.O., S. 62-89).

131 Siehe N.N., *The Autobiography of a Child Written from the Psycho-Sexual-Analytical Standpoint: For Doctors, Parents, Teachers, and Psychologists*, London ca. 1921, S. 41.

132 Siehe Winifred Rushforth, *Ten Decades of Happenings. The Autobiography*, London 1984, S. 69f.

133 Vgl. etwa Girīndraśekhar Basu, »Śiśur Man« (Psyche des Kindes), in: *Prabāsī* 29 (1336 [1929]), S. 798-808.

134 Siehe Glover, »Korrespondenzblatt«, in: IZfP 21 (1935), S. 112-163, S. 155.

135 Siehe »Korrespondenzblatt«, in: IZfP 19 (1933), S. 464-484, S. 479.

136 Vgl. Siegfried Bernfeld, *Sisyphos oder die Grenzen der Erziehung*, Leipzig/Wien/Zürich 1925.

137 Vgl. Kapitel I.

138 Freuds Auseinandersetzung mit religiösen Fragen durchzieht viele seiner Werke, als die wichtigsten können gelten: Freud, »Totem und Tabu« (1912-1913), in: SF – StA, Bd. 9, a.a.O.; ders., »Die Zu-

kunft einer Illusion« (1927), ebd., S. 135-189; ders., »Das Unbehagen in der Kultur« (1930), ebd., S. 191-270; ders., »Der Mann Moses und die monotheistische Religion« (1939), ebd., S. 455-581.

139 Vgl. als Beispiele für die Auseinandersetzung um Freuds Thesen: Carl Müller-Braunschweig, »Freuds ›Zukunft einer Illusion‹«, in: *Zeitschrift für Sexualwissenschaft und Sexualpolitik* 15 (1930), S. 55-58; James Cochrane Murdoch Conn, *The Menace of the New Psychology*, London 1939; S.C. Chatterjee, »Freud on the future of religion«, in: IJP 15 (1940), S. 135-145.

140 Diese Diskussionen konzentrierten sich allerdings auf die christlichen Religionen, d.h., sie kamen vor allem in England und in Deutschland auf – wenngleich jeweils über die konfessionellen Grenzen hinweg. In Indien fanden hingegen keine nennenswerten Diskussionen über Seelsorge und Psychoanalyse statt.

141 Siehe den Brief Freuds an Pfister vom 25. November 1928, in: *Sigmund Freud – Oskar Pfister: Briefe*, herausgegeben von Ernst L. Freud und Heinrich Meng, 2. Aufl., Frankfurt am Main 1963, S. 136. Die Hervorhebung findet sich im Original.

142 Vgl. die aus der Konferenz entstandene Publikation Oscar Hardman (Hg.), *Psychology and the Church*, London 1925.

143 Ebd., S. xi.

144 Vgl. dazu sein entsprechendes Grundlagenwerk: Oskar Pfister, *Analytische Seelsorge. Einführung in die praktische Psychoanalyse für Pfarrer und Laien*, Göttingen 1927.

145 Siehe Oskar Pfister, »Ein Fall von psychoanalytischer Seelsorge und Seelenheilung«, in: *Evangelische Freiheit* 9 (1909), S. 108-114, S. 139-149 u. S. 175-189, S. 109.

146 Siehe Friedrich Wilhelm Förster, »Psychoanalyse und Seelsorge«, in: *Evangelische Freiheit* 9 (1909), S. 335-346 u. S. 374-388, S. 388.

147 Vgl. die Angaben in: Eckart Nase, »Bibliographie: Psychoanalyse und Religion«, in: ders./Joachim Scharfenberg (Hg.), *Psychoanalyse und Religion*, Darmstadt 1977, S. 387-435.

148 Viele Quellen sind verzeichnet in: Graham Richards, »Psychology and the churches in Britain 1919-39: Symptoms of conversion«, in: *History of the Human Sciences* 13 (2000), S. 57-84.

149 Siehe N.N., »The new sexology and after«, in: *The Modern Review* 48 (1930), S. 442f., S. 443.

Anmerkungen zu Schlüssellochtext D

1 Zu Daly vgl. auch Hartnack, *Psychoanalysis in Colonial India*, a.a.O., S. 61-75.

2 Siehe den Brief Jones' an Freud vom 25. Januar 1920, in: *Briefe SF-EJ*, S. 364.

3 Siehe den Brief Freuds an Jones vom 12. Oktober 1920, in: *Briefe SF-EJ*, S. 393.

4 Siehe den Brief Freuds an Jones vom 28. Januar 1921, in: *Briefe SF-EJ*, S. 405.

5 Siehe den Brief Jones' an Freud vom 1. April 1921, in: *Briefe SF-EJ*, S. 417.

6 Siehe eine Liste seiner Veröffentlichungen bei: Hartnack, *Psychoanalysis in Colonial India*, S. 80.

7 Ebd., S. 29-42.

8 Siehe Owen Berkeley-Hill, »The anal-erotic factor in the religion, philosophy and character of the Hindus«, in: IJPA 2 (1921), S. 306-338, S. 336.

9 Siehe C. D. Daly, *Hindu-Mythologie und Kastrationskomplex: Eine psychoanalytische Studie*, Leipzig 1927, S. 9f.

10 Siehe Owen Berkeley-Hill, *All Too Human. An Unconventional Autobiography*, London 1939, S. 77. Dalys Arbeiten wurden in der Indischen Psychoanalytischen Gesellschaft zwar vorgelesen, aber anscheinend kaum diskutiert. Nur der Essay zum Menstruationskomplex wurde in dem offiziellen Bericht gelobt (Siehe »Korrespondenzblatt«, in: IZfP 15 [1929], S. 362-392, S. 369). In Bezug auf den Text zur Hindumythologie wurde vermerkt, dass dieser verlesen wurde; jedes weiteren Kommentars enthielt man sich (ebd.). Man trug seine Texte allerdings auch zu späteren Zeitpunkten vor, jeweils weil Daly – obwohl Mitglied – so gut wie nie bei den Sitzungen anwesend sein konnte (vgl. »Korrespondenzblatt«, in: IZfP 16 [1930], S. 267-281, S. 273, sowie »Korrespondenzblatt«, in: IZfP 19 [1933], S. 464-484, S. 478). Zudem veröffentlichte man später Dalys Essays auch in *Samiksa* (vgl. etwa C. D. Daly, »Hindu reatise on Kali«, in: *Samiksa* 1 [1947], S. 191-196).

11 Vgl. Owen Berkeley-Hill, »Hindu-Muslim unity«, in: IJPA 6 (1925), S. 282-287. Vgl. auch Schlüssellochtext C.

485

12 Siehe Girindrasekhar Bose, »Owen Berkeley-Hill. In memoriam«, in: IJP 19 (1944), S. 145-146.

13 Siehe den Brief von Géza Róheim an Paul Federn vom 15. April 1934, Paul Feder Papers, Sigmund Freud Collection, Manuscript Division, Library of Congress, Washington, D.C., Box 16, Folder 7.

Anmerkungen zu Kapitel IV: Politik

1 Von dieser und den folgenden Begegnungen mit Subhas Chandra Bose berichtet Kitty Kurti in ihrem Buch *Subhas Chandra Bose as I Knew Him* (Kalkutta 1966, S. 3). Die Quelle ist allerdings mit einiger Vorsicht zu genießen, nicht nur weil das erste Zusammentreffen einige Wochen später als von Kurti erinnert stattgefunden haben muss. Vor allem dürften die den Text durchziehenden Warnungen vor den Nationalsozialisten und die Ahnungen des drohenden Unheils nachträgliche Zusätze sein, zumal sich daran eine Verteidigung Boses anschließt, der ja in den vierziger Jahren ein Bündnis mit den Nationalsozialisten einging. Gerade Boses Umgang mit dem jüdischen Paar Kurti wurde immer wieder genutzt, um seine Ablehnung der NS-Rassenpolitik zu betonen. Die Verbindungen Boses zum Nationalsozialismus sind bis heute in der Historiografie umstritten (vgl. Sugata Bose, *His Majesty's Opponent. Subhas Chandra Bose and India's Struggle Against Empire*, Cambridge, MA/London 2011; Romain Hayes, *Subhas Chandra Bose in Nazi Germany. Politics, Intelligence and Propaganda 1941-43*, London 2011).

2 Kurti erinnerte sich in *Subhas Chandra Bose as I Knew Him*, Bose habe sich mit Hermann Göring getroffen, wofür es in seinen Briefen aus dieser Zeit allerdings keine Hinweise gibt (vgl. Subhas Chandra Bose, »Letters, articles, speeches and statements 1933-1937«, in: *Netaji. Collected Works*, herausgegeben von Sisir Kumar Bose und Sugata Bose, Bd. 8, Delhi 1994).

3 Vgl. Basu, »The birth of psychology in India«, a.a.O., S. 107, sowie Subhas Chandra Bose, *An Indian Pilgrim: An Unfinished Autobiography and Collected Letters: 1897-1921*, aus dem Bengalischen von Sisir Kumar Bose, London 1965, S. 54-56.

4   Siehe den Brief an Kurti vom 25. Juli 1936, in: Bose,»Letters, articles, speeches and statements 1933-1937«, a.a.O., S. 179.

5   Siehe Kurti, *Subhas Chandra Bose as I Knew Him*, a.a.O., S. 39.

6   Ebd., S. 55.

7   Vgl. Partha Chatterjee, *The Nation and its Fragments. Colonial and Postcolonial Histories*, Princeton 1993.

8   Vgl. Ute Frevert/Heinz-Gerhard Haupt (Hg.), *Neue Politikgeschichte. Perspektiven einer historischen Politikforschung*, Frankfurt am Main 2005.

9   Vgl. Russell Jacoby, *Die Verdrängung der Psychoanalyse oder der Triumph des Konformismus*, Frankfurt am Main 1985.

10 Für die hier relevanten Überlegungen Foucaults vgl. Michel Foucault,»Technologien des Selbst«(1982), aus dem Französischen von Michael Bischoff, in: *Michel Foucault – Schriften. Dits et Ecrits*, herausgegeben von Daniel Defert und François Ewald, Bd. 4: *1980-1988*, Frankfurt am Main 2005, S. 966-999.

11 Bürgerliche Mittelschichten hatten sich seit dem 19. Jahrhundert in den metropolitanen Zentren der gesamten Welt herausgebildet (vgl. A. Ricardo López/Barbara Weinstein, *The Making of the Middle Class. Toward a Transnational History*, Durham, NC, 2012).

12 Zur multireligiösen und -ethnischen Zusammensetzung der Berliner Bevölkerung vgl. Ulrich van der Heyden/Joachim Zeller (Hg.), *Kolonialmetropole Berlin. Eine Spurensuche*, Berlin 2002; Karl Schlögel, *Berlin Ostbahnhof Europas: Russen und Deutsche in ihrem Jahrhundert*, Berlin 1998. Für London vgl. Judith R. Walkowitz, *Nights out: Life in Cosmopolitan London*, New Haven 2012. Durch die expandierende Jute-Industrie zog Kalkutta zu Beginn des 20. Jahrhunderts viele Einwanderer aus anderen Gebieten Kolonial-Indiens an (vgl. Arjan De Haan,»Unsettled settlers: Migrant workers and industrial capitalism in Calcutta«, in: *Modern Asian Studies* 31 [1997], S. 919-949). Hinzu kamen die ortsansässigen Briten. Durch den erheblichen muslimischen Bevölkerungsanteil sowie durch andere religiöse Gruppen war auch Kalkutta zugleich eine multireligiöse Metropole.

13 Vgl. Frost,»›That great ocean of idealism‹«, a.a.O.

14 Vgl. Manjapra, *Age of Entanglement*, a.a.O.

15 Zu Tagores Kosmopolitismus vgl. Sugata Bose, *A Hundred Horizons: The Indian Ocean in the Age of Global Empire*, Cambridge, MA/London 2006, S. 233-271.

16 Vgl. Santanu Biswas, »Rabindranath Tagore and Freudian thought«, in: IPJA 84 (2003), S. 717-732.

17 Vgl. Manjapra, »From imperial to international horizons«, a. a. O.

18 Vgl. Uffa Jensen, »The lure of authenticity: Emotions and generations in the German youth movement of the early 20th century«, in: Hartmut Berghoff et al. (Hg.), *History by Generations. Generational Dynamics in Modern History*, Göttingen 2013, S. 109-129.

19 Vgl. Fuechtner, *Berlin Psychoanalytic*, a. a. O.

20 Vgl. Christine Froula, »War, peace, and internationalism«, in: Victoria Rosner (Hg.), *The Cambridge Companion to the Bloomsbury Group*, New York 2014, S. 93-111; Gretchen Holbrook Gerzina, »Bloomsbury and empire«, ebd., S. 112-127. Die Kritik vieler Bloomsbury-Mitglieder am britischen Kolonialismus, an dem ihre Familien oft an herausragender Stelle mitgewirkt hatten, ging dabei freilich nicht immer mit einer verständnisvollen Haltung gegenüber dem Schicksal der Kolonisierten einher.

21 Siehe Fritz Wittels, *Die sexuelle Not*, Wien/Leipzig 1909.

22 Siehe PWPV, Bd. 2, S. 81.

23 Wittels, *Die sexuelle Not*, a. a. O., S. xi-xii.

24 Siehe Freud, »Vorlesungen zur Einführung in die Psychoanalyse«, in: SF – StA, Bd. 1, a. a. O., S. 323.

25 Vgl. für seine wohl politischste Schrift Sigmund Freud, »Die ›kulturelle‹ Sexualmoral und die moderne Nervosität« (1908), in: SF – StA, Bd. 9, S. 9-32, sowie Freud, »Drei Abhandlungen zur Sexualtheorie« (1905), in: SF – StA, Bd. 5, a. a. O.

26 Vgl. Sigmund Freud, »Eine Schwierigkeit der Psychoanalyse« (1917), GW 12, S. 3-12, S. 6 u. S. 11.

27 Selbst in Boses bengalischen Texten kehrte dieses Motiv wieder (siehe Basu, *Sbapna*, a. a. O., S. 1).

28 Vgl. Uffa Jensen, *Gebildete Doppelgänger. Bürgerliche Juden und Protestanten im 19. Jahrhundert*, Göttingen 2005.

29 Vgl. Kapitel II.

30 Vgl. z. B. Betty Friedan, *Der Weiblichkeitswahn oder die Selbstbefreiung der Frau. Ein Emanzipationskonzept*, Reinbek bei Hamburg

1966, v.a. S. 72-85. Allerdings wehrten sich auch Feministinnen gegen diese Kritik; vgl. für ein frühes Beispiel Juliet Mitchell, *Psychoanalyse und Feminismus. Freud, Reich, Laing und die Frauenbewegung*, Frankfurt am Main 1976.

31 Siehe Karl Abraham, »Äußerungsformen des weiblichen Kastrationskomplexes«, in: IZfP 7 (1921), S. 422-452, S. 430f.

32 Siehe Karen Horney, »Zur Genese des weiblichen Kastrationskomplexes«, in: IZfP 9 (1923), S. 12-26, S. 12.

33 Siehe Freud, »Einige psychische Folgen des anatomischen Geschlechtsunterschieds« (1925), in: SF – StA, Bd. 5, S. 253-266, S. 265f.

34 Ebd., S. 266.

35 Siehe Karen Horney, »Flucht aus der Weiblichkeit. Der Männlichkeitskomplex der Frau im Spiegel männlicher und weiblicher Betrachtung«, in: IZfP 12 (1926), S. 360-374, S. 362f. u. S. 365.

36 Siehe Ernest Jones, »Die erste Entwicklung der weiblichen Sexualität«, in: IZfP 14 (1928), S. 11-25, S. 11.

37 Siehe Melanie Klein, »Frühstadien des Ödipuskonfliktes«, in: IZfP 14 (1928), S. 65-77.

38 Siehe Marga Vicedo, »The social nature of the mother's tie to her child: John Bowlby's theory of attachment in post-war America«, in: *British Journal for the History of Science* 44 (2011), S. 401-426.

39 Die anthropologischen und ethnologischen Wissensbestände, auf die Freud sich stützte, werden erörtert in: Brickman, *Aboriginal Populations in the Mind*, a.a.O., S. 54-65.

40 Siehe Freud, »Totem und Tabu«, in: SF – StA, Bd. 9, a.a.O., S. 295.

41 Vgl. u.a. Greedharry, *Postcolonial Theory and Psychoanalysis*, a.a.O.

42 Siehe Freud, »Vorlesungen zur Einführung in die Psychoanalyse«, in: SF – StA, Bd. 1, a.a.O., S. 326f.

43 Vgl. u.a. Johannes Reichmayr, *Ethnopsychoanalyse. Geschichte, Konzepte, Anwendungen*, Gießen 2003.

44 Malinowski präsentierte seine Kritik zunächst in zwei Aufsätzen: Bronislaw Malinowski, »The psychology of sex and the foundations of kinship in primitive societies«, in: *Psyche* 4 (1923), S. 98-128; ders., »Psycho-analysis and anthropology«, in: *Psyche* 4 (1924), S. 293-332. Mit zusätzlichem Material versehen, untermauerte er

seine Argumente dann vor allem in seinem Buch *Geschlecht und Verdrängung in primitiven Gesellschaften* (aus dem Englischen von Hugo Seinfeld, Eschborn 1997 [1927]).

45 Ebd., S. 82.

46 Siehe Malinowski, »Psycho-analysis and anthropology«, a.a.O., S. 295.

47 Siehe Ernest Jones, »Sex and repression in savage society, by Bronislaw Malinowski« (Besprechung), in: IJPA 9 (1928), S. 364-374.

48 Reichs Studie wurde ursprünglich 1932 in Berlin veröffentlicht; in der Regel findet aber die erweiterte Fassung von 1935, die bereits in seinem dänischen Exil erschien, Verwendung – so auch hier: Wilhelm Reich, *Der Einbruch der Sexualmoral. Zur Geschichte der sexuellen Ökonomie*, 2. Aufl., Kopenhagen 1935, S. vi.

49 Ebd., S. 4 u. S. 20.

50 Siehe den Brief Boses an Freud vom 11. April 1929, SFP-DC, Kasten 18, Mappe 16.

51 Siehe Sigmund Freud, *Zur Geschichte der psychoanalytischen Bewegung* (1914), GW 10, S. 43-113, S. 69f.

52 Siehe Girīndraśekhar Basu, »Sbapna« (Träume), in: *Bhāratbarṣa* 10 (1329 [1922/23]), a.a.O., S. 501.

53 Siehe Bose, »The free association method in psycho-analysis«, a.a.O., S. 189.

54 Siehe Girindrasekhar Bose, »Genesis of homosexuality«, in: *Samiksa* 4 (1950), S. 66-85, S. 74f. Dieser Text basierte auf einem Vortrag von 1926.

55 Siehe Bose, »The genesis and adjustment of the Oedipus wish«, in: *Samiksa* 3 (1949), S. 239f.

56 Ebd., S. 229.

57 Ebd., S. 231.

58 Vgl. Helmut Dahmer, *Libido und Gesellschaft: Studien über Freud und die Freudsche Linke*, 2. Aufl., Frankfurt am Main 1982, sowie Jacoby, *Die Verdrängung der Psychoanalyse*, a.a.O.

59 Vgl. Jensen, »The lure of authenticity«, a.a.O.

60 Vgl. Karl Fallend, *Wilhelm Reich in Wien. Psychoanalyse und Politik*, Wien/Salzburg 1988; Christopher Turner, *Adventures in the Orgasmatron: How the Sexual Revolution Came to America*, New York 2011.

61 Vgl. Hans Jörg Sandkühler (Hg.): *Bernfeld, Reich, Jurinetz, Sapir, Stoljarow: Psychoanalyse und Marxismus. Dokumentation einer Kontroverse,* Frankfurt am Main 1970.

62 Vgl. *Otto Fenichel: 119 Rundbriefe (1934-1945),* herausgegeben von Elke Mühlleitner und Johannes Reichmeir, Frankfurt am Main 1998.

63 Vgl. zum wissenschaftlichen Programm der Gruppe ebd., S. 29-34.

64 Vgl. Wilhelm Reich, »Der masochistische Charakter. Eine sexualökonomische Widerlegung des Todestriebes und des Wiederholungszwanges«, in: IZfP 18 (1932), S. 303-351.

65 Für den Begriff siehe Otto Fenichel, »Über die Psychoanalyse als Keim einer zukünftigen dialektisch-materialistischen Psychologie«, in: *Zeitschrift für politische Psychologie und Sexualökonomie* 1 (1934), S. 43-62.

66 Vgl. Dagmar Herzog, *Die Politisierung der Lust. Sexualität in der deutschen Geschichte des zwanzigsten Jahrhunderts,* aus dem Englischen von Ursel Schäfer und Anne Emmert, München 2005, S. 195f.

67 Vgl. zu solchen Versuchen allgemein Prakash, *Another Reason,* a. a. O.

68 Vgl. den Schlüssellochtext D.

69 Vgl. für einen solchen Ausnahmefall den Schlüssellochtext C.

70 Siehe Manmathanath Banerjee, »Hindu family and Freudian theory«, in: *The Indian Journal of Social Work* 5 (1944), S. 180-186, S. 182 u. S. 184.

71 Vgl. Eric J. Sharpe, *The Universal Gita: Western Images of the Bhagavad Gita – A Bicentenary Survey,* London 1985.

72 Vgl. Dipesh Chakrabarty/Rochona Majumdar, »Gandhi's Gita and politics as such«, in: *Modern Intellectual History* 7 (2010), S. 335-353.

73 In der Regel erschienen diese Texte auf Bengalisch, richteten sich also eindeutig an das nationale Publikum: Girīndraśekhar Basu, »Gītā«, in: *Prabāsī* 32 (1339 [1932]), S. 39-44, S. 200-204, S. 331-335, S. 509-516, S. 673-679 u. S. 782-788; Girīndraśekhar Basu, *Purānaprabeś* (Einführung in die Puranas), 2. Aufl., Kalikātā 2007 (1934). Eine Ausnahme bildete diese posthume Veröffent-

lichung: Girindrasekhar Bose,»The Yoga sutras«, in: *Samiksa* 11 (1957), S. 44-63, S. 73-138, S. 157-185 u. S. 217-237.

74 Nandy skizziert ihn als unpolitisch, trotz einer gewissen Sympathie für Gandhi. Was offene politische Agitation angeht, mag das stimmen. Dennoch teilt er wesentliche Annahmen der Nationalisten und der Hinduwissenschaft (vgl. Nandy,»The savage Freud«, a. a. O., v. a. S. 104 f.).

75 Siehe Bose,»The psychological outlook in Hindu philosophy«, in: IJP 5 (1930), S. 119-146; ders.,»The psychological outlook in Hindu philosophy«, in: *The Modern Review* 49 (1931), S. 14-25.

76 Siehe Bose,»The psychological outlook in Hindu philosophy«, in: IJP 5 (1930), a. a. O., S. 126 u. S. 139.

77 Vgl. Prafulla Chandra Ray, *A History of Hindu Chemistry*, Bd. 1: *From the Earliest Times to the Middle of the Sixteenth Century A. D.*, London/Oxford 1902.

78 Vgl. Bose,»The Yoga sutras«, a. a. O., S. 61.

79 Vgl. zur Emigration Kapitel II. Die Auswirkungen werden deutlich in: Schröter,»Hier läuft alles zur Zufriedenheit, abgesehen von den Verlusten ...‹«, a. a. O.

80 Vgl. Geoffrey Cocks, *Psychotherapy in the Third Reich: The Goering Institute*, 2. Aufl., New York/Oxford 1997.

81 Siehe Schröter,»Hier läuft alles zur Zufriedenheit, abgesehen von den Verlusten ...‹«, a. a. O., S. 1097-1099.

82 Zitiert nach: Regine Lockot, *Die Reinigung der Psychoanalyse. Die Deutsche Psychoanalytische Gesellschaft im Spiegel von Dokumenten und Zeitzeugen (1933-1951)*, 2. Aufl., Gießen 2013 [1994], S. 39.

83 Zum»Memorandum« vgl. Schröter,»›Hier läuft alles zur Zufriedenheit, abgesehen von den Verlusten ...‹«, a. a. O., S. 1099 f.

84 Siehe Carl Müller-Braunschweig,»Psychoanalyse und Weltanschauung«, in: *Reichswart* 14 (1933), S. o. A.

85 Vgl. für die Tradition derartiger Zuschreibungen Anthony D. Kauders,»The mind of a rationalist: German reactions to psychoanalysis in the Weimar Republic and beyond«, in: *History of Psychology* 8 (2005), S. 255-270.

86 Siehe dafür die Nachweise in: Schröter,»›Hier läuft alles zur Zufriedenheit, abgesehen von den Verlusten ...‹«, a. a. O., S. 1101.

87 Vgl. Müller-Braunschweig, »Freuds ›Zukunft einer Illusion‹«, a.a.O.

88 Vgl. zu Keyserling Fuechtner, *Berlin Psychoanalytic*, v.a. S. 88-95.

89 Siehe die Kopie eines Briefes von Reich an die Kommission des *Internationalen Psychoanalytischen Verlags* vom 17. März 1933, Wilhelm Reich Papers, Sigmund Freud Collection, Manuscript Division, Library of Congress, Washington, D.C., Kasten 1, Mappe 4.

90 Vgl. etwa diese ablehnende Reaktion auf Michael Schröters präzise und abgewogene Forschungsarbeit: Yigal Blumenberg, »Eine Historiographie ohne Erinnerung«, in: *Psyche* 65 (2011), S. 119-156.

91 Für diese Argumentation vgl. Fuechtner, *Berlin Psychoanalytic*, a.a.O.

92 Siehe »Korrespondenzblatt«, in: IZfP 21 (1935), S. 112-163, S. 135.

93 Zitiert nach: Lockot, *Die Reinigung der Psychoanalyse*, a.a.O., S. 38.

94 Siehe Kurti, *Subhas Chandra Bose as I Knew Him*, a.a.O., S. 55.

95 Vgl. Diethard Sawicki, »Das wunderbare Leuchten einer erneuerten Welt. Wilhelm Reichs Bionexperimente und seine Entdeckung der Orgonenergie«, in: Alexander C.T. Geppert/Till Kössler (Hg.), *Wunder. Poetik und Politik des Staunens im 20. Jahrhundert*, Frankfurt am Main 2011, S. 237-269.

96 Siehe die Kopie eines Briefes von Reich an Eitingon vom 14. Oktober 1932, Wilhelm Reich Papers, Sigmund Freud Collection, Manuscript Division, Library of Congress, Washington, D.C., Kasten 1, Mappe 3.

97 Siehe die Kopie eines Briefes Reichs an Paul Federn vom 12. November 1926, ebd.

98 Vgl. Brunner, *Psyche und Macht*, a.a.O., S. 17.

99 Vgl. Jensen, »Die Utopie der Authentizität und ihre Grenzen«, a.a.O., S. 47-52.

100 Siehe Wilhelm Reich, *Die Funktion des Orgasmus. Zur Psychopathologie und zur Soziologie des Geschlechtslebens*, Leipzig/Wien/Zürich 1927, S. 198.

101 Siehe Reich, *Der Einbruch der Sexualmoral*, a.a.O., S. 3.

102 Siehe Reich, *Die Funktion des Orgasmus*, a.a.O., S. 160.

103 Vgl. Wilhelm Reich, *Massenpsychologie des Faschismus*, Kopenhagen/Prag/Zürich 1933.

104 Vgl. Johannes Heinrich Schultz, *Das autogene Training (Konzentrative Selbstentspannung). Versuch einer klinisch-praktischen Darstellung*, Leipzig 1932.

105 Vgl. z. B. Karoline von Steinaecker, *Luftsprünge. Anfänge moderner Körpertherapie*, München 2000.

106 Vgl. Owen Berkeley-Hill, »A plea for the inception of a mental hygiene movement in India«, in: *The Indian Medical Gazette* 58 (1923), S. 242-244.

107 Vgl. zum Programm der Zeitschrift A. P. Pillay, »Editorial notes«, in: *Marriage Hygiene* 1 (1934), S. 1-4.

108 Vgl. zu diesen verschiedenen Ansätzen Matthew Thompson, *Psychological Subjects. Identity, Culture and Health in Twentieth-Century Britain*, Oxford, New York 2006.

109 Siehe Bose, »Sex in psycho-analysis«, a. a. O., S. 108.

110 Vgl. Peter-Paul Bänziger et al. (Hg.), *Fragen Sie Dr. Sex! Ratgeberkommunikation und die mediale Konstruktion des Sexuellen*, Berlin 2010.

111 Siehe z. B. Max Hodann, *Bub und Mädel. Gespräche unter Kameraden über die Geschlechterfrage*, 6. Aufl., Rudolstadt 1931.

112 Vgl. Nṛpendrakumāra Basu, *Jouna Vishwakosh – Encyclopedia of Sex Knowledge*, Kalikātā 1352-53 (1946-46). Vgl. auch ders., *Yaubanera Yadupuri* (Zauberhaus der Jugend), Kalikātā 1343 (1936). Eine handschriftliche Liste, in der Basu selbst seine Publikation zwischen 1910 bis 1965 zusammengetragen hat und die heute im Archiv des Centre for Studies of Social Sciences (CSSSC) in Kalkutta liegt, enthält 57 eigenständige Veröffentlichungen.

113 Siehe Nṛpendrakumāra Basu, *Prema o Kāma-Bijñāna* (Liebe und Sexualwissenschaft), 2. Aufl., Kalikātā 1345 (1938).

114 Siehe André Tridon, *Psychoanalysis and Love*, London 1922, S. VIII u. S. 315-328.

115 Siehe Girindrasekhar Bose, *Everyday Psychoanalysis*, 2. Aufl., Kalkutta 2009 [1945], S. 62-89.

116 Siehe Girindrasekhar Bose, »The duration of coitus«, in: IJPA 18 (1937), S. 235-255, S. 252 u. S. 236.

117 Siehe Susan Isaacs, *The Nursery Years: The Mind of the Child from Birth to Six Years*, London 1929, S. 4.

118 Siehe Basu, *Śiśur Man*, a. a. O., S. 806f.

119 Vgl. Sigmund Freud, »Über den Traum« (1901), in: GW 2/3, S. 643-700.

120 Vgl. Claudine Bautze-Picron (Hg.), *The Indian Night. Sleep and Dreams in Indian Culture*, Neu-Delhi 2009.

121 Vgl. Girīndraśekhar Basu, »Sbapna« (Träume), in: *Bhāratbarṣa* 10 (1329 [1923]), S. 494-504, S. 500 f.

122 Siehe Girīndraśekhar Basu, »Sbapna« (Träume), in: *Bhāratbarṣa* 10 (1329 [1922/23]), S. 1-10, S. 6 ff.

123 Vgl. zu entsprechenden Nachweisen über den Einfluss von Wissen auf Träume Marinelli, »Wie psychoanalytische Bücher Träume und Psychoanalysen Bücher verändern können«, a. a. O.

124 Vgl. Freud, *Psychopathologie des Alltagslebens*, GW 4.

125 Vgl. beispielhaft Geraldine Coster, *Psychoanalysis for Normal People*, Oxford 1926; Joseph Ralph, *How to Psycho-Analyse Yourself. Theory and Practice of Re-Moulding the Personality by the Analytic Method*, London 1937.

126 Vgl. Sarasīlāl Sarkār, *Maner Kathā* (Wörter des Geistes), Kalikātā 1928, S. 32-71. Den vielfältigen Möglichkeiten der Alltagsanwendung von psychologischen und psychoanalytischen Wissensbeständen widmete sich zudem: Sudhīrkhumār Basu (Hg.), *Jībanyātrāẏa Manobīdyar Praẏog* (Anwendung der Psychologie im Alltagsleben), Kalikātā 1341 (1934).

127 Siehe Mitra, *Manasamīksaṇ*, a. a. O.

128 Vgl. Sabine Maasen et al. (Hg.), *Das beratene Selbst. Zur Genealogie der Therapeutisierung in den »langen« Siebzigern*, Bielefeld 2011.

129 Siehe Geraldine Coster, *Yoga and Western Psychology: A Comparison*, London 1934.

130 Siehe Oscar Adolf Hermann Schmitz, *Psychoanalyse und Yoga*, Darmstadt 1923.

131 Siehe Bose, »The Yoga sutras«, a. a. O.

132 Siehe Bose, »The duration of coitus«, a. a. O., v. a. S. 252-254.

133 Ebd., S. 255.

134 Siehe Bose, *Everyday Psychoanalysis*, a. a. O., S. 256 f.

135 Vgl. Eva S. Moskowitz, *In Therapy We Trust: America's Obsession with Self-fulfillment*, Baltimore 2001; Eva Illouz, *Die Errettung der modernen Seele. Therapien, Gefühle und die Kultur der Selbsthilfe*, aus dem Englischen von Michael Adrian, Frankfurt am Main 2009.

136 Vgl. Rabinbach, *Motor Mensch*, a.a.O., S. 343-355.
137 Vgl. Patrik Heuser, »Das Unbehagen an der Triebtheorie«, in: Herbert Bickel/Helmwart Hierdeis (Hg.), »*Unbehagen in der Kultur*«. *Variationen zu Sigmund Freuds Kulturkritik*, Wien/Münster 2008, S. 153-197.
138 Siehe Bijoylal Chattopadhyay, *Maner Khela* (Gedankenspiele), 2. Aufl., Kalikātā 1935.
139 Ajita Chakraborty, *My Life as a Psychiatrist: Memoirs and Essays*, Kalkutta 2010, S. 12.
140 Ebd., S. 17f.
141 Ebd., S. 191 (Kursivierungen im Original).
142 Ebd., S. 196, S. 191 u. S. 199.
143 Vgl. zu dieser wichtigen Interpretation, die auf die Kolonialzeit zurückgeht und sich bis heute in verschiedenen Bereichen der Forschungsliteratur finden lässt, etwa Ashis Nandy, *The Intimate Enemy. Loss and Recovery of Self under Colonialism*, Neu-Delhi 1983; Sudhir Kakar, *Culture and Psyche. Psychoanalysis and India*, New York 1997.
144 Siehe Chakraborty, *My Life as a Psychiatrist*, a.a.O., S. 198.

Anmerkungen zu Schlüssellochtext E

1 Siehe den Brief Freuds an Wilhelm Fliess vom 1. August 1899, in: *Sigmund Freud – Briefe an Wilhelm Fliess 1887-1904*, herausgegeben von Jeffrey Moussaieff Masson, Frankfurt am Main 1985, S. 399. Vgl. auch Lydia Marinelli (Hg.), »*Meine ... alten und dreckigen Götter*«. *Aus Sigmund Freuds Sammlung. Katalog zur Ausstellung*, Wien 1998.
2 Siehe H.D., *Tribut an Freud*, a.a.O., S. 142 u. S. 144f.
3 Siehe den Sitzungsbericht der Indischen Psychoanalytischen Gesellschaft am 6. Mai 1931 im Psychologischen Experimentallabor des University College Kalkuttas, Library of the Indian Psychoanalytical Society.
4 Siehe den Brief Freuds an Bose vom 13. Dezember 1931, SFP-DC, Kasten 18, Mappe 16.
5 Siehe den Brief Freuds an Bose vom 9. März 1929, ebd.

6 Siehe den Brief Boses an Freud vom 11. April 1929 sowie die Antwort Freuds an Bose vom 12. Mai 1929, ebd. Vgl. Kapitel V.

7 Siehe den Brief Freuds an Bose vom 1. Januar 1933, ebd.

8 Siehe Bose, »The duration of coitus«, a. a. O.; vgl. auch Kapitel IV in diesem Buch.

9 Den ersten Brief mit dieser Bitte schrieb Bose an Jones am 20. Juli 1939; der letzte ist auf den 28. Mai 1945 datiert. Siehe die Briefe in: EJC-PBS, P04-C-B-10.

10 Vgl. Romain Rolland, *Essai sur la mystique et l'action de l'Inde vivante: La vie de Ramakrishna*, Paris 1929; ders., *Essai sur la mystique et l'action de l'Inde vivante: La vie de Vivekananda et l'évangile universel*, Paris 1930.

11 Siehe den Brief Rollands an Freud vom 5. Dezember 1927, in: William B. Parsons, *The Enigma of the Oceanic Feeling: Revisioning the Psychoanalytic Theory of Mysticism*, New York 1999, S. 173.

12 Siehe den Brief Freuds an Rolland vom 14. Juli 1929, SFP-DC, Kasten 40, Mappe 16.

13 Siehe Freud, »Das Unbehagen in der Kultur« (1930), in: SF – StA, Bd. 9, a. a. O., S. 200.

14 Siehe die Erinnerungen von Suniti Kumar an ein Gespräch mit Freud am 11. Juni 1935 in Wien, SFP-DC, Box 114, Folder 8.

Anmerkungen zur Schlussbetrachtung

1 Siehe Max Plowman, »Beauty and … Freud«, in: *Adelphi* 1 (1930), S. 36-41. Der Text wurde erneut publiziert unter dem Titel »Freud« in: *The Modern Review* 49 (1931), S. 198.

2 Siehe Mark VII (Pseud. für Max Plowman), *A Subaltern on the Somme in 1916*, New York 1928.

3 Siehe Plowman, »Beauty and … Freud«, a. a. O., S. 37.

4 Vgl. Michel Foucault, »Nietzsche, die Genealogie, die Historie« (1971), aus dem Französischen von Michael Bischoff, in: *Michel Foucault. Von der Subversion des Wissens*, herausgegeben von Walter Seitter, Frankfurt am Main 1987, S. 69-80.

5 Siehe N. N., »Freud«, in: *The Modern Review* 49 (1931), S. 198.

6 Vgl. Plamper, *Geschichte und Gefühl*, a. a. O., Kap. 3.

7   Einen neucren Überblick über die Ergebnisse dieser Forschung liefern: Antina de Boer/Erin M. van Buel/Gert J. ter Horst, »Love is more than just a kiss: A neurobiological perspective on love and affection«, in: *Neuroscience* 201 (2012), S. 114-124.

8   Siehe Andreas Bartels/Semir Zeki, »The neural basis of romantic love«, in: *NeuroReport* 11 (2000), S. 3829-3834; dies., »The neural correlates of maternal and romantic love«, in: *NeuroImage* 21 (2004), S. 1155-1166.

9   Interessant sind im Übrigen die Hinweise, dass die sexuelle Erregung, welche das Bild des Geliebten auslöste, bei der Reaktion auf das eigene Kind nicht ausgelöst wurde. Emotionen und Sexualität sind also möglicherweise wirklich eng verwandt, aber nicht identisch. Die vorsichtige Formulierung im Haupttext ist angebracht, weil es die Experimentalanordnung mit sich brachte, dass die Versuchspersonen eben nicht auf geliebte Personen, sondern auf Fotos von ihnen reagierten. Mir ist keine Studie bekannt, die Liebe von Vätern zu ihren Kindern untersucht; das scheint weniger wichtig zu sein.

Quellen und Literaturverzeichnisse

1. Verwendete Archivbestände

Kalkutta: Archive of the Centre for Studies in Social Sciences, Library of the Bangiya Sahitya Parishad, Library of the Indian Psychoanalytical Society, Library of the Ramakrishna Mission Institute of Culture
London: British Library (India Office), British Psychoanalytical Society (Nachlass C.D. Daly, Nachlass Ernest Jones, Nachlass Alix und James Strachey) Freud Museum (Nachlass Sigmund Freud), London Metropolitan Archives (Tavistock Clinic), Royal College of Surgeons of England (Nachlass Homer Lane), Wellcome Library London (Nachlass Melanie Klein, Foto- und Drucksammlung)
Washington, D.C.: Library of Congress (Nachlass Alfred Adler, Nachlass Siegfried Bernfeld, Sammlung Sigmund Freud [Nachlass Karl Abraham, Nachlass Anna Freud, Nachlass Abraham A. Brill, Nachlass Paul Federn, Nachlass Sigmund Freud, Nachlass Ernest Jones, Nachlass Wilhelm Reich, Nachlass Ernst Simmel, Foto- und Drucksammlung])
Wien: Freud Museum (Foto- und Drucksammlung)

2. Primärliteratur

Durchgesehene Zeitschriften und Zeitungen

British Medical Journal, Calcutta Review, Daily Mirror, Imago, Indian Journal of Psychology, Indian Journal of Social Work, Internationale Zeitschrift für ärztliche Psychoanalyse, Internationale Zeitschrift für Psychoanalyse, International Journal of Psycho-Analysis, Jahrbuch für psychoanalytische und psychopathologische Forschungen, Korrespondenzblatt der Internationalen Psychoanalytischen Vereinigung, Man in India, Marriage Hygiene, Modern Review, Psychoanalytische Bewegung, Samiksa, Science and Culture, Statesman and Friend of India, Times of India, Zentralblatt für Psychoanalyse.

Editionen

Analyzing Freud. Letters of H. D., Bryher, and Their Circle, herausgegeben von Susan Stanford Friedman, New York 2002.

Bloomsbury/Freud. The Letters of James and Alix Strachey, 1924-1925, herausgegeben von Perry Meisel und Walter Kendrick, London 1986.

Briefwechsel Sándor Ferenczi – Georg Groddeck, herausgegeben von Michael Giefer, Frankfurt am Main/Basel 2006.

Freud Without Hindsight: Reviews of His Work, 1893-1939, herausgegeben von Norman Kiell, Madison 1988.

Glossary for the Use of Translations of Psycho-Analytical Works, herausgegeben von Ernest Jones, Supplement to the *International Journal of Psycho-Analysis*, Bd. 1, London 1925.

Otto Fenichel. 119 Rundbriefe (1934-1945), herausgegeben von Elke Mühlleitner und Johannes Reichmeir, Frankfurt am Main 1998.

Protokolle der Wiener Psychoanalytischen Vereinigung, herausgegeben von Herman Nunberg und Ernst Federn, Bd. 1: 1906-1908, Frankfurt am Main 1976.

Sigmund Freud. Gesammelte Werke, herausgegeben von Anna Freud, Edward Bibring, Wilhelm Hoffer, Ernst Kris und Otto Isakower, 16 Bände + Nachtragsband, Frankfurt am Main 1987.

Sigmund Freud. Studienausgabe, herausgegeben von Alexander Mitscherlich, Angela Richards und James Strachey, zehn Bände + Ergänzungsband, Frankfurt am Main 2000.

Sigmund Freud – Briefe an Wilhelm Fliess 1887-1904, herausgegeben von Jeffrey Moussaieff Masson, Frankfurt am Main 1985.

Sigmund Freud – C. G. Jung: Briefwechsel, herausgegeben von William McGuire und Wolfgang Sauerländer, Zürich 1976.

Sigmund Freud – Lou Andreas-Salomé: Briefwechsel, herausgegeben von Ernst Pfeiffer, 2. Aufl., Frankfurt am Main 1980.

The Beginnings of Psychoanalysis in India. Bose-Freud Correspondence, herausgegeben von der Indischen Psychoanalytischen Gesellschaft, 3. Aufl., Kalkutta 1999.

The Complete Correspondence of Sigmund Freud and Ernest Jones, 1908-1939, herausgegeben von Andrew Paskauskas, Cambridge, MA/London 1993.

The Concordance to the Standard Edition of the Complete Psychological

Works of Sigmund Freud, herausgegeben von Samuel A. Guttmann, Randall L. Jones und M. Stephen Parrish, Boston 1980.

Einzelveröffentlichungen

Abraham, Karl, »Äußerungsformen des weiblichen Kastrationskomplexes«, in: IZfP 7 (1921), S. 422-452.

Ders. et al. (Hg.), *Zur Psychoanalyse der Kriegsneurosen*, Leipzig 1919.

Adler, Alfred, »Technik der Behandlung (1932)«, in: Gisela Eife (Hg.), *Alfred Adler: Persönlichkeitstheorie, Psychopathologie, Psychotherapie (1913-1937)*, Göttingen 2010, S. 541-549.

Alexander, Franz, »Recollections of Berggasse 19«, in: Hendrik M. Ruitenbeek (Hg.), *Freud as We Knew Him*, Detroit 1973, S. 132-139.

Alexander, Franz Gabriel, *The Psychoanalysis of the Total Personality: The Application of Freud's Theory of the Ego to the Neuroses*, New York 1930.

Banerjee, Manmathanath, »Hindu family and Freudian theory«, in: *The Indian Journal of Social Work* 5 (1944), S. 180-186.

Basu, Girīndraśekhar, »Sbapna« (Träume), in: *Bhāratbarṣa* 10 (1329 [1922/1923]), S. 1-10, S. 161-165, S. 333-338, S. 494-504, S. 641-645 u. S. 817-820.

Ders., »Sbapna« (Träume), in: *Prabāsī* 22 (1329 [1923]), S. 480-481.

Ders., »Manobyākaran« (Grammatik des Geistes), in: *Prabāsī* 25 (1332 [1925]), S. 851-854.

Ders., *Sbapna* (Träume), Kalikātā 1335 (1929).

Ders., »Bhaŷ« (Angst), in: *Prabāsī* 29 (1336 [1929]), S. 47-51.

Ders., »Śiśur man« (Psyche des Kindes), in: *Prabāsī* 29 (1336 [1929]), S. 798-808.

Ders., »Gitā«, in: *Prabāsī* 32 (1339 [1932]), S. 39-44, S. 200-204, S. 331-335, S. 509-516, S. 673-679 u. S. 782-788.

Ders., *Purānaprabeś* (Einführung in die Puranas), Kalikātā 2007 [1934].

Ders., *Sbapna* (Träume), Kalikātā 2009 [1929].

Basu, Nrpendrakumāra, *Yaubanera Yadupuri* (Zauberhaus der Jugend), Kalikātā 1343 (1936).

Ders., *Prema o Kāma-Bijñāna* (Liebe und Sexualwissenschaft), 2. Aufl., Kalikātā 1345 (1938).

Basu, Rājśekhar, *Calāntikā*, Kalikātā 1932.

Basu, Sudhīrkhumār (Hg.), *Jībanyātrāŷa Manobīdyar Praŷog* (Anwendung der Psychologie im Alltagsleben), Kalikātā 1341 (1934).

Berkeley-Hill, Owen, »Psycho-analysis and the general practitioner«, in: *The Indian Medical Gazette* 56 (1921), S. 443-445.

Ders., »The anal-erotic factor in the religion, philosophy and character of the Hindus«, in: IJPA 2 (1921), S. 306-338.

Ders., »A note on the psycho-analytic polyclinic in Berlin«, in: *The Indian Medical Gazette* 58 (1923), S. 383-384.

Ders., »A plea for the inception of a mental hygiene movement in India«, in: *The Indian Medical Gazette* 58 (1923), S. 242-244.

Ders., »Hindu-Muslim unity«, in: IJPA 6 (1925), S. 282-287.

Ders., *All Too Human. An Unconventional Autobiography*, London 1939.

Bernfeld, Siegfried, *Sisyphos oder die Grenzen der Erziehung*, Leipzig/Wien/Zürich 1925.

Bezzola, Dumeng, »Zur Analyse psychotraumatischer Symptome«, in: *Journal für Psychologie und Neurologie* 8 (1907), S. 204-219.

Biśī, Sunīlcandra/Asit Kumār Rāŷ, *Phreŷḍ o Manaḥsamīkṣaṇ* (Freud und Psychoanalyse), Kalikātā 1353 (1946).

Blanton, Smiley, *Tagebuch meiner Analyse bei Sigmund Freud*, Frankfurt am Main 1975.

Blüher, Hans, *Werke und Tage. Geschichte eines Denkers*, München 1953.

Bose, Girindrasekhar, *Concept of Repression*, Kalkutta 1921.

Ders., »The free association method in psycho-analysis«, in: IJP 1 (1926), S. 187-199.

Ders., »Sex in psycho-analysis«, in: IJP 2 (1927), S. 107-126.

Ders., »Dream«, in: IJP 5 (1930), S. 37-86.

Ders., »The psychological outlook in Hindu philosophy«, in: IJP 5 (1930), S. 119-146.

Ders., »The psychological outlook in Hindu philosophy«, in: *The Modern Review* 49 (1931), S. 14-25.

Ders., »A new theory of mental life«, in: IJP 8 (1933), S. 37-157.

Ders., »Nature of the wish«, in: IJP 10 (1935), S. 145-158.

Ders., »Opposite fantasies in the release of repression. A new psychoanalytic technique«, in: IJP 10 (1935), S. 29-41.

Ders., »The duration of coitus«, in: IJPA 18 (1937), S. 235-255.

Ders., »Owen Berkeley-Hill. In memoriam«, in: IJP 19 (1944), S. 145-146.

Ders., *Everyday Psychoanalysis*, Kalkutta 1945.

Ders., »The genesis and adjustment of the Oedipus wish«, in: *Samiksa* 3 (1949), S. 222-240.

Ders., »Genesis of homosexuality«, in: *Samiksa* 4 (1950), S. 66-85.

Ders., »The Yoga sutras«, in: *Samiksa* 11 (1957), S. 44-63, S. 73-138, S. 157-185 u. S. 217-237.

Ders., *Concept of Repression*, 2. Aufl., Kalkutta 2009 [1921].

Ders., *Everyday Psychoanalysis*, 2. Aufl., Kalkutta 2009 [1945].

Bose, Girindrasekhar, Sailendra Krishna Law und D. Ganguly: »Psychological study of language I«, in: *Samiksa* 4 (1950), S. 216-229.

Bose, Jagadish Chandra, *Comparative Electro-Physiology. A Physico-Physiological Study*, London 1907.

Ders., *The Physiology of the Ascent of Sap*, London 1923.

Bose, Subhas Chandra, *An Indian Pilgrim: An Unfinished Autobiography and Collected Letters: 1897-1921*, aus dem Bengalischen von Sisir Kumar Bose, London 1965.

Ders., »Letters, articles, speeches and statements 1933-1937«, in: *Netaji. Collected Works*, herausgegeben von Sisir Kumar Bose und Sugata Bose, Bd. 8, Delhi 1994.

Breuer, Josef/Sigmund Freud, *Studien über Hysterie*, Leipzig/Wien 1895.

Brill, Abraham Arden, *Psychoanalysis. Its Theories and Practical Applications*, Philadelphia/London 1912.

Bryan, Douglas, »History of the British Psychoanalytical Society«, in: IJPA 1 (1920), S. 115-118.

Carus, Carl Gustav, *Psyche: Zur Entwicklungsgeschichte der Seele*, Pforzheim 1846.

Chakraborty, Ajita, *My Life as a Psychiatrist: Memoirs and Essays*, Kalkutta 2010.

Chatterjee, S.C., »Freud on the future of religion«, in: IJP 15 (1940), S. 135-145.

Chattopadhyay, Bijoylal, *Maner Khela* (Gedankenspiele), 2. Aufl., Kalikātā 1935.

Conn, James Cochrane Murdoch, *The Menace of the New Psychology*, London 1939.

Coster, Geraldine, *Psychoanalysis for Normal People*, Oxford 1926.

Dies., *Yoga and Western Psychology: A Comparison*, London 1934.

Daly, Claud Dangar, *Hindu-Mythologie und Kastrationskomplex: Eine psychoanalytische Studie*, Leipzig 1927.

Ders., »Hindu treatise on Kali«, in: *Samiksa* 1 (1947), S. 191-196.

Desai, Umakant, »Hypnotism«, in: *Indian Review* (1910), S. 416-420.

Dhunjibhoy, Jal Edulji, »A brief résumé of the types of insanity commonly met with in India, with a full description of ›Indian hemp insanity‹ peculiar to the country«, in: *The Journal of Mental Science* 76 (1930), S. 254-264.

Dorsey, John M., *An American Psychiatrist in Vienna, 1935-1937, and his Sigmund Freud*, Detroit 1976.

Eder, David Montague, »Freud's method of psycho-analysis«, in: *British Medical Journal* 2 (1911), S. 959.

Ders., *War-Shock. The Psycho-Neuroses in War Psychology and Treatment*, London 1917.

Esdaile, James: *Mesmerism in India, and its Practical Application in Surgery and Medicine*, London 1846.

Ders., *The Introduction of Mesmerism (With the Sanction of the Government) into the Public Hospitals of India*, 2. Aufl., London 1856.

Fenichel, Otto, »Statistischer Bericht über die therapeutische Tätigkeit 1920-1930«, in: Deutsche Psychoanalytische Gesellschaft (Hg.), *Zehn Jahre Berliner Psychoanalytisches Institut*, Wien 1930, S. 13-19.

Ders., *Hysterien und Zwangsneurosen. Psychoanalytische spezielle Neurosenlehre*, Wien 1931.

Ders., *Perversionen, Psychosen, Charakterstörungen. Psychoanalytische spezielle Neurosenlehre*, Wien 1931.

Ders., »Über die Psychoanalyse als Keim einer zukünftigen dialektisch-materialistischen Psychologie«, in: *Zeitschrift für politische Psychologie und Sexualökonomie* 1 (1934), S. 43-62.

Ferenczi, Sándor, *Ohne Sympathie keine Heilung. Das klinische Tagebuch von 1932*, herausgegeben von Judith Dupont, Frankfurt am Main 1988.

Ders., »Zur Organisation der psychoanalytischen Bewegung« (1910), in: Sándor Ferenczi, *Schriften zur Psychoanalyse*, Bd. 1, herausgegeben von Michael Balint, Gießen 2004, S. 48-58.

Ferenczi, Sándor/Otto Rank, *Entwicklungsziele der Psychoanalyse. Zur Wechselbeziehung von Theorie und Praxis*, Leipzig/Wien/Zürich 1924.

Forel, August, *Der Hypnotismus. Seine psycho-physiologische, medicinische, strafrechtliche Bedeutung und seine Handhabung*, 2. Aufl., Stuttgart 1891 [1889].

Förster, Friedrich Wilhelm, »Psychoanalyse und Seelsorge«, in: *Evangelische Freiheit. Monatsschrift für die kirchliche Praxis in der gegenwärtigen Kultur* 9 (1909), S. 335-346 u. S. 374-388.

Forsyth, David, »On psycho-analysis«, in: *British Medical Journal* 2 (1913), S. 13-17.

Ders., *The Technique of Psycho-Analysis*, London 1922.

Freud, Sigmund, »Bruchstück einer Hysterie-Analyse«, in: *Monatsschrift für Psychiatrie und Neurologie* 18 (1905), S. 285-310 u. S. 408-467.

Ders., »A note on the unconscious in psychoanalysis«, in: *Proceedings of the Society for Psychical Research* 26 (1912), S. 312-318.

Ders., »Zur Geschichte der psychoanalytischen Bewegung«, in: *Jahrbuch für psychoanalytische und psychopathologische Forschungen* 6 (1914), S. 207-260.

Ders., *Dream Psychology. Psychoanalysis for Beginners*, New York 1921.

Ders., »Clinical papers. Papers on technique«, in: *Sigmund Freud. Collected Papers*, aus dem Deutschen von Joan Riviere, Bd. 2, London 1924.

Gandhi, Mahatma, *The Collected Works*, Bd. 28: *August-November 1925*, herausgegeben vom Ministry of Information and Broadcasting, Government of India, Ahmedabad 1968.

Gross, Otto, »Die Einwirkung der Allgemeinheit auf das Individuum«, in: *Die Aktion* 3 (1913), S. 1091-1095.

H. D. (= Hilda Doolittle), *Tribut an Freud*, aus dem Englischen von Michael Schröter, Basel/Weil am Rhein 2008 [1956].

Hardman, Oscar (Hg.), *Psychology and the Church*, London 1925.

Hart, Bernard, »The psychology of Freud and his school«, in: *The Journal of Mental Science* 56 (1910), S. 431-452.

Hirschfeld, Magnus, *Die Weltreise eines Sexualforschers*, Brugg 1933.

Hodann, Max, *Bub und Mädel. Gespräche unter Kameraden über die Geschlechterfrage*, 6. Aufl., Rudolstadt 1931 [1924].

Horney, Karen, »Zur Genese des weiblichen Kastrationskomplexes«, in: IZfP 9 (1923), S. 12-26.

Dies., »Flucht aus der Weiblichkeit. Der Männlichkeitskomplex der Frau im Spiegel männlicher und weiblicher Betrachtung«, in: IZfP 12 (1926), S. 360-374.

Isaacs, Susan, *The Nursery Years: The Mind of the Child from Birth to Six Years*, London 1929.

Jastrow, Joseph, »The Freudian temper and its menace to the lay mind«, in: *The Century* 119 (1929), S. 29-38.

Ders., »The menace of Freudianism«, in: *The Modern Review* 47 (1930), S. 121-122.

Jones, Ernest, »Mechanism of severe briquet attack as contrasted with that of psychasthenic fits«, in: *Journal of Abnormal Psychology* 2 (1907), S. 218-227.

Ders., *Papers on Psycho-Analysis*, London 1913.

Ders., »Concept of repression« (Rezension), in: IJPA 2 (1921), S. 453.

Ders., »Die erste Entwicklung der weiblichen Sexualität«, in: IZfP 14 (1928), S. 11-25.

Ders., »Sex and repression in savage society, by Bronislaw Malinowski« (Rezension), in: IJPA 9 (1928), S. 364-374.

Ders., »Reminiscent notes on the early history of psychoanalysis in English-speaking countries«, in: IJPA 26 (1945), S. 8-11.

Ders., *Free Associations: Memories of a Psychoanalyst*, New York 1959.

Ders., *Das Leben und Werk von Sigmund Freud*, drei Bände, Bern/Stuttgart 1960-1962.

Juliusburger, Otto, »Beitrag zur Lehre von der Psychoanalyse (mit anschl. Diskussion)«, in: *Allgemeine Zeitschrift für Psychiatrie und psychisch-gerichtliche Medizin* 64 (1908), S. 1002-1010.

Ders., »Schopenhauer und die Psychotherapie der Gegenwart«, in: *Jahrbuch der Schopenhauer-Gesellschaft* 14 (1927), S. 53-73.

Jung, Carl Gustav, »Diagnostische Assoziationsstudien. VI. Beitrag: Psychoanalyse und Assoziationsexperiment«, in: *Journal für Psychologie und Neurologie* 7 (1906), S. 1-24.

Ders., »Der therapeutische Wert des Abreagierens« (1921), in: *C. G. Jung. Gesammelte Werke*, herausgegeben von Marianne Niehus-Jung, Lena Hurwitz-Eisner und Franz Riklin, Zürich/Stuttgart 1958, S. 137-147.

Kardiner, Abram, *Meine Analyse bei Freud*, München 1979.

Klein, Melanie, »Frühstadien des Ödipuskonfliktes«, in: IZfP 14 (1928), S. 65-77.

Koellreuter, Anna (Hg.), *»Wie benimmt sich der Prof. Freud eigentlich?«: Ein neu entdecktes Tagebuch von 1921 historisch und analytisch kommentiert*, Gießen 2010 [2009].

Kraepelin, Emil, *Lectures on Clinical Psychiatry*, New York 1913.

Kronfeld, Arthur, *Über die psychologischen Theorien Freuds und verwandte Anschauungen. Systematik und kritische Erörterung*, Leipzig 1912.

Kurti, Kitty, *Subhas Chandra Bose as I knew Him*, Kalkutta 1966.

Lampl, Hans, »Die Sprechstunde der Poliklinik«, in: Deutsche Psychoanalytische Gesellschaft (Hg.), *Zehn Jahre Berliner Psychoanalytisches Institut*, Wien 1930, S. 45-47.

Long, Constance, »Introduction to the study of psycho-analysis«, in: C. Lloyd Tuckey (Hg.), *Treatment by Hypnotism and Suggestion or Psycho-Therapeutics*, London 1913, S. 353-377.

Low, Barbara, *Psycho-Analysis: A Brief Account of the Freudian Theory*, London 1920.

Löwenfeld, Leopold, *Der Hypnotismus. Handbuch der Lehre von der Hypnose und der Suggestion, unter besonderer Berücksichtigung ihrer Bedeutung für Medizin und Rechtspflege*, Wiesbaden 1901.

Lunbeck, Elizabeth/Bennett Simon, *Family Romance, Family Secrets. Case Notes from an American Psychoanalysis, 1912*, New Haven/London 2003.

Malinowski, Bronislaw, »The psychology of sex and the foundations of kinship in primitive societies«, in: *Psyche* 4 (1923), S. 98-128.

Ders., »Psycho-analysis and anthropology«, in: *Psyche* 4 (1924), S. 293-332.

Ders., *Geschlecht und Verdrängung in primitiven Gesellschaften*, aus dem Englischen von Hugo Seinfeld, 7. Aufl., Eschborn 1997 [1927].

Mark VII (= Max Plowman), *A Subaltern on the Somme in 1916*, New York 1928.

McDougall, William, *Outline of Psychology*, New York/Chicago/Boston/Atlanta/San Francisco 1923.

Mercier, Charles A.,»Psycho-analysis« (Leserbrief), in: *British Medical Journal* 1 (1914), S. 172-173.

Mitra, Suhrit Chandra,»Some problems in psycho-analysis«, in: *The Calcutta Review* 44 (1932), S. 33-44.

Ders.,»Suggestions for a new theory of emotion«, in: IJP 8 (1933), S. 1-36.

Ders.,»A suggestion for a new theory of emotion«, in: *Samiksa* 2 (1948), S. 53-80.

Mitra, Suhṛtcandra, *Manasamīksaṇ* (Psychoanalyse), Kalikātā 1348 (1941).

Ders., *Anicchākṛta. Manobidyā Biṣaŷe Sahaja Bhāṣāŷ Lekhā Prabandhābalī* (Das Unbewusste. Aufsatzsammlung zur Psychologie in einfacher Sprache), Kalikātā 1946.

Müller-Braunschweig, Carl,»Freuds ›Zukunft einer Illusion‹«, in: *Zeitschrift für Sexualwissenschaft und Sexualpolitik* 15 (1930), S. 55-58.

Ders.,»Psychoanalyse und Weltanschauung«, in: *Reichswart* 14 (1933), o.S.

Myers, Frederic W.H.,»The subliminal consciousness«, in: *Proceedings of the Society for Psychical Research* 9 (1893), S. 14-15.

N.N.,»Berichte über einen Vortrag von Otto Juliusburger mit anschl. Diskussion im Psychiatrischen Verein Berlin am 14. Dezember 1907«, in: *Neurologisches Centralblatt* 27 (1908), S. 89-91.

N.N.,»Berichte über einen Vortrag von Otto Juliusburger mit anschl. Diskussion im Psychiatrischen Verein Berlin am 14. Dezember 1907«, in: *Zentralblatt für Nervenheilkunde und Psychiatrie* 31 (1908), S. 186-188.

N.N.,»Varia. Zur psychoanalytischen Bewegung«, in: *Internationale Zeitschrift für ärztliche Psychoanalyse* 1 (1913), S. 101-103.

N.N.,»Reviews: Psycho-analysis«, in: *British Medical Journal* 1 (1914), S. 90-91.

N.N., *The Autobiography of a Child Written from the Psycho-Sexual-Analytical Standpoint: For Doctors, Parents, Teachers, and Psychologists*, London ca. 1921.

N. N., »Zur psychoanalytischen Bewegung«, in: IZfP 7 (1921), S. 101-110.

N. N., »Zur psychoanalytischen Bewegung«, in: IZfP 8 (1922), S. 521-527.

N. N., »Bericht über den VII. Internationalen Psychoanalytischen Kongreß in Berlin (25.-27. Sept. 1922)«, in: IZfP 8 (1922), S. 478-505.

N. N., »Psychoanalytische Bewegung. Indien«, in: IZfP 12 (1926), S. 577.

N. N., »Report of psycho-analysis committee«, in: *British Medical Journal – Supplement* (1929), S. 262-270.

N. N., »Self-expression vs. repression in psycho-analysis«, in: *The Modern Review* 46 (1929), S. 613.

N. N., »The menace of Freudianism«, in: *The Modern Review* 47 (1930), S. 121f.

N. N., »The new sexology and after«, in: *The Modern Review* 48 (1930), S. 442-443.

N. N., »Freud«, in: *The Modern Review* 49 (1931), S. 198.

N. N., »Sex in human life«, in: *The Modern Review* 61 (1937), S. 706-707.

N. N., »Notes and news«, in: *Samiksa* 4 (1950), S. 243.

N. N., »Medical report of Lumbini Park mental hospital for the Year 1950«, in: *Samiksa* 5 (1951), S. 51-54.

N. N., *Lumbini Park Silver Jubilee*, Kalkutta 1966.

Pankejeff, Sergej, »Meine Erinnerungen an Sigmund Freud«, in: Muriel Gardiner (Hg.), *Der Wolfsmann vom Wolfsmann. Sigmund Freuds berühmtester Fall*, Frankfurt am Main 1972, S. 169-189.

Pfister, Oskar, »Ein Fall von psychoanalytischer Seelsorge und Seelenheilung«, in: *Evangelische Freiheit. Monatsschrift für die kirchliche Praxis in der gegenwärtigen Kultur* 9 (1909), S. 108-114, S. 139-149 u. S. 175-189.

Ders., *Die psychoanalytische Methode. Eine erfahrungswissenschaftlich-systematische Darstellung*, Leipzig 1913.

Ders., *The Psychoanalytic Method*, aus dem Deutschen von Charles Rockwell Payne, London 1917.

Ders., *Analytische Seelsorge. Einführung in die praktische Psychoanalyse für Pfarrer und Laien*, Göttingen 1927.

Pillay, Alyappin Padmanabbha, »Editorial notes«, in: *Marriage Hygiene* 1 (1934), S. 1-4.

Plowman, Max, »Beauty and ... Freud«, in: *Adelphi* 1 (1930), S. 36-41.

Putnam, James Jackson, »Recent experiences in the study and treatment of hysteria at the Massachusetts General Hospital: With remarks on Freud's method of treatment by ›psycho-analysis‹«, in: *Journal of Abnormal Psychology* 1 (1906), S. 26-41.

Ralph, Joseph, *How to Psycho-Analyse Yourself. Theory and Practice of Re-Moulding the Personality by the Analytic Method*, London 1937.

Rank, Otto, »Bericht über die II. private psychoanalytische Vereinigung in Nürnberg am 30. und 31. März 1910«, in: *Jahrbuch für psychoanalytische und psychopathologische Forschungen* 2 (1910), S. 731-742.

Ray, Joges-Chandra, »Sayaji scientific terminology«, in: *The Modern Review* 32 (1922), S. 191-198.

Ray, Prafulla Chandra, *A History of Hindu Chemistry*, Bd. 1: *From the Earliest Times to the Middle of the Sixteenth Century A.D.*, London/Oxford 1902.

Reich, Wilhelm, *Die Funktion des Orgasmus. Zur Psychopathologie und zur Soziologie des Geschlechtslebens*, Leipzig/Wien/Zürich 1927.

Ders., »Der masochistische Charakter. Eine sexualökonomische Widerlegung des Todestriebes und des Wiederholungszwanges«, in: IZfP 18 (1932), S. 303-351.

Ders., *Massenpsychologie des Faschismus*, Kopenhagen/Prag/Zürich 1933.

Ders., *Der Einbruch der Sexualmoral. Zur Geschichte der sexuellen Ökonomie*, 2. Aufl., Kopenhagen 1935 [1932].

Reymert, Martin Luther (Hg.), *Feelings and Emotions. The Wittenberg Symposium*, Worcester, MA, 1928.

Rolland, Romain, *Essai sur la mystique et l'action de l'Inde vivante: La vie de Ramakrishna*, Paris 1929.

Ders., *Essai sur la mystique et l'action de l'Inde vivante: La vie de Vivekananda et l'évangile universel*, Paris 1930.

Rushforth, Winifred, *Ten Decades of Happenings. The Autobiography*, London 1984.

Sachs, Hanns, *Psychoanalyse. Rätsel des Unbewussten*, Berlin 1926.

Ders., »Psychotherapy and the pursuit of happiness«, in: *American Imago* 2 (1941), S. 356-365.

Sandkühler, Hans Jörg (Hg.): *Bernfeld, Reich, Jurinetz, Sapir, Stoljarow: Psychoanalyse und Marxismus. Dokumentation einer Kontroverse*, Frankfurt am Main 1970.

Sarkār, Sarasīlāl, *Maner Kathā* (Wörter des Geistes), Kalikātā 1928.

Schilder, Paul, *Psychotherapy*, London 1938.

Schmitz, Oscar Adolf Hermann, *Psychoanalyse und Yoga*, Darmstadt 1923.

Ders., *Durch das Land der Dämonen. Tagebücher*, herausgegeben von Wolfgang Martynkewicz, Bd. 3: *1912-1918*, Berlin 2007.

Schultz, Johannes Heinrich, *Das autogene Training (Konzentrative Selbstentspannung). Versuch einer klinischpraktischen Darstellung*, Leipzig 1932.

Shaw, T. Claye, »Psycho-analysis«, in: *British Medical Journal* 1 (1914), S. 275-276.

Simmel, Ernst, »Die psychoanalytische Behandlung in der Klinik«, in: IZfP 14 (1928), S. 352-370.

Stekel, Wilhelm, *Nervöse Angstzustände und deren Behandlung*, Berlin/Wien 1908.

Ders., *Nervöse Angstzustände und ihre Behandlung*, 2. Aufl., Berlin/Wien 1912.

Stern, Adolph, »Some personal psychoanalytical experiences with Prof. Freud«, in: *New York State Journal of Medicine* 22 (1922), S. 21-25.

Stoddart, W. H. B., *Mind and its Disorders. A Textbook for Students and Practitioners of Medicine*, 3. Aufl., London 1919 [1908].

Tridon, André, *Psychoanalysis and Love*, London 1922.

Turel, Adrien, *Bilanz eines erfolglosen Lebens*, Frauenfeld 1976.

Urbantschitsch, Rudolf, *Wiener Cottage-Sanatorium*, Wien 1910.

White, William A., *Outlines of Psychiatry*, New York 1907.

Wills, W. David, *Homer Lane. A Biography*, London 1964.

Wingfield, Hugh, »Four cases illustrative of certain points in psycho-analysis«, in: *British Medical Journal* 2 (1911), S. 256-257.

Wittels, Fritz, *Die sexuelle Not*, Wien/Leipzig 1909.

Ders., *Sigmund Freud. Der Mann, die Lehre, die Schule*, Leipzig/Wien/
Zürich 1924.

Wohlgemuth, A., *A Critical Examination of Psychoanalysis*, London
1923.

Wortis, Joseph, *Meine Analyse bei Freud*, Wien 1994.

3. Sekundärliteratur

Abel, Elizabeth, *Virginia Woolf and the Fictions of Psychoanalysis*, Chicago 1989.

Agarwal, S. P. et al. (Hg.), *Mental Health. An Indian Perspective 1946-2003*, Neu-Delhi 2004.

Anderson, Warwick/Deborah Jenson/Richard C. Keller (Hg.), *Unconscious Dominions. Psychoanalysis, Colonial Trauma, and Global Sovereignties*, Durham, NC, 2011.

Appignanesi, Lisa/John Forrester, *Die Frauen Sigmund Freuds*, aus dem Englischen von Brigitte Rapp und Uta Szyszkowitz, München/Leipzig 1994.

Arikha, Noga, *Passions and Tempers. A History of the Humours*, New York 2007.

Arnold, David, »A time for science. Past and present in the reconstruction of Hindu science, 1860-1920«, in: Daud Ali (Hg.), *Invoking the Past: The Uses of History in South Asia*, Neu-Delhi/Oxford 1999, S. 156-177.

Ders., *The New Cambridge History of India*, Bd. 3.5: *Science, Technology and Medicine in Colonial India*, Cambridge 2000.

Bänziger, Peter-Paul et al. (Hg.), *Fragen Sie Dr. Sex! Ratgeberkommunikation und die mediale Konstruktion des Sexuellen*, Berlin 2010.

Barsaglini, Alessio et al., »The effects of psychotherapy on brain function: A systematic and critical review«, in: *Progress in Neurobiology* 114 (2014), S. 1-14.

Bartels, Andreas/Semir Zeki, »The neural basis of romantic love«, in: *NeuroReport* 11 (2000), S. 3829-3834.

Dies., »The neural correlates of maternal and romantic love«, in: *NeuroImage* 21 (2004), S. 1155-1166.

Basu, Amit Ranjan, »Girindrasekhar Basu and the coming of psychology in colonial India«, in: *Theoretical Perspective* 6 (1999), S. 26-55.

Ders., »Emergence of a marginal science in a colonial city: Reading psychiatry in Bengali periodicals«, in: *Indian Economic and Social History Review* 41 (2004), S. 103-141.

Ders., »The birth of psychology in India«, in: Girishwar Mishra (Hg.), *Psychology and Psychoanalysis*, Neu-Delhi 2010, S. 91-115.

Bautze-Picron, Claudine (Hg.), *The Indian Night. Sleep and Dreams in Indian Culture*, Neu-Delhi 2009.

Berger, Ágnes et al. (Hg.), *Der psychoanalytische Aufbruch Budapest-Berlin 1918-1920*, Frankfurt am Main 2011.

Berman, Emanuel, »Sándor, Gizella, Elma: A biographical journey«, in: *International Journal of Psychoanalysis* 85 (2004), S. 489-520.

Bernfeld, Siegfried, »Freud's earliest theories and the school of Helmholtz«, in: *Psychoanalytic Quarterly* 3 (1944), S. 341-362.

Ders., »Freud's scientific beginnings«, in: *American Imago* 6 (1949), S. 163-196.

Ders., »Freud's first year in practice, 1886-1887«, in: *Bulletin of the Menninger Clinic* 16 (1952), S. 37-49.

Ders./Suzanne Cassirer-Bernfeld, »Freud's early childhood«, in: *Bulletin of the Menninger Clinic* 8 (1944), S. 107-115.

Berrios, German E., *The History of Mental Symptoms. Descriptive Psychopathology Since the Nineteenth Century*, Cambridge 1996.

Bettelheim, Bruno, *Freud und die Seele des Menschen*, aus dem Englischen von Karin Graf, Düsseldorf 1984.

Blumenberg, Yigal, »Eine Historiographie ohne Erinnerung«, in: *Psyche* 65 (2011), S. 119-156.

de Boer, Antina, Erin M. van Buel und Gert J. ter Horst, »Love is more than just a kiss: A neurobiological perspective on love and affection«, in: *Neuroscience* 201 (2012), S. 114-124.

Boll, T., »May Sinclair and the Medico-Psychological Clinic of London«, in: *Proceedings of the American Philosophical Society* 106 (1962), S. 310-326.

Bose, Sugata, *A Hundred Horizons: The Indian Ocean in the Age of Global Empire*, Cambridge, MA/London 2006.

Ders., *His Majesty's Opponent. Subhas Chandra Bose and India's Struggle Against Empire*, Cambridge, MA/London 2011.

Brecht, Karen et al. (Hg.), »*Hier geht das Leben auf eine sehr merkwürdige Weise weiter…*«: *Zur Geschichte der Psychoanalyse in Deutschland*, Hamburg 1985.

Brickman, Celia, *Aboriginal Populations in the Mind: Race and Primitivity in Psychoanalysis*, New York/Chichester 2003.

Briesen, Detlef, *Warenhaus, Massenkonsum und Sozialmoral: Zur Geschichte der Konsumkritik im 20. Jahrhundert*, Frankfurt am Main 2001.

Briggs, Jean L., *Never in Anger: Portrait of an Eskimo Family*, Cambridge, MA, 1970.

Brink, Cornelia, *Grenzen der Anstalt. Psychiatrie und Gesellschaft in Deutschland 1860-1980*, Göttingen 2010.

Brunner, José, *Psyche und Macht. Freud politisch lesen*, aus dem Englischen von Helga Haase, Stuttgart 2001.

Chakrabarty, Dipesh, *Provincializing Europe: Postcolonial Thought and Historical Difference*, Princeton 2000.

Chakrabarty, Dipesh/Rochona Majumdar, »Gandhi's Gita and politics as such«, in: *Modern Intellectual History* 7 (2010), S. 335-353.

Chatterjee, Partha, *The Nation and its Fragments. Colonial and Postcolonial Histories*, Princeton 1993.

Chatterji, Joya, »The decline, revival and fall of Bhadralok influence in the 1940s: A historiographic review«, in: Sekhar Bandyopadhyay (Hg.), *Bengal: Rethinking History. Essays in Historiography*, Neu-Delhi 2001, S. 297-315.

Chattopadhyay, Swati, *Representing Calcutta. Modernity, Nationalism, and the Colonial Uncanny*, London/New York 2005.

Chaudhuri, Supriya, »Phantasmagorias of the interior: Furniture, modernity, and early Bengali fiction«, in: *Journal of Victorian Culture* 15 (2010), S. 173-193.

Chertok, Leon/Raymond de Saussure, *Naissance du psychanalyste: De Mesmer à Freud*, Paris 1973.

Choudhury, Suparna/Laurence J. Kirmayer, »Cultural neuroscience and psychopathology: Prospects for cultural psychiatry«, in: Juan Y. Chiao (Hg.), *Cultural Neuroscience. Cultural Influences on Brain Function*, New York 2009, S. 263-279.

Choudhury, Suparna/Jan Slaby (Hg.), *Critical Neuroscience. A Hand-*

book of the Social and Cultural Contexts of Neuroscience, Malden, MA/ Oxford 2012.

Clifford, James, »Traveling cultures«, in: Lawrence Grossberg/Cary Nelson/Paula A. Treichler (Hg.), *Cultural Studies*, London 1992, S. 96-116.

Cocks, Geoffrey, *Psychotherapy in the Third Reich: The Goering Institute*, 2. Aufl., New York/Oxford 2017 [1997].

Cooper, Frederick, »How global do we want our intellectual history to be?«, in: Samuel Moyn/Andrew Sartori (Hg.), *Global Intellectual History*, New York/Chichester 2013, S. 283-294.

Cremerius, Johannes, »Freud bei der Arbeit über die Schulter geschaut. Seine Technik im Spiegel von Schülern und Patienten«, in: Ulrich Ehebald/Friedrich-Wilhelm Eickhoff (Hg.), *Humanität und Technik in der Psychoanalyse* – Beiheft, Bd. 6, Bern/Stuttgart/Wien 1981, S. 123-158.

Crews, Frederick, »The unknown Freud«, in: *The New York Review of Books* 40 (1993), S. 55-66.

Dahmer, Helmut, *Libido und Gesellschaft: Studien über Freud und die Freudsche Linke*, 2. Aufl., Frankfurt am Main 1982 [1973].

Damousi, Joy, *Freud in the Antipodes. A Cultural History of Psychoanalysis in Australia*, Sydney 2005.

Damousi, Joy/Mariano Ben Plotkin (Hg.), *The Transnational Unconscious: Essays in the History of Psychoanalysis and Transnationalism*, London 2009.

Danto, Elizabeth Ann, *Freud's Free Clinics: Psychoanalysis and Social Justice, 1918-1938*, New York 2005.

Darnton, Robert, *Der Mesmerismus und das Ende der Aufklärung in Frankreich*, aus dem Englischen von Martin Blankenburg, München/Wien 1983.

Decker, Hannah S., *Freud in Germany. Revolution and Reaction in Science, 1893-1907*, New York 1977.

Deutsch, Helene, »Freud and his pupils: A footnote to the history of the psychoanalytic movement«, in: *Psychoanalytic Quarterly* 9 (1940), S. 184-194.

Dupont, Judith, »The story of a transgression«, in: *Journal of the American Pschoanalytical Association* 43 (1995), S. 823-834.

Dutta, P. K., »War over music: The riots of 1926 in Bengal«, in: *Social Scientist* 18 (1990), S. 38-48.

Ecks, Stefan, *Eating Drugs. Psychopharmaceutical Pluralism in India*, New York 2014.

Eitler, Pascal/Monique Scheer, »Emotionsgeschichte als Körpergeschichte. Eine heuristische Perspektive auf religiöse Konversionen im 19. und 20. Jahrhundert«, in: *Geschiche und Gesellschaft* 35 (2009), S. 282-313.

Ekman, Paul, »Basic emotions«, in: Tim Dalgleish/Michael J. Power (Hg.), *Handbook of Cognition and Emotion*, New York 1999, S. 45-60.

El Shakry, Omnia, *The Arabic Freud: Psychoanalysis and Islam in Modern Egypt*, Princeton, Oxford 2017.

Elkana, Yehuda, *Anthropologie der Erkenntnis. Die Entwicklung des Wissens als episches Theater einer listigen Vernunft*, aus dem Englischen von Ruth Achlama, Frankfurt am Main 1986.

Ellenberger, Henri F., *Die Entdeckung des Unbewussten. Geschichte und Entwicklung der dynamischen Psychiatrie von den Anfängen bis zu Janet, Freud, Adler und Jung*, aus dem Englischen von Gudrun Theusner-Stampa, 2. Aufl., Zürich 2005 [1973].

Ellesley, Sandra, *Psychoanalysis in Early Twentieth-Century England: A Study in the Popularization of Ideas*, University of Essex 1995.

Ernst, Waltraud, *Mad Tales From the Raj: The European Insane in British India, 1800-1858*, London 1991.

Dies., »›Under the influence‹ in British India: James Esdaile's Mesmeric hospital in Calcutta, and its critics«, in: *Psychological Medicine* 25 (1995), S. 1113-1123.

Dies., »Colonial psychiatry, magic and religion: The case of Mesmerism in India«, in: *History of Psychiatry* 15 (2004), S. 57-71.

Dies., *Colonialism and Transnational Psychiatry. The Development of an Indian Mental Hospital in British India, ca. 1925-1940*, London/New York/Neu-Delhi 2013.

Etkind, Alexander, *Eros des Unmöglichen. Die Geschichte der Psychoanalyse in Rußland*, aus dem Russischen von Andreas Tretner, Leipzig 1996.

Fallend, Karl, *Wilhelm Reich in Wien. Psychoanalyse und Politik*, Wien/ Salzburg 1988.

Feldman Barrett, Lisa/James A. Russell (Hg.), *The Psychological Construction of Emotion*, New York 2015.

Feldt, Heinrich, »Vorstellungen von physikalischer und psychischer Energie zur Zeit Mesmers«, in: Heinz Schott (Hg.), *Franz Anton Mesmer und die Geschichte des Mesmerismus*, Stuttgart 1985, S. 31-43.

Fischer-Tiné, Harald, *Pidgin-Knowledge. Wissen und Kolonialismus*, Zürich/Berlin 2013.

Fleck, Ludwik, *Entstehung und Entwicklung einer wissenschaftlichen Tatsache. Einführung in die Lehre vom Denkstil und Denkkollektiv*, Basel 1935.

Forrester, John, *Dispatches from the Freud Wars: Psychoanalysis and Its Passions*, Cambridge, MA/London 1997.

Foucault, Michel, »Nietzsche, die Genealogie, die Historie« (1971), aus dem Französischen von Michael Bischoff, in: *Michel Foucault. Von der Subversion des Wissens*, herausgegeben von Walter Seitter, Frankfurt am Main 1987, S. 69-80.

Ders., »Was ist ein Autor?« (1969), aus dem Französischen von Hermann Kocyba, in: ders., *Schriften zur Literatur*, Frankfurt am Main 1988, S. 7-31.

Ders., »Technologien des Selbst« (1982), aus dem Französischen von Michael Bischoff, in: *Michel Foucault – Schriften. Dits et Ecrits*, herausgegeben von Daniel Defert und François Ewald, Bd. 4: 1980-1988, Frankfurt am Main 2005, S. 966-999.

Frevert, Ute, *Vergängliche Gefühle*, Göttingen 2013.

Dies. et al., *Learning How to Feel. Children's Literature and the History of Emotional Socialization, 1870-1970*, Oxford 2014.

Dies./Heinz-Gerhard Haupt (Hg.), *Neue Politikgeschichte. Perspektiven einer historischen Politikforschung*, Frankfurt am Main 2005.

Friedan, Betty, *Der Weiblichkeitswahn oder die Selbstbefreiung der Frau. Ein Emanzipationskonzept*, Reinbek bei Hamburg 1966.

Friedman, John A., »Ferenczi's clinical diary: On loving and hating«, in: IJPA 76 (1996), S. 957-975.

Fuechtner, Veronika, *Berlin Psychoanalytic. Psychoanalysis and Culture in Weimar Republic Germany and Beyond*, Berkeley/Los Angeles/London 2011.

Gabbard, Glen O./Eva P. Lester (Hg.), *Boundaries and Boundary Violations in Psychoanalysis*, New York 1995.

Gallo, Rubén, *Freud's Mexico: Into the Wilds of Psychoanalysis*, Cambridge, MA/London 2010.

Ganguly, D., »Girindrasekhar«, in: *Samiksa Special Issue* (o. J.), S. 35-39.

Gardiner, Muriel (Hg.), *Der Wolfsmann vom Wolfsmann. Sigmund Freuds berühmtester Fall*, Frankfurt am Main 1972.

Gauld, Alan, *A History of Hypnotism*, Cambridge/New York 1992.

Gay, Peter, *Freud. Eine Biographie für unsere Zeit*, Frankfurt am Main 1995.

Giedion, Siegfried, *Mechanization Takes Command. A Contribution to Anonymous History*, New York 1948.

Glover, Edward, »Eder as psycho-analyst«, in: Joseph Burton Hobman (Hg.), *David Eder: Memoirs of a Modern Pioneer*, London 1945, S. 89-116.

Greedharry, Mrinalini, *Postcolonial Theory and Psychoanalysis: From Uneasy Engagements to Effective Critique*, Basingstoke 2008.

Green, André, »Conceptions of affect«, in: IJPA 58 (1977), S. 129-156.

Grosskurth, Phyllis, *The Secret Ring: Freud's Inner Circle and the Politics of Psychoanalysis*, Toronto 1991.

Grotjahn, Martin, »Karl Abraham 1877-1925. The first German psychoanalyst«, in: Franz Alexander/Samuel Eisenstein/Martin Grotjahn (Hg.), *Psychoanalytic Pioneers*, New York/London 1966, S. 1-13.

Gupta, Amit Kumar, *Crises and Creativities. Middle-Class Bhadralok in Bengal 1939-1952*, Hyderabad 2009.

Haan, Arjan de, »Unsettled settlers: Migrant workers and industrial capitalism in Calcutta«, in: *Modern Asian Studies* 31 (1997), S. 919-949.

Hacking, Ian, *Was heißt »soziale Konstruktion«? Zur Konjunktur einer Kampfvokabel in den Wissenschaften*, aus dem Englischen von Joachim Schulte, Frankfurt am Main 1999.

Hale, Nathan G., *Freud and the Americans. The Beginnings of Psychoanalysis in the United States 1876-1917*, New York/Oxford 1971.

Ders., *Rise and Crisis of Psychoanalysis in the United States: Freud and the Americans 1917-1985*, New York/Oxford 1995.

Harding, Christopher, »Sigmund's Asian fan-club? The Freud franchise and independence of mind in India and Japan«, in: Robert Clarke (Hg.), *Celebrity Colonialism: Fame, Power and Representation in Colonial and Postcolonial Cultures*, Newcastle upon Tyne 2009, S. 73-90.

Hartnack, Christiane, *Psychoanalysis in Colonial India*, Oxford 2001.

Dies., »Colonial dominions and the psychoanalytical couch: Synergies of Freudian theory with Bengali Hindu thought and practices in British India«, in: Warwick Anderson/Deborah Jenson/Richard C. Keller (Hg.), *Unconscious Dominions. Psychoanalysis, Colonial Trauma, and Global Sovereignties*, Durham, NC, 2011, S. 97-111.

Hayes, Romain, *Subhas Chandra Bose in Nazi Germany. Politics, Intelligence and Propaganda 1941-43*, London 2011.

Haynal, André, *Die Technik-Debatte in der Psychoanalyse. Freud, Ferenczi, Balint*, aus dem Französischen von Elke vom Scheidt, Frankfurt am Main 1989.

Hermanns, Ludger M. (Hg.), *Spaltungen in der Geschichte der Psychoanalyse*, Tübingen 1995.

Herzog, Dagmar, *Die Politisierung der Lust. Sexualität in der deutschen Geschichte des zwanzigsten Jahrhunderts*, aus dem Englischen von Ursel Schäfer und Anne Emmert, München 2005.

Heuser, Patrik, »Das Unbehagen an der Triebtheorie«, in: Herbert Bickel/Helmwart Hierdeis (Hg.), *»Unbehagen in der Kultur« – Variationen zu Sigmund Freuds Kulturkritik*, Wien/Münster 2008, S. 153-197.

Heyden, Ulrich van der/Joachim Zeller (Hg.), *Kolonialmetropole Berlin. Eine Spurensuche*, Berlin 2002.

Hinshelwood, Robert Douglas, »Psychoanalysis in Britain: Points of cultural access, 1893-1918«, in: IJPA 76 (1995), S. 135-151.

Hitzer, Bettina, »Emotionsgeschichte – Ein Anfang mit Folgen« (2011), online verfügbar unter: {http://hsozkult.geschichte.hu-berlin.de/forum/2011-11-001} (Stand September 2018).

Hobman, Joseph Burton (Hg.), *David Eder: Memoirs of a Modern Pioneer*, London 1945.

Holbrook Gerzina, Gretchen, »Bloomsbury and empire«, in: Victoria Rosner (Hg.), *The Cambridge Companion to the Bloomsbury Group*, New York 2014, S. 112-127.

Illouz, Eva, *Die Errettung der modernen Seele. Therapien, Gefühle und die Kultur der Selbsthilfe*, aus dem Englischen von Michael Adrian, Frankfurt am Main 2009.

Jacoby, Russell, *Die Verdrängung der Psychoanalyse oder der Triumph des Konformismus*, Frankfurt am Main 1985.

Jensen, Uffa, »Die Couch«, in: Alexa Geisthövel/Habbo Knoch (Hg.), *Orte der Moderne. Erfahrungswelten des 19. und 20. Jahrhunderts*, Frankfurt am Main/New York 2005, S. 345-354.

Ders., *Gebildete Doppelgänger. Bürgerliche Juden und Protestanten im 19. Jahrhundert*, Göttingen 2005.

Ders., »Freuds unheimliche Gefühle. Zur Rolle von Emotionen in der Freudschen Psychoanalyse«, in: ders./Daniel Morat (Hg.), *Rationalisierungen des Gefühls. Zum Verhältnis von Wissenschaft und Emotionen 1880-1930*, München 2008, S. 135-152.

Ders., »Die Utopie der Authentizität und ihre Grenzen. Die Politisierung der Psychoanalyse im frühen 20. Jahrhundert«, in: ders./Maik Tändler (Hg.), *Das Selbst zwischen Anpassung und Befreiung. Psychowissen und Politik im 20. Jahrhundert*, Göttingen 2012, S. 39-59.

Ders., »Neuere Forschungen zur Geschichte der Psychoanalyse«, in: *Archiv für Sozialgeschichte* 52 (2012), S. 765-800.

Ders., »The lure of authenticity: Emotions and generations in the German youth movement of the early 20th century«, in: Hartmut Berghoff et al. (Hg.), *History by Generations. Generational Dynamics in Modern History*, Göttingen 2013, S. 109-129.

Ders./Daniel Morat (Hg.), *Rationalisierungen des Gefühls. Zum Verhältnis von Wissenschaft und Emotionen 1880-1930*, München 2008.

Kakar, Sudhir, *Culture and Psyche. Psychoanalysis and India*, New York 1997.

Kapila, Shruti, »The ›godless‹ Freud and his Indian friends: An Indian agenda for psychoanalysis«, in: Sloan Mahone/Megan Vaughan (Hg.), *Psychiatry and Empire*, Basingstoke 2007, S. 124-152.

Kauders, Anthony D., »The mind of a rationalist: German reactions to psychoanalysis in the Weimar Republic and beyond«, in: *History of Psychology* 8 (2005), S. 255-270.

Ders., *Der Freud-Komplex. Eine Geschichte der Psychoanalyse in Deutschland*, Berlin 2014.

Kaviraj, Sudipta, »The two histories of literary culture in Bengal«, in: Sheldon Pollock (Hg.), *Literary Cultures in History. Reconstructions from South Asia*, Berkeley, CA/Los Angeles/London 2003, S. 503-566.

Kays, Jill L., Robert A. Hurley und Katherine H. Taber, »The dynamic brain: neuroplasticity and mental health«, in: *Journal of Neuropsychiatry and Clinical Neuroscience* 24 (2012), S. 118-124.

Kendler, Kenneth S., »Explanatory models for psychiatric illness«, in: *American Journal of Psychiatry* 165 (2008), S. 695-702.

Kerl-Wienecke, Astrid, »Kinderanalyse und Frauen«, in: *Luzifer-Amor* 13 (2000), S. 47-63.

Khanna, Ranjana, *Dark Continents: Psychoanalysis and Colonialism*, Durham, NC/London 2003.

Kirmayer, Laurence J., »Beyond the ›new cross-cultural psychiatry‹: Cultural biology, discursive psychology and the ironies of globalization«, in: *Transcultural Psychiatry* 43 (2006), S. 126-144.

Knorr-Cetina, Karin, »The couch, the cathedral, and the laboratory: On the relationship between experiment and laboratory in science«, in: Andrew Pickering (Hg.), *Science as Practice and Culture*, Chicago 1992, S. 113-138.

Köhler, Thomas, *Das Werk Sigmund Freuds: Entstehung, Inhalt, Rezeption*, Lengerich 2000.

Ders., *Freuds Schriften zu Kultur, Religion und Gesellschaft. Eine Darstellung und inhaltskritische Bewertung*, Gießen 2006.

Krause, Monika/Michael Guggenheim, »The couch as a laboratory? The spaces of psychoanalytic knowledge-production between research, diagnosis and treatment«, in: *European Journal of Sociology* 54 (2013), S. 187-210.

Kuhn, Philip, »›Romancing with a wealth of detail.‹ Narratives of Ernest Jones's 1906 trial for indecent assault«, in: *Studies in Gender and Sexuality* 3 (2002), S. 344-378.

Kurzweil, Edith, *Freud und die Freudianer. Geschichte und Gegenwart der Psychoanalyse in Deutschland, Frankreich, England, Österreich und den USA*, Stuttgart 1993.

Laplanche, Jean/Jean-Bertrand Pontalis, *Das Vokabular der Psychoanalyse*, aus dem Französischen von Emma Moersch, zwei Bände, 11. Aufl., Frankfurt am Main 1992 [1973].

Law, Sailendra Krishna, »Girindrasekhar Bose«, in: *Samiksa Special Issue* (o. J.), S. 9-11.

Leitner, Marina, *Freud, Rank und die Folgen. Ein Schlüsselkonflikt für die Psychoanalyse*, Wien 1998.

Dies., *Ein gut gehütetes Geheimnis. Die Geschichte der psychoanalytischen Behandlungs-Technik von den Anfängen in Wien bis zur Gründung der Berliner Poliklinik im Jahr 1920*, Gießen 2001.

Leuzinger, Paul, *Katharsis. Zur Vorgeschichte eines therapeutischen Mechanismus und seiner Weiterentwicklung bei J. Breuer und in S. Freuds Psychoanalyse*, Opladen 1997.

Lewis, Helen, *Freud and Modern Psychology*, Bd. 1: *The Emotional Basis of Mental Illness*, New York/London 1981.

Leys, Ruth, *The Ascent of Affect: Genealogy and Critique*, Chicago/London 2017.

Lockot, Regine, *Die Reinigung der Psychoanalyse. Die Deutsche Psychoanalytische Gesellschaft im Spiegel von Dokumenten und Zeitzeugen (1933-1951)*, 2. Aufl., Gießen 2013 [1994].

López, A. Ricardo/Barbara Weinstein, *The Making of the Middle Class. Toward a Transnational History*, Durham, NC, 2012.

Maasen, Sabine et al. (Hg.), *Das beratene Selbst. Zur Genealogie der Therapeutisierung in den »langen« Siebzigern*, Bielefeld 2011.

Maddox, Brenda, *Freud's Wizard: The Enigma of Ernest Jones*, London 2006.

Mah, Harold, »The predicament of experience«, in: *Modern Intellectual History* 5 (2008), S. 97-119.

Makari, George, *Revolution der Seele. Die Geburt der Psychoanalyse*, aus dem Englischen von Antje Becker, Gießen 2011.

Mangabeira, Wilma C., »On the textuality of objects in disciplinary practice: The couch in psychoanalysis«, in: *Psychoanalytic Studies* 1 (1999), S. 327-354.

Manjapra, Kris K., »From imperial to international horizons: A hermeneutic study of Bengali modernism«, in: *Modern Intellectual History* 8 (2011), S. 327-359.

Ders., *Age of Entanglement. German and Indian Intellectuals Across Empire*, Cambridge, MA, 2014.

Marinelli, Lydia, »Wie psychoanalytische Bücher Träume und Psychoanalysen Bücher verändern können«, in: *Österreichische Zeitschrift für Geschichtswissenschaft* 14 (2003), S. 43-69.

Dies., *Psyches Kanon. Zur Publikationsgeschichte rund um den Internationalen Psychoanalytischen Verlag*, in: *Lydia Marinelli – Schriften zur*

Geschichte der Psychoanalyse, herausgegeben von Andreas Mayer, Wien 2009.

Dies., *Tricks der Evidenz. Zur Geschichte psychoanalytischer Medien*, in: *Lydia Marinelli*, a. a. O.

Dies. (Hg.), *»Meine … alten und dreckigen Götter«. Aus Sigmund Freuds Sammlung. Katalog zur Ausstellung*, Wien 1998.

Dies./Andreas Mayer, »Forgetting Freud? For a new historiography of psychoanalysis«, in: *Science in Context* 19 (2006), S. 1-13.

Dies., *Träume nach Freud. Die »Traumdeutung« und die Geschichte der psychoanalytischen Bewegung*, in: *Lydia Marinelli*, a. a. O. [2002].

Martynkewicz, Wolfgang, »Die dunklen Seiten eines Dandys. Der Schriftsteller Oscar A. H. Schmitz in der Analyse bei Karl Abraham«, in: *Jahrbuch der Psychoanalyse* 55 (2007), S. 113-142.

May, Ulrike, *Mikroskopie der Psyche. Die Anfänge der Psychoanalyse im Hypnose-Labor*, Göttingen 2002.

Dies., »Zur Genealogie des psychoanalytischen Settings«, in: *Österreichische Zeitschrift für Geschichtswissenschaft* 14 (2003), S. 11-42.

Dies., »Freuds Patientenkalender: Siebzehn Analytiker in Analyse bei Freud (1910-1920)«, in: *Luzifer-Amor* 19 (2006), S. 43-97.

Dies., »Neunzehn Patienten in Analyse bei Freud. Zur Dauer von Freuds Analysen«, in: *Psyche* 61 (2007), S. 590-625.

Dies., »Neunzehn Patienten in Analyse bei Freud. Zur Frequenz von Freuds Analysen und weiteren Beobachtungen«, in: *Psyche* 61 (2007), S. 686-709.

Dies., »Psychoanalyse in Berlin: 1920-1936«, in: *Jahrbuch der Psychoanalyse* 57 (2008), S. 13-39.

Dies., »Freud arbeitete anders. Bemerkungen zum Analysetagebuch von Anna Guggenbühl«, in: Anna Koellreuter (Hg.), *»Wie benimmt sich der Prof. Freud eigentlich?«: Ein neu entdecktes Tagebuch von 1921 historisch und analytisch kommentiert*, 2. Aufl., Gießen 2010 [2009], S. 155-174.

Dies., »Karl Abrahams Revolution: Vom Wonnesaugen zum oral-aggressiven Vernichtungswunsch«, in: *Luzifer-Amor* 23 (2010), S. 58-85.

Dies., »Fourteen hundred hours of analysis with Freud. Viktor von Dirsztay: A biographical sketch«, in: *Psychoanalysis and History* 13 (2011), S. 91-137.

Andreas Mayer (Hg.), *Lydia Marinelli – Schriften zur Geschichte der Psychoanalyse*, Wien 2009.

Melling, Joseph/Bill Forsythe, *The Politics of Madness: The State, Insanity and Society in England, 1845-1914*, London 2006.

Meyer, Catherine/Mikkel Borch-Jacobsen (Hg.), *Le livre noir de la psychanalyse: Vivre, penser et aller mieux sans Freud*, Paris 2005.

Miller, Martin A., *Freud and the Bolsheviks: Psychoanalysis in Russia and the Soviet Union*, New Haven 1998.

Mitchell, Juliet, *Psychoanalyse und Feminismus. Freud, Reich, Laing und die Frauenbewegung*, Frankfurt am Main 1976.

Mitchell, Stephen A./Margaret J. Black, *Freud and Beyond: A History of Modern Psychoanalytical Thought*, London 1995.

Moellenhoff, Fritz, »Hanns Sachs 1881-1947. The creative unconscious«, in: Franz Alexander/Samuel Eisenstein/Martin Grotjahn (Hg.), *Psychoanalytic Pioneers*, New York/London 1966, S. 180-199.

Morgan, Craig, Kwame MacKenzie und Paul Fearon, *Society and Psychosis*, Cambridge 2008.

Mori, Shigeyuki, »Der Weg der Psychoanalyse nach Japan«, in: *Forum der Psychoanalyse* 28 (2012), S. 109-116.

Moskowitz, Eva S., *In Therapy We Trust: America's Obsession with Self-fulfillment*, Baltimore 2001.

Müller, Thomas, »Zur Etablierung der Psychoanalyse in Berlin«, in: ders. (Hg.), *Psychotherapie und Körperarbeit in Berlin. Geschichte und Praktiken der Etablierung*, Husum 2004, S. 53-95.

Nandy, Ashis, *The Intimate Enemy. Loss and Recovery of Self under Colonialism*, Neu-Delhi 1983.

Ders., »The savage Freud: The first non-Western psychoanalyst and the politics of the secret selves in colonial India«, in: ders., *The Savage Freud and Other Essays on Possible and Retrievable Selves*, Oxford/New York 1995, S. 81-144.

Nase, Eckart, »Bibliographie: Psychoanalyse und Religion«, in: ders./Joachim Scharfenberg (Hg.), *Psychoanalyse und Religion*, Darmstadt 1977, S. 387-435.

Oberndorf, Clarence P., *A History of Psychoanalysis in America*, New York 1953.

Parsons, William B., *The Enigma of the Oceanic Feeling: Revisioning the Psychoanalytic Theory of Mysticism*, New York 1999.

Pernau, Margrit, »The Indian body and Unani medicine: Body history as entangled history«, in: Alex Michaels/Christoph Wulf (Hg.), *Images of the Body in India*, London 2011, S. 97-108.

Dies., »Epilogue. Translating books, translating emotions«, in: Ute Frevert et al. (Hg.), *Learning How to Feel. Children's Literature and the History of Emotional Socialization, 1870-1970*, Oxford 2014, S. 245-258.

Pessoa, Luiz, »Emergent processes in cognitive-emotional interactions«, in: *Dialogues in Clinical Neuroscience* 12 (2010), S. 271-286.

Peters, John Durham, *Speaking Into the Air. A History of the Idea of Communication*, Chicago 1999.

Pintar, Judith/Steven Jay Lynn, *Hypnosis. A Brief History*, Chichester 2008.

Plamper, Jan, *Geschichte und Gefühl. Grundlagen der Emotionsgeschichte*, München 2012.

Plotkin, Mariano Ben, *Freud in the Pampas: The Emergence and Development of a Psychoanalytic Culture in Argentina*, Stanford 2001.

Pohlen, Manfred (Hg.), *Freuds Analyse. Die Sitzungsprotokolle Ernst Blums von 1922*, Reinbek bei Hamburg 2006.

Prakash, Gyan, *Another Reason. Science and the Imagination of Modern India*, Princeton 1999.

Rabinbach, Anson, *Motor Mensch. Kraft, Ermüdung und die Ursprünge der Moderne*, aus dem Englischen von Erik Michael Vogt, Wien 2001.

Raitt, Suzanne, »Early British psychoanalysis and the medico-psychological clinic«, in: *History Workshop Journal* 58 (2004), S. 63-85.

Rapp, Dean, »The early discovery of Freud by the British general educated public, 1912-1919«, in: *Social History of Medicine* 3 (1990), S. 217-243.

Reichmayr, Johannes, *Ethnopsychoanalyse. Geschichte, Konzepte, Anwendungen*, Gießen 2003.

Ders./Karl Fallend, »Wanderschaft und Emigration: Menton, London, San Francisco«, in: Karl Fallend/Johannes Reichmayr (Hg.), *Siegfried Bernfeld oder Die Grenzen der Psychoanalyse. Materialien zu Leben und Werk*, Basel/Frankfurt am Main 1992, S. 264-287.

Revel, Jacques (Hg.), *Jeux d'échelles. La micro-analyse à l'expérience*, Paris 1996.

Richards, Graham, »Britain on the couch: The popularization of psychoanalysis in Britain 1918-1940«, in: *Science in Context* 13 (2000), S. 183-230.

Ders., »Psychology and the churches in Britain 1919-39: Symptoms of conversion«, in: *History of the Human Sciences* 13 (2000), S. 57-84.

Ries, Paul, »»Geheimnisse einer Seele‹: Wessen Film und wessen Psychoanalyse?«, in: *Jahrbuch der Psychoanalyse* 39 (1997), S. 46-80.

Roazen, Paul, *Wie Freud arbeitete. Berichte von Patienten aus erster Hand*, aus dem Englischen von Anni Pott, Gießen 1999.

Robinson, Ken, »Der Einfluß der Psychoanalyse in Berlin während der Zwischenkriegszeit auf die Entwicklung der Theorie und klinischen Praxis in Großbritannien«, in: *Jahrbuch der Psychoanalyse* 57 (2008), S. 41-55.

Roelcke, Volker, »Psychiatrische Diagnosen im Wandel: Soziale und kulturelle Dimensionen bei der Deutung und Prävalenz psychischer Störungen in historischer Perspektive«, in: Holger Freytag et al. (Hg.), *Psychotraumatologische Begutachtung*, Frankfurt am Main 2012, S. 25-48.

Rolnik, Eran, *Freud auf Hebräisch. Geschichte der Psychoanalyse im jüdischen Palästina*, aus dem Hebräischen von David Ajchenrand, Göttingen 2013.

Roudinesco, Elisabeth, *Wien – Paris. Die Geschichte der Psychoanalyse in Frankreich*, Weinheim/Berlin 1994.

Rupnow, Dirk et al. (Hg.), *Pseudowissenschaft. Konzeptionen von Nichtwissenschaftlichkeit in der Wissenschaftsgeschichte*, Frankfurt am Main 2008.

Russell, James A., »Core affect and the psychological construction of emotion«, in: *Psychological Review* 110 (2003), S. 145-172.

Sawicki, Diethard, »Das wunderbare Leuchten einer erneuerten Welt. Wilhelm Reichs Bionexperimente und seine Entdeckung der Orgonenergie«, in: Alexander C. T. Geppert/Till Kössler (Hg.), *Wunder. Poetik und Politik des Staunens im 20. Jahrhundert*, Frankfurt am Main 2011, S. 237-269.

Sayers, Janet, *Mothering Psychoanalysis: Helene Deutsch, Karen Horney, Anna Freud and Melanie Klein*, London 1991.

Scheer, Monique, »Are emotions a kind of practice (and is that what makes them have a history)? A Bourdieuan approach to understanding emotion«, in: *History and Theory* 51 (2012), S. 193-220.

Schlögel, Karl, *Berlin, Ostbahnhof Europas: Russen und Deutsche in ihrem Jahrhundert*, Berlin 1998.

Schott, Heinz, »Mesmers Heilungskonzept und seine Nachwirkungen in der Medizin«, in: ders. (Hg.), *Franz Anton Mesmer und die Geschichte des Mesmerismus*, Stuttgart 1985, S. 233-252.

Schröder, Christina, *Der Fachstreit um das Seelenheil. Psychotherapiegeschichte zwischen 1880 und 1932*, Frankfurt am Main/Berlin/Bern/New York/Paris/Wien 1995.

Schröter, Michael, »Zur Frühgeschichte der Laienanalyse. Strukturen eines Kernkonflikts der Freud-Schule«, in: *Psyche* 50 (1996), S. 1127-1175.

Ders., »Die Ausbreitung des Berliner Modells der Analytikerausbildung. Eine Skizze der Internationalen Unterrichtskommission 1925-1938«, in: *Jahrbuch der Psychoanalyse* 57 (2008), S. 133-158.

Ders., »›Hier läuft alles zur Zufriedenheit, abgesehen von den Verlusten…‹ Die Deutsche Psychoanalytische Gesellschaft 1933-1936«, in: *Psyche* 63 (2009), S. 1085-1130.

Scott, Joan Wallach, »The evidence of experience«, in: *Critical Inquiry* 17 (1991), S. 773-797.

Sengupta, Indra, »Kolonialstadt und bürgerliche Kultur: Die Bhadralok von Kolkata«, in: Ravi Ahuja/Christiane Brosius (Hg.), *Mumbai – Delhi – Kolkata. Annäherungen an die Megastädte Indiens*, Heidelberg 2006, S. 269-282.

Sharpe, Eric J., *The Universal Gita: Western Images of the Bhagavad Gita – A Bicentenary Survey*, London 1985.

Siebel, Ernst, *Der großbürgerliche Salon 1850-1918. Geselligkeit und Wohnkultur*, Berlin 1999.

Sinha, Tarun Chandra, »Girindrasekhar Bose«, in: N.N., *Lumbini Park Silver Jubilee*, a.a.O., S. 36f.

Ders., »Psycho-analysis in India«, in: N.N., *Lumbini Park Silver Jubilee*, a.a.O., S. 61-77.

Ders., »A short life sketch of Girindrasekhar Bose«, in: *Samiksa Special Issue* (o.J.), S. 62-74.

Steinaecker, Karoline von, *Luftsprünge. Anfänge moderner Körpertherapie*, München 2000.

Steiner, Riccardo, »»Endliches und unendliches Exil‹. Zur Frage der Übersetzung von Freuds Werken ins Englische«, in: *Forum der Psychoanalyse* 15 (1999), S. 360-373.

Stern, Harold, *Die Couch. Ihre Bedeutung für die Psychoanalyse*, aus dem Englischen von Hartmut Ade, Frankfurt am Main 1983.

Swaan, Abram de, »Zur Soziogenese des psychoanalytischen ›Settings‹«, in: *Psyche* 32 (1978), S. 793-826.

Swales, Peter, »Freud, Minna Bernays and the conquest of Rome: New light on the origins of psychoanalysis«, in: *The New American Review* 1 (1982), S. 1-23.

Teichler, Jens-Uwe, »*Der Charlatan strebt nicht nach Wahrheit, er verlangt nur nach Geld«. Zur Auseinandersetzung zwischen naturwissenschaftlicher Medizin und Laienmedizin im deutschen Kaiserreich am Beispiel von Hypnotismus und Heilmagnetismus*, Stuttgart 2002.

Thompson, Nellie L., »Early women psychoanalysts«, in: *International Review of Psychoanalysis* 14 (1987), S. 391-407.

Thomson, Mathew, *Psychological Subjects. Identity, Culture and Health in Twentieth-Century Britain*, Oxford/New York 2006.

Tichy, Marina/Sylvia Zwettler-Otte, *Freud in der Presse. Rezeption Sigmund Freuds und der Psychoanalyse in Österreich 1895-1938*, Wien 1999.

Turner, Christopher, *Adventures in the Orgasmatron: How the Sexual Revolution Came to America*, New York 2011.

Valentine, Elizabeth R., »»A brilliant and many-sided personality‹: Jessie Margaret Murray. Founder of the medico-psychological clinic«, in: *Journal of the History of the Behavioral Sciences* 45 (2009), S. 145-161.

Vicedo, Marga, »The social nature of the mother's tie to her child: John Bowlby's theory of attachment in post-war America«, in: *British Journal for the History of Science* 44 (2011), S. 401-426.

Walkowitz, Judith R., *Nights Out: Life in Cosmopolitan London*, New Haven 2012.

Wegener, Mai, *Neuronen und Neurosen. Der psychische Apparat bei Freud und Lacan. Ein historisch-theoretischer Versuch zu Freuds Entwurf von 1895*, Paderborn 2004.

Wills, W. David, *Homer Lane. A Biography*, London 1964.

Wilson, Emmett, »Did Strachey invent Freud?«, in: *International Review of Psychoanalysis* 14 (1987), S. 299-319.

Winter, Alison, *Mesmerized: Powers of Mind in Victorian Britain*, Chicago 1998.

Winter, Sarah, *Freud and the Institution of Psychoanalytic Knowledge*, Stanford 1999.

Wolffram, Heather, *The Stepchildren of Science: Psychical Research and Parapsychology in Germany, 1870-1939*, New York 2009.

Zaretsky, Eli, *Freuds Jahrhundert. Die Geschichte der Psychoanalyse*, aus dem Englischen von Klaus Binder und Bernd Leineweber, Wien 2006.

Zhang, Jingyuan, *Psychoanalysis in China. Literary Transformations 1919-1949*, Ithaca, NY, 1992.

4. Zeitungsartikel

Farncombe, Frank E., »Dangerous meddlers in psycho-analysis«, in: *The Greenock Telegraph* (25. Mai 1925).

N. N., »Dangerous weapon in hands of many people«, in: *The Daily Mirror* (29. Dezember 1925).

N. N., »Psycho-analysis«, in: *The Times* (31. Dezember 1925).

N. N., »This man could make the whole world happy!«, in: *The Daily Mirror* (6. Mai 1936).

The Rambler, »To-day's gossip. News and views about men, women, and affairs in general«, in: *The Daily Mirror* (19. November 1921).

Stern, Cyril, »Why it is so popular«, in: *The Daily Mirror* (25. Februar 1924).

Abbildungsverzeichnis

Abb. 1: Freud Museum, London.

Abb. 2: Girīndraśekhar Basu, *Sbapna* (Träume), Kalikātā 1335 (1929), Frontispiz.

Abb. 3: Prints and Photographs Division, Library of Congress, Washington, D.C.

Abb. 4: Library of Congress, Washington, D.C., Kasten OV 17. Foto: Uffa Jensen.

Abb. 5-8: Infografiken: Ole Häntzschel

Abb. 9: Ernst Simmel Papers, Sigmund Freud Collection, Manuscript Division, Library of Congress, Washington, D.C., Kasten 1, Mappe 3.

Abb. 10: N.N., *Lumbini Park Silver Jubilee*, Kalkutta (1966), S. 3.

Abb. 12: Uffa Jensen

Abb. 13: Magnus Hirschfeld, *Weltreise eines Sexualforschers*, Brugg 1933, Abb. 24.

Abb. 14: Uffa Jensen

Abb. 15: Girindrasekhar Bose, »Classification of mental disorders«, in: *Samiksa. Journal of the Indian Psycho-Analytical Society* 5/3 (1951), S. 149-152, S. 150f.

Abb. 16-18: Uffa Jensen

Abb. 19: Karl von Knoblauch, *Taschenbuch für Aufklärer und Nichtaufklärer auf das Jahr 1791*, Berlin (1790), Bayerische Staatsbibliothek, München, Res./H.g.hum. 219ms, urn:nbn:de:bvb:12-bsb10919473-4 (Bildnr. -00059).

Abb. 20: James E. Smith, *Legends and Miracles and Other Curious and Marvellous Stories of Human Nature*, London (1837), S. 81.

Abb. 21: Wellcome Images, London.

Abb. 22: Sigmund Freud Museum, Wien, © Thomas Engelmann.

Abb. 23: Sigmund Freud Museum, Wien, © Thomas Engelmann.

Abb. 25: Ernst Simmel (Hg.), *Sanatorium Schloss Tegel – Psychoanalytische Klinik*, Berlin o.J., S. 12.

Abb. 26: Deutsche Psychoanalytische Gesellschaft (Hg.), *Zehn Jahre Berliner Psychoanalytisches Institut*, Wien 1930, Bildteil nach S. 48.

Abb. 27: Prints and Photographs Division, Library of Congress, Washington, D.C.

Abb. 29: N.N., *Lumbini Park Silver Jubilee*, Kalkutta (1966), S. 30.

Abb. 30: Prints and Photographs Division, Library of Congress, Washington, D.C.

Abb. 31: Suhṛtcandra Mitra, *Anicchākṛta. Manobidyā Biṣaŷe Sahaja Bhāṣāŷ Lekhā Prabandhābalī* (Das Unbewusste. Aufsatzsammlung zur Psychologie in einfacher Sprache), Kalikātā 1946, Frontispiz.

Abb. 33: Archiv der British Psychoanalytical Society, London.

Abb. 34: Wilhelm Reich, *Die Funktion des Orgasmus. Zur Psychopathologie und zur Soziologie des Geschlechtslebens. Neue Arbeiten zur ärztlichen Psychoanalyse*, Leipzig/Wien/Zürich 1927, S. 22.

Abb. 35: Archiv des Centre for Studies of Social Science (CSSSC), Kalkutta.

Abb. 36: Freud Museum, London.

Abb. 37: Freud Museum, London.

Abb. 38: Andreas Bartels/Semir Zeki, »The neural correlates of maternal and romantic love«, in: *NeuroImage* 21/3 (März 2004), S. 1155-1166, S. 1158.

Alle weiteren Abbildungen stammen aus dem Archiv des Autors.

Abkürzungsverzeichnis

Briefe SF-CGJ	*Sigmund Freud – C. G. Jung: Briefwechsel*, herausgegeben von William McGuire und Wolfgang Sauerländer, Zürich 1976
Briefe SF-EJ	*The Complete Correspondence of Sigmund Freud and Ernest Jones, 1908-1939*, herausgegeben von Andrew Paskauskas, London 1993
Briefe SF-EJ II	*Briefwechsel Sigmund Freud – Ernest Jones 1908-1939. Originalwortlaut der in Deutsch verfaßten Briefe Freuds*, herausgegeben von Ingeborg Meyer-Palmedo, Bd. 2, Frankfurt am Main 1993
Briefe SF-KA	*Sigmund Freud – Karl Abraham: Briefwechsel*, herausgegeben von Ernst Falzeder und Ludger M. Hermanns, zwei Bände, Wien 2009
Briefe SF-SF	*Sigmund Freud – Sándor Ferenczi: Briefwechsel*, herausgegeben von Eva Brabant und Ernst Falzeder, sechs Bände, Wien/Köln/Weimar 1993-2005
BMJ	*British Medical Journal*
EJC-BPS	Ernest Jones Collection, Archives of the British Psychoanalytical Society, London
GW:	*Sigmund Freud – Gesammelte Werke*, herausgegeben von Anna Freud, Edward Bibring, Wilhelm Hoffer, Ernst Kris, Otto Isakower, London 1940-1952, 16 Bände + Nachtragsband, Frankfurt am Main 1987
IJP	*Indian Journal of Psychology*
IJPA	*International Journal of Psycho-Analysis*
IZfP	*Internationale Zeitschrift für (ärztliche) Psychoanalyse*
Kb	Korrespondenzblatt der Internationalen Psychoanalytischen Vereinigung (1912-13 im *Zentralblatt für Psychoanalyse*, danach in der *Internationalen Zeitschrift für [ärztliche] Psychoanalyse*)
PWPV	*Protokolle der Wiener Psychoanalytischen Vereinigung*, herausgegeben von Herman Nunberg und Ernst Federn, vier Bände, Frankfurt am Main 1976-1981
SBP-DC	Siegfried Bernfeld Papers, Manuscript Division, Library of Congress, Washington, D.C.

SFP-DC   Sigmund Freud Papers, Sigmund Freud Collection, Manuscript Division, Library of Congress, Washington, D.C.

SF-S   *Sándor Ferenczi – Schriften zur Psychoanalyse*, herausgegeben von Michael Balint, zwei Bände, Gießen 2004

SF – StA   *Sigmund Freud – Studienausgabe*, herausgegeben von Alexander Mitscherlich, Angela Richards und James Strachey, zehn Bände und Ergänzungsband, Frankfurt am Main 2000

Dank

An dieser Globalgeschichte der Psychoanalyse habe ich viele Jahre – mit unterschiedlicher Intensität – gearbeitet, bevor ich mit ihr Ende 2016 am Friedrich-Meinecke-Institut für Geschichtswissenschaft der Freien Universität habilitiert wurde. In dieser Zeit wurde das Werk von ganz unterschiedlichen Arbeits-, Lehr- und Forschungskontexten inspiriert: in Deutschland vor allem in Göttingen und Berlin, in Großbritannien an der University of Sussex und am Deutschen Historischen Institut in London, in den USA am Deutschen Historischen Institut in Washington, D.C., sowie natürlich durch die Recherchen in Kalkutta.

Die lange Zeit bringt es auch mit sich, dass ich vielen Menschen zu Dank verpflichtet bin. Ich hatte Glück und fand für dieses komplexe Vorhaben immer wieder Unterstützung, auch wenn das für ein solches Langzeitprojekt im heutigen Wissenschaftssystem nicht gerade leicht ist. Bernd Weisbrod, vor seiner Emeritierung Historiker an der Georg-August-Universität Göttingen, hat mich über all die Jahre unbeirrt unterstützt; er wurde zu meinem wichtigsten Mentor und mit der Zeit zu einem guten Freund. Mein Doktorvater Reinhard Rürup von der Technischen Universität Berlin war für mich stets ein Vorbild und blieb bis zu seinem Tod im April 2018 ein wichtiger Ratgeber. Ute Frevert, Direktorin am Max-Planck-Institut für Bildungsforschung in Berlin und dort Leiterin des Forschungsschwerpunktes »Geschichte der Gefühle«, hat mich an einem für das Projekt kritischen Zeitpunkt an ihren Fachbereich geholt und mir dort alle Freiheiten eingeräumt, meine Forschungen voranzutreiben. Die unter ihrer Ägide betriebene Emotionsgeschichtsschreibung sowie die am MPI tätigen Kolleginnen und Freunde haben mein Nachdenken über die Psychoanalyse noch einmal stark verändert. Von Stefanie Schüler-Springorum, der Leiterin meiner neuen Wirkungsstätte, des Zentrums für Antisemitismusforschung an der Technischen Universität Berlin, erhielt ich vor allem auf meinem zweiten Forschungsgebiet – der Geschichte des Antisemitismus – tatkräftige Unterstützung. Ihnen allen bin ich besonders dankbar.

Im Zuge der Forschungsarbeit an einem globalgeschichtlichen Thema hat es mich an sehr verschiedene Orte verschlagen. Ich bin den Deutschen Historischen Instituten in Washington und London sowie deren damaligen Direktoren Hartmut Berghoff und Andreas Gestrich sowie den dortigen Mitarbeiterinnen sehr dankbar, dass sie mich nicht nur mit Forschungsstipendien unterstützt haben, sondern auch mit fachlichen Ratschlägen.

Ich konnte für diese Arbeit die Bestände von vielen Archiven und Bibliotheken nutzen, deren Mitarbeiterinnen ich ebenfalls sehr zu Dank verpflichtet bin: der Library of Congress in Washington, D.C., und der British Library, dem Archiv der British Psychoanalytical Society in London, dem dortigen Freud-Museum, den London Metropolitan Archives sowie dem Archiv der Wellcome Library. In Kalkutta möchte ich den Mitarbeitern der National Library, der Bibliothek des Ramakrishna-Mission Institute of Culture, der Bibliothek der Bangiya Sahitya Parishad, der Bibliothek der Indischen Psychoanalytischen Gesellschaft und des Archivs des Centre for Studies in Social Sciences danken. In Berlin bin ich erneut den Mitarbeiterinnen der Staatsbibliothek zu Berlin – Preußischer Kulturbesitz dankbar.

Großartigen Unterricht in der bengalischen Sprache erhielt

ich von Hanne-Ruth Thompson von der Londoner School of Oriental and African Studies und von meiner Privattutorin Sunanda Basu in Kalkutta. Sunanda half mir zudem bei vielen alltäglichen Problemen in der bengalischen Metropole. Gleiches gilt für die Familie von Subhir Ray, der ich für ihre Gastfreundschaft und ihre Hilfe dankbar bin. Viele Einsichten in die Vergangenheit und Gegenwart der Psychoanalyse in Kalkutta bekam ich in den Gesprächen mit dem Psychoanalysehistoriker Amit-Ranjan Basu, der praktizierenden Psychoanalytikerin und heutigen Präsidentin der Indischen Psychoanalytischen Gesellschaft Pushpa Misra sowie mit dem inzwischen verstorbenen Sekretär der Gesellschaft Dr. Arup Ghoshal. Das Goethe-Institut »Max Mueller Bhavan« in Kalkutta hat mich logistisch unterstützt und bot mir auch die Gelegenheit für einen Vortrag, wobei mich die vielen Fragen und Anregungen aus dem Publikum sehr inspiriert haben.

An diesen unterschiedlichen Orten haben mich eine Reihe von Mitarbeitern und Hilfskräften direkt unterstützt. Ohne sie und ihr großes Engagement wäre dieses Buch nicht möglich gewesen. Herzlich gedankt sei daher Jan Bartknecht, Christina Becher, Anja Berkes, Ramona Haubold, Lea Herzig, Kamalika Mukhopadhyay, Jette Nagel, Karola Rockmann, Lalon Sander, Kerstin Singer und Philipp von Hugo.

Über die Jahre habe ich mit vielen Menschen über dieses Projekt gesprochen und von ihnen Zuspruch sowie notwendige Kritik erhalten. Tatsächlich waren es so viele Personen, dass ich in der folgenden Aufzählung möglicherweise jemand vergessen habe, was mir sehr leidtäte. Am MPI für Bildungsforschung hatte ich ein fantastisches Forschungsumfeld mit inspirierenden Kolleginnen, von denen viele zu Freunden wurden. Besonders danken möchte ich Agnes Arendt, Juliane Brauer,

Magdalena Beljan, Pascal Eitler, Benno Gammerl, Bettina Hitzer, Anja Laukötter, Philipp Nielsen, Margrit Pernau, Jan Plamper, Joseph Ben Prestel, Imke Rajamani, Monique Scheer, Anne Schmidt und Max Stille. Außerdem waren die Kollegen von der University of Sussex für mich wichtig, denen ich nicht zuletzt wertvolle Anstöße für eine Globalgeschichte der Psychoanalyse verdanke, allen voran Paul Betts, Saul Dubow, Andrea Hammel, Gideon Reuveni und Daniel Steuer. Zu nennen sind auch viele Göttinger Kolleginnen, vor allem Hannah Ahlheim, Frank Biess, Rebekka Habermas, Franka Maubach, Alexandra Przyrembel, Miriam Rürup, Dirk Schumann und Maik Tändler. Mit Letzterem habe ich besonders intensiv über die Bedeutung des Psychowissens in der Geschichte des Selbst nachdenken können.

Von vielen ehemaligen und gegenwärtigen Mitgliedern im Arbeitskreis Geschichte und Theorie (Ag+T) erhielt das Projekt zahlreiche Ideen, nicht zuletzt habe ich mich zusammen mit Daniel Morat dort zuerst mit dem Zusammenhang von Wissenschafts- und Emotionsgeschichte beschäftigt. Neben Daniel möchte ich insbesondere Manuel Borutta, Simone Derix, Jens Elberfeld, Moritz Föllmer, Alexander C. T. Geppert, Frank Grüner, Habbo Knoch, Till Kössler und Christiane Reinicke danken.

An der Freien Universität haben mich Sebastian Conrad, Veronika Lipphardt und Paul Nolte tatkräftig unterstützt. In Berlin kamen Anna Frank, Alexa Geisthövel, Thomas Hübel, Silke Kehl, Per Leo und Gerhard Wolf hinzu; in London Jan Dunzendorfer, Anna und Nico von der Goltz sowie Egbert Klautke. Außerdem möchte ich Cornelius Borck, Cornelia Brink, Harald Fischer-Tiné, Katja Guenther, Hans Harder, Kerstin Heinsohn, Rainer Herrn, Volker Hess, Mariano Plotkin, Mariano Ruperthuz und Armin Schäfer dankend erwähnen. Meine Agentin Barbara Wenner hat mir bei der Verlagssuche und der Erstellung der Manuskriptfassung sehr geholfen. Einzelne Kapitel des Manuskripts gelesen und diese mit wertvollen Hinweisen versehen haben Pascal Eitler, Anna Frank, Lea Herzig, Bettina Hitzer, Valentina Leonhard, Jan Plamper und Joseph Ben Prestel. Meine Lektoren im Suhrkamp Verlag, Heinrich Geiselberger und Eva Gilmer, sorgten für viele Verbesserungen und den nötigen Feinschliff. Herzlichen Dank!

Meine Gefühle für meine Familie, für meine Frau Valentina, für meine Tochter Liv Klara und für meinen Sohn Bo Oskar gehen aus vielen Gründen über Dankbarkeit weit hinaus. Es ist beileibe keine Plattitüde zu schreiben, dass dieses Buch ohne euch nicht möglich gewesen wäre. Dem Gedenken an unsere Auda Linn widme ich dieses Buch.